肝胆胰外科案例分析

吴金术　主编

科　学　出　版　社

北　京

内 容 简 介

本书作者从长期从事肝胆外科临床工作积累的大量病例中，精选出典型病例 113 例加以分析。每例病例皆有发病过程、临床各项检查、诊断、手术过程，预后情况以及点评。手术过程部分图片丰富，点评部分具体分析临床诊疗过程中的得失，并以此总结出外科手术技术要点，引人深思。

本书资料详实，实用性强，可供临床外科医师、研究生参考阅读。

图书在版编目(CIP)数据

肝胆胰外科案例分析/吴金术主编.—北京:科学出版社，2017.11
ISBN 978-7-03-054335-6

Ⅰ.①肝… Ⅱ.①吴… Ⅲ.①肝疾病－外科学－病案－分析②胆道疾病－外科学－病案－分析③胰腺疾病－外科学－病案－分析 Ⅳ.①R657.3②R657.4③R657.5

中国版本图书馆 CIP 数据核字(2017)第 215818 号

责任编辑:于 哲 / 责任校对:贾娜娜 彭珍珍
责任印制:肖 兴 / 封面设计:龙 岩

科 学 出 版 社 出版

北京东黄城根北街 16 号
邮政编码:100717
http://www.sciencep.com

北京利丰雅高长城印刷有限公司 印刷
科学出版社发行 各地新华书店经销

*

2017 年 11 月第 一 版 开本:787×1092 1/16
2017 年 11 月第一次印刷 印张:24 3/4
字数:566 000
定价:198.00 元
(如有印装质量问题，我社负责调换)

主编简介

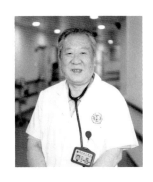

吴金术，1940 年生于江西省丰城县，1957 年考入湖南医学院（现中南大学湘雅医学院），1963 年毕业。现为主任医师、教授、博士生导师，湖南省人民医院首席专家，美国弗吉尼亚大学荣誉教授。曾任湖南省医学会副会长、湖南省人民医院副院长、湖南省人民医院肝胆医院院长、湖南医学会肝胆专业委员会主任委员。

从事临床医学工作 50 余年，施行各种手术约 4 万台次。1983 年组建湖南省人民医院肝胆小组，从 3 名医生、3 张床位开始，经过 30 多年的奋斗、拼搏，现在已达 830 张床位、375 名医护人员，2014 年手术量达 10 000 余台次。他和同事们一起创造了治疗肝胆管结石的"肝胆管盆式内引流"、肝胆管结石外科手术治疗"24 字原则"和"入肝的 14 条途径"，收治了医源性近段胆管损伤 452 例，提出了医源性近段胆管损伤的分类与治疗原则。他主张解剖性肝切除，所著《解剖性肝切除》于 2013 年由人民卫生出版社出版。

获国家发明专利 8 项、省部级科研成果 7 项，发表论文 400 余篇，著有《临床胆石病学》《吴金术肝胆胰外科》《医源性胆道损伤》《医用创面胶在肝胆外科的应用》《肝胆胰外科疑难病例精选》等 11 部著作，文字 1200 多万、照片 6 万多张、肝胆胰手术录像带 1000 多部，受邀到国内及美国、日本等地的 500 多家医院讲学和手术演示。

先后荣获"全国卫生文明建设先进工作者""湖南省劳动模范""湖南省优秀专家""全国百佳医师""中国医师奖"等称号。

编者名单

主　　编　吴金术

编　　者　（以姓氏笔画为序）

王　俊　　王永刚　　毛先海　　尹新民
田秉璋　　刘初平　　刘际童　　许　幂
李　浩　　李云峰　　杨尽晖　　杨建辉
吴万瑞　　汪新天　　沈贤波　　陈　晨
陈梅福　　陈晚平　　易为民　　周　煦
段小辉　　梁　纲　　彭　创　　蒋　波
廖春红

学术秘书　李哲成　　刘曼君

前　　言

　　肝胆胰外科疾病是影响人类健康的杀手,其发病率逐年增加,肝胆胰外科手术相应增多,湖南省人民医院肝胆医院经过 30 多年的拼搏,从 1983 年的 3 张床位、3 名医生发展到今天拥有 830 张床位、375 位医护人员,1983 年手术量仅 18台,而 2014 年达 10 041 台。如今人们对健康的要求越来越高,肝胆胰疾病越来越复杂,手术难度越来越大,一批年轻医生、护士迅速成长起来,并脱颖而出。因此,如何减少肝胆胰疾病诊治失误已成为热门课题。

　　弹指一挥间,笔者已从医五十余载,秉承着对事业的热爱、对病人的忠诚,做各类手术不下 4 万例,尝到了攻克难关手术成功的喜悦,更经历了失败的痛苦和煎熬,深深领悟到临床医学是一门积累的科学,是一个滚雪球的过程。失败是成功之母,只有认真总结成功的经验、吸取失败的教训,才能履过薄冰,越过深渊,攀登悬崖,到达成功的彼岸。临床工作越认真、仔细、扎实,积累的经验越多,失误越少,病人吃苦越少。这一过程没有投机取巧的捷径,活到老,学到老,搏击到老,科学没有平坦大道可走,只有奋力攀登。即使现代医学发展到影像学-内镜-腹腔镜-机器人-NOTES"结盟",临床医学工作者前进的道路依然如此。

　　笔者从近两年与同道们收治的一万多例病例中筛选出 113 例肝、胆、胰诊治病例,每个病例包含病情介绍、失误与纠正失误的真实分析讨论、会诊过程,并附有亲手绘制的线条图 150 幅、手术彩色图片 602 张,希望读者能有身临其境之感,达到举一反三、触类旁通的效果。

　　由于时间仓促,水平有限,不足难免,恳请同道们批评、指正。

吴金术

目　　录

绪　　论

一、肝胆胰外科疾病诊治失误现状

肝胆胰外科疾病诊疗失误，指在肝胆胰外科疾病的诊治过程中，由于医疗、护理不当，对病人造成生理或器官功能的损害，乃至生命的丧失。

肝胆胰疾病的病因可分为结石、肿瘤、炎症、外伤、畸形、医源性损伤等，其发病率呈逐年上升之势，已成为影响人类健康的主要杀手。

诊断决定治疗，治疗中完善诊断。正确的诊断源于良好的医疗道德和技术，源于"望、触、叩、听""望、闻、问、切"及血清学、生化检查和现代影像检查资料，源于全面深入地对资料进行综合分析、判断。肝胆胰外科疾病往往病情复杂，诊断比较困难，常常需综合治疗，外科手术只是综合治疗链中的一环。肝胆胰外科手术大，过程复杂、艰险。肝胆胰诊疗中失误时有发生，医生应尽量杜绝或减少失误，如果已出现失误应将引起的损失降到最低。

肝癌是癌中之王，是常见的恶性肿瘤之一。全世界每年肝癌人数约 24.4 万，每年新发肝癌的病例中 42% 出现在中国，肝癌占我国死因的第二位，每年约 11 万人死于肝癌。肝癌的诊疗手段多种多样，肝癌的实验室检查如甲胎蛋白（AFP）已为大家熟知，但 30% 的肝癌表现为阴性，蛋白质组学发展迅速，高尔基体糖蛋白 73（GP73）和相关 MicroRNA 可能成为更好的肝癌诊断标志物。CT 肝动脉造影（CT hepatic arteriography，CTHA）及 CT 动脉性门静脉造影（CT arterial portography，CTAP）被认为是肝恶性病变术前发现病灶并确定数目的最准确的技术，对≤1.5cm 的肝癌检出率达 81%。MRA 三维造影剂增强磁共振血管成像（3DCE-MRA）是最近发展起来的无创技术，三维手术模拟软件虚拟肝切除可准确地进行图像重建和体积计算，协助外科医生制订手术计划，对解剖性肝切除有重要的辅助作用。肝癌的治疗方法五花八门，如肝动脉结扎、栓塞化疗、冷冻治疗、微波固化治疗、化疗泵埋置、分子靶向治疗、生物治疗、中医药治疗及手术切除等。肝切除仍是治疗肝癌的首要手段，但手术切除后 2 年复发率高达 50%，手术后并发症的发生率为 4.09%～18.7%。

胆石症是一种古老的疾病，也是一种常见病。已证实公元前 1085—前 945 年，埃及木乃伊中有胆结石，中国西汉古尸胆总管内有胆色素性结石。40 岁以上的成年人群中胆结石的发生率达 15%～32%，而且随着年龄的增长，发病率随之增高。1882 年，Langenbuch 施行首例胆囊切除，8 年后 Ludwig Courvoisier 首先施行胆总管探查术。肝叶切除促进了胆石病的治疗，1983 年，吴金术等创造了肝胆管盆式内引流术，使肝胆管结石的残石率、再手术率明显下降。

医源性胆道损伤的发生率为 0.1%～0.6%，估计我国每年 300 万例胆囊切除，有 3000～18 000 例医源性胆道损伤发生。

肝门胆管癌的发生率逐年增加，术前的诊断主要依靠 CT、磁共振胰胆管造影（Magnetic

Resonance Cholangiopancreatography，MRCP)等。2010－2011 年湖南省人民医院先后收治各类肝门胆管癌并施行根治性切除 176 例。文献报道术后肝肾综合征、胆漏、膈下脓肿时有发生。

胰头癌是一种常见的恶性肿瘤，西方国家胰腺癌的发生率为 10/10 万，2000 年全球胰腺癌的发病人数约 216 367 人。胰腺癌的诊断主要依靠 CT 及 MRCP 等，手术切除是治疗胰腺癌的有效手段。1935 年 Whipple 首先做胰十二指肠切除术，此手术后来又被称为 Whipple 手术。20 世纪 80 年代，湖南省人民医院 1 年施行 Whipple 手术才几例，但 2010－2011 年湖南省人民医院施行胰十二指肠切除术已达 196 例，Whipple 手术已逐渐成为一种常见的复杂的手术，术后的并发症发生率约 10%。近些年来，欧美腹腔镜下胰十二指肠切除如火如荼地开展，但有的诊疗中心术后胰漏发生率高达 30%。

二、相关的重要专业名词

1. 肝胆管结石的诊断，即 S，St，A，C 格式　1983 年，由吴金术教授、谌忠友教授、周海兰教授提出，即肝胆管结石的诊断应涵盖胆石、胆管狭窄、胆管变异及胆石引起的并发症 4 个方面，即 S，St，A，C 格式。①S：stone，结石；②St：stricture，胆管狭窄；③A：abnormal，胆管变异；④C：complicatione，并发症。

2. 肝胆管盆式内引流术　1983 年，由吴金术教授、谌忠友教授、周海兰教授创造。它由肝胆管盆、桥襻空肠和抗反流装置 3 个部分组成。肝胆管盆由切开的 1～3 级肝管切缘拼合、胆管变异矫治所组成的宽大的肝胆管腔，其形状像盆，称为"肝胆管盆"。抗反流装置由同步缝合、人工套叠瓣膜组成。肝胆管结石外科手术治疗的核心是肝胆管狭窄的解除，故定名为肝胆管盆式内引流术，分肝胆管盆式鲁氏 Y 形吻合术和肝胆管盆式间置术两种。

从 1983 年至今，笔者和同道们先后施行肝胆管盆式鲁氏 Y 形吻合术达 1 万余例，广泛用于肝胆管结石、医源性胆管损伤、先天性胆管囊状扩张症、肝门胆管癌根治术等疾病。

3. 解剖性肝切除　2010 年，吴金术教授提出解剖性肝切除，指以肝的解剖性肝叶（段）为单位、肝静脉为劈肝界面的肝切除。近些年来，湖南省人民医院每年施行各种解剖性肝切除 3000 余例。

4. 微榨法　断肝的方法很多，如指分法、钳夹法、超声刀、超声外科吸引器(cavitron ultrasonic surgical aspirator，CUSA)、水刀、刮吸、单极和双极电凝等。微榨法指用止血钳轻巧地榨碎肝组织，留下脉管，类似 CUSA、水刀的效应，笔者称此为"微榨法"。此法简单，无须特殊器械、工作平台，目前已广泛应用于各级医院。

5. "三合一液"　即生理盐水 450ml、酪合碘液 50ml、去甲肾上腺素 1 支。"三合一液"有较好的止血、抗感染作用，目前已广泛用于临床。

6. "窑洞式外引流"　2004 年，收治一例外伤性肝破裂 Ⅴ 级合并肝门胆管损伤、腹内出血 6000ml 者，因在现场附近医院做肝切除术后第 8 天胆漏、胆汁性腹膜炎而转入我院，再次入腹。肝门胆管朽烂，当时左右肝管内放置硅胶管，一级肝门用压成"瓦片状"的明胶海绵覆盖，外面用大网膜粘贴覆盖，形似"窑洞"，洞口朝向右侧肝下间隙，肝内引流管经"窑洞"口引出腹膜腔外，称之为"窑洞式外引流"。该病人术后恢复平顺，随访至今，健康。此后用此方式救治过类似病例 11 例，均获得较好效果。

7. 伪肝总管　指右肝管缺如，右肝后叶胆管与左肝管汇合而成的胆管，以区别于正常的肝总管(见下图)。

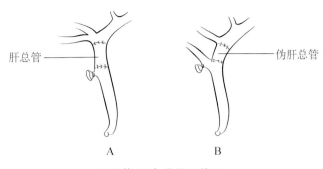

肝总管(A)与伪肝总管(B)

8. Glisson 鞘高压综合征　Glisson 鞘内由胆管、动脉和肝门静脉组成,当胆管梗阻、高压、扩张时,肝门静脉首先受压,出现肝门静脉高压症,称之为 Glisson 鞘高压综合征。临床上表现为 AOSC、胆管扩张、胆道高压、肝门静脉压升高、腹水,一旦胆道高压,立即做胆道减压,腹水迅速消退。

9. 花瓶效应　肝胆管结石的病人常表现为胆管口狭窄、肝肥大、胆管扩张、胆汁滞留、胆道高压、胆石形成。胆管口像瓶口,扩张的胆管像瓶体,胆管末端如瓶底,因此,梗阻的胆管像一个花瓶。外科手术的目的在解除胆管口狭窄,切除部分肝,去掉"花瓶"底,以使胆汁引流通畅,以防胆石复发。笔者称此为"花瓶效应"。

10. FMPW 路径　即经前路(front road)肝中静脉(middle hepatic vein)后侧(posterior side)路径(way),此路径适合于右半肝加全尾叶切除者。

三、常见化验检查项目英文缩写与中文对照

RBC	红细胞	pH	酸碱度
WBC	白细胞	PO_2	氧分压
Hb	血红蛋白	PCO_2	二氧化碳分压
N%	中性粒细胞比值	AB	实际碳酸氢根
HCT	血细胞比容测定	SB	标准碳酸氢根
PT	凝血酶原时间	BB	缓冲碱
APTT	活化部分凝血活酶时间	BE	剩余碱
TT	凝血酶时间	CO_2CP	二氧化碳结合力
D-Di	D-二聚体	Ig	血清免疫球蛋白
ESA	血细胞沉降率	HBsAg	乙型肝炎表面抗原
TP	总蛋白	HBeAg	乙型肝炎 e 抗原
ALB	白蛋白	HBeAb	乙型肝炎 e 抗体
AST	门冬氨酸氨基转移酶	HBcAb	乙型肝炎核心抗体
ALT	丙氨酸氨基转移酶	HBV-DNA	乙型肝炎 DNA
ALP	碱性磷酸酶	HAV	甲型肝炎病毒
TBIL	总胆红素	HBV	乙型肝炎病毒

DBIL	直接胆红素	HCV	丙型肝炎病毒
IBIL	间接胆红素	HDV	丁型肝炎病毒
PA	前蛋白	HEV	戊型肝炎病毒
CHE	胆碱酯酶	AFP	甲胎蛋白
AMY	淀粉酶	CEA	癌胚抗原
BUN	尿素氮	CA125	糖类抗原125
UA	尿酸	CA15-3	糖类抗原15-3
GIU	葡萄糖	CA50	糖类抗原50
Cr	肌酐	PSA	前列腺特异性抗原
BA	血氨	CA242	糖类抗原242
TnT	肌钙蛋白	CA19-9	糖类抗原19-9

第一章 肝

第一节 肝内胆管结石

湖南省人民医院 2010 年收治各类肝内胆管结石 450 例,是 1983 年的 25 倍,随着手术例数的增加,手术难度、复杂性、危险性也在增加,胆固醇性结石增多,诊治失误多,严重影响手术效果。

一、诊断

(一)症状、体征

(1)肝内胆管结石一旦合并感染,表现为畏寒、发热。不明原因的畏寒、发热要考虑肝内胆管结石的存在。胆石梗阻一级肝门或坠入胆总管引起右上腹或心窝部疼痛、黄疸,左侧肝内胆管结石少有黄疸。

(2)体温(T)↑,脉率(P)↑,呼吸(R)↑,肝大,肝区叩击痛。

(3)与并发症相关的症状、体征。

①胆汁性肝硬化、肝门静脉高压症:食管胃底静脉曲张破裂呕血、便血(柏油样便)、脾大、脾功能亢进、腹水。

②肝肥大萎缩征:常见的是左肝肥大、右肝萎缩,剑突下可扪及增大的肝。

③胆道出血:表现为周期性右上腹痛、寒战、发热、黄疸、呕血、柏油样便。

④胆管癌。

⑤胆管瘘,包括以下几种。外瘘:胆管皮肤瘘;内瘘:胆道支气管瘘,咳黄色胆汁样痰;胆管胃瘘;胆管胸膜瘘;胆管心包瘘。

⑥胆源性肝脓肿。

⑦胆源性胰腺炎。

⑧胆管穿破,腹膜炎、腹膜腔脓肿。

(二)实验室检查

化验指标异常:WBC↑,N↑,TBIL↑,DBIL↑,AST↑,ALT↑,TP↓,ALB↓,PA↓,CHE↓,CA19-9↑,CA242↑,AMP↑,ICG↓等。

(三)影像学检查

项目很多,酌情选择。B 超:结石显示为强光团伴声影,阳性率达 98%;CT:结石显示为沿胆管分布高密度结石;MRI 及 MRCP:胆管内见信号结石影;经皮肝穿刺胆管造影(percutaneous transhepatic cholangiography,PTC):显示梗阻处以上胆管;经内镜逆行胰胆管造影(endoscopic retrograde cholangiogancreatography,ERCP):显示梗阻以下胆管;胃镜:显示胆管胃结肠瘘。

（四）诊断内涵

肝内胆管结石的诊断经过术前、术中，最终通过术后 3 个阶段完成。其诊断应包括两部分。

（1）肝内胆管结石本身：结石；胆管狭窄；胆管变异，占 46.7%；胆石的并发症。

（2）合并症。

二、治疗

肝内胆管结石病情复杂，必须全面分析病情、综合分析个体化方案，其治疗方法分非手术治疗和手术治疗两类。

（一）非手术治疗

如合理使用抗生素；溶石；中医中药；鼻胆引流；纤维胆道镜、碎石。

（二）手术治疗

1. 外科手术治疗原则 "清除结石、解除狭窄、矫治畸形、切除病肝、通畅引流、保肝保胆（道）"，即"24 字原则"。认真严格把握手术指征、手术时机、手术方式。对具体某个病人而言，达到手术效果最好的方式，就是最好的手术方式。

2. 灵活掌握运用入肝"十四途径" 入肝途径包括：肝圆韧带途径；胆囊床途径；肝叶（段）切除途径；结石感途径；左肝外叶胆管途径；保留肝门静脉左支的左肝外叶胆管途径；尾叶胆管途径；Rouviere 沟途径；肝正中裂劈开途径；右肝裂途径；经皮肝胆管外流（percutaneous transhepatic cholangial drainage，PTCD）途径；胆总管途径；经胆道瘘管途径；经 S_{4-b} 肝胆管途径。其中肝圆韧带途径用得最多。

3. 外科手术方式 肝切除；肝胆管盆式内引流术；针对并发症的相应手术。

肝内胆管结石的肝切除应注意：以肝静脉为断肝平面，以充填胆石、扩张胆管为引导，在狭窄胆管处断肝。

肝胆管盆式内引流应注意：充分解除 1～3 级胆管狭窄，组成肝胆管盆，桥襻空肠长度 35cm 左右，同步缝合是最好的抗反流装置，桥襻空肠与十二指肠同步、平行。

典型病例

病例 1：不规则右半肝切除后，残留肝总管、左肝管口狭窄，再施肝胆管盆式鲁氏 Y 形吻合术（Roux-en-y 术）

患者，女，41 岁。反复右上腹痛、畏寒、发热、黄疸 1 年。1 年前诊为"肝胆管结石"施"右半肝切除"。

T 36.8℃，P 80 次/分，R 20 次/分，BP14/9kPa（105/60mmHg）。

皮肤、巩膜轻度黄染。心、肺无明显异常。腹平，浅静脉未见曲张，陈旧性右上腹经腹直肌切口瘢痕长 14cm，腹壁软。肝、脾未扪及。剑突右下方轻压痛，肝浊音界于右锁骨中线上第 6 肋间，叩击右肝区示心窝部疼痛。胃振水音（−）腹水症（−）。双腰背部无抬举痛。双下肢无水肿。

WBC 16.99×10^9/L，N 0.91，PLT 118×10^9/L，TBIL 59.1 μmol/L，DBIL 43.1 μmol/L，AST 308.1U/L，ALT 221.8U/L，TP 45g/L，ALB 40.4g/L，CHE 5959U/L，PA 168mg/L。

C12（−），乙型肝炎（−）。

ERCP:显示肝总管、左肝管口狭窄,残存右肝内胆管未见显影(图1-1)。

CT:肝轮廓尚清,右肝残留少许,左肝肥大。右肝内胆管少量胆石,左肝内胆管扩张,未见明显胆石。"狗尾征"(-)。胆总管内径约1cm,未见胆石。胆囊已切除。无腹水(图1-2)。脾大8个肋单元。

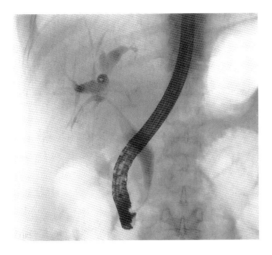

图1-1　ERCP:右肝管不显影

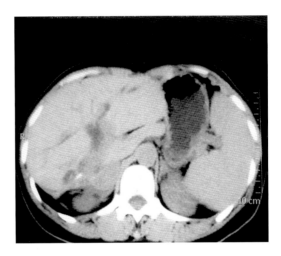

图1-2　CT:右肝残留

【入院诊断】　残留肝内胆管结石;S:RHD;St:LMD,HCD;A:/;C:左肝肥大、右肝残留萎缩;右肝内积脓;胆汁性肝硬化、肝门静脉高压症;高位急性梗阻性化脓性胆管炎(AOSC)。

【拟施手术】　右半肝切除。

【手术过程】

1. 入院后做鼻胆引流,腹痛缓解。

2. 完善术前各项准备,择期、全身麻醉、右上腹反L形切口入腹,探查。

(1)无腹水,大网膜上无静脉曲张。

(2)肝色泽棕红,左肝肥大,质地中等,无结石感、结节感。右肝残留萎小,约3cm×2.5cm×3cm大小,其内可扪及结石。肝桥肥大,一级肝门藏匿(图1-3)。

(3)胆囊已切除。

(4)胆总管外径约1.5cm,肝总管外径约0.6cm,壁厚,其内可扪及鼻胆引流导管。

(5)胰、十二指肠未见异常。

3. 分离肝脏面、右肝周粘连,显露肝外胆管及右肝。沟通温氏孔,安置Pringle止血带,拟做残余右肝切除。由于一级肝门深在,显露困难,请笔者洗手上台。

4. 笔者洗手上台。

(1)右膈下堵塞盐水纱布垫,托出肝。

(2)瘢痕中找到肝圆韧带,横断肝桥,敞开左肝前纵沟及肝方叶基部左肝管。

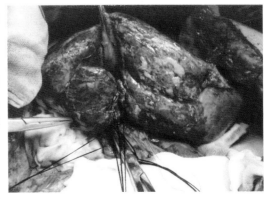

图1-3　一级肝门藏匿

（3）"四边法"切开肝总管、左肝管（图 1-4），直视下清除右肝内胆石及脓液。

（4）拼合组成肝胆管盆（图 1-5）。

（5）原鼻胆管插入右肝内胆管（图 1-6）。提取桥襻空肠长 35cm 左右，经结肠肝曲系膜戳孔，引桥襻空肠于一级肝门，做肝胆管盆式鲁氏 Y 形吻合术。

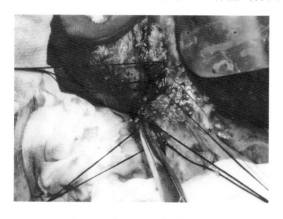

图 1-4　切开肝总管、右肝管

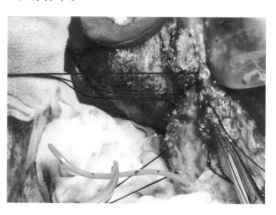

图 1-5　拼合组成肝胆管盆

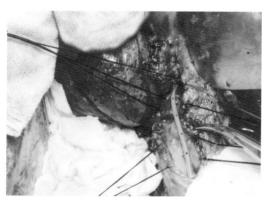

图 1-6　原鼻胆管

5. 放置右膈下乳胶管，清点器械、敷料无误，逐层关腹。

【术后诊断】　同入院诊断。

【实施手术】　肝总管、左肝管狭窄解除，肝胆管盆式鲁氏 Y 形吻合术。

【术　后】　无胆漏、膈下脓肿、出血性胃炎等并发症，恢复平顺。

【点　评】

1. 失误

（1）上次手术最大的失误在于没有做解剖性肝切除，没有遵循肝胆管结石肝切除的原则，即：①以狭窄胆管为断肝平面；②以扩张充满胆石的胆管为引导；③以肝静脉为断肝的界面。

（2）这次手术，原主管医生没有掌握肝圆韧带途径，无法解除肝总管、左肝管口的狭窄。

（3）维护病人生命的是左肝，而左肝管狭窄不解除，切除残留右肝作用不大。

2. 纠误

（1）遵循肝胆管结石解剖性肝切除的三原则。

（2）经肝圆韧带途径切开肝总管、左肝管，做肝胆管盆式鲁氏 Y 形吻合术，是本例理想的选择。

3. 外科手术技术要点

（1）托出肝，变浅术野。

（2）经肝圆韧带途径解除肝总管、左肝管口狭窄。注意：① 缝扎、切断肝桥，敞开左肝前纵沟。②紧贴肝方叶基部，"四边法"切开肝总管、左肝管。

（3）肝胆管盆的建立（图 1-7）

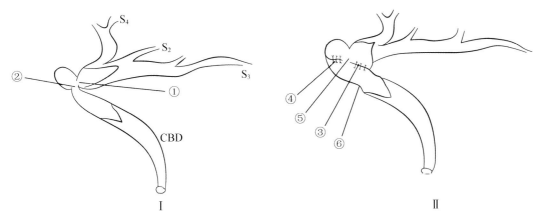

图 1-7　手术

Ⅰ. 术前；Ⅱ. 术后

① 左肝管口狭窄；② 右肝管口狭窄；③ 拼合肝总管左切缘与左肝管下切缘；④ 拼合肝总管右切缘与右肝管右缘；⑤ 肝胆管盆；⑥ 肝总管部分横切

①拼合肝总管左缘与左肝管切口的下缘,矫正肝总管与左肝管锐角。

②部分切断肝总管,以便肝总管右缘与右肝管下切缘拼合,减少拼合处张力,有利于愈合。

③肝总管与左右肝管切缘拼合均用 5-0 薇乔线做间断、外翻缝合,保障内壁光整。

(4)肝胆管盆与桥襻空肠吻合一定遵守黏膜对黏膜,缝线用可吸收的薇乔线。

(5)原鼻胆引流导管移至右肝管内,以防胆漏。

病例 2:肝胆管结石病程 30 年,先后做过 3 次肝胆道手术,右肝管口真性狭窄,施胆管壁瓣修复、胆总管 T 形管引流

患者,女,48 岁。反复右上腹痛、畏寒、发热 2 个月。

22 年前,因"胆石病"在外院施"胆囊切除术"。

5 年前,因"胆总管结石"在外院施"胆总管探查、T 形管引流术"。

3 年前,诊为"肝胆管结石"在外院做"左肝外叶切除、胆总管 T 形管引流"。

T 37.7℃,P 101 次/分,R 24 次/分,BP13.9/9.2kPa(104/69mmHg)。

皮肤、巩膜无黄染。心律齐,双肺呼吸音清。腹平,多条手术瘢痕。腹软,肝、脾未扪及,剑突右下方压痛,肝浊音界正常,右肝区叩击痛明显。腹水征(一)。双腰背部无抬举痛,双下肢无明显异常。

WBC $12.64 \times 10^9/L$,N 0.96,PLT $51 \times 10^9/L$,Hb 101g/L。

CT 平扫:肝轮廓清,表面光整,左肝外叶已切除,S_1 肝肥大。右肝内胆管扩张,多枚高密度胆石。尾叶胆管扩张,未见胆石。胆总管扩张,内径约 2cm,胆总管远段见胆石(图 1-8)。

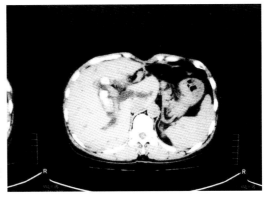

图 1-8　CT:胆总管结石

【入院诊断】 肝胆管结石;S:RHD,S$_8$,S$_6$,S$_7$,BCD;St:RHD;A:/;C:高位 AOSC;肝肥大萎缩征(S$_1$肝肥大)。

【拟施手术】 肝胆管盆式鲁氏 Y 形吻合术。

【手术过程】

1. 体位、切口、探查。平仰卧位,电刀切开剑突与左肋缘间皮肤,经腹直肌切口瘢痕达脐右侧,横切腹壁(图 1-9)。入腹后,无腹水,腹内较广泛膜性粘连,腹膜上无癌性结节。离断腹膜粘连,安置全腹自动牵开器。

2. 切开右肝管口狭窄,清除右肝内各胆管结石。

(1)离断肝周粘连,显现胆总管、肝总管,胆总管外径 2.5cm。

(2)穿刺胆总管获胆汁,"四边法"切开胆总管、肝总管,见右肝管口内径约 0.3cm。沿胆囊床途径切开右肝管口及右肝管,解除右肝管口狭窄,局部胆管壁厚约 0.3cm,质地硬。逐一清除右肝内各胆管内胆石。

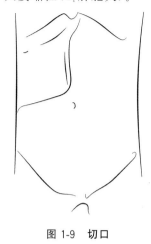

图 1-9 切口

3. 胆管壁瓣修复右肝管口狭窄(图 1-10)。

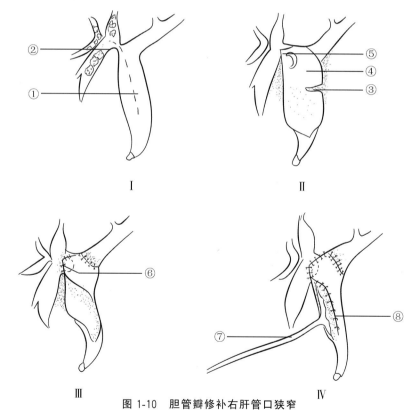

图 1-10 胆管瓣修补右肝管口狭窄

Ⅰ.胆管切口;Ⅱ.胆管瓣制备;Ⅲ.胆管瓣修补右肝管口狭窄;Ⅳ.缝闭胆管
①虚线示胆管切口;②右肝管口狭窄;③胆管横切口;④胆管瓣;⑤右肝管口狭窄解开;
⑥胆管瓣修补右肝管口狭窄;⑦T形管;⑧关闭胆管切口

（1）做肝总管壁右侧横切口（图 1-11）。

（2）以 5-0 薇乔线做胆管壁瓣与右肝管口、右肝管切缘的间断缝合（图 1-12）。11 号胆道扩张器头、卵圆钳顺利通过右肝管口。

（3）14 号 T 形管直臂经胆总管右侧壁戳孔引出（图 1-13）。

（4）以 4-0 薇乔线连续缝合胆管切口（图 1-14）。

（5）经 T 形管反复注水测试，无胆漏。

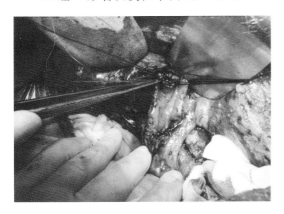

图 1-11　横切肝总管右侧

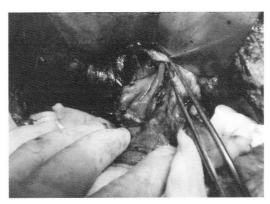

图 1-12　胆管壁瓣、右肝管缝合

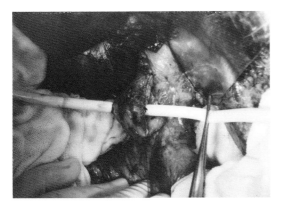

图 1-13　T 形管经胆管右侧壁戳孔引出

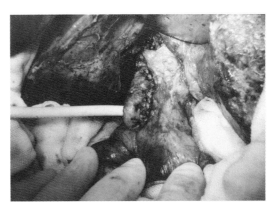

图 1-14　缝合胆管切口

4. 逐层关腹。

【术后诊断】　残留肝胆管结石；S：RHD，S_8，S_6，S_7，BCD；St：RHD；A：/；C：高位 AOSC；肝肥大萎缩征（S_1 肝肥大）。

【实施手术】　右肝管切开取石、肝总管壁瓣转移、修补右肝管，T 形管引流术。

【术　　后】　无胆漏、出血。

第 7 天经 T 形管胆道造影，右肝管口无狭窄，肝内胆管无胆石残留。

第 10 天带管出院。

【点　　评】　本例胆石病病程长达 30 年，由一个胆囊结石发展为肝胆管结石、右肝管口狭窄，其间先后做了 3 次胆道手术，效果不佳。

肝胆管结石外科手术治疗的原则是"24 字原则"，但其核心是解除胆管狭窄。而解除胆管狭窄的方法很多,如球囊扩张、狭窄胆管切开、病肝切除、胆肠内引流等,效果"各有千秋"。本例右肝管口狭窄、胆管壁厚,切开后原位缝合将导致更严重狭窄,不能承受右半肝切除是本例手术困难之处。

1. 失误

(1)3 年前,肝胆管结石没有解除右肝管口狭窄,违反肝胆管结石外科治疗原则。

(2)入院诊断为肝胆管结石,不准确。

(3)本次手术原拟施肝胆管盆式鲁氏 Y 形吻合术。

2. 纠误

(1)遵循肝胆管结石外科手术治疗原则。

(2)本例应为残留肝胆管结石。

(3)本次施行右肝管口狭窄切开、胆管壁瓣修复、T 形管引流,符合肝胆管结石外科治疗"24 字原则"。

3. 外科手术技术要点 胆管壁瓣修复胆管。

(1)胆管壁瓣产生的基础

① 受口腔科兔唇修复方法的启发。

②一些肝胆管结石、肝胆管狭窄、肝胆管盆式鲁氏 Y 形吻合术后再手术的病例,拼合的胆管内壁光整。

③既往使用过胆管的修复材料很多,如脐静脉、羊膜、人造血管、肠管浆膜……但最终大多以效果不佳而告终。

(2)胆管壁瓣修复胆管口狭窄的注意事项

①肝总管的内径一定要宽大。

②胆管壁瓣制备时一定要仔细设计、策划。

③用薇乔线做胆管修复。

④胆管壁内壁光整。

⑤做胆管引流。

病例 3:肝胆管结石行胆总管探查,3 个月后再手术,施右半肝切除、肝胆管盆式鲁氏 Y 形吻合术

患者,男,51 岁。胆总管探查术后 3 个月,检查发现肝内胆管结石 2 个月。

3 个月前,诊为"AOSC"在某院行"胆总管探查、T 形管引流术"。术后仍反复寒战、发热,做 B 超发现"肝内胆管多发结石"。

幼时患"胆道蛔虫",经常畏寒、发热,诊为"感冒"。

T36℃,P 61 次/分,R 18 次/分,BP15.9/10kPa(119/75mmHg)。

皮肤、巩膜无黄染。心、肺无明显异常。腹平,浅静脉不曲张,右上腹反 L 形切口瘢痕,腹壁软,肝、胆囊、脾未扪及。右肝区无叩击痛。腹水征(一)。

TBIL27.5 μmol/L,DBIL 18.4 μmol/L,AST 65U/L,ALT 60U/L,PA 203mg/L,CHE 5387U/L,C12 正常。

CT(2014 年 6 月 18 日,湖南省人民医院)平扫:左肝肥大、右肝萎缩。右肝内胆管扩张,多

个高密度结石。右肝密度较低(图 1-15)。

增强扫描(静脉期):右肝管周围低密度改变(图 1-16)。

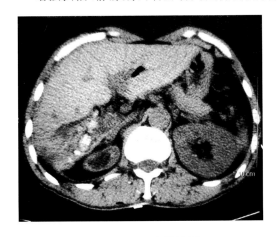
图 1-15　CT:右肝结石

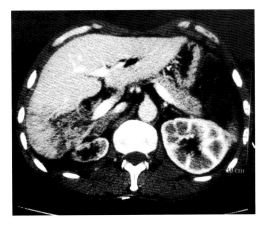
图 1-16　CT:右肝密度低

冠状面:示右肝与结肠间呈低密度改变,右肾脂肪囊不清,肝外胆管壁厚(图 1-17)。

【入院诊断】　肝内胆管多发结石;胆囊切除、胆管探查术后。

【拟施手术】　右半肝切除、T 形管引流术。

【手术过程】

1. 体位、切口、探查。平仰卧位,延长原切口入腹(图 1-18)。无腹水,腹膜上未见癌性结节,腹内广泛膜性粘连。肝呈深棕红色,左肝肥大、右肝萎缩,右肝结石感明显。胆囊已切除。肝肾、肝与结肠致密粘连,呈胼底样。肝外胆管外径约 2cm,胆管壁厚,充血水肿。

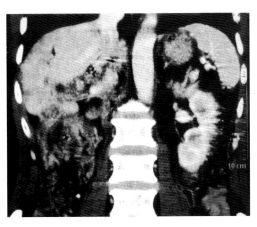
图 1-17　CT:右肝与结肠间低密度

2. 右半肝切除。

(1)离断右肝周粘连、韧带,显现肝十二指肠韧带、第二肝门、肝右静脉,沟通温氏孔,安置 Pringle 止血带。

(2)仔细分离结肠肝曲,游离、托出右肝。

(3)仔细解剖第一肝门,先后结扎、切断肝右动脉、肝门静脉右干及右肝管,做肝右静脉套带,划定左右肝缺血分界线,予以标示。

(4)控制中心静脉压 0.2kPa(2cmH₂O),于左右肝缺血分界线上、肝中静脉右侧,以"微榨法"劈肝,钳夹、切断肝右静脉,移除右半肝。历时 2h,失血量约 600ml。

3. 笔者立即查阅病历、血清生化及影像资料,察看术野,发现已将肝总管后壁横断,未见左肝管。

(1)立即取出腹内填塞的盐水垫,以"三合一液"冲洗腹膜腔,

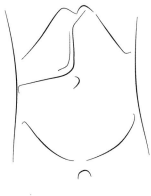
图 1-18　切口

更换"三合一液"纱布垫。

（2）手指探查已切开的胆管，发现左肝管口细小，约 0.5cm，已切开的是肝总管的后壁和尾叶胆管，左肝管被肝方叶覆盖，左肝前纵沟被肝桥覆盖。

（3）Pringle 止血带阻断入肝血流 15min，立即缝扎、切断肝桥，敞开左肝前纵沟，分离肝方叶基部，显露左肝管、左肝内叶胆管。

（4）"四边法"切开左肝管口，左肝管长约 2.5cm，解除左肝管口狭窄，冲洗左肝外叶及内叶胆管，流出脓性胆汁及泥沙。

（5）以 4-0 Prolene 线修补肝总管后壁，关闭左肝管残端，组成直径约 3cm 的肝胆管盆。

4. 肝胆管盆式鲁氏 Y 形吻合术。

（1）做胆总管远段"内荷包"缝合。

（2）距屈氏韧带 20cm 切取桥襻空肠 35cm，结肠后移至肝下，做肝胆管盆-桥襻空肠吻合，放置 T 形管入肝内胆管。再施空肠与桥襻空肠吻合，同步缝合 10cm。

5. 关腹。

（1）查右肝断面无胆漏，喷以止血粉，放置右膈下乳胶引流管 1 根。

（2）清点器械、敷料无误，逐层关腹。手术历时 6h，失血量约 700ml，送返 ICU。

（3）快速切片：未见胆管癌。

【术后诊断】 残留肝胆管结石；S：S₅，S₈，S₆，S₇；St：RHD，LHD；A：/；C：肝肥大萎缩征（左肝肥大、右肝萎缩）；Oddi 括约肌失功能，反流性胆管炎；胆汁性肝硬化，胆管壁静脉曲张。

【实施手术】 右半肝切除、胆总管阻断、肝胆管盆式鲁氏 Y 形吻合术。

【术　后】 无胆漏、出血、膈下脓肿、肝功能不全，复查 CT 无胆石残留。恢复平顺。

【点　评】 肝胆管结石仍是常见病，本例手术有一定难度，术中致医源性胆管损伤，一度造成十分惊险的场面，经过努力，顺利完成手术，获得较好的效果。

1. 失误

（1）首次手术误诊误治。

（2）入院诊断不清。

（3）拟施手术不妥。

（4）医源性肝总管损伤，主管医师未能正确判断左肝管。

2. 纠误

（1）肝胆管结石应包含胆石、狭窄、变异、并发症 4 个方面的内容，诊断应按上述"术后诊断"描述。

（2）手术方式应更改为"实施手术"所述。

（3）经肝圆韧带途径寻找、切开左肝管，显露肝内胆管。

3. 外科手术技术要点　肝圆韧带途径是通过左肝内叶、外叶、尾叶胆管的主要干道。当前左肝内胆管结石仍占 70%，因此，掌握运用肝圆韧带途径十分重要。

（1）肝圆韧带途径的发现（图 1-19）：临床上由于多次肝胆道手术，致使很难找到肝圆韧带。如何找到肝圆韧带呢？以下线索可助识别肝圆韧带：①肝镰状韧带的痕迹；②左肝前纵沟的凹陷；③肝桥、肝桥的下面为左前纵沟。

（2）肝圆韧带途径应注意下面几点：①切断肝桥；②于肝方叶基部显露左肝管；③沿左肝

前纵沟右侧切开左肝内叶胆管;④切除肝方叶,显露左肝内叶 S_{4b} 肝胆管根部,循此径达左肝内叶胆管;⑤配合使用 Pringle 止血带,使术野更加清楚。

病例 4:尾叶肝胆管结石,胆肠鲁氏 Y 形吻合术后 15 年,做右半肝、全尾叶切除,恢复生理胆道

患者,男,57 岁。

反复剑突下疼痛 20 年,加重伴畏寒、发热 10d。

15 年前,因"胆石病"在外院做"胆囊切除、胆肠鲁氏 Y 形吻合术"。

2011 年,因"肝内胆管结石"在外院做"胆肠吻合口切开取石"。

T 36℃,P 86 次/分,R 21 次/分,BP 16/10.7kPa(120/80mmHg)。

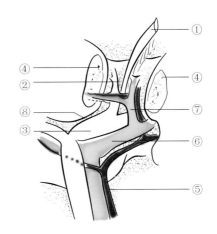

图 1-19　肝圆韧带途径

①肝圆韧带;②左肝内叶胆管;③左肝管;
④肝桥断面;⑤肝固有动脉;⑥肝门静脉左干;
⑦肝门静脉左支矢状部;⑧肝方叶基部

皮肤、巩膜无黄染。心律齐,无杂音。双肺呼吸音清。腹平、软,见陈旧性右肋缘下及右上腹经腹直肌切口瘢痕各一条,肝、脾未及,剑突下无压痛,叩击右肝区示胸背部疼痛。无胃振水音,腹水征(一)。脊柱、四肢无畸形。

WBC 9.7×10^9/L,N 0.73,PLT 231×10^9/L,TBIL 8.6 μmol/L,DBIL 4 μmol/L,PA 225mg/L,CHE 8390U/L,TP g/L,CA19-9 30kU/L,AFP <0.24ng/ml。

CT(2014 年 11 月):肝轮廓清,表面光整,肝叶比例无明显失调。右肝后叶上段示一不规则形状之低密度灶,约 $4cm \times 6cm$(图 1-20),增强扫描边界强化(图 1-21)。尾叶胆管扩张,多个结石。下腔静脉受压变扁(图 1-22)。胆囊未见。脾不大。无腹水。

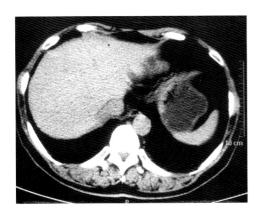

图 1-20　CT:下腔静脉受压

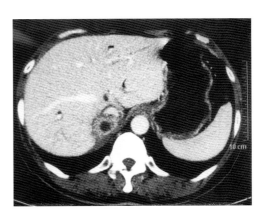

图 1-21　CT 增强扫描:尾叶胆管扩张

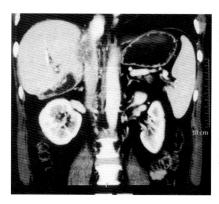

图 1-22　CT 冠状面：下腔静脉受压

【入院诊断】　肝内胆管结石,胆囊切除、胆肠鲁氏 Y 形吻合术后。

【拟施手术】　右肝后叶、全尾叶切除。

【手术过程】

1. 体位、切口、探查。平仰卧位,做右上腹反 L 形切口,入腹。无腹水,腹膜上无癌性结节。肝表面光整,肝色泽棕红,质地稍硬,S_7、S_8 肝与膈炎性粘连,尾叶明显结石感。原为胆肠鲁氏 Y 形吻合术(图 1-20)。脾不大。

2. 离断原胆肠吻合口,安置 Pringle 止血带。

3. 清创膈下脓肿,显露第二肝门。

(1)分离第二肝门粘连,显现肝右静脉根部。

(2)分离肝膈粘连,脓肿破裂,溢黄色脓液约 100ml,以聚维酮碘液冲洗清创。

4. 解剖第一肝门,处理右肝蒂。

(1)剥离肝门板,向左前方牵开肝总管,结扎、切断肝右动脉。

(2)右肝管内径约 2.5cm,"四边法"予以切断。

(3)游离、显露肝门静脉、肝门静脉右干及肝门静脉左干起始部,钳夹、切断缝闭肝门静脉右干。

(4)结扎、切断入 S_1 肝门静脉支,显示左右肝缺血分界线。

5. 移除右半肝、全尾叶。

(1)控制中心静脉压 0.1kPa(1cmH$_2$O),配合 Pringle 止血带,控制入肝血流,用"15min+5min"模式。

(2)"微榨法"配合双极、单级电凝,经缺血分界线劈肝,顺逆结合显现肝中静脉,于其右侧离断肝,达肝中静脉根部后转至其腹面断肝,离断 Arantius 沟。

(3)以 4 号丝线缝扎 S_1 肝,向右前方牵开,仔细耐心地离断左右肝短静脉、左腔静脉韧带及右侧 Macuchi 韧带,显现肝右静脉。

(4)以心耳钳钳夹肝右静脉,予以切断,近心端以 4-0 Prolene 线连续缝扎。

(5)以电刀离断右冠状韧带、肝肾韧带,整块移除右半肝及全尾叶。术野清楚显示左肝血供良好,肝中静脉及肝后下腔静脉完好(图 1-23)。

6. 恢复生理胆道(图 1-24)。

(1)探查胆总管远端通畅,能通过 8 号胆道扩张器。

(2)缝闭右肝管残端。

(3)于胆总管右侧壁戳孔,T 管直臂经此引出,以 4-0 Prolene 线缝闭肝管切口,注水测试无胆漏、出血。

(4)桥襻空肠长约 55cm,多处破损,予以切除 20cm,拆除原空肠-桥襻空肠吻合口,做原桥襻空肠与空肠端-端吻合。

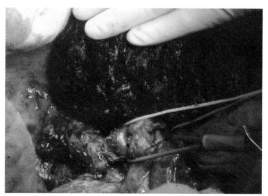

图 1-23　肝中及肝后下腔静脉完好

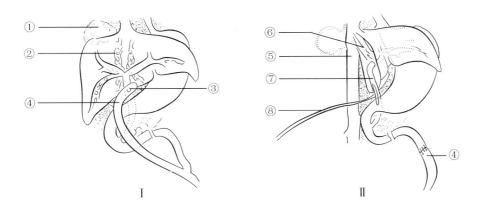

图 1-24　手术

Ⅰ.原术式；Ⅱ.本次术式

①膈下脓肿；②尾叶胆管结石；③胆肠吻合口；④桥襻空肠；⑤肝后腔静脉；⑥肝中静脉；⑦胆总管；⑧T 管

7. 关腹　以"三合一液"冲洗术野,清点器械、敷料无误,逐层关腹。右膈下放置乳胶引流管 1 根。

手术历时 6h,失血量约 250ml。术中生命体征平稳,安返回房。

【术后诊断】　残留肝胆管结石,胆肠鲁氏 Y 形吻合术后;S:S₉,S₁,RHD,S₇,S₆;St:尾叶胆管口(S₁,S₉);A:/;C:右膈下脓肿;高位 AOSC。

【实施手术】　右半肝、全尾叶切除、恢复生理胆道,胆总管 T 管引流术。

右膈下脓肿清创。

【术　后】　无膈下脓肿、胆漏、出血等并发症,恢复平顺。

病理切片报告:尾叶胆管重度非典型性增生。

【点　评】　本例肝胆管结石已先后做了 2 次胆道手术,此次手术难度极大,终于顺利完成。

1. 失误

(1)本例胆管狭窄在尾叶胆管,而胆肠内引流吻合口在胆总管,不但无益,反而加重胆道感染的机会。

(2)原拟手术方案不符合实际。

2. 纠误

(1)遵循肝胆管结石外科手术治疗"24 字原则",特别应注意解除狭窄、通畅引流。

(2)本次实施手术方式是本例的最佳选择。

3. 外科手术技术要点

(1)手术难点分析

①右膈下脓肿,使得肝右静脉、右侧肝短静脉离断寸步难行。

②肝总管、右肝管扩大,胆管壁增厚,周围炎性粘连,使右肝蒂解剖难以进行。

③尾叶胆管长期慢性炎症,使得腔静脉显露及左右肝短静脉、肝静脉韧带的离断困难,如走钢丝。

（2）难点解决方案

①先游离、离断桥襻空肠,安置 Pringle 止血带,控制入肝血流。

②做膈下脓肿清创,增加右肝的活动度,并向前显露肝后腔静脉。

③游离肝纤维板,先离断右肝管,后结扎、切断肝右动脉、肝门静脉右干。

④经前路分开左右肝、肝中静脉腹面,离断 Arantius 沟。

⑤牵开尾叶,离断左右肝短静脉,显露肝后下腔静脉。

⑥仔细离断肝右静脉周围纤维瘢痕,显露肝右静脉。

⑦心耳钳钳夹肝右静脉及腔静脉右半侧,最后移除肝标本。

病例 5:残留肝胆管结石,施双口肝胆管盆式鲁氏 Y 形吻合术

患者,女,52 岁。

反复右上腹痛、寒战、发热 20 年,复发行 PTCD 后 30d。

25 年前,因"肝胆管结石"在某院施"胆囊切除、左肝外叶切除、T 形管引流术"。

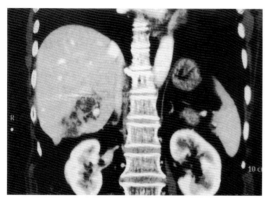

图 1-25　CT:右肝后叶低密度区

2013 年,因"肝胆管结石"在某院施"胆肠鲁氏 Y 形吻合术"。

T 36.3℃,P 76 次/分,R 20 次/分,BP 16.7/9.9kPa(125/74mmHg)。

皮肤、巩膜无黄染。心、肺正常。腹平,见右上腹反 L 形切口瘢痕,PTCD 导管流墨绿色胆汁,无浅静脉曲张。腹壁软,肝、脾未扪及,叩击右肝区示剑突下疼痛。腹无移动性浊音。

CT(2014 年 11 月 25 日,湖南省人民医院):肝轮廓清,表面光整,左肝已切除。右肝内胆管扩张、积气,充填胆石。右肝后叶下段显示一低密度区,约 3cm×2.5cm(图 1-25)。

【入院诊断】　残留肝胆管结石,PTCD 后;S:S_5、S_6、S_7;St:胆肠吻合口;A:/;C:高位 AOSC;胆源性肝脓肿。

【拟施手术】　肝胆管盆式鲁氏 Y 形吻合术。

【手术过程】

1. 体位、切口、探查。平仰卧位,延长原右上腹反 L 形切口入腹。无腹水,腹膜上无癌性结节。肝色泽棕红,质地中等硬度,左肝已切除,右肝与尾叶肥大。原为胆肠鲁氏 Y 形吻合术,桥襻空肠长约 40cm,位结肠前,同步缝合约 10cm。

2. 离断右肝周粘连,右膈下填塞纱布垫,托出右肝。

3. 组成肝胆管盆(图 1-26)。

(1)沿桥襻空肠游离、拆开原胆肠吻合口,原吻合口内径约 0.5cm。

(2)以中弯钳伸入右肝前叶、后叶胆管,"四边法"予以切开,逐步取出右肝前叶及后叶各肝管内结石,以"三合一液"冲洗各肝内胆管。

(3)拼合邻近胆管切缘,组成肝胆管盆,内径约 2.5cm。

4. 切除部分 S_6 肝。

(1)安置 Pringle 止血带,阻断入肝血流 15min,控制中心静脉压 0.2kPa(2cmH₂O)。

(2)"微榨法"切除部分 S_6 肝,约 4cm×3.5cm。显露 S_6 肝胆管,外径约 0.8cm,经此取出少许残石,以"三合一液"冲洗、清洁胆管。

(3)经 S_6 肝胆管插入取石钳与右肝管沟通,放置 14 号 T 管入 S_6 肝胆管、固定(图 1-27)。

5. 做双口鲁氏 Y 形吻合。

(1)取原桥襻空肠近端侧与肝胆管盆吻合,用 4-0 Prolene 线连续、外翻缝合。

(2)距肝胆管盆、桥襻空肠吻合口约 6cm 另做桥襻空肠侧切口,与 S_6 肝胆管残端吻合(图 1-28)。引流管经桥襻空肠另戳孔引出。

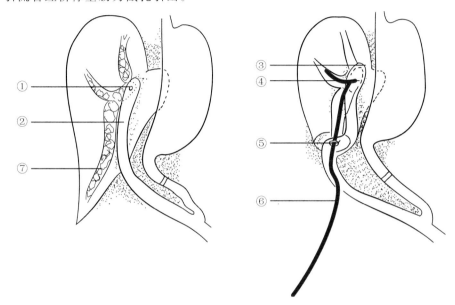

图 1-26　手术

①胆肠吻合口狭窄;②桥襻空肠;③肝胆管盆-桥襻空肠吻合;④肝胆管盆;⑤S_6肝胆管-桥襻空肠吻合;⑥T 形管;⑦S_6肝胆管

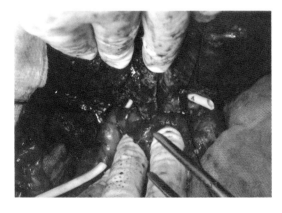

图 1-27　T 形管入 S_6 肝胆管

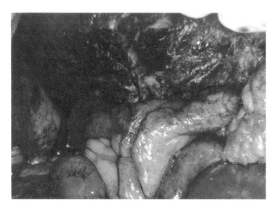

图 1-28　桥襻与肝胆管吻合

（3）经导管注水反复测试,无胆漏、出血。

6. 关腹。手术历时 4h,失血量约 100ml,安返回房。

【术后诊断】 同入院诊断。

【实施手术】 双口肝胆管盆式鲁氏 Y 形吻合术。

【术　后】 无胆漏、出血,第 10 天复查 B 超未见胆内残石。

【点　评】 本例切除左肝不到 1 年,右肝又长满了胆石,说明肝切除不是治疗肝胆管结石的唯一手段。

1. 失误

（1）第二次手术胆肠鲁氏 Y 形吻合术,吻合口在狭窄的右肝管以下。

（2）本次原拟做肝胆管盆式鲁氏 Y 形吻合术,由于右肝后叶 S6 胆管冗长,不利胆汁引流,必将导致胆石复发,故放弃。

2. 纠误

（1）肝胆管结石的外科治疗一定要遵循"24 字原则",其核心是充分解除胆管口狭窄。

（2）本次施双口肝胆管盆式鲁氏 Y 形吻合术是理想的选择,其理由在于:

①肝门狭窄充分解除。

②S6 肝胆管与桥襻空肠吻合有力地防止胆汁淤滞、胆道感染,从而防止胆石的形成,阻抑了"花瓶"效应。

3. 外科手术技术要点

（1）肝胆管盆的建立:其关键在于充分切开右肝管、右肝后叶胆管口狭窄。

（2）部分 S6 肝切除:①阻断入肝血流下切肝;②"微榨法"断肝,显现 S6 肝胆管。

（3）胆道引流管经 S6 肝胆管放置,比经肝门放置更有利于胆汁引流。

病例 6:残留肝内胆管结石,肝十二指肠韧带静脉曲张、肝形态失常,施左肝外叶(部分)、右肝后叶切除

患者,女,57 岁。

反复右上腹痛、寒战、发热 19 年,复发 11d。

19 年前,诊为"胆石病"在某县人民医院施"胆囊切除"。

2010 年,诊为"肝胆管结石"在某三甲医院施"胆总管切开取石、T 形管引流"。术后先后 3 次经 T 管瘘道做"纤维胆道镜取石",每次取出黄豆大小结石数颗。术后 6 个月 T 管脱出。

T 36.1℃,P 78 次/分,R 21 次/分,BP13.1/8.8kPa(98/66mmHg)。

神清合作,皮肤、巩膜轻度黄染。心、肺无明显异常。腹平,浅静脉轻度曲张,陈旧性手术切口瘢痕 2 条。腹壁软,肝在剑突下 3cm 可触及,边缘钝,无触痛。脾在左肋缘下 3cm,胆囊未触及。腹无移动性浊音。

WBC 4.48×10^9/L,N 0.68,PLT 57×10^9/L,Hb 118g/L,TBIL 36.4 μmol/L,DBIL 16.3 μmol/L,TP 69.3g/L,ALB 39.3g/L,PA 222mg/L,CHE 5531U/L,ALP 312.6U/L,BUN 6.06mmol/L,GLU 10.5mmol/L,CA19-9 27kU/L。

CT(2014 年 12 月 8 日,湖南省人民医院)平扫:肝轮廓清,表面光整,左肝肥大、右肝萎缩。左肝及右肝后叶胆管显著扩张,其内充填胆石(图 1-29)。胆囊未见。肝外胆管不清。脾大 8

个肋单元。

增强扫描(静脉期):右肝及左肝外叶胆管扩张,"狗尾征"(一)、"日晕征"(一)。右肝后叶胆管狭窄(真性),左肝外叶胆管相对狭窄。肝外胆管内径约1cm,未见胆石。肝十二指肠韧带被曲张静脉包绕。脾静脉曲张,脾增大(图1-30)。

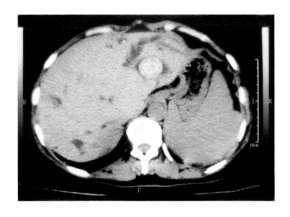

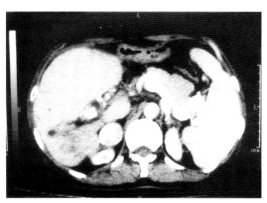

图 1-29　CT:右肝管扩张,结石　　　　　图 1-30　CT:脾大

冠状面清楚显示肝门及肝外胆管被曲张静脉包绕。脾大,脾静脉曲张(图1-31)。肝后腔静脉囊状扩张。

【入院诊断】 肝内胆管结石、肝硬化(脾大)、2型糖尿病。

【拟施手术】 经结石感途径切开 S_2、S_6 肝胆管取石,T 管引流。

【手术过程】

1. 体位、切口、探查。平仰卧位,右上腹反L形切口(图 1-32)入腹。无腹水。肝色泽棕红,左肝肥大、右肝萎缩。大网膜、胃窦、十二指肠与肝致密粘连,未见网膜静脉曲张。肝

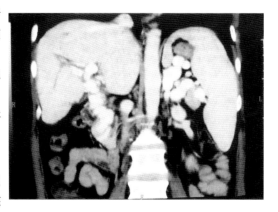

图 1-31　CT:脾大,脾静脉扩张

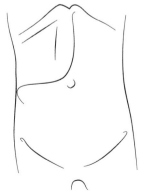

图 1-32　切口

十二指肠韧带静脉曲张显著,最粗者直径达 1.5cm(图 1-33)。肝膈间致密炎性粘连。胆囊未见。

2. 安置 Pringle 止血带

(1)以单极、双极电凝离断肝面粘连带(图 1-34),游离胃窦、十二指肠,显露肝十二指肠韧带。

(2)辨清肝十二指肠韧带曲张静脉,小心沟通温氏孔,安置Pringle 止血带。

3. 游离肝

(1)以电凝离断肝膈粘连带。

(2)显露、解剖第二肝门、肝右及肝中静脉间隐窝。

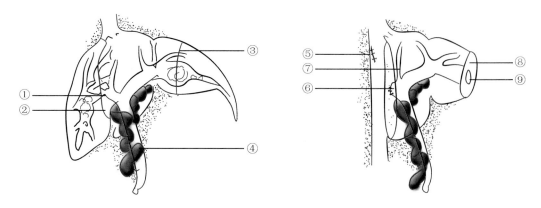

图 1-33　手术

①右肝后叶胆管口狭窄;②右肝切除线;③左肝外叶切断线;④肝十二指肠韧带曲张静脉;⑤肝右静脉残端;⑥右肝后叶胆管残端;⑦右肝前叶胆管;⑧左肝断面;⑨左肝外叶胆管残端

(3)离断右肝周韧带。

(4)显露肝后下腔静脉右侧。

4. 部分切除左肝外叶

(1)Pringle 止血带阻断入肝血流(15min＋5min 模式,图 1-35),控制中心静脉压 0.2kPa(2cmH$_2$O)。

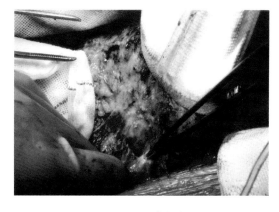

图 1-34　双极电凝断肝

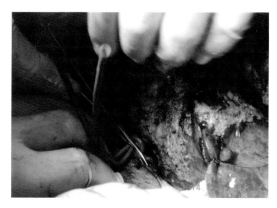

图 1-35　Pringle 止血带

(2)距肝镰韧带 3.5cm"微榨法"离断肝,显露左肝外叶 S$_2$、S$_3$ 肝扩张胆管,最粗的胆管内径达 2.5cm,其内藏一枚最大的胆色素性结石,约 3cm×2.5cm×2cm,胆管壁厚约 0.3cm,胆管口内径约 1cm(图 1-36)。

(3)经左肝外叶胆管插入取石钳,顺利进达左肝管。

5. 切除右肝后叶及部分右肝前叶

(1)Pringle 止血带阻断入肝血流,控制中心静脉压 0.2kPa(2cmH$_2$O),"微榨法"断肝。

(2)于右肝后叶的自然分界线(图 1-37)断肝,达右肝后叶胆管口,切断右肝后叶胆管。右肝后叶胆管口内径约 0.5cm。

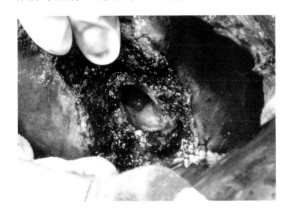

图 1-36　胆囊管口

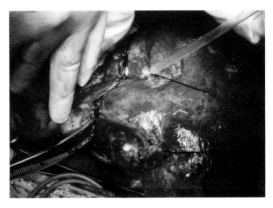

图 1-37　右肝后叶自然分界线

（3）从前向后劈离肝达肝后下腔静脉，心耳钳钳夹肝右静脉，予以切断，移去右肝后叶及部分右肝前叶。

（4）经右肝后叶胆管插入取石钳与右肝管沟通，经右肝后叶胆管口或左肝外叶胆管注水，左右肝管通畅。

6. 先后关闭右肝后叶胆管残端及左肝外叶胆管。经左肝外叶胆管放置 14 号 T 管（图 1-38），经导管注水测试无胆漏、出血，术野清楚（图 1-39）。

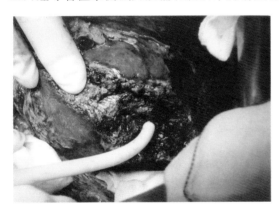

图 1-38　T 形管放入左肝外叶胆管

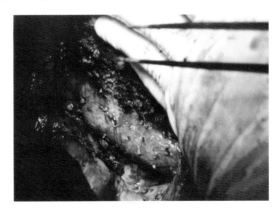

图 1-39　肝断面

7. 关腹。手术历时 9h 失血量约 200ml。术中生命体征平稳，安返 ICU。

【术后诊断】　残留肝胆管结石；S:S₂、S₃、S₆、S₇；St:RPBD、LLBD;A:/;C:胆汁性肝硬化、肝门静脉高压症（巨脾）；肝十二指肠韧带静脉曲张（脾亢）；肝肥大萎缩征（左肝肥大、右肝萎缩）；高位 AOSC;2 型糖尿病。

【实施手术】　左肝外叶部分切除，右肝后叶切除，左肝胆管外引流。

【术　后】　无胆漏、出血、膈下脓肿、肝肾综合征，恢复顺利。复查 CT 无胆石残留。

【点　评】　从肝胆管结石而言，这个手术非常难、非常危险，经过 9h 手术，克服了重重困难，最终获得成功。

1. 失误

(1)第二次手术完全违背肝胆管结石外科治疗的"24 字原则",没有进达肝内,没有解决胆管狭窄,没有切除病肝,没有清除胆石,没有通畅引流。

(2)第三次(本次)术前诊断概念不清,手术设计不当。

2. 纠误

(1)诊断应予以纠正。

(2)肝胆管结石外科手术应遵循"24 字原则"。

(3)本次术式应该是理想的。

3. 外科手术技术要点

(1)手术难点分析

①已做过 2 次肝胆手术,肝周致密粘连,难以分离。

②肝十二指肠韧带静脉曲张,肝门狭窄,不能从一级肝门入肝。放置 Pringle 止血带困难,易致曲张静脉破裂。

③左肝外叶肥大,伸展延长至脾后。

④一级肝门静脉曲张,不能解剖右肝蒂。右肝后叶界线不清,右肝内胆管分布紊乱,胆管显著扩张,难以掌握切肝平面。

⑤肝后腔静脉囊状扩张,肝肿胀,提示肝静脉回流有一定障碍,易出血。

(2)难点解决方案

①分离肝周粘连,仔细安置 Pringle 止血带。双极或单极电凝分离粘连。配合指分,时刻警惕不损伤曲张血管。看清温氏孔,看清曲张血管,小心放置 Pringle 止血带。

②部分切除左肝外叶:Pringle 止血带配合低中心静脉压。先断肝,再游离左肝外叶周边脾后部分。

③右肝后叶切除:止血带配合低中心静脉压。从右肝后叶自然分界线入手。以右肝后叶胆管口为断肝平面。前路与右路结合劈肝。

④防胆漏:以 Prolene 线缝闭肝断面胆管。左肝管内放置导管引流。

第二节　原发性肝癌

原发性肝癌指来自肝上皮细胞组织的恶性肿瘤,包括肝癌、胆管细胞癌和混合性癌。肝细胞癌占 93.5%。依其直径>5cm,>10cm,>15cm 分别称为大肝癌、巨大肝癌、特大肝癌,依其肉眼所见分为巨块型、结节型、弥漫型肝癌。

原发性肝癌称为癌中之王,是世界最常见的恶性肿瘤之一,每年新增病例约 100 万,90% 与乙型肝炎相关,55% 与肝硬化相关。肝内血行播散是肝癌最早、最常见的转移途径,其次是淋巴转移、直接浸润,其发展过程中易侵犯肝门静脉、肝静脉,形成肝门静脉、肝静脉癌栓,引起和加重肝门静脉高压。肝门静脉癌栓可延至腔静脉、右心房,甚至阻塞肺动脉。肝癌亦可自发性破裂,亦可致癌块中心坏死、感染,致使临床表现复杂。

一、诊断

(一)症状

1. 肝区疼痛,呈间隙性或持续性,以夜间为主。

2. 食欲减退、乏力、体重减轻。

3. 发热,用抗生素无效。

(二)体征

1. 肝大。

2. 黄疸。

3. 肝硬化、肝门静脉高压症。

(三)肿瘤标志物

AFP 升高。

(四)影像学检查

1. B 超:准确率达 58.9%。

2. CT:是目前最常用的检查手段,其平扫、CTA、CTPV 的阳性率分别为 62.7%～78.1%、90%～100%。

3. MRI:直径<2cm,2～3cm,3～5cm 的肿块阳性率分别为 33.3%、88.9%、100%。

4. PET-CT:由于恶性肿瘤细胞对葡萄糖的代谢增强,^{18}F 标记的氟脱氧葡萄糖(FDC)静脉注射后,并恶性肿瘤细胞内聚集,因此在 PET-CT 扫描上可显示恶性肿瘤内 FDC 含量比正常细胞内明显增多。对于肝或其他器官中内径>1cm 的恶性病灶的敏感性达 90%。

(五)在原发性肝癌的诊断上注意以下几点

1. 若 AFP 持续 4 周>500 μg/L,或持续 8 周为 200～500 μg/L,排除妊娠、生殖胚胎性肿瘤、活动性肝炎,可诊为肝癌。

2. 乙型肝炎患者 CT 扫描发现增强扫描快进快出的肿块影像,应首先考虑肝癌。

3. 影像学检查时,应注意肿瘤的大小及其与肝门、肝门静脉、肝静脉的关系,确定其位置,并应注意是否有肝门静脉、肝静脉的癌栓形成,对此,虚拟肝切除有较大的价值。

二、治疗

原发性肝癌的治疗方法很多,对于能手术切除者应首选肝切除。

(一)手术治疗

1. 肝切除　笔者主张解剖性肝切除,即以肝静脉为界,自然的解剖叶(段)为单位的肝切除。

2. 肝动脉结扎

3. 肝移植

(二)非手术治疗

1. TACE。

2. 无水乙醇注射。

3. 高热(HIFU、射频消融)。

4. 冷冻。

5. 药物注射。

6. 电离辐射。

7. 免疫生物治疗。

8. 中医中药。

三、解剖性肝切除术

2007年以来,湖南省人民医院肝胆科每年施行各类解剖性肝切除5000例左右,输血率占5.1%。

(一)止血

1. 控制低中心静脉压0.2~0.3kPa(2~3cmH$_2$O)。

2. Pringle止血带。

3. 解剖左、右肝蒂,据需要做肝左、右动脉,肝门静脉,右肝前、后动脉,肝门静脉支及胆管套带。

4. 解剖第二肝门,据需要做肝右、肝左、肝中静脉套带。

5. 第三肝门的解剖可经前路,显现肝后腔静脉后结扎、切断肝短静脉,亦可经右路、后路做右或左侧肝短静脉的结扎、切断。

6. 放置肝提带。

(二)断肝

1. 入路:可经前路、右路、左路断肝。

2. 确定切肝线。

(1)据需结扎拟切肝的入肝动脉、肝门静脉,显示肝缺血分界线。

(2)经拟切的肝门静脉,注入亚甲蓝,确定切肝线。

3. 以"微榨法"、CUSA及双极或单级电凝、超声刀逐渐离断肝,以肝静脉为界限,如做右半肝切除,在肝中静脉的右侧离断肝。做左半肝切除,在肝中静脉的左侧断肝。施右肝后叶切除,在肝右静脉右侧断肝。大的脉管可以结扎、缝扎或钛夹。肝静脉的破口以5-0,6-0 Prolene线缝补。

4. 离断拟切肝的动脉、肝门静脉及胆管,离断肝后腔静脉前的尾叶肝组织,根据情况显现肝后下腔静脉,处理肝短静脉,钳夹切断肝静脉,移去病灶肝叶(段),缝闭肝静脉残端。

5. 仔细做肝断面的止血,检查有无胆漏,敞开肝断面。

6. 经胆囊管置管,注水测试有无胆漏,并处理。

7. 放置乳胶管于肝断面引流。

典型病例

病例1:S$_4$,S$_5$,S$_8$肝巨块肝癌、肝硬化、高血压,施S$_4$,S$_5$,S$_8$肝切除

患者,男,59岁。

右上腹胀痛不适15d。

乙型肝炎史 18 年。

T 36.7℃,P 64 次/分,R 18 次/分,BP18.7/11.9kPa(140/89mmHg)。

皮肤、巩膜未见黄染。心、肺无明显异常。腹平,浅静脉不曲张。腹壁软,肝、胆囊及脾未扪及。剑突右下方无压痛,Murphy 征(一),肝浊音界上界于右锁骨中线上第 4 肋间,右肝区无叩击痛。腹水征(一)。

WBC 5.3×10⁹/L,N 0.60,PLT 100×10⁹/L,TBIL 10.1 μmol/L,DBIL 5.7 μmol/L,AST 28U/L,ALT 26U/L,PA 229.3mg/L,CHE 5492U/L,TP 67g/L,ALB 38.8g/L,AFP 1000U/ml。

乙型肝炎(＋)。

CT 平扫:右肝前叶及左肝内叶显示圆形低密度区,直径约 10cm,右后紧贴第二肝门。

增强扫描(动脉期):肿块密度不均,增强似可见假性包膜。

增强扫描(静脉期):肿块紧压肝右静脉,肝中静脉未见,肝左静脉显影清楚,肝门静脉左右干显影好。

【入院诊断】　肝癌(肝细胞性肝癌,S₄,S₅,S₈)、乙型肝炎。

【拟施手术】　中肝叶(S₄,S₅,S₈)切除术。

【手术过程】　完善术前准备,择期、全麻、"屋顶式"切口入腹。

1. 无腹水。肝呈棕红色,表面呈苦瓜样,肝中叶见一半球形肿块,凸出向膈下,直径约 10cm,肿块中间显示纡曲静脉,基部呈鱼肉样(图 1-40)。肝质地硬,肿块不硬,似呈"豆腐"感。膈肌上无癌性浸润。肝十二指肠韧带无肿大癌性淋巴结。

2. 剥离胆囊,胆囊床清楚显示肝中静脉。解剖右肝蒂,安置 Pringle 止血带,分别做肝门静脉右干(图 1-41)、肝右动脉套带(图 1-42),企图单独显露右肝前蒂,十分困难而作罢。游离肝门静脉右前支,结扎,显示缺血(图 1-43),划定肝预切线(图 1-44)。

解剖第二肝门,显现肝中静脉与肝右静脉间隙,放置肝提带。

3. 控制中心静脉压(3cmH₂O),CUSA 及双极电凝于镰状韧带右侧断离肝,结扎、切断左肝内叶肝门静脉支 2 根,显现肝中静脉汇入支 2 根,直径分别为 1cm,0.6cm。

4. 于肝右静脉左侧缺血分界线上,以 CUSA 及双极电凝逐渐断肝,显现肝右静脉末段。血管镊子分别夹肝右动脉、肝门静脉右干,区域性阻断右半肝血供 10min,解剖右肝前蒂,予以

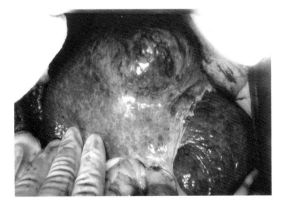

图 1-40　肿块中间迂曲静脉

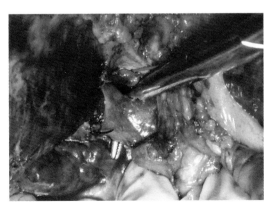

图 1-41　游离的静脉右干

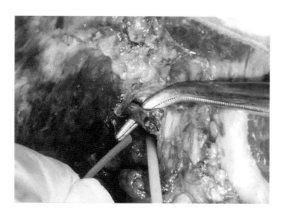

图 1-42 肝右静脉套带

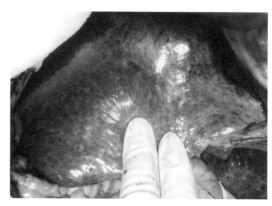

图 1-43 右肝缺血

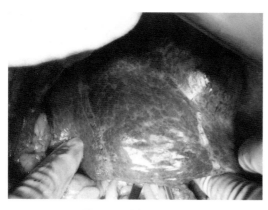

图 1-44 划肝预切线

结扎、切断。继而结扎、切断肝中静脉粗大的属支,显现肝静脉根部肝后腔静脉。钳夹、切断肝中静脉,残端以 4-0 Prolene 线缝闭。

5. 显现肝右静脉根部的左侧,逆行顺肝右静脉左侧离断 S_4、S_5、S_8 肝,显现右肝后叶血供良好(图 1-45),肝右后动脉、肝门静脉右后支完好。经前路劈离左肝外叶,左肝外叶胆管、肝左动脉、肝门静脉完好(图 1-46)。

6. 经胆囊管插管注入生理盐水,肝断面无胆漏,而结扎、切断胆囊管移去胆囊,未做胆管 T 形管引流。

7. 放置右膈下乳胶管引流,清点敷料、器械无误,逐层关腹。手术历时 8h,失血量约 200ml。

8. 肝标本显示肝肿瘤完整,肝切缘平整(图 1-47),肝切面整齐,肝肿瘤切面隆起,示假性包膜(图 1-48)。标本重 625g。

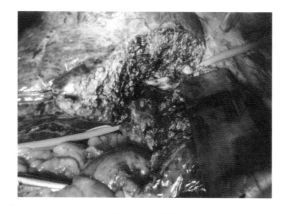

图 1-45 断肝

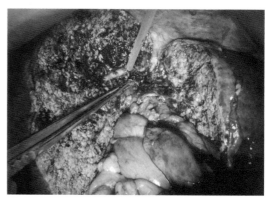

图 1-46 右肝断面

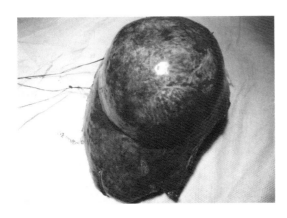

图 1-47　肝标本

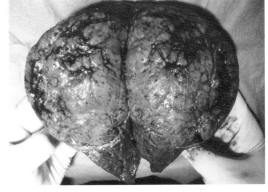

图 1-48　肝标本剖面

【术后诊断】　乙肝肝炎并肝硬化、肝细胞癌(S_4、S_5、S_8)。

【实施手术】　中肝叶(S_4、S_5、S_8)切除术。

【术　后】　病理切片:肝细胞癌。

术后无黄疸、腹水、胆漏、出血、膈下脓肿等并发症,恢复平顺。

【点　评】　本例肝细胞癌,施 S_4、S_5、S_8 肝切除,历时 8h,失血量约 200ml,术后恢复平顺,说明手术成功。

1. 失误　这例中肝叶切除手术十分困难,其困难在于以下几点。

(1)乙型肝炎并肝硬化、肝细胞癌,肝质地硬,易出血。

(2)S_4、S_5、S_8 肝瘤向膈顶凸出,而且肿瘤大,术野操作空间小。

(3)肿瘤紧贴肝右静脉,位置深在。

(4)右肝前蒂位置深在,断肝前无法解剖出来,增加了手术的危险。

(5)患者血压高,加之由于担任这例手术的麻醉师缺乏经验,术中一度中心静脉控制不满意。

(6)肝中静脉、肝右静脉过分粗大,属支多,易出血。

2. 纠误

(1)"屋顶式"切口。

(2)做肝右动脉、肝门静脉右干的单独套线,并备做 Pringle 止血带,放置肝提带。

(3)离断冠状韧带、肝肾韧带,根据需要临时托出右肝或还纳原位。

(4)先断左肝,后断右肝,基本上采用从左至右的路径。

(5)离断左肝后,再以 CUSA 及双极电凝在临时阻断右半肝血流的情况下,劈开右前肝蒂前的肝实质,显露右前肝蒂。

(6)结扎、切断右前肝蒂后,再断肝中静脉。

(7)显露肝右静脉根部左侧,逆行离断 S_5、S_8 肝。

3. 外科手术技术　通过这个病例的手术,有几点经验值得日后手术借鉴。

(1)做胸腹联合切口,有利于这类肝肿瘤的切除。

(2)右前肝蒂或右后肝蒂显现困难的,可做右肝区域血流阻断后,CUSA 及双极电凝劈开肝实质,显露右前或后肝蒂。

(3)当寻找肝静脉末梢困难时,可先解剖第二肝门,显现肝静脉根部,逆行显露肝静脉。

病例2:右肝巨块型肝细胞癌、腔静脉癌栓,施右半肝切除、腔静脉切除置换

患者,男,31岁。

右上腹胀痛3个月。

2个月前,就诊于某医院,CT诊为"右肝巨块型肿瘤,丧失手术时机",做TACE,仍是胀痛,而来院。

病后大小便正常。

既往无胆石病史,无嗜酒酗酒,乙型肝炎史不清。

T 37.2℃,P 80/min,R 20/min,BP14.7/9.3kPa(110/70mmHg)。

皮肤、巩膜无黄染。心、肺正常。腹平,浅静脉不曲张。腹壁软,肝、胆囊及脾未扪及。Murphy征(−)。肝浊音界上界于锁骨中线上第5肋间,右肝区叩击无疼痛,腹水征(−)。

WBC $3.32×10^9$/L,N 0.54,PLT $120×10^9$/L,Hb 120g/L,TBIL 12.1 μmol/L,DBIL 5.8 μmol/L,ALT 44U/L,AST 54U/L,TP 68g/L,ALB 34.4g/L,BUN 3.4mmol/L,BS 3.8mmol/L,PA 177.7mg/L,CHE 3346U/L。

乙肝小三阳,乙肝表面抗原(HBsAg)、乙肝e抗体(HBeAg)、乙肝核心抗体(抗HBC)三项阳性(俗称"小三阳")。AFP 177.74ng/ml。

胸部X线片:正常。

CT平扫:右肝显示巨大类圆形均匀低密度区,约15cm×13cm×14cm(图1-49)。无腹水。

增强扫描(动脉期):右肝低密度区周边略有强化,中央无坏死(图1-50)。CTA:肝右动脉源于肠系膜上动脉,膈动脉粗大、入瘤,肝固有动脉细小(图1-51)。

增强扫描(静脉期):肝门静脉右支不清,肝中静脉被推移向左。CTV:肝门静脉右支不清,腔静脉癌栓,上极达肝静脉下1.5cm(图1-52),左右肾静脉正常。

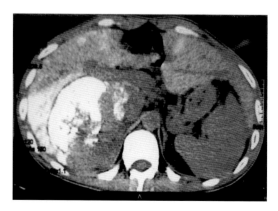

图1-49 CT:右肝低密度灶

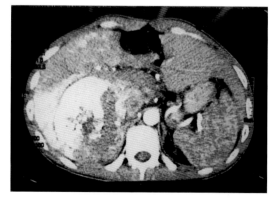

图1-50 CT增强扫描(动脉期):肿块中央坏死

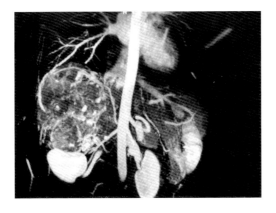

图 1-51　CTA:肝固有动脉纤细

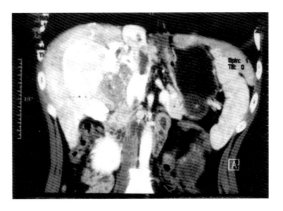

图 1-52　CT(冠状面):腔静脉癌栓

【入院诊断】　右肝巨块型肝细胞癌,TACE 后;并:肝后下腔静脉癌栓。

【拟施手术】　右半肝切除,肝后腔静脉切除置换。

【手术过程】

1. 制订了 5 种手术方案。①右半肝切除,腔静脉切开取栓;②右半肝+S₁肝切除,腔静脉切开,补片修补;③ 右半肝切除,腔静脉置换;④ 右半肝、膈、右肾切除,腔静脉置换;⑤ "开、关"术。术前判断施行第③种可能性大。

2. 平仰卧位,"大奔驰"切口,剖腹手术。

(1)安置股静脉、锁骨下静脉转流导管,备用。

(2)"大奔驰"切口入腹,探查:无腹水,肝癌大小与 CT 所示相符,肝膈、肝肾粘连,血管丰富,极易出血。

(3)出入肝血流控制的准备:①移除胆囊,游离、套线肝右动脉、肝门静脉右干、肝下下腔静脉套线;②安置肝提拉带;③试图结扎右膈动脉,显现肝右静脉及肝上下腔静脉套带失败。

(4)断肝:①结扎肝右动脉、肝门静脉右干后,右肝显示明显缺血分界线(图 1-53);②控制中心静脉压 0.3kPa(3cmH₂O);③于缺血分界线上,以 CUSA 及双极电凝逐渐断肝(图 1-54),钳夹、切断右肝蒂,显现肝后下腔静脉(图 1-55);④ 肝后下腔静脉明显癌栓形成,源于肝右下静脉。

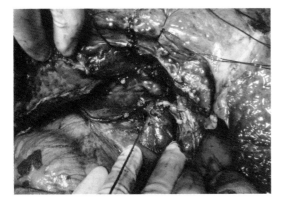

图 1-53　右肝缺血

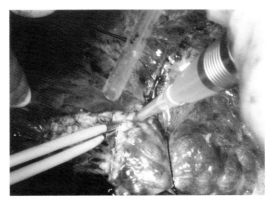

图 1-54　CUSA 断肝

（5）切除右半肝：① 结扎、切断右肝短静脉、肝右静脉（图1-56），远离肝右下静脉汇入口1.5cm，钳夹肝右下静脉；②以手指钝性分离肝膈、肝肾粘连，出血较猛，强行迅速移去大部分右肝，残存 S_7 肝组织仍猛烈出血，盐水垫压迫；③ 于肝后腔静脉右后找见右膈动脉，予以钳夹、切断，肝断面出血控制，顺势紧贴后腹壁切除残留的 S_7 肝组织，出血完全终止。

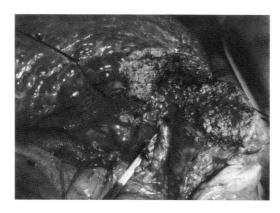

图 1-55　肝后下腔静脉

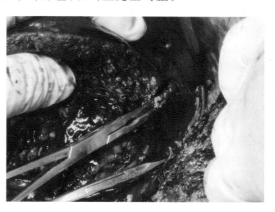

图 1-56　切断肝右静脉

此间失血量约1500ml，血压一度下降至 10.7/5.3kPa（80/40mmHg），血氧饱和度降至0.90，立即快速输血6U，血压、血氧饱和度立即回升。

（6）肝后下腔静脉切除、置换：①离断左侧肝短静脉，全程显现、游离肝静脉桥下至左肾静脉上腔静脉（图1-57）；②B超检查显示腔静脉内癌栓直径约3cm，上极达肝中静脉下 1cm，下极达左肾静脉上 2cm；③游离肝上下腔静脉套线，再做肝中静脉桥下腔静脉套线，先后在肝静脉上腔静脉、肝静脉桥下腔静脉及左肾静脉上腔静脉试置腔静脉钳，确定位置合适；④按序钳夹右肾静脉上腔静脉钳，Pringle止血带阻断入肝血流，阻断肝中、肝左静脉，钳夹肝静脉上腔静脉；⑤切开腔静脉，将癌栓部分推出（图1-58），安置肝静脉下腔静脉钳，开放入肝、出肝血流，历时 4min；⑥切除腔静脉（图1-59），肝素盐水冲洗血管残端；⑦带环人造血管长 8cm，直径1.8cm。以 4-0 Prolene 先做近心端的人造血管与腔静脉吻合（图1-60），注肝素盐水入人造血管内，无漏液，再做人造血管远端与腔静脉吻合（图1-61）。先后松去远、近端腔静脉钳，无漏血，历时 48min，同时停止转流。

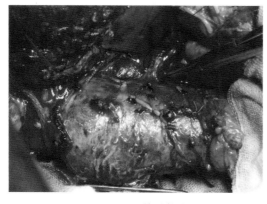

图 1-57　肝的腔静脉

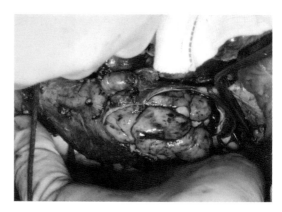

图 1-58　腔静脉内癌栓

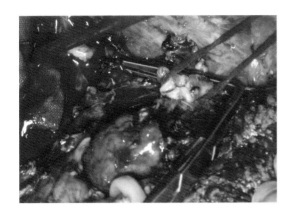

图 1-59 切除腔静脉

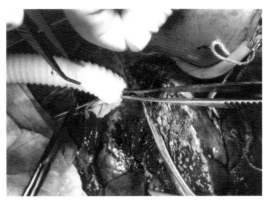

图 1-60 腔静脉近端与人造血管吻合

(7)左肝血供良好,测试无胆漏。

(8)放置右膈乳胶管 1 根,清点敷料、器械无误,逐层关腹,安返 ICU。

手术历时 10h,失血量 2500ml。

(9)肝标本重 1400g,腔静脉右侧壁增厚、受累,癌栓完整。

【术后诊断】 同入院诊断。

【实施手术】 右半肝切除,肝后腔静脉切除置换。

【术　后】 恢复平顺。

【点　评】 7 年前,笔者曾看到美国的一篇文献"肝切除,腔静脉转换",至 2003 年止全世界共做了 37 例,本例难度比文献报道的还要大。

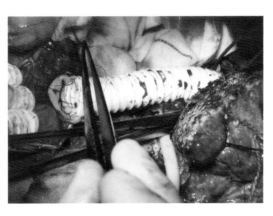

图 1-61 腔静脉与人造血管吻合

1. 失误

(1)切肝时,出血较多,离断 S_7 肝没有在肝外剥离,而是穿越 S_8 肝实质。剥离 S_6、S_7 肝没有在正常膈平面及肾脂肪囊内剥离。

(2)没有在切肝前仔细结扎、切断膈动脉,以致后来残留 S_7 肝出血较多。

(3)切肝时,翻转右肝,压迫、挤压肝后腔静脉,险些致癌栓脱落、肺梗死。

(4)肝后腔静脉切除前,左肾静脉上钳子将线夹入以致夹闭不紧而少许漏血。切断平面距腔静脉钳太近,以致不便吻合。

(5)静脉转流过程尚不流畅、熟练。

(6)未能做肝上下腔静脉套线,切肝前笔者 3 次提醒术者先阻断肝下下腔静脉,以防癌栓脱落,但术者由于过度紧张而未执行。

2. 纠误　这些失误并未造成致命性的结局,能被即时解决,使手术最终成功。

(1)右肝蒂切断后安置了肝提带及肝右静脉套线。

(2)S_7 肝残留组织出血,发现与右膈动脉相关,立即予以结扎、切断,并迅速紧贴腹壁剥离残留 S_7 肝组织。

（3）肝后静脉显露，右半肝移除后，立即放置肝静脉上、下腔静脉钳。

（4）当发现右肾静脉上的腔静脉钳夹线时，立即卡紧腔静脉钳。

（5）当发现腔静脉远端残留太短，立即另加腔静脉钳，使腔静脉远端长度增长。

3. 外科手术技术要点

（1）CUSA 及双极电凝轻巧断肝，防止癌栓脱落。

（2）以下肢股静脉与锁骨下静脉转流，不肝素化，使腔静脉切除、置换得以从容不迫进行，且不会造成术野的出血。

（3）按序阻断、离断腔静脉，防止癌栓脱落。为此，还专门安排了腔静脉钳在肝静脉上下转位。

（4）腔静脉右侧的肝短静脉、肝右下静脉及肝右静脉切断后，快速剥离右肝。

病例 3：S_1 肝巨大肝细胞癌根治性切除

患者，男，60 岁。

右上腹痛 2d，无寒战、发热，无黄疸，无呕吐。

乙肝病史 15 年。

T 37.1℃，P 56 次/分，R 18 次/分，BP14.5/8kPa（109/60mmHg）。

皮肤、巩膜无黄染。心、肺无明显异常。腹平，浅静脉不曲张。腹壁软，肝、胆囊及脾未扪及，Murphy 征（－）。剑突右下方压痛、饱满，未能扪及包块。无胃振水音，腹水征（－）。双腰背部无抬举痛。

WBC $7.9×10^9$/L，N 0.71，PLT $312×10^9$/L，Hb 123g/L，TBIL 14 μmol/L，DBIL 5.4 μmol/L，AST 58U/L，ALT 25U/L，CHE 5688U/L，PA 135mg/L，AFP 67.99 ng/ml。

CT 平扫：右肝轮廓清，S_1 肝显示低密度影，约 8cm×6cm×5cm 大小，其中心密度更低，其左侧示密度稍高，呈云雾状，与左肝外叶呈现界限，与胃分界不清（图 1-62）。

增强扫描（动脉期）：S_1 肝肿块仍呈低密度改变，少许密度增高，肿块紧贴腹主动脉，与腔静脉界限不清（图 1-63）。

增强扫描（静脉期）肿块中央坏死，肝门静脉被推移至右前方，腔静脉被推移挤压至右后方（图 1-64）。

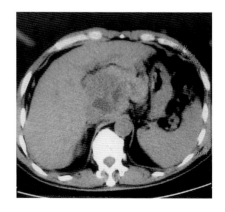

图 1-62 CT：左肝内肿块

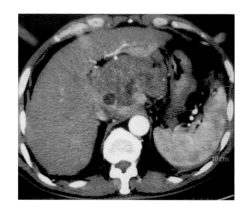

图 1-63 CT 增强扫描：动脉期，肿块贴近腹主动脉

【入院诊断】　肝细胞癌（S₁肝）；并：坏死、出血。

【拟施手术】　S₁肝肿瘤切除。

【手术过程】

1. 体位、切口、探查。平仰卧位，"屋顶式"切口入腹。探查：无腹水。除 S₁肝外，肝色泽棕红，质地中等，无结节感、结石感。

S₁肝肿块与 CT 相符，肝肿块破裂与左肝外叶、胃小弯形成一包块，约 5cm×6cm×6cm。与肝左静脉、S₁肝无癌性浸润、粘连。

2. 原术者仔细分离 S₁肝肿块与胃、肝门静脉、腹主动脉粘连，露出 S₁肝肿瘤的大部分，拟以钳夹贴近肿瘤切除，但术者又觉无把握，请笔者紧急会诊。

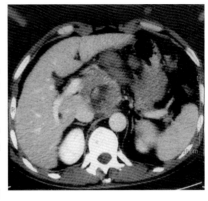

图 1-64　CT 增强扫描：静脉期，腔静脉被肿块推移

3. 笔者完成以下手术。

（1）安置肝提带，经肝左静脉、肝中静脉共干桥下分离，做"潜行隧道"与肝右静脉与肝中静脉、肝左静脉共干间隙沟通，移肝提带于共干桥下（图 1-65）。

（2）切断肝后腔静脉提带前方肝组织，以 CUSA 及双极电凝离断 S₁肝，显现肝后下腔静脉及"共干"桥下（图 1-66）。

（3）结扎、切断左肝短静脉（图 1-67），整块移去 S₁肝（图 1-68）。

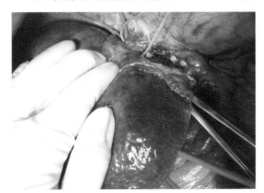

图 1-65　转移肝提带

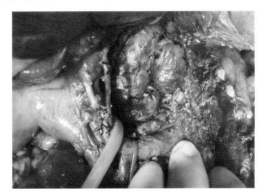

图 1-66　肝后下腔静脉

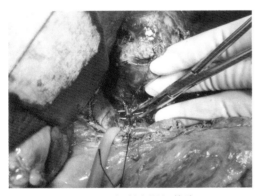

图 1-67　切断左肝短静脉

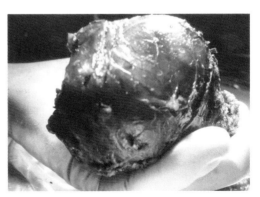

图 1-68　肝标本

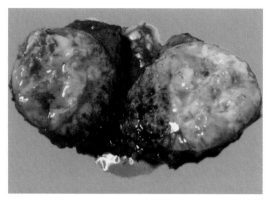

图 1-69　肝标本剖面

查尾叶肝断面无出血、胆漏,肝后腔静脉充盈搏动良好。剖开肿瘤,断面黄色,呈鱼肉样(图 1-69)。

(4)清点敷料、器械无误,逐层关腹。

【术后诊断】　同入院诊断。

【实施手术】　S_1 肝切除术。

【术　　后】　恢复平顺。

【点　　评】　S_1 肝切除是肝切除术中较难的一种,但本例顺利地将 S_1 肝解剖性切除,很不容易,是一个十分成功的手术。

1. **失误**　这个病例诊断 S_1 肝细胞癌、坏死、破裂是明确的,其问题是原术者拟做不规则切除。

2. **纠误**　解剖性切除 S_1 肝是理想的选择。

3. **外科手术技术要点**

(1)手术难点分析

①S_1 肝细胞癌,巨大,位置深在,显露十分困难。

②肿瘤坏死、破裂,与胃、左肝、腹主动脉间形成包块,分离肿瘤困难。

③肿瘤与肝左静脉、肝中静脉共干贴紧,分离肿瘤困难、危险。

④肿瘤右侧夹在肝门静脉、肝后下腔静脉之间,游离肿瘤困难。

⑤肿瘤与 S_9 肝截然分界难以确定,必要时连同 S_9 肝一并切除。

(2)难点解决方案

①仔细离断 S_1 肝肿瘤与左肝、胃、腹主动脉粘连,尽量游离 S_1 肝。

②安置改良肝提带。

③CUSA 及双极电凝断肝。

④经前路移除 S_1 肝。

病例 4:巨块型右肝癌,施右肝三联、S_9 肝切除,肝胆管盆式鲁氏 Y 形吻合术

患者,男,28 岁。

右上腹隐痛 8d,无寒战、发热及黄疸。

"乙型肝炎"已 10 年。

T 36.4℃,P 88 次/分,R 20 次/分,BP14.4/9.9kPa(108/74mmHg)。

皮肤、巩膜无黄染。心、肺正常。腹平,浅静脉不曲张。腹壁软,肝在右肋缘下 2cm 可触及,胆囊未触及,脾未触及。右肝浊音界于锁骨中线上第 5 肋间,叩击右肝区无腹部疼痛。无胃振水音,腹水征(一)。

WBC $5.4×10^9$/L,N 0.69,PLT $111×10^9$/L,Hb 138g/L,TBIL 9.6 μmol/L,DBIL 3.3 μmol/L,ALT 60.8U/L,AST 68U/L,PA 221mg/L,CHE 6213U/L,TP 66g/L,ALB 38.3g/L。

HBsAg、HBeAg、抗 HBC 三项阳性。

CT 平扫：肝轮廓清，表面光整，左肝外叶肥大，右肝内见多个低密度圆形区，最大者约13cm×15cm×10cm，左侧紧贴腔静脉。

增强扫描（动脉期）：右肝内肿块，边界呈膜样增强，其中央密度不均。

增强扫描（静脉期）：右肝内占位病变呈低密度改变。肝门静脉左支存在，右支未见，肝门静脉主干起始部右侧缺损。肝后腔静脉受压（图 1-70）。肝中静脉根部与右肝低密度占位病变紧紧相连（图 1-71）。

冠状面示肝门静脉右干缺如（图 1-72）。

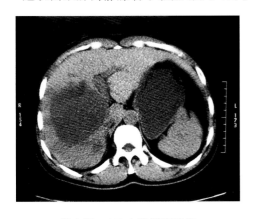

图 1-70　CT：右肝低密度影

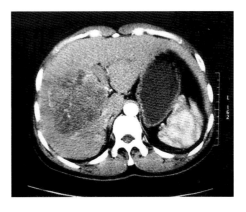

图 1-71　CT 增强扫描：动脉期，肝中静脉与肿块相连

【入院诊断】　右肝巨块型肝细胞癌；肝门静脉右干癌栓形成；乙型肝炎。

【拟施手术】　右半肝、S_9 肝切除。

【手术过程】

1. 体位、切口、探查。平仰卧位，"屋顶式"切口入腹。探查：无腹水。左肝外叶肥大，色泽棕红，质软，未及结节。右肝棕红，可见鱼肉样结节，局部可扪及约 15cm×10cm×13cm 肿块，左侧紧贴肝镰状韧带，左下紧贴第一肝门。肝门静脉右干质硬，可及癌栓。右肝管、肝总管质地硬，可及癌栓。第二肝门尚可。

2. 显露、解剖第一肝门，钳夹、切断肝右动脉、肝门静脉右干（图 1-73），切断、胆总管、左肝管。

3. 离断右冠状韧带、三角韧带、肝肾韧带，结扎、切断肝短静脉，显现肝后下腔静脉大部分。

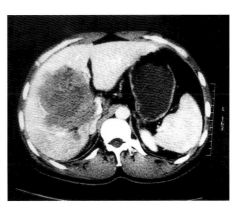

图 1-72　CT 增强扫描：静脉期，未见肝门静脉右干

4. 控制中心静脉压 0.3kPa(3cmH$_2$O)，于肝镰状韧带右侧钳夹、结扎断肝，结扎、切断入左肝内叶的肝门静脉、动脉支，辨清、保护好肝门静脉左干，显现肝后下腔静脉，肝门静脉钳钳夹、切断肝中静脉、肝右静脉，整块移除 S_4、S_5、S_6、S_7、S_8、S_9 肝。左肝外叶色泽、血供良好（图 1-74）。

右肝标本显示：右肝内多个癌结节灶，最大的癌块与 CT 所示一致（图 1-75）。

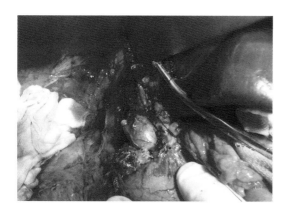

图 1-73　解剖第一肝门

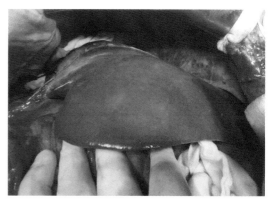

图 1-74　左肝血运良好

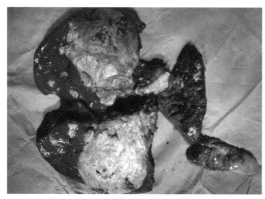

图 1-75　肝标本剖面

5. 残留左肝管长约 4cm,主管医生拟做胆肠鲁氏 Y 形吻合术,但又无把握,请笔者会诊。

6. 笔者完成以下手术。

(1)残留脉络化左肝管太长,以此与肠吻合必然狭窄。修剪过长的左肝管,使其长度约为 1cm,并纵行切开左肝外叶胆管。组成肝胆管盆。

(2)提桥襻空肠做肝胆管盆式鲁氏 Y 形吻合术:①以 4-0 薇乔线做肝胆管盆后壁与桥襻空肠吻合口后壁连续、外翻缝合;②放置 12 号犁形管入左肝外叶胆管,以 4-0 薇乔线缝合固定肝胆管盆后壁(图 1-76);③以 3 号胆道扩张器做桥襻空肠戳孔,线导将 12 号 T 形管长臂拉出桥襻空肠;④以 4-0 薇乔线连续、外翻缝合肝胆管盆与桥襻吻合口前壁(图 1-77),测试无胆漏。

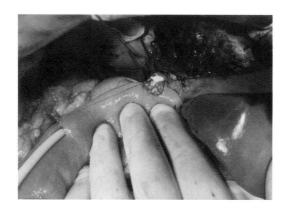

图 1-76　放置 T 形管

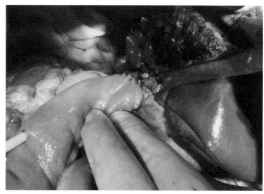

图 1-77　肝胆管盆与桥襻吻合

7. 放置右膈下乳胶引流管,逐层关腹,送 ICU。手术历时 7h,失血量约 300ml。

【术后诊断】　同入院诊断。

【实施手术】　右肝三联、S_9 肝切除,肝胆管盆式鲁氏 Y 形吻合术

【术　　后】　无胆漏、出血、肝性脑病,恢复平顺。

【点　　评】　这是一例巨块型肝癌,成功地施行解剖性右肝三联切除、肝胆管盆式鲁氏 Y 形吻合术。

1. 失误

(1)原拟做 S_5,S_6,S_7,S_8,S_9 肝切除。

(2)残留过长的左肝管与空肠鲁氏 Y 形吻合术。

2. 纠误

(1)做右肝三联切除是理想的选择。

(2)修剪过长的左肝管,做肝胆管盆式鲁氏 Y 形吻合术,是防胆漏、胆肠吻合口狭窄的有力手段。

3. 外科手术技术要点

(1)前后路结合,做"右肝三联"、S_9 肝切除,增加手术的安全性。

(2)肝胆管盆式鲁氏 Y 形吻合术

①修剪残留的左肝管,组成肝胆管盆。

②桥襻空肠系膜充分松弛,使胆肠吻合口无张力。

③线导法放置 T 形管,简便、安全、创伤小。

病例 5:S_2,S_4,S_8,S_1,S_9 肝细胞癌,施左半肝、S_8 肝及全尾叶切除,肝中静脉移植

患者,女,58 岁。

B 超发现肝占位性病变 10d。

T,P,R,BP 正常。

心、肺无明显异常。腹平,肝、胆囊、脾未扪及,右肝区无叩击痛。腹水征(—)。

TBIL13.6 μmol/L,DBIL 5.6 μmol/L,TP 61.5g/L,ALB 42.5g/L,PA 277mg/L,CHE 8410U/L,CA19-9 141kU/L。

CT(2014 年 7 月 25 日,湖南省人民医院):

平扫:肝轮廓清,表面光整,肝叶(段)比例无明显失调。第二肝门区见一边界不清低密度区。肝内胆管不扩张,未见胆石。胆囊不大。肝外胆管不清。

增强扫描(动脉期):低密度区周见细血管网(图 1-78)。

增强扫描(静脉期):显示 S_1,S_8,S_1,S_9 肝内多个低密度病灶,最大者 4.2cm×3.4cm。肝左静脉、肝中静脉根部未见清楚显示。肝门静脉左干及矢状部完好(图

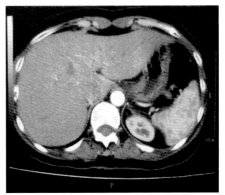

图 1-78　CT 增强扫描:动脉期,肿块周围血管网

1-79),而肝门静脉右前支显示癌栓(图 1-80)。

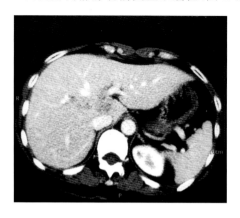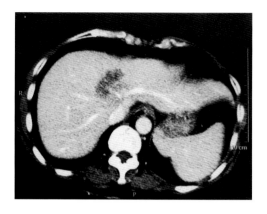

图 1-79　CT 增强扫描:静脉期,门静脉左干完好　　图 1-80　CT 增强扫描:静脉期,门静脉右前支癌栓

【入院诊断】　肝细胞癌(S_4,S_8,S_1,S_9);并:肝中静脉、肝左静脉根部恶变。

【拟施手术】　S_4,S_5,S_8,S_1,S_9 肝切除。

【手术过程】

1. 体位、切口、探查。平仰卧位,做右上腹反 L 形切口。入腹探查:肝肿瘤的大小、部位与术前 CT 所示一致。S_6 肝色泽正常,肝门静脉左支弹性好。

2. 重新确定切肝的范围

(1)离断肝镰状韧带及部分左、右冠状韧带,显现第二肝门、肝上下腔静脉,肝中、左、右肝静脉根部。

(2)沟通温氏孔,安置 Pringle 止血带。

(3)控制中心静脉压 0.2kPa(2cmH_2O),以"15min+5min"模式,用 Pringle 止血带控制入肝血流。"微榨法"于肝镰状韧带右侧劈肝,发现肝左静脉近心段质硬、恶变,而放弃原 S_4,S_5,S_8,S_1,S_9 肝切除,决定行左半肝、S_8 肝及全尾叶切除。

(4)结扎肝左动脉、肝门静脉左干,显示左右肝缺血分界线,以电凝标示。临时结扎 Glisson 鞘右肝后蒂,显露右肝后叶缺血分界线,同样电凝标示。于肝肿瘤的下缘标示 S_8 与 S_5 肝的预切线(图 1-81),从而确定 S_8,S_4,S_2,S_3,S_1,S_9 肝切除的预切线。

(5)结扎、切断肝左动脉。

3. 切取肝门静脉左干及矢状部,作移植血管

(1)向上牵拉肝圆韧带,敞开左肝前纵沟,显露肝门静脉左干及矢状部,先后结扎、切断入 S_1,S_9 肝的肝门静脉分支及入 S_4,S_2,S_3 肝的肝门静脉分支。肝门静脉左干与矢状部长约 4cm,外径约 0.7cm(图 1-82)。

(2)肝门静脉钳夹肝门静脉左干起始,横断肝门静脉左干,将切取的肝门静脉左干及矢状部浸泡于肝素生理盐水里,肝门静脉残端用 6/0 Prolene 线缝闭。

(3)测试切取的肝门静脉管,无漏。

4. 整块移除 S_2,S_3,S_4,S_8,S_1,S_9 肝

(1)依上法控制中心静脉压及入肝血流,于肝缺血分界线上经前路劈离肝(图 1-83)。显露肝中静脉远段,距肝中静脉口约 4cm 用肝门静脉钳予以钳夹、切断,近心端予以缝扎。

（2）切断左肝管，以 4/0 Prolene 线关闭左肝管残端（图 1-84）。

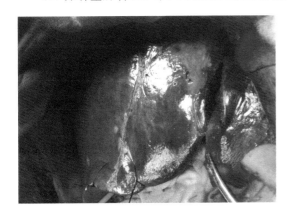

图 1-81　肝预切线

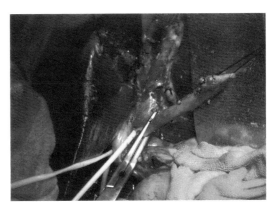

图 1-82　门静脉左干

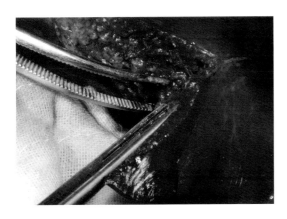

图 1-83　断肝

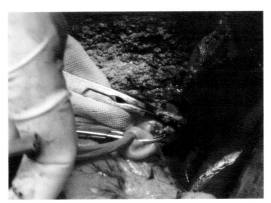

图 1-84　关闭左肝管残端

（3）继续劈离 S_8 肝，显露肝右静脉右侧。

（4）将 S_2、S_3 肝牵向右前方，结扎、切断左、右肝短静脉，显现、裸露肝后腔静脉，先后钳夹、切断肝左静脉、肝中静脉，整块移除左半肝、S_8 肝及全尾叶。肝静脉残端用 5-0 Prolene 线关闭。

5．肝中静脉近段移植

（1）以 6-0 Prolene 线做肝中静脉与切取的肝门静脉段端-端吻合（图 1-85）。吻合口后壁完成后，其内插入一根红色导尿管，以方便吻合口前壁吻合。

（2）向移植血管内注肝素盐水，无吻合口漏。

（3）以心耳钳钳夹腔静脉前壁，做钳夹段腔静脉戳孔，直径约 1cm，以 6-0 Prolene 线做移植血管与腔静脉之端-端吻合（图 1-86）。先后松去肝中静脉的肝门静脉钳、腔静脉心耳钳，无吻合口漏血，亦未见移植血管段漏血，移植血管充盈，弹性及搏动良好，亦无扭曲、成角（图 1-87）。

6．关腹。察看术野，肝断面无胆漏、出血，残留肝的色泽、血供良好，放置左膈下引流管，清点器械、敷料无误，逐层关腹。

手术历时 7h，失血量约 150ml，送返 ICU。

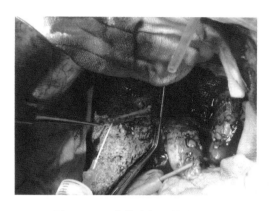

图 1-85　肝中静脉与门静脉吻合

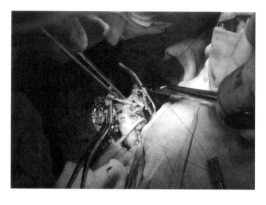

图 1-86　移植血管与腔静脉吻合

【术后诊断】　肝细胞癌(低分化)

【实施手术】　S_2,S_3,S_4,S_8,S_1,S_9肝切除,肝中静脉移植(自体门静脉左支)。

【术　后】　无胆漏、出血、膈下脓肿、肝功能不全等并发症,恢复平顺。

【点　评】　累及第二肝门的肝癌逐渐增多,由于其位置特殊,手术难度大,危险性大。面对这些疾病的挑战,先后成功地进行了类似手术,从结果看来,延长了病人的生存期,改善了生活质量。

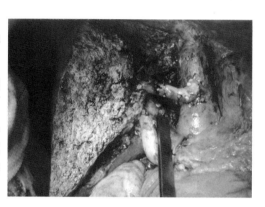

图 1-87　移植血管充盈

1. 失误

(1)原拟 S_4,S_5,S_8,S_1,S_9肝切除欠妥。

(2)移植的血管与腔静脉吻合口位置稍低了一点,以致移植血管稍有不畅。

2. 纠误

(1)根据术中劈开左肝内、外叶后情况,考虑肝左静脉恶变。

(2)根据术中所见肝左静脉恶变,而 S_5肝质地良好,如做扩大左肝三联切除,术后可能肝功能不全,而及时调整手术方案,做 S_2,S_3,S_4,S_8,S_1,S_9肝切除,肝中静脉移植,保存了 S_5肝。

(3)准确地确定移植血管与腔静脉吻合的位置,使移植血管更顺畅。

3. 外科手术技术要点　肝静脉移植是肝外科的一项新的技术,积累的经验不多,但有几点值得讨论。

(1)肝静脉的移植物种类

①自体的肝静脉,如肝左静脉、肝门静脉左支等。

②自体静脉,如脐静脉、大隐静脉等。

③人造血管。

(2)血管吻合:一般是"二点法",6-0 Prolene线连续、外翻缝合。由于肝静脉壁薄、腔小,血管吻合常较困难,对此,笔者体会配合内支撑后再吻合,带来一些方便(图 1-88)。

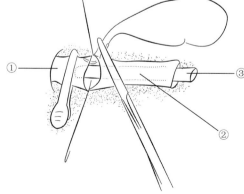

图 1-88　肝中静脉与移植血管吻合
①肝中静脉;②移植血管;③支撑管

（3）移植血管如果用肝门静脉左支，一定要仔细结扎所有的细小分支，以防吻合口漏血。

病例 6：中肝叶肝癌并肝门静脉右前支、肝中静脉、腔静脉癌栓，做中肝叶切除、腔静脉切开取栓

患者，男，41 岁。

乏力、恶心、右上腹痛 30d。

T、P、R、BP 正常。

心、肺无明显异常。腹平、软，肝、胆囊、脾未触及，剑突右下方无压痛，右肝区无叩击痛。腹水征（－）。双下肢无水肿。

AFP＞2000ng/ml，TBIL 11.1 μmol/L，TP 69g/L，ALB 40.1g/L。

CT（2014 年 7 月 25 日，湖南省人民医院）平扫：肝轮廓清，表面光整。右肝前叶示一低密度区，边界不清。无胆管结石、积气。脾大 8 个肋单元。无腹水（图 1-89）。

增强扫描（动脉期）：示右肝前叶动脉较粗。

增强扫描（静脉期）：肝门静脉右前支癌栓、腔静脉癌栓（图 1-90）。

冠状面：示肝中静脉癌栓伸入腔静脉近心房平面（图 1-91）。

MRV（2014 年 7 月 30 日，湖南省人民医院）：示肝中静脉未显像（图 1-92）。

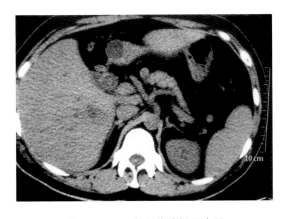

图 1-89　CT：右肝前叶低回声区

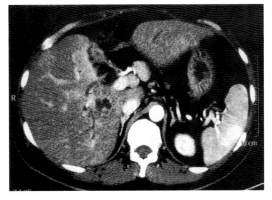

图 1-90　CT 增强扫描：静脉期，门静脉右前支癌栓

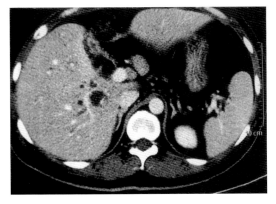

图 1-91　CT 增强扫描：静脉期，癌栓入腔静脉

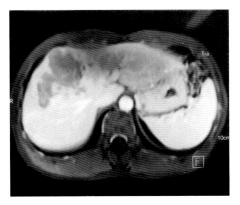

图 1-92　MRV：肝中静脉未显示

【入院诊断】　肝细胞癌(S_4,S_5,S_8);并:肝中静脉、腔静脉、肝门静脉右前支癌栓。

【拟施手术】　中肝叶切除、腔静脉切开取癌栓。

【手术过程】

1. 体位、切口、探查。平仰卧位,"大奔驰"切口。入腹探查,无腹水。肝外观"苦瓜样",色泽棕红,肝肿块与 CT 所示相符。超声检查,肝中静脉癌栓伸入腔静脉近心房平面,肝门静脉右前支癌栓。

2. 确定肝预切线

(1)切除胆囊。

(2)于右肝前裂分开肝实质,显露 Glisson 鞘右肝前蒂、右肝后蒂。

(3)结扎右肝后蒂,显示右肝后叶明显缺血分界线,以电凝标示(图 1-93)。

(4)安置 Pringle 止血带。

3. 分离中肝叶(S_4,S_5,S_8)

(1)控制中心静脉压 0.2kPa(2cmH$_2$O),Pringle 止血带"15min+5min"模式控制入肝血流,"微榨法"配合单、双极电凝,于镰状韧带右侧劈开左内叶肝(图 1-94),显露肝左静脉根部、肝上腔静脉。显露左肝管及右肝前蒂的左侧和前面。

(2)紧贴右肝前蒂,沟通右肝前蒂的后面及右侧,予以套带(图 1-95)。

(3)切开肝门静脉右前支根部,未见癌栓。

(4)以沙丁氏钳钳夹 Glisson 鞘右肝前蒂,予以切断,近端以 4-0 Prolene 线做连续缝闭,远端以 4 号丝线临时缝扎(图 1-96)。

(5)于右肝前叶右侧缺血分界线、肝右静脉左侧劈离肝,达肝右静脉根部、肝后腔静脉前方。至此,中肝叶仅有肝中静脉根部相连(图 1-97)。

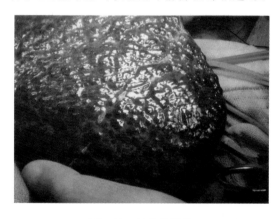

图 1-93　缺血分界线

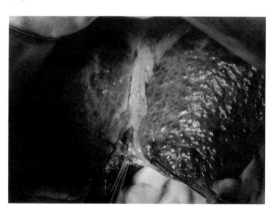

图 1-94　劈肝

4. 移除中肝叶、腔静脉切开取癌栓

(1)于膈面切开心包长约 3cm,安置腔静脉套带(图 1-98),不慎撕破腔静脉一小口,立即指压出血处,延长心包切口,以 4-0 Prolene 线缝合修补。失血量约 300ml。

(2)按序阻断肝下下腔静脉、肝十二指肠韧带、肝左静脉、肝右静脉、心房段腔静脉。于肝中静脉根部左侧纵行切开腔静脉,离断肝中静脉,移去肝标本。迅速吸出术野血液,取出腔静

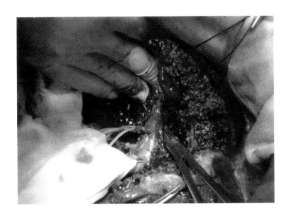

图 1-95 右肝前蒂套带

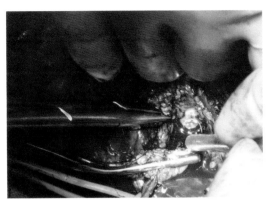

图 1-96 缝闭右肝前蒂

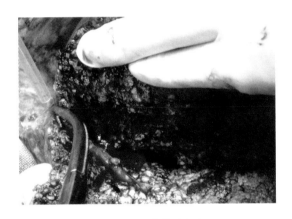

图 1-97 肝中静脉根部

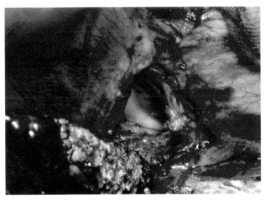

图 1-98 切开心包

脉内癌栓,以肝素盐水冲洗血管腔内,再以 5/0 Prolene 线连续缝闭腔静脉(图 1-99)。从切开到缝闭腔静脉,历时 10min,失血量约 800ml,期间血压一度降至 8/5.3kPa(60/40mmHg),1min 后血压回升。

(3)以 4-0 Prolene 线连续缝闭心包切口,未放心包腔引流。

5. 关腹

(1)术野清楚显示,右肝后叶及左肝外叶色泽正常,肝右静脉及肝左静脉充盈良好,右肝后蒂及左肝外叶蒂完好,右肝前蒂残端无出血、漏胆。

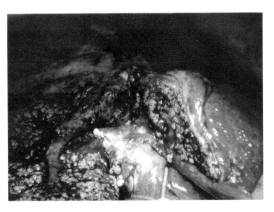

图 1-99 闭关腔静脉切口

(2)复查 B 超:腔静脉未再见癌栓。

(3)病人血氧饱和度 100%,血压正常。

(4)放置右膈下乳胶管 1 根引流。

（5）肝标本显示中肝叶肝灶、肝门静脉右前支、肝中静脉癌栓与中肝叶癌块相连。快速切片报告：肝细胞癌。

（6）清点器械、敷料无误，逐层关腹。手术历时 5h，失血量约 1000ml，送返 ICU。

【术后诊断】 同入院诊断。

【实施手术】 中肝叶（S_4，S_5，S_8）切除、腔静脉切开取癌栓。

【术　后】 无肺动脉梗死及末梢动脉梗死征象，无胆漏、出血、膈下脓肿、肝肾功能不全等并发症，恢复平顺。

病理切片：肝细胞癌并肝门静脉前支、肝中静脉、腔静脉癌栓（低分化）。

【点　评】 本手术难度大，危险性极大，手术成功，笔者感到十分欣慰。

1. 失误

（1）阻断右肝前蒂，未出现右肝前叶缺血分界线。

（2）心包切口小，撕裂腔静脉。

（3）切开腔静脉处未形成"无血管区"。膈静脉粗大，未能阻断，以致切开腔静脉后出现较猛烈出血。

2. 纠误

（1）反向阻断右肝后蒂，确定中肝叶区，划定切肝预切线。

（2）延长心包切口，直视下修补肝上下腔静脉破口。

（3）本例应结扎粗大的膈静脉，以减少切开腔静脉的失血量。

3. 外科手术技术要点

（1）"反向定位"划定中肝叶右侧缘：本例因肝门静脉右前支癌栓，按常规经肝门静脉右前支注入亚甲蓝，确定右肝前叶范围，失败。故而临时阻断右肝后蒂，右肝后叶缺血，从而确定右肝前叶的右侧缘，称之为"反向定位技术"。

（2）一并离断右肝前蒂，顺肝静脉血流方向劈离肝，较解剖性分离右肝前叶、肝门静脉、肝动脉、胆管，再分别结扎、切断再劈肝要省时、快捷。

（3）腔静脉癌栓取出：肝癌并肝静脉、腔静脉癌栓，临床甚为多见。腔静脉癌栓的切取最为危险的是癌栓脱落致肺动脉梗死而猝死，防止癌栓脱落是这一手术成败的关键。对此，临床产生了一些方法，如介入科设有伞网、外科医生采用腔静脉套带或钳夹癌栓近心端腔静脉等。

腔静脉钳夹阻断的位置，依癌栓的顶部位置而定，有的癌栓可达心房，这种情况常需心外科医生配合。本例癌栓达膈肌平面，故而阻断心包段腔静脉。

有的病例癌破坏腔静脉壁，常须做腔静脉节段性切除置换，而取出癌栓。

有的医生阻断癌栓上的腔静脉，经肝静脉取栓，不彻底且危险，笔者不主张。

病例 7：发现肝细胞癌 2 年，多次肝动脉化疗栓塞，左肾上腺区转移癌，施右半肝＋S_9肝切除、左肾上腺区肿瘤切除

患者，男，42 岁。

右上腹不适 2 年。

2 年前 CT 检查发现"右肝占位"肝癌，某院首诊医嘱"失去根治性切除机会"，先后行 3 次肝动脉化疗栓塞(TACE),并服用拉米夫定。因病人坚决要求手术而入院。

发现"乙型肝炎"10多年。

T36.8℃,P 96次/分,R 20次/分,BP16/11.7kPa(120/88mmHg)。

皮肤、巩膜无黄染。心、肺正常。腹平软。肝在右肋缘下1cm可触及,右肝区无叩击痛。脾未触及。腹无移动性浊音。

WBC5.6×10⁹/L,N 0.50,PLT 135×10⁹/L,TP 62.6g/L,ALB 38.1g/L,TBIL 19.5μmol/L,DBIL 15.7μmol/L,PA 190mg/L,CHE 4863U/L。

HBV-DNA 9.9E+02。

CT(2014年8月14日,湖南省人民医院)平扫:右肝后叶见团片状混杂密度灶,内散在高密度碘油沉着影,肿块边界欠清(图1-100)。左肝外叶肥大,脾大。

增强扫描(动脉期):病变呈不均质强化(图1-101)。

增强扫描(静脉期):肿块边界不清,呈不均低密度改变。肝门静脉左干充填缺损,肝门静脉右干未见显示(图1-102)。腔静脉圆润。

CTA:右肝占位,由肝右动脉分支供应(图1-103)。

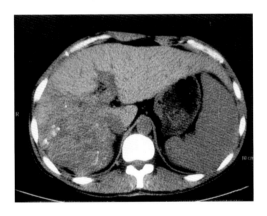

图1-100　CT:右肝低密度区

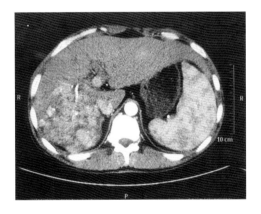

图1-101　CT:肿块不均强化

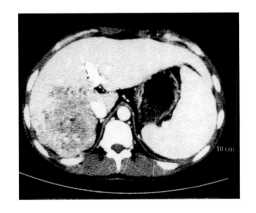

图1-102　CT:门静脉右干未显示

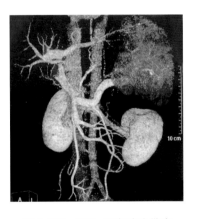

图1-103　CTA:肝右动脉供应

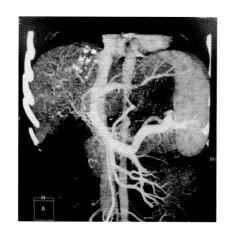

图 1-104 CTV：门静脉主干、右支充盈缺损

CTV：肝门静脉主干及右支充盈缺损（图 1-104）。肿块约 10cm×8cm×9cm 大小。

左肾上腺区域显示密度不均肿块影，约 8cm×5cm×4cm 大小。增强扫描呈明显不均强化，左肾受压下移。

【入院诊断】 肝细胞癌，多次 TACE 后；并：肝门静脉右干、左干及肝门静脉癌栓；左肾上腺区转移癌、左肝肥大。

【拟施手术】 右半肝切除、肝门静脉切开取栓、左肾上腺区转移癌切除。

【手术过程】

1. 经过仔细阅片、查阅病史，诊断明确 肝肿瘤位于右肝，左肝肥大，尽管肝门静脉有癌栓，但可以切除右半肝与 S_9 肝，左肾上腺区肿块边界清楚，亦可切除。肝、肾、心、肺功能好，可以承受上述手术。的确，肝细胞癌肝门静脉癌栓形成，术后效果多数不理想，加之左肾上肾腺区转移病灶，但病人求生意愿强烈，故决定施行手术。

2. 体位、切口、探查。平卧位，"大奔驰"切口入腹（图 1-105）。无腹水，大网膜及腹壁未见癌性结节。肝色泽棕红，右肝肥大，未见癌结节。右肝肿块的大小与 CT 所示相符。左肾上腺区可扪及肿块，大小与 CT 所示一致。

3. 切取肝门静脉癌栓（图 1-106）

（1）移除胆囊，脉络化肝固有动脉、肝左动脉、肝门静脉及肝门静脉左干（图 1-107），结扎、切断肝右动脉。

（2）横断胆总管，显露肝门静脉、肝门静脉左干及右干起始部（图 1-108）。

（3）肝门静脉钳先后分别夹持十二指肠上缘肝门静脉及肝门静脉左干无癌栓处。

（4）切开肝门静脉左干起始处，迅速取出癌栓（图 1-109），横断肝门静脉右支起始处，以肝素盐水冲洗肝门静脉腔内，以 5-0 Prolene 线缝闭肝门静脉切口。

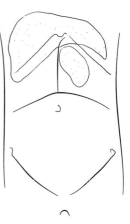

图 1-105 切口

（5）以 1 号丝线缝扎肝门静脉右支远端。

4. 切除右半肝、S_9 肝

（1）离断肝镰状韧带，显露第二肝门、肝中静脉、肝右静脉根部，放置肝提带。

（2）控制中心静脉压 0.2kPa（2cmH_2O），经前路、左右肝缺血分界线上、肝中静脉右侧，"微榨法"配合双极、单级电凝劈开左右肝，先后结扎、切断 S_3、S_8 肝的肝静脉汇入支，显现肝后下腔静脉。

（3）逐一结扎、切断右侧肝短静脉，钳夹、切断肝右静脉，5-0 Prolene 线缝扎肝右静脉残端，快速移除右半肝及 S_9 肝（图 1-110）。术野显示肝后下腔静脉、肝中静脉全程（图 1-111）、右肾上腺。

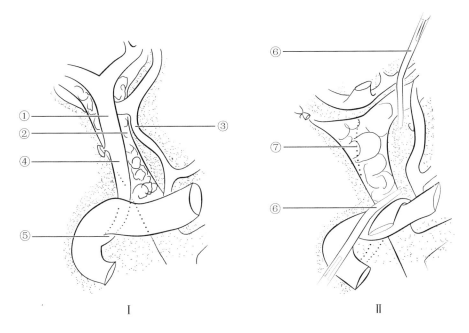

I　　　　　　　　　　　　Ⅱ

图 1-106　肝门静脉切开取癌栓

Ⅰ. 胆总管横断前；Ⅱ. 胆总管横断后

①肝总管；②肝门静脉；③肝固有动脉；④胆总管近端；⑤胆总管远端；⑥肝门静脉钳；⑦肝门静脉予切线

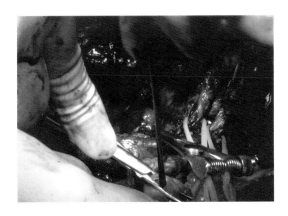

图 1-107　脉络化肝十二指肠韧带

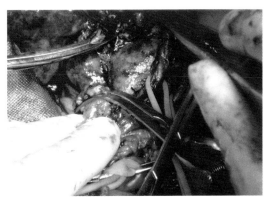

图 1-108　横断胆总管，显露门静脉

5. 做胆总管端-端吻合，内放置 12 号 T 管

6. 切除左肾上腺区肿瘤

(1)翻转左半肝向右膈下。

(2)显露肿瘤处腹主动脉、腔静脉、左肾静脉。

(3)结扎、切断入肿瘤的动脉、肾上腺动脉。

(4)紧贴肿瘤进行剥离，保护左肾，整块移除左肾上腺区肿瘤，并与左肾上腺一并整块切除（图 1-112）。术野显示腔静脉、腹主动脉、右肾动脉。

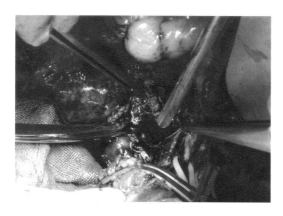

图 1-109　取癌栓

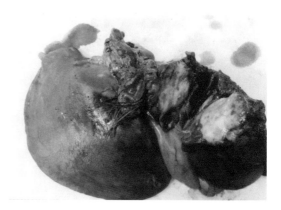

图 1-110　标本

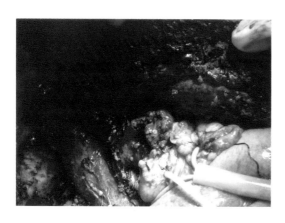

图 1-111　肝断面

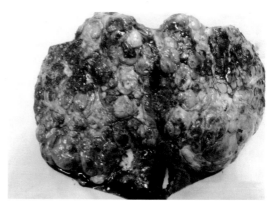

图 1-112　标本剖面

7.放置右膈下、左肾上腺区乳胶引流管各 1 根,清点器械、敷料无误,逐层关腹。

手术历时 7h,失血量约 250ml,安返 ICU。

【术后诊断】　同入院诊断。

【实施手术】　右半肝切除、肝门静脉切开取栓、左肾上腺区转移癌切除。

【术　　后】　无胆漏、膈下脓肿,无肝、肾上腺功能不全,无左侧腹膜后脓肿等并发症,恢复平顺。

【点　　评】　本例这次手术的难度相当大,通过努力获得了手术成功。

1.失误

(1)2 年前某院首诊医嘱"失去根治性切除机会",并采用 TACE 治疗。

(2)本次手术中肝门静脉切开、取癌栓时,原拟不切断胆总管,增加了取栓的危险性及难度。

2.纠误

(1)对于肝癌,能切的应及早切除,手术仍是当今肝癌治疗的首选。

(2)本次术中由于肝外胆管覆盖在肝门静脉前方,阻挡肝门静脉切开、取癌栓,故先切断胆总管,大大地开阔了术野,方便了肝门静脉切开、取栓,增加了手术的安全性。

(3)按常理,本例手术的价值不大,"已无根治性切除的机会",但在病人的一再要求下,施行了手术,至少延长了生存期,改善了生存质量,后果如何尚待继续观察。但在当今的设备及技术条件下,对于一些病例的手术指征、价值可能需要重新思考、审视。

3.外科手术技术要点 本例手术的最大亮点在于肝门静脉切开、取栓,其创新点是先切断胆总管,再切开肝门静脉取栓。笔者对此有几点体会:

(1)胆总管切断面宜在胆囊管口处,此处管腔稍大,而且近肝门,便于肝门静脉切开、取栓。

(2)胆管吻合用 5-0 Prolene 线间断、外翻缝合。

(3)其内放置 12 号 T 管,T 管直臂经胆总管右侧壁戳孔引出,其一横臂通过吻合口达肝总管。

第三节 原发性肝内胆管癌

原发性肝内胆管癌属于原发性肝癌,占全部肝恶性肿瘤的 2.3%～5.4%。

一、病因

原发性肝内胆管癌的病因不明,但与肝内胆管结石、寄生虫感染、原发性硬化性胆管炎、先天性肝内胆管扩张症(又称 Caroli 病)、病毒性肝炎有关。

二、分型

分成 3 型:肿块型、管周浸润型、管内生长型。

原发性肝内胆管癌常为分化较好的腺癌,具有较高淋巴转移率。肿块型与管周浸润型多发高分化或低分化的管状腺癌,管内型多为乳头状腺癌。

三、临床表现

(一)症状、体征

早期无明显症状,或表现为肝内胆管结石、Caroli 病症状;晚期可出现右上腹痛、消瘦、低热、黄疸等症状,体检可发现黄疸、肝大。

(二)实验室检查

CEA、CA19-9、ALP、γ-GT 升高,而 AFP 仅稍增高。

(三)影像学检查

常用的有超声、CT、MRI。

四、诊断

全面掌握分析症状、体征、实验室及影像资料,诊断不难,病理切片是金标准。

术前 CT 影像对诊断有重要的价值。

肿块型:平片呈分叶状、不规则低密度,肿块内或周围见胆管扩张,排列紊乱。增强扫描见癌周边缘轻度、不完全强化,浓度高于同层正常肝组织,呈"狗尾"样,中央低于同层组织。造影剂"慢进慢出"。

管内生长型:胆囊显著扩张呈囊状,表现为无强化,可见胆管内乳头状、分叶状肿物。

五、治疗

肝内胆管癌的治疗首选手术切除,手术切除的范围应根据肿瘤的部位、大小、淋巴结转移等因素决定。

胆管黏液腺癌一定要彻底切除病灶肝,预后较好。但单纯的胆总管探查 T 形管引流或胆肠内引流。T 形管为 21 号。T 形管或吻合口也均会被黏液堵塞,造成较为严重的后果。

典型病例

病例 1:右肝内胆管黏液腺癌,施胆总管 T 形管引流术后 13 个月,再施右半肝、全尾叶切除,胆肠鲁氏 Y 形吻合术

患者,女,58 岁。

胆囊切除、胆管 T 形管引流后反复发热 13 个月。

13 个月前,诊为"胆囊结石、胆总管结石"在外院施"胆囊切除、胆总管探查、T 形管引流"。术中取出胆总管结石一枚,并见胆管有许多黏液脓。术后 T 形管常被黏液脓堵塞,而畏寒发热,用盐水冲通 T 形管后症状缓解。

T 36.7℃,P 87 次/分,R 22 次/分,BP15.5/9.3kPa(116/70mmHg)。

皮肤、巩膜无黄染。心、肺无明显异常。腹平,肝、脾未扪及,剑突右下方压痛,叩击右肝区示心窝部疼痛。腹水征(一)。T 形管 21 号,墨绿色胆汁含黏液脓。

TBIL 19.8 μmol/L,DBIL 14.5 μmol/L,PA 256mg/L,CHE 5965U/L,BUN 6.8mmol/L,CA19-9 4.72kU/L,CEA 0.86ng/ml。

CT(2014 年 7 月 30 日,湖南省人民医院)平扫:肝轮廓清,表面光整,肝叶(段)比例无明显失调。肝内外胆管扩张显著,右肝内胆管边缘不清,肝内外胆管散在圆形高密度结石影。胆囊未见(图 1-113)。

增强扫描(动脉期):右肝内胆管壁密度低,可见低密度组织向胆管腔内凸出,尤以尾叶胆管为甚(图 1-114)。脾不大。

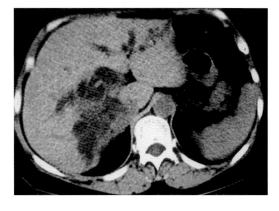
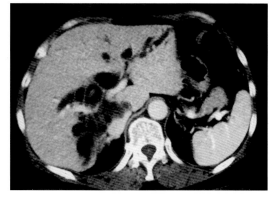

图 1-113　CT:右肝内胆管扩张,胆管边缘不清　　　　图 1-114　CT:尾叶胆管组织向腔内突出

增强扫描(静脉期):尾叶胆管边缘不清(图 1-115)。

冠状面示尾叶胆管、肝外胆管扩张,边缘不清。

【入院诊断】　胆管黏液腺癌(S_1、S_9、S_6、S_7、S_8)、胆管结石、胆总管 T 形管引流术后;并:AOSC。

【拟施手术】　右肝后叶(S_6、S_7)、全尾叶切除,胆肠鲁氏 Y 形吻合术。

【手术过程】

1. 经过查询病史、体格检查、阅读 CT 片及 T 形管引流物,确定诊断为"胆管黏液腺癌",病灶的部位主要在尾叶及 S_6、S_7 肝。原手术方式是错误的。

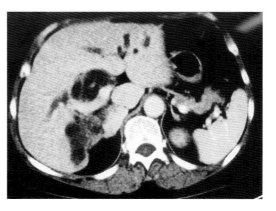

图 1-115　尾叶边缘不清

2. 体位、切口、探查。平仰卧位,延长原经腹直肌切口呈反 L 形。分离腹内粘连,显露胆总管,外径约 2.5cm,壁厚。"四边法"切开胆总管、肝总管,见胆管内大量黏液脓及少许胆石,吸出胆汁、黏液脓,取出胆石。左肝管黏膜光滑,左肝管内径 2cm。右肝管内径约 2.2cm,胆管黏膜呈小疱疹样,粗糙不平,而且右肝前叶、后叶胆管黏膜均与右肝管外观一样。确定施右半肝、全尾叶切除,胆肠鲁氏 Y 形吻合术。

3. 脉络化腹腔动脉干。显露肝总动脉及肝固有动脉、肝左动脉、肝门静脉。结扎、切断肝右动脉、肝门静脉右干。

(1)游离胆总管,于十二指肠上缘横断胆总管。

(2)切开肝固有动脉血管鞘,顺势脉络化肝总动脉、肝固有动脉、肝左动脉,钳夹、切断肝右动脉。

(3)脉络化肝门静脉、肝门静脉左干和右干,结扎、切断肝门静脉右干,近端以 5-0 Prolene 线缝闭,远端以 1 号丝线结扎,显现左右肝缺血分界线。

(4)结扎、切断入 S_1 肝的肝门静脉分支。

4. 经前路劈开左右肝

(1)控制中心静脉压 0.2kPa($2cmH_2O$),"15min+5min"模式,用 Pringle 止血带控制入肝血流。

(2)经缺血分界线以"微榨法"配合单、双极电凝,于肝中静脉右侧劈离肝,切断左肝管(图 1-116),显露肝中静脉全程(图 1-117)。

(3)仔细游离肝中静脉腹面,断离 Arantius 沟。

5. 整块移除

(1)以 7 号丝线缝扎 S_1 肝,向右前方牵开,逐一离断左右肝短静脉,裸露肝后腔静脉。

(2)钳夹、切断肝右静脉(图 1-118),整块移除右半肝及全尾叶(图 1-119),右肝内胆管充满黏液脓(图 1-120)。

(3)以 5-0 Prolene 线连续缝闭肝右静脉残端。

6. 提取桥襻空肠,做胆肠鲁氏 Y 形吻合术

(1)术野显示左肝断面平整,无出血及胆漏,肝中静脉全程右侧及腹面,肝后腔静脉光整,肝门静脉左支、肝左动脉完好。左肝管内径约 2cm,壁厚约 0.2cm,流出清亮的墨绿色胆汁(图 1-121)。

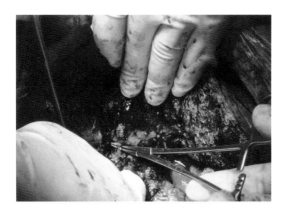

图 1-116 劈肝

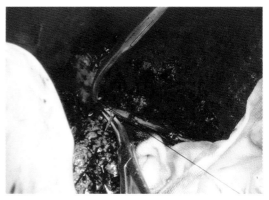

图 1-117 肝中静脉

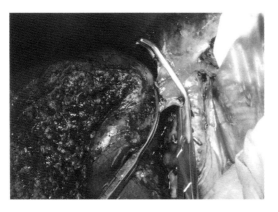

图 1-118 切断肝右静脉

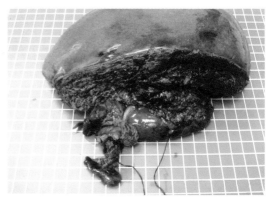

图 1-119 标本

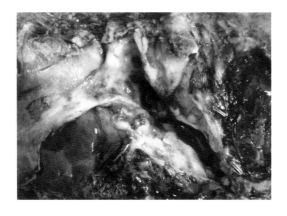

图 1-120 肝内胆管黏液胨

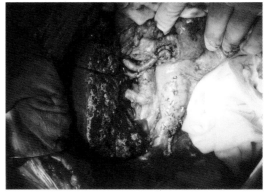

图 1-121 左肝管胆汁清亮

(2)距屈氏韧带 20cm,切取桥襻空肠 35cm,经结肠后移入左肝断面。先后完成空肠-桥襻空肠、胆管空肠吻合。空肠同步缝合 10cm。

7. 关腹　放置右膈下引流,清点器械、敷料无误,逐层关腹。手术历时 4.5h,失血量约 150ml,安返 ICU。

【术后诊断】　胆管黏液腺癌(S_1、S_9、S_5、S_6、S_7、S_8、HCD)、肝内胆管结石、胆总管 T 形管引流术后;并:AOSC。

【实施手术】　S_1、S_9、S_5、S_6、S_7、S_8 肝及 HCD 切除,胆肠鲁氏 Y 形吻合术。

【术　　后】　无胆漏、出血、膈下感染、脓肿形成等并发症,恢复平顺,原症状消失。

【点　　评】　胆囊黏液腺癌合并肝胆管结石,临床甚为常见,处理不当常引起很多麻烦。

1. 失误

(1)13 个月前,首诊医院可能满足于胆囊结石、胆总管结石的诊断,而忽略了胆管黏液腺癌。

(2)首次手术仅做胆囊切除、胆总管 T 形管引流,而没有切除病灶肝,是十分错误的,以致术后 21 号 T 形管常被黏液脓堵塞,胆道引流不畅、胆道感染、AOSC。

2. 纠误

(1)诊断胆管黏液腺癌不难,主要有以下几方面。

①术前影像检查:胆管重度扩张,呈藕节样,而结石细小;胆管边缘不清,有肿物向胆管腔内凸出。

②术中见胆管内大量黏液脓,胆管壁黏膜增厚,呈小疱疹样改变。

③病理切片检查。

④T 形管引流出黏液脓。

(2)治疗胆管黏液腺癌的根本措施在于彻底切除病灶肝(段或叶)。胆总管的 T 形管引流甚至大口径的胆肠内引流,黏液脓必将致 T 形管堵塞或吻合口梗阻,注定失败。

本例这次手术切除病灶肝(右半肝、全尾叶),做健康的左肝管空肠鲁氏 Y 形吻合术,获良好效果。

3. 外科手术技术要点

(1)做腹腔动脉干及肝十二指肠韧带脉络化。

(2)经前路劈离肝,游离肝中静脉右侧及腹面,离断 Relantius 沟。

(3)向右前方牵开 S_1 肝,离断左右肝短静脉,整块移除右半肝及全尾叶。

病例 2:右肝胆管癌,多次胆道手术后,施右肝三联及全尾叶切除

患者,女,62 岁。

多次胆道术后,右上腹痛、寒战、发热 15d。

37 年前,诊为"胆囊结石"在某医院施"胆囊切除术"。

1978 年,因"机械性肠梗阻""胆管炎"在某医院施"粘连松解""胆总管 T 形管引流",历时 7h。

2004 年,因"肝胆管结石"在某院施"胆总管探查术"。

2011 年,因"肝胆管结石"在湖南省人民医院施"胆肠鲁氏 Y 形吻合术",术中发现胆管癌,拒绝手术切除右半肝。术后并发"结肠漏",经换药等处理,1 个月好转。

2014 年 8 月,因 AOSC 在湖南省人民医院介入科施 PTCD。

T36.9℃,P 79/min,R 16/min,BP16/10.4kPa(120/78mmHg)。

皮肤、巩膜无黄染。心律齐,双肺呼吸音清。腹平,见多条切口瘢痕,浅静脉不曲张。腹壁软,肝、脾未扪及,剑突右下方压痛,右肝区叩击痛明显。无胃振水音,腹无移动性浊音。

WBC7.98×10⁹/L,N 0.78,PLT 331×10⁹/L,TBIL 15.1 μmol/L,DBIL 7.1 μmol/L,AST 21.8U/L,ALT 13.1U/L,PA 125mg/L,CHE 4779U/L,TP 65g/L,ALB 34.6g/L,CA19-9 357kU/L。

CT(2014年8月16日,湖南省人民医院),平扫:肝轮廓清,表面光整,左肝外叶肥大、右肝萎缩,右肝见胆管扩张。脾不大(图1-122)。无腹水。

增强扫描(静脉期):右肝呈囊样扩张,狗尾征(+),肝门静脉右支未显影,左支起始处不清(图1-123)。扩张胆管越过肝中静脉左侧。尾叶呈低密度改变。腔静脉圆润,未见癌栓。右膈下液体积聚。

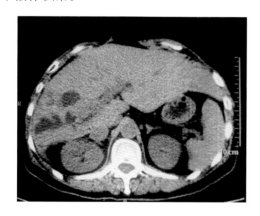

图1-122　CT:右肝萎缩

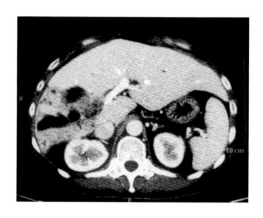

图1-123　CT:门静脉右支未显影

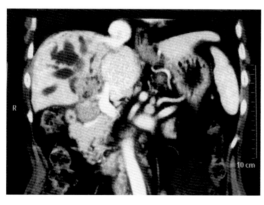

图1-124　CT:胆总管低密度改变

冠状面示肝总管、胆总管上段为低密度组织充填,一直延伸至右肝内扩张胆管(图1-124)。肝门静脉及左肝充盈好,肝门静脉右支未显示。

【入院诊断】　右肝内胆管癌,PTCD后;并:高位AOSC;肝门静脉右支癌栓、右膈下脓肿。

【拟施手术】　右半肝切除。

【手术过程】

1. 术前请笔者会诊,按习惯查询病史、阅片(见前),认为"右肝内胆管癌已累及S₄、S₉、S₁、肝门静脉右支癌栓",手术宜做"右肝三联及全尾叶切除",方法是经前路肝中静脉后途径(FMPW)。

2. 体位、切口、探查。平仰卧位,电刀切开剑突左侧经原右上腹"ノ"形切口,延长至右腋中线(图1-125)。入腹探查,左肝外叶肥大、色泽棕红、质地软、未及肿块,右肝内可扪及肿块,约15cm×10cm×9cm大小,质硬,累及S₄、S₅、S₈、S₆、S₇、S₉、S₁肝。胆总管外径约2.5cm,可触及癌块。肝门静脉右支癌栓。其病变情况与术前 CT 所示基本相符。

3. 右膈下脓肿清创

（1）电刀分离右肝周粘连、韧带，显露肝十二指肠韧带、桥襻空肠及胆肠吻合口，做肝固有动脉套带。

（2）临时阻断肝固有动脉，敞开膈下脓肿，黄色脓液量约 50ml，以聚维酮碘液浸泡，生理盐水冲洗、清创脓腔。

（3）分离肝膈粘连时，不慎戳破膈肌，立即予以修补。

4. 脉络化肝十二指肠韧带

（1）游离桥襻空肠，横断胆肠吻合口，见一癌栓基部长在胆总管上段（图 1-126），故而游离胆总管至十二指肠后段，探查胆总管远端能通过 5 号胆道扩张器，钳夹、切断胆总管中段，4-0 Prolene 线缝闭胆总管远侧断端。

（2）显露肝门静脉，剥离肝外胆管至左肝管，予以横断。

（3）脉络化肝固有动脉、肝左右动脉，结扎、切断肝右动脉。

（4）肝门静脉右支被癌累及，脉络化肝门静脉、肝门静脉左干（图 1-127），肝门静脉钳先后分别夹持肝门静脉、肝门静肝脉左支，缝扎肝门静脉右干，切断肝门静脉右干起始处，以 5-0 Prolene 线连续缝闭（图 1-128）。松钳无漏血，局部显示管腔稍窄，血流及血管弹性尚可。

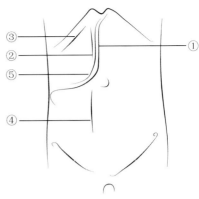

图 1-125　切口

① 本次手术切口；② 经上腹直肌切口；③ 右肋缘下切口；④ 经腹直肌切口；⑤ 右上腹“ʃ”形切口；

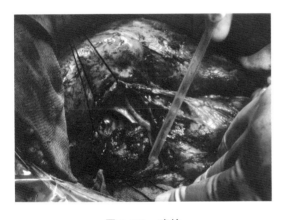

图 1-126　癌栓

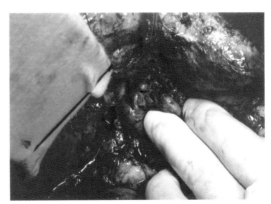

图 1-127　脉络化门静脉

5. 经 FMPW 途径劈肝（经前路肝中静脉后途径）

（1）控制中心静脉压 0.2kPa(2cmH$_2$O)，“15min＋5min”模式阻断入肝血流，于镰状韧带右侧以电刀、单极电凝劈离左肝内叶与左肝外叶。

（2）离断 Arantius 沟达肝左、肝中静脉根部。

（3）门静脉钳钳夹、切断肝中静脉根部，近心端以 5-0 Prolene 线缝闭（图 1-129），远端以 4 号丝线缝扎。

（4）向左侧推开左肝外叶，保护好左肝外叶肝蒂，以 7 号丝线缝扎 S$_1$ 肝 2 针（图 1-130），并牵 S$_1$ 肝向右前方，逐一结扎切断左、右肝短静脉，显现肝右静脉根部。

6. 移除右三联及全尾叶肝

（1）心耳钳钳夹肝右静脉根部，长弯钳钳夹肝右静脉远心侧，钳间以剪刀剪断。以 4/0 Prolene 线连续缝闭肝右静脉近心端。

（2）离断残存少许冠状韧带及肝肾韧带，整块移除右肝三联及全尾叶肝（图 1-131）。

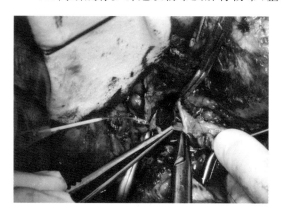

图 1-128　切断门静脉右干

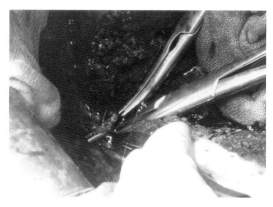

图 1-129　缝闭肝中静脉

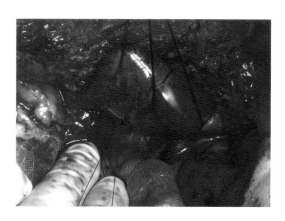

图 1-130　切断肝中静脉

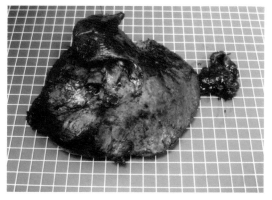

图 1-131　标本

肝标本重 1.1kg，切断示胆管壁厚，呈鱼肉样。右肝管腔约 1.3cm，腔内充满菜花样癌组织块。尾叶及左肝内叶胆管壁增厚，与右肝管连续（图 1-132）。

（3）术野清楚显示左肝断面平整、色泽棕红，肝后腔静脉充盈好，肝动脉左支搏动有力，肝门静脉左支充盈好、血流通畅、无血栓形成。左肝管残端内径约 0.7cm，胆汁墨绿色（图 1-133）。

（4）以温蒸馏水冲洗术野。

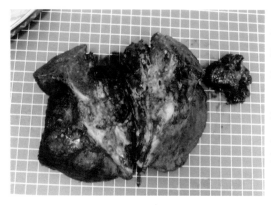

图 1-132　标本剖面

7. 胆肠吻合

(1)分离粘连,游离桥襻空肠。横结肠与腹前壁胼胝样粘连,而且肠管广泛致密粘连,难以松解。测试桥襻空肠的长度基本上合适,故未做其他肠管粘连分离。

(2)以 5-0 Prolene 线做桥襻空肠侧与左肝管连续、外翻缝合(图 1-134)。经桥襻空肠戳孔,放置 12 号 T 形管,一横臂入左肝管。

(3)反复注水测试,吻合口无胆漏、无出血。

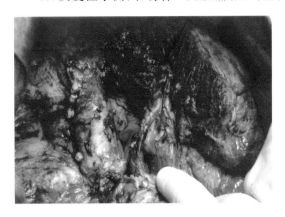

图 1-133　左肝管胆汁墨绿色

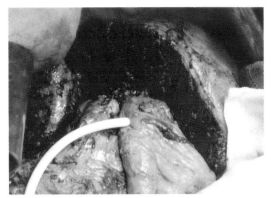

图 1-134　桥襻空肠、左肝管吻合

8. 关腹

(1)再次以"三合一液"冲洗术野,无胆漏、出血,桥襻空肠吻合口张力不大。

(2)放置右膈下乳胶引流管 1 根,测试引流效果良好。

(3)逐层关腹,安返回房。

手术历时 7h,失血量约 200ml,术中生命体征平稳。

【术后诊断】　右肝内胆管癌,PTCD 后;并:高位 AOSC;肝门静脉右支癌栓、右膈下脓肿;肿瘤累及 S_4、S_9、S_1 肝。

【实施手术】　经 FMPW 途径右肝三联及全尾叶切除、胆肠鲁氏 Y 形吻合术。

【术　　后】　无吻合口漏、膈下脓肿、肝门静脉栓塞等并发症,恢复平顺。

病理切片:胆管乳头状腺癌。

【点　　评】　本例这次手术难度大,但手术顺利、成功,不过还是存在一些失误,值得总结。

1. 失误

(1)3 年前,发现胆管结石、胆管癌,施胆肠鲁氏 Y 形吻合术并发结肠瘘。

(2)入院诊断不准确,没有注意肿瘤累及左肝内叶(S_4)及尾叶。

(3)拟施手术做右半肝切除不够。

2. 纠误

(1)诊断应涵盖左肝内叶及全尾叶。

(2)做右肝三联及全尾叶切除。

3. 外科手术技术要点　本例选择经 FMPW 途径进行右肝三联及全尾叶切除是手术取得成功的要诀。

（1）必须做右肝三联及全尾叶切除。

①如果经前路切右半肝，由于尾叶与腔静脉致密粘连，做尾叶与肝后腔静脉分离易撕裂损伤腔静脉。

②如果切右半肝，势必损伤肝中静脉，并残留已癌变的左肝内叶及尾叶。

（2）FMPW途径

①正确处理、保护左肝蒂，离断右肝蒂。

②本例劈开左肝内叶与左肝外叶，切断左肝后纵沟，达肝中与肝左静脉根部。

③将 S_1 肝向右前方牵开，耐心、仔细地结扎左右肝短静脉，勿损伤肝后腔静脉。

（3）本例肝右静脉壁厚、粗大，离断时宜用心耳钳钳夹肝右静脉口左侧、肝后腔静脉右半侧，再切断肝右静脉，较为安全。

（4）本例术后的几点忧虑，但幸好都没有发生。

①由于腹内广泛致密粘连，桥襻空肠与胆管吻合有张力，担心吻合口漏。

②右肝三联及尾叶切除后，所留有膈下空腔较大，担心膈下脓肿。

③门静脉修补处较狭窄，担心肝门静脉血栓。

第四节　外伤性肝破裂

腹部损伤占创伤外科第三位，战时腹部损伤占各种损伤的 50％，肝损伤占腹部损伤的 20％，死亡率约 10％。

一、诊断

（一）外伤史

和平时期主要是车祸、摔伤、刀伤，战时多为火器伤。

（二）症状

右下胸痛。腹部胀痛、心悸。

（三）体征

P↑，BP↓，休克。面色苍白，右下胸部皮肤挫伤、擦伤瘢。腹胀，腹肌紧张，腹膜刺激征以右上腹明显，腹部移动性浊音，肠鸣音存在。

（四）腹膜腔穿刺

获不凝固血液。

（五）血象及血清生化检查

WBC↑，N％↑，Hb↓，AST↑，ALT↑，酸中毒甚至凝血障碍。

（六）影像学检查

CT：示肝裂伤，肝曲血肿及其与肝静脉、腔静脉、肝门静脉的关系，腹膜腔积液。

（七）诊断

1. 外伤性肝破裂常为复合伤，如合并肋骨骨折、血气胸、肺挫裂伤，亦可合并颅脑、脊柱四肢骨折，以及胃、肠、脾、肾的损伤，出现相应的症状体征，致使临床表现十分复杂。因此，在诊断时应全面综合分析病情，不要顾此失彼，贻误诊断。

2. 为便于临床治疗，可对外伤性肝破裂进行分级。虽然分级的方式很多，但笔者认为分 6

级较宜(表 1-1)。

表 1-1 外伤性肝破裂分级

分级	血肿		裂伤		血管伤
	位置	变化	裂伤深度	面积	
Ⅰ级	肝包膜下	稳定	<1cm	<10%	
Ⅱ级	肝包膜下	扩大	<3cm	10%～15%	
Ⅲ级	肝实质	扩大	>3cm	50%	
Ⅳ级	肝实质			50%～75%	
Ⅴ级				>75%	肝静脉旁损伤
Ⅵ级					血管-肝撕脱

3. 肝外伤常并存胆道损伤,并胆汁性腹膜炎。

4. Ⅵ级肝损伤死亡率达 85%,多在现场死亡。Ⅴ级肝损伤在搬运到医院并能上手术台有以下特点:CT 片示肝的损伤累及肝静脉、腔静脉,脂肪间隙消失。手术台上典型的表现是抬起到左右翻转肝时,肝后猛烈出血,放回肝于原位,出血减少。

5. 肝外伤的并发症,如出血、感染、胆瘘,常是就诊的主要原因,必须做相关的检查,以明确诊断。

二、治疗

分非手术治疗和手术治疗两种。

(一)非手术治疗

禁食,卧床休息。密切观察生命体征的改变,维持血流动力学稳定。CT 动态观察。

(二)手术治疗

酌情采取,遵循损伤控制、救命第一原则。

1. 修补、缝合,适Ⅰ级、Ⅱ级肝损伤。

2. 肝切除,可行清创性切除,最好做解剖性肝切除。

3. 肝动脉栓塞。

4. 纱布填塞,适于:①手术技术不够;②病情不能耐受;③现场抢救,条件设备不够。

5. 肝移植,适合Ⅵ级肝损伤。

6. 一级肝门损伤的处理:这里指肝门静脉、肝动脉和胆管的损伤。

(1)肝门静脉损伤:做修补、吻合,如果肝动脉良好,可做肝门静脉结扎。

(2)肝动脉损伤:若肝门静脉良好,可做结扎,有条件时可做吻合。

(3)胆管损伤:可修补,T 管支撑引流,或做胆管"窑洞式"外引流,或胆管外引流。

7. 肝静脉、腔静脉损伤的处理。

(1)全肝血流阻断,或入肝血流加肝下腔静脉阻断,修补下腔静脉或肝静脉。

(2)下腔静脉内置导管引流,修补下腔静脉。

典型病例

病例 1：外伤性肝破裂、一级肝门损伤，3 次手术后肝硬化、肝门静脉高压

患儿，女，5 岁。

车祸，多次胆道术后，腹痛、发热、黄疸 14 个月，未呕血，无柏油样便及白色大便，小便酱油样。

20 个月前，车祸，当即就诊于当地医院，诊为"肝破裂、肝门胆管损伤"，做"肝修补、胆管置管外引流"。10d 后，腹壁切口裂开，溢胆汁，而再次入腹，做"腹膜腔清创、胆道 T 形管支撑引流"。术后患儿腹痛，第 3 天转入某医院。经换药、营养支持治疗，第 30 天转某省人民医院，做"胆肠鲁氏 Y 形吻合术"，至术后 47d 出院。

近 14 个月，反复上腹痛、畏寒、发热、黄疸，先后就诊于多家医院，均说"病情太重，手术危险"，最后导管脱出，症状依旧。

T 37℃，P 110 次/分，R 24 次/分。

消瘦，轻度黄疸。心律齐，无杂音。双肺呼吸音清，腹部膨隆，浅静脉曲张，经腹直肌切口瘢痕长 10cm。腹壁软，肝在剑突下 6cm，质硬，边缘清。脾在右肋缘下 4cm。剑突右下无压痛，右肝浊音界上界于右锁骨中线上第 5 肋间，叩击右肝区示上腹痛。腹移动性浊音存在。四肢活动可，双下肢无水肿及静脉曲张。

WBC $10.41×10^9/L$，N 0.80，PLT $296×10^9/L$，TBIL 96.6 μmol/L，DBIL 91.8 μmol/L，AST 51.9U/L，TP 51.4g/L，ALB 24.6g/L，PA 68mg/L，CHE 1710U/L。

B 超：脾厚 4.8cm，长约 14.5cm，肝门静脉内径 0.77cm，下腔静脉内径 0.68cm。

CT 平扫：肝轮廓清，表面光整，肝大，左肝肥大。脾大（图 1-135）。未见胆囊及肝外胆管。

增强扫描（静脉期）：左右肝管稍增粗，门静脉内径比腔静脉粗，第一肝门区未见曲张静脉（图 1-136）。无腹水。

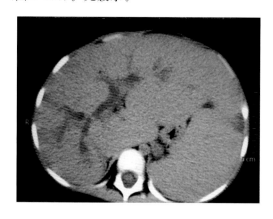

图 1-135　CT：肝、脾肿大

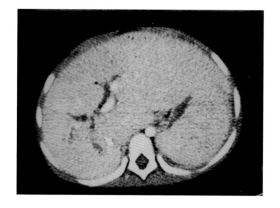

图 1-136　CT：左、右肝管稍粗

【入院诊断】　外伤性肝破裂、近段胆管损伤Ⅵ型，多次胆道术后；并：胆汁性肝硬化、肝门静脉高压症；高位 AOSC；肝肥大萎缩征（左肝肥大、右肝萎缩）。

【拟施手术】　胆肠内引流。

【手术过程】

1. 体位、切口、探查。平仰卧位,延长原切口成J形。入腹后见腹内广泛粘连,肝大,左肝前缘位于剑突下6cm。分离粘连已近1h,出血少,但未能显现肝门。术者感手术进行困难,请笔者上台。

2. 笔者完成以下手术

(1)延长切口成"上"形(图1-137),安置全腹自动牵开器。分离肝膈间粘连,右膈下填塞纱布垫托出右肝。

(2)见肝肿块,左肝肥大、右肝萎缩,左肝前缘于剑突右8cm,质地硬,无明显结石感、结节感。脾大,下极于右肋缘下10cm(图1-138)。第一肝门内陷,原为胆肠鲁氏Y形吻合术,胆管与桥襻空肠为端-端吻合。腹水约200ml。

(3)辨清肝圆韧带、左肝前纵沟及胆囊窝,紧贴肝脏面分离,显现胆肠吻合口。"四边法"切开胆肠吻合口前壁,见吻合口闭塞,无胆汁流出(图1-139)。

(4)顺左肝管方向,经疑为胆肠吻合口处,以弯蚊氏钳轻轻戳入,突然有落空感,见白色清水样胆汁喷出,顺势插入弯钳引导,"四边法"切开左肝管长约2cm,左肝管内径为0.8cm(图1-140)。20min后,胆汁转变成黄色。

(5)敞开左肝管后,见右肝管口如针尖大小,以胆道扩张器逐步扩大至3号胆道扩张器头大小。

(6)离断原胆肠吻合口后壁,游离桥襻空肠,长约35cm,原空肠与桥襻空肠吻合口通畅,同步缝合仍存。切断近段空肠端1.5cm,缝闭,做近段空肠侧切口。

(7)放置8号犁形管,横臂插入右肝管(图1-141),3/0肠线予以固定。

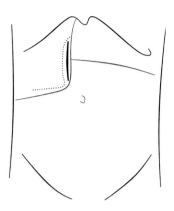

图1-137　手术切口

——原切口;……本次手术原术者设计的切口;——红线为笔者上台后延长的切口

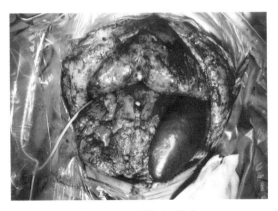

图1-138　肝肿大、脾大

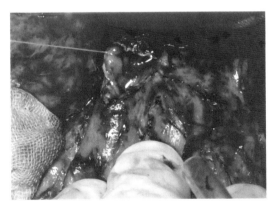

图1-139　切开胆肠吻合口

(8)提桥襻空肠做肝胆管盆式鲁氏Y形吻合术,犁形管直臂经桥襻空肠戳孔引出(图1-142),肝胆管盆与桥襻空肠用4-0薇乔线做连续外翻缝合。

3. 原术者继续完成手术,清点敷料、器械无误,逐层关腹

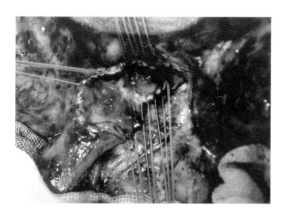

图 1-140　切开左肝管

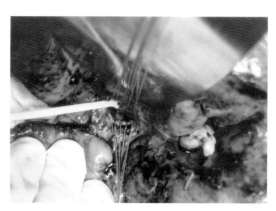

图 1-141　放置 T 形管

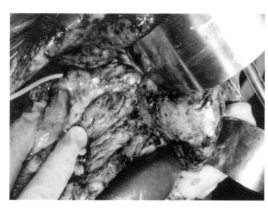

图 1-142　肝胆管盆式吻合后

【术后诊断】　外伤性肝破裂、近段胆管损伤Ⅵ型,多次胆道术后;并:胆汁性肝硬化、肝门脉高压;高位 AOSC;肝肥大萎缩征(左肝肥大、右肝萎缩);肝功能 Child C 级。

【实施手术】　肝胆管盆式鲁氏 Y 形吻合术。

【术　后】　黄疸迅速消退,T 形管引流墨绿色胆汁 200ml/d,无胆漏、出血、膈下脓肿等并发症,恢复平顺。随访至今,健康。

【点　评】　本例外伤性肝破裂并肝门胆管损伤、血管损伤,先后做过 3 次胆道手术,效果不佳。近 14 个月,先后去过 8 家"三甲"医院诊治,均认为患儿身体条件不佳,不能手术,而迁延,以致肝硬化、肝门静脉高压,外科手术困难。但经过仔细分析,认真准备,获得手术成功。

1. 失误

(1)从效果来看,第 1 次胆管外引流后胆漏、弥漫性腹膜炎,致第 2 次手术再置管外引流,说明第 1 次置管失败。

第 2 次手术致第 3 次胆肠内引流,拔引流管后仅 20d 即出现胆道梗阻、感染,说明第 3 次手术的时机不当。因两次手术仅相距 30d,局部胆管炎症水肿未消退,胆管没有扩张,这种情况下做内引流注定失败。

(2)第 3 次术后反复高位 AOSC,虽经多家医院诊治,均未予以外科手术治疗,延误治疗时机,以致肝硬化、肝门静脉高压症、肝功能 Child C 级,生长发育停滞,5 岁看上去只有 3 岁小孩大小,病情十分严重。

(3)2 个月前在某医院做 PTC,其价值值得商榷。PTC 胆道减压对诊治高位 AOSC 有积极作用,但如果在当时胆管扩张,做胆道手术,减轻了肝的损伤。同时胆道置管后,胆管变小,不利于外科手术治疗。

2. 纠误　这个患儿的治疗,其关键是胆道狭窄的及早解除,别无其他选择。

（1）诊断：①本例系外伤性近段胆管损伤，合并有右肝、血管损伤，因此属Ⅵ型；②本例已并发胆汁性肝硬化、肝门静脉高压、AOSC 及肝肥大萎缩征，而且是左肝肥大右肝萎缩，一级肝门内陷、深在，给治疗带来了极大困难。

（2）治疗：肝胆管盆式鲁氏 Y 形吻合术是本例的正确选择。

3. 外科手术技术要点

（1）本例肝胆管盆式鲁氏 Y 形吻合术十分困难，其理由如下。

①外伤性肝破裂、近段胆管损伤Ⅵ型，已并发胆汁性腹膜炎，可能腹内广泛致密粘连。

②多次肝胆道手术后，腹内特别是第一肝门粘连，可能在分离粘连的过程中致十二指肠破裂、结肠破裂。

③已并发胆汁性肝硬化、肝门静脉高压、肝功能 Child C 级，术中易出血，术后易并发肝、肾功能不全。

④左肝肥大、右肝萎缩，第一肝门被肥大的左肝内叶覆盖，致第一肝门右移上升，并深藏于肝方叶基部，显露十分困难。

⑤既往多次手术及多家医院均认为患儿条件不好，手术困难，再次手术对笔者的心理压力太大。

（2）虽然本次手术困难、危险，但有 1% 的成功希望。

①家属已清楚手术的必要性、紧迫性，同时也知道手术的困难性、危险性。

②影像学检查清楚地提示，可能胆肠吻合口狭窄，其上的左肝管扩张，达 0.8cm 左右。

③虽然已做 3 次肝、胆道手术，但末次手术距现在已 21 个月，而且第一肝门周无脓肿形成。

④胆道已完全梗阻，合并感染，长期抗生素治疗效果不佳，说明通过手术解除胆道梗阻是唯一的救命之举，而且估计肝圆韧带途径是一条成功之路。

（3）攻破难关，解除左右肝管狭窄。

①足够大的切口，全腹自动牵开器的牵开，托出右肝，使第一肝门得到充分的显露。

②以 S 拉钩辅助，充分显现第一肝门、肝圆韧带途径。

③经肝圆韧带途径"四边法"切开左肝管。

④直视下扩大右肝管口。

病例 2：胸腹复合伤、肝破裂Ⅴ级 5d

患者，男，49 岁。

车祸，右胸腹痛，右胸置管引流术后 4d。

4d 前，车祸，右胸腹痛、呼吸困难，就近就诊于某医院，诊为"右第 7 肋骨骨折、血气胸、肝破裂"，做"右胸膜腔置管引流、胸带捆绑"。经 4d 输液、抗生素、止血等处理，仍觉腹痛，来院求治。伤后已大便，小便清黄。

既往体健。

T 38.8℃，P 120 次/分，R 39 次/分，BP 16.7/10.7kPa(125/80)mmHg。

皮肤、巩膜无黄染。胸廓挤压试验示右后第 7 肋骨处疼痛。右呼吸音减弱。腹稍胀满，腹肌紧张，压痛、反跳痛以右上腹为显。肝、胆囊及脾未扪及，腹部移动性浊音不明显。双腰背部无抬举痛。骨盆挤压分离试验(-)。脊柱、四肢无明显异常。右胸腔闭式引流管水柱无明显波动。

WBC 10.61×10⁹/L,N 0.91,PLT 87×10⁹/L,Hb 92g/L,TBIL 26.6 μmol/L,DBIL 8.3 μmol/L,ALT 437.7U/L,AST 501.2U/L,PA 140mg/L,ALB 30.5g/L。

右下腹腔穿刺(笔者做):获不凝固血液 10ml。

CT:胸廓无明显变形,右胸膜腔大量积液(图 1-143)。肝周大量积液,右肝轮廓尚清,右膈下示气体积聚。平扫(图 1-144)见右肝内巨大高密度灶,约 10cm×13cm×10cm,中央积气。胆囊内密度高。增强扫描(动脉期)(图 1-145)见右肝密度不均,原低密度灶周见少许增强,其中央仍为气体。增强扫描(静脉期)(图 1-146)肝门静脉右支不清,肝后下腔静脉周示低密度影包绕。平扫示高密度区密度低于正常肝。

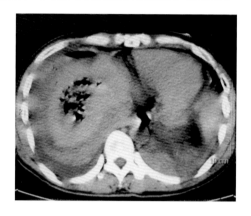

图 1-143　CT:胸腔积液

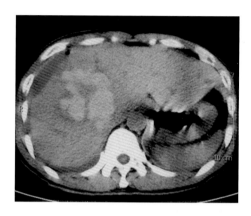

图 1-144　CT:右肝内高密度灶

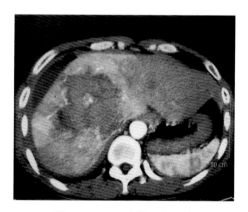

图 1-145　CT:右肝密度不均

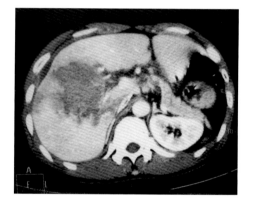

图 1-146　CT:腔静脉周围低密度影

【入院诊断】　胸腹复合伤、右肋骨骨折(第 7 肋)、血气胸、闭式引流后、肝破裂Ⅳ级。

【拟施手术】　右半肝切除。

【手术过程】

1. 患者直接住入 ICU,立即予以输液、抗生素,重做胸腔闭式引流,引出血液 800ml,呼吸情况改善。值班医师做腹腔穿刺,未获液体。由于胸腹复合伤,对肝破裂如何处理,ICU 及主管医生自感棘手,请笔者急会诊。

2. 立即查血型,配同型浓缩红细胞 3U,完善各项术前准备,急症、全麻,右上腹反 L 形切口,入腹。

(1)腹膜腔积血约1000ml,肝肿胀明显,右肝S_7破裂,其周大量血凝块。胆囊底坏死(图1-147),胆囊内积血。胆总管、肝固有动脉、肝门静脉完好,肝右静脉无撕裂。

(2)结扎胆囊动脉,移除胆囊(图1-148)。

(3)显露、结扎肝右动脉、右肝管及肝门静脉右干(图1-149),做肝下下腔静脉套带。显露右肝缺血分界线(图1-150)。

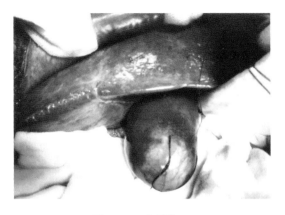

图1-147 胆囊坏死

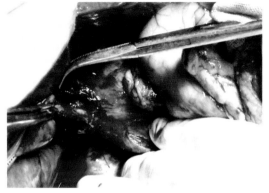

图1-148 结扎胆囊动脉

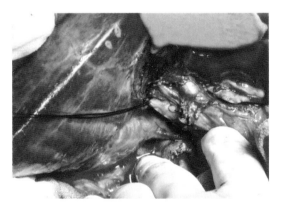

图1-149 移除胆囊

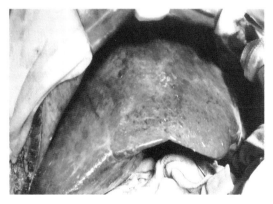

图1-150 右肝缺血分界线

(4)离断右肝周韧带,清除右膈下血块,膈下填塞盐水纱布垫,托出右肝。

(5)钳夹、切断、结扎、离断右肝、右肝蒂脉管——肝右动脉、肝门静脉右干及右肝管,移除右半肝。显示左肝血供良好,肝断面平整(图1-151)。右膈肌见一破孔,直径约1.5cm,予以修补。

右肝标本重约2120g,肝剖面坏死(图1-152)。

(6)1/10浓度聚维酮碘液、生理盐水冲洗术野,放置乳胶管做右膈下引流,胆总管未放置引流管。清点敷料、器械无误,逐层关腹。

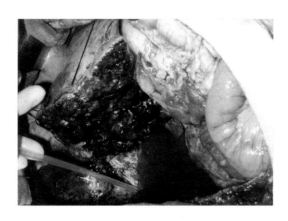

图 1-151　右肝断面

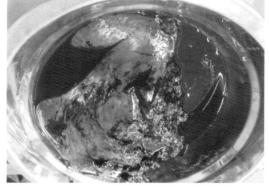

图 1-152　肝标本

【术后诊断】　胸腹复合伤、肋骨骨折(第 7 肋)、血气胸、肝破裂Ⅴ级,并:弥漫性腹膜,胆囊坏死、出血,膈肌破裂(右)。

【实施手术】　胸腔闭式引流、右半肝切除、右膈下引流。

【术　后】　无胆漏、出血、膈下脓肿、脓胸等并发症,恢复平顺。第 7 天拔除胸腔引流管,第 10 天切口拆线,甲级愈合。

【点　评】

1. 失误

(1)诊断:以入院诊断来看,没有准确地认识本例的严重性,仅仅考虑肝破裂Ⅳ级,未认真思考肝内气体从何而来,同时腹腔穿刺方法不对。

(2)治疗:胸腔引流管已闭塞,没有及时发现。继续观察、非手术治疗,将断送本例的生命。

2. 纠误

(1)诊断:本例肝破裂系Ⅴ级深部实质肝破裂,同时合并肝被膜破裂,而且肝内积气,提示与血气胸、膈肌破裂相关,且并发弥漫性腹膜炎、胆囊内出血。

(2)治疗宜尽早手术,右半肝切除才是唯一的救命之举。其理由为:① 已存在感染,表现为腹痛,弥漫性腹膜炎。T 38.8℃,P 120 次/分,N 0.91。②Ⅴ级肝破裂,特别是本例肝破裂处积气,极易形成肝脓肿。③肝破裂Ⅴ级并弥漫性腹膜炎,手术宜在 24h 内进行,最好不超过48h,越久炎症渗血越厉害,手术难度、危险性越大,术后并发症越多。

(3)必须重做胸腔闭式引流。

(4)胆囊必须切除。

(5)膈肌必须修补。

3. 外科手术技术要点　本例右半肝切除,宜注意以下几点。

(1)血流阻断:①右肝蒂血流阻断;②肝下下腔静脉套线;③必要时做 Pringle 止血带。

(2)游离右肝,前后路结合切肝。

(3)钳夹、快速断肝,敞开肝断面。

病例 3：外伤性肝破裂，施解剖性中肝叶切除

患儿，男，5 岁。

右腹部被压后腹痛 12h。

12h 前玩风车，不慎风车倒地压伤右上腹，致腹痛、哭闹而来院。伤后小便 1 次，淡黄色，未排大便。

T 36.4℃，P 124 次/分，R 28 次/分，BP 15.1/10.8kPa(113/81mmHg)。

痛苦呻吟，不合作。皮肤、巩膜无黄染，瞳孔对光反射好，耳、鼻无流液出血，颈软，气管居中，胸廓对称，心律齐，无杂音，双肺呼吸音清。腹平，右上腹壁紧张、拒按，右肝区拒叩击。腹部无移动性浊音。脊柱、四肢无异常。

WBC 8.7×10⁹/L，N 0.80，Hb 94g/L。

WBC 8.7×10^{9}/L，N 0.80，Hb 94g/L。

CT(2011 年 12 月 4 日，伤后 1h，当地医院)：右肝密度不均，示多处低密度裂隙，腹内未见液体积聚。

CT(2011 年 12 月 5 日，湖南省人民医院)平扫：中肝叶血肿、坏死，右肝后一低密度区，呈半月形，内侧平直。左肝外叶完好。腹膜腔无液体积聚(图 1-153)。增强扫描(动脉期)：中肝叶坏死区周边增强(图 1-154)。增强扫描(静脉期)：肝左静脉、肝右静脉存在，肝门静脉完好(图 1-155)，冠状面显示肝右静脉完好，受右肝后叶血肿挤压推移(图 1-156)。

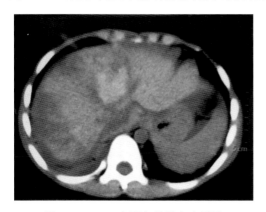

图 1-153　CT：右肝多处低密度裂隙

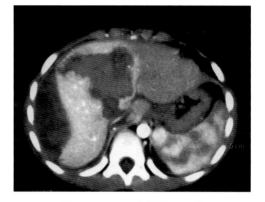

图 1-154　CT：左肝外叶正常

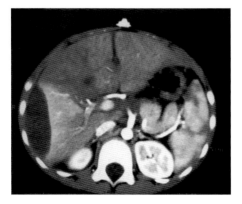

图 1-155　CT：门静脉完好

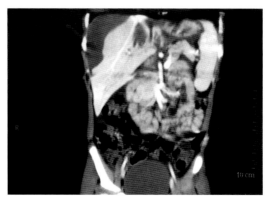

图 1-156　CT：肝右静脉完好

【入院诊断】 外伤性肝破裂（Ⅴ级）。

【拟施手术】 S_4、S_5、S_8肝切除。

【手术过程】

1. 12月某日20：00，接患儿原所住医院医务科电话："本院一患者外伤性肝破裂严重，无法手术，速转你院，请安排床位。"立即转院。

2. 3h后，患儿由救护车直接送住ICU，生命体征尚平稳。立即给予输液、吸氧，并做CT检查（见前文）。值班医生阅片后，觉目前生命体征尚可，肝破裂严重，手术处理十分棘手，嘱继续观察。

经过4h非手术治疗，患儿继续哭闹，叫"腹痛"，心率加快达124次/分，腹膜炎体征加重，Hb从100g/L降至94g/L。进一步如何处理，主管医生感困难，请笔者急会诊。

3. 笔者听取病情介绍，意见为：

（1）诊断为外伤性肝破裂Ⅴ级。

（2）立即手术，不得延搁。其理由是：①患儿继续呼腹痛、哭闹，腹部拒按；②心率加快，血色素下降；③前后2次CT片示肝内血肿形成、坏死区扩大，肝被膜下血肿形成，随时可破裂、致命；④肝破裂以中肝叶为主，肝门静脉、肝左肝右静脉完好，唯独肝中静脉损伤严重；⑤切除中肝叶，剩余的左肝外叶、右肝后叶可以承担肝的正常生理功能。

4. 完善术前准备，急症、全身麻醉、"屋顶式"切口入腹，腹膜腔未见血及胆汁，右肝破裂情况与CT相符，左肝外叶完好，右肝后叶血供良好。

5. 安置Pringle止血带及肝下下腔静脉套带，肝血流阻断以"15min＋5min"模式，先后5次。以双极电凝、CUSA先后做左肝断面及肝右静脉左侧的肝断面，钳夹、切断右肝前蒂及肝中静脉，移除S_4、S_5、S_8肝（图1-157）。

左肝外叶及右肝后叶血供良好，肝右静脉健存，肝断面整齐、平整（图1-158）。经胆囊管插管注水，未见胆漏。

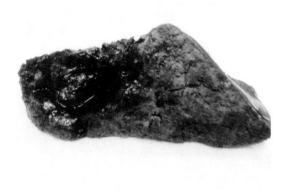

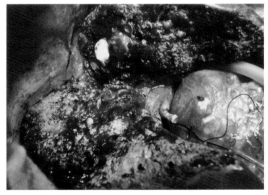

图1-157　肝标本　　　　　　　　　　　　　　图1-158　肝断面

6. 放置右膈下乳胶引流管1根，清点敷料、器械无误，逐层关腹。

手术历时2h，肝内及右肝被膜下血块、血液共200ml。

【术后诊断】 同入院诊断。

【实施手术】 S_4、S_5、S_8肝切除，右膈下引流术。

【术　后】　无胆漏、出血、膈下脓肿等并发症,恢复平顺。

【点　评】

1. 失误

(1)患儿受伤后,驱车 360km 从当地转来我院,说明当地医院的医生是实事求是的,但十分冒险。

(2)来我院复查 CT,病变加重,继续观察,非手术治疗,延搁了治疗时间。另一方面主管医生只见患者当时没有休克,肝破裂虽属Ⅴ级但腹膜腔无液体,肝"无从切起"。

2. 纠误　仔细分析病情,认真阅片,立即手术切除中肝叶是唯一救命的选择。

3. 外科手术技术要点

(1)Pringle 止血带、"15min＋5min"模式阻断、开放入肝血流。

(2)解剖性切除 S_4、S_5、S_8 肝,断肝用 CUSA 及双极电凝及钳夹,同样适应于外伤性肝破裂。

病例 4:外伤性肝破裂修补术后发热 9d

患儿,女,1 岁 10 个月。

车祸后腹痛、发热 9d,大小便正常。

9d 前车祸,就近在某医院就诊,经 CT 诊为右肝后叶破裂,做"右肝修补"。术后诉腹痛,每天发热(39℃),予以抗生素等治疗,效果不好,而转来我院。

T 38℃,P 170 次/分,R 36 次/分,BP13.7/10.7kPa (103/80mmHg)。

哭闹,皮肤、巩膜无黄染。心律齐,右肺呼吸音较左侧低,无啰音。腹平,经右中上腹直肌切口,未拆线(图 1-159),未见拆口溢脓、胆汁、血及腹水。右上腹肌较紧张,右腰背部肌肉较紧张,抬举后患儿哭闹增剧。右肝区拒叩击。腹无移动性浊音,肠鸣音正常。脊柱、四肢活动自如。

WBC 11×10^9/L,N 0.62,Hb 79g/L,PLT 467×10^9/L,ALT61.4 U/L,AST 99.7U/L,PA 85.6mg/L,CHE 2680U/L,TBIL 27.8 μmol/L,DBIL 18.3 μmol/L。

【入院诊断】　外伤性肝破裂,修补术后;并:腹膜炎(局限性);肝脓肿?

【拟施手术】　剖腹探查,右半肝切除?

【手术过程】

1. 入院后住入 ICU,经输液、抗生素等处理,8h 后,主管医生对进一步处理十分棘手,急请笔者会诊。

2. 常规问病史、体格检查、阅读 CT 片。

CT:右肝广泛挫裂、密度降低,右肝 S_6 撕脱、腹膜腔积液(图 1-160,平扫,某医院,2011 年 12 月 6 日)。

右肝出血、坏死、积液、积气,左肝外叶代偿性肥大(图 1-161,平扫,某医院,2011 年 12 月

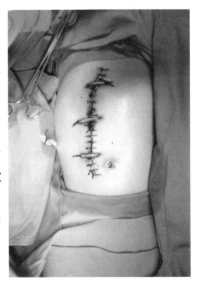

图 1-159　手术切口

14日）。

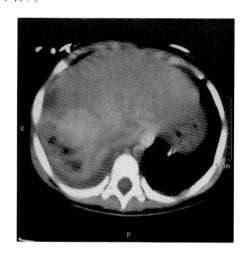

图 1-160　CT:右肝撕脱

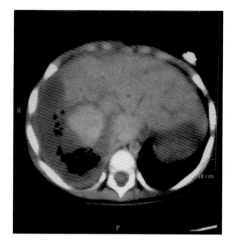

图 1-161　CT:右肝出血、坏死

笔者组织相关医生讨论后,意见如下。

(1)诊断:外伤性肝破裂修补术后,并:右肝坏死、出血、脓肿;右上腹腹膜炎。

(2)处理:立即手术,切除右半肝、膈下引流。

3. 完善术前各项准备,急症、全身麻醉,延长原切口呈反 L 形,入腹。

4. 入腹后探查见右膈下积脓血约 250ml,恶臭。右肝肿胀、暗棕色,右肝后叶裂开,原修

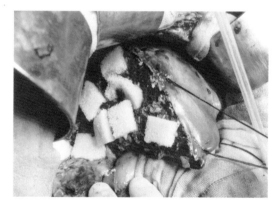

图 1-162　肝断面

补线脱落,肝内的脓液、血块不停地从肝破裂处涌出。左肝外叶色泽棕红、肥大。

5. 做右肝蒂解剖,分别结扎肝右动脉、右肝管及肝门静脉右干,并安置 Pringle 止血带及肝下腔静脉套带,于肝中静脉右侧,从上往下钳夹、结扎、离断右肝,保护好肝中静脉,迅速移除右半肝(图 1-162)。

6. 10％浓度聚维酮碘液、生理盐水冲洗右膈下术野,未见肝断面胆漏、出血,放置右膈下乳胶管,清点敷料、器械无误,逐层关腹。

【术后诊断】　同笔者术前诊断。

【实施手术】　右半肝切除、腹膜腔引流术。

【术　后】　无胆漏、出血、膈下脓肿等并发症,恢复尚平顺。

【点　评】　本例患儿年龄 1 岁 10 个月,是我院收治年龄最小的外伤性肝破裂施右半肝切除的患者。

1. 失误

(1)原医院的主管医师仅注意了右肝后叶裂伤。

(2)原手术做破裂修补,实践证明修补对本例是失败的。

2. 纠误

（1）诊断是外伤性肝破裂并肝出血、脓肿形成及局限性腹膜炎。

（2）积极手术切除右半肝是唯一正确的选择，其理由为：①已是肝修补后第9天，而且术后天天腹痛、天天发热；②患儿呼吸快、心率快，持久弛张热，生命体征受到严重干扰；③右腹膜炎明显，右腰背部抬举痛明显；④CT片示右肝坏死、出血、脓肿，已向膈下穿破，不能等待；⑤虽病情危重，但手术是救命的唯一手段，而且患儿尚能承受手术。

3. 外科手术技术要点

（1）小儿肝外科手术一定要保障输液道通畅。

（2）小儿对失血的耐受性差，要珍惜每一滴血。

（3）肝切除要注意：①本例应做右肝蒂的离断，配合Pringle止血带，达到较好的止血效果；②以肝中静脉右侧为断肝平面，做解剖性右半肝切除；③开放肝断面；④放置右膈下乳胶管引流。

病例5：外伤性肝破裂、休克、纱布填压、高热、呼吸困难4d

患者，男，28岁。

肝手术后腹痛、发热、呼吸困难4d。

4d前，在某地漂流戏水，活动量大，即感腹痛，面色发白，就近去当地医院求治，诊为"胃出血"，对症处理后乘车返回医院，车程2h。以"胃出血"而急症剖腹探查，腹内积血3000ml，探查发现为右肝破裂出血，予以6块盐水垫填塞压迫，并做肝固有动脉结扎，关腹。

术后觉腹痛、发热、呼吸困难，使用三联抗生素后仍然不缓解，而请笔者紧急会诊。

术后小便好，今日肛门排气。

既往患"乙型肝炎"15年。

T 39.3℃，P 127次/分，R 47次/分，BP 18.1/12.1kPa(136/91mmHg)。

体重81kg，身高1.73m。

神清合作，皮肤巩膜无黄染，口唇无发绀。心律齐，无杂音。右肺呼吸音弱。腹部胀满，浅静脉无曲张。右中上腹直T字形切口，切口流液，脓性（图1-163）。全腹肌紧张，压痛、反跳痛以右中上腹为显。肝、胆囊及脾扪触不清，右肝浊音界上界于锁骨中线上第4肋间，拒绝叩击右肝区。腹水征存在，肠鸣音正常。

WBC 16.71×10⁹/L，N 0.89，Hb 87g/L，TP 41.5g/L，ALB 27.7g/L，BUN 4.5mmol/L，PA 127mg/L，CHE 2368U/L。

HBsAg，HBeAg，抗 HBC 三项阳性，AFP 39 μg/L。

CT（术前第二天）平扫：右肝轮廓不清，左肝外叶边界清楚，右膈下填塞纱布垫，肝膈间及脾周积液，右肝内见多个低密度区，肝内胆管不扩张，未见胆石及积气。右侧肺不张，胸膜腔积液，左侧胸膜腔积液，膈下无气体。脾不大，胰轮廓清，大小正常。

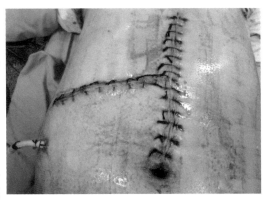

图 1-163　手术切口

【入院诊断】 肝癌破裂,纱布填塞术后;并:右肺不张;双侧胸膜腔积液。

【拟施手术】 右半肝切除。

【手术过程】

1. 笔者了解上述病情后,与相关医师ICU讨论后认为:

诊断:肝破裂,纱布填塞压迫后;腹膜炎;右肝坏死;双侧反应性胸膜炎,右肺不张;呼吸窘迫综合征。

处理:尽早手术,切除右半肝。

3d前在当时的状况下做纱布堵塞是对的,争取到进一步治疗的机会。

患者由救护车安全送达我院ICU。到院后速做相关血清生化、CT检查,并做输液给氧、抗生素(亚胺培南)等处理,肛门排便1次,约400g。

2. 当日8:00,患者神志清楚,未见黄疸。T 39.3℃,P 134次/分,R 43次/分。右肺呼吸音弱,腹仍胀满,右中上腹明显压痛,切口溢液。右肝区叩击痛明显,腹部移动性浊音不显,肠鸣音正常。

CT(2012年8月24日,湖南省人民医院)平扫:左肝外叶较肥大,右肝膈间大量纱布垫,周围液体积聚,右肝内多个低密度区,肝内外胆管不扩张。胆囊胀大,脾大8个肋单元(图1-164)。

增强扫描(动脉期):右肝低密度区分界清楚,周边未见动脉血管支,左右肝动脉未见显示,肝中静脉清楚(图1-165)。

增强扫描(静脉期):原右肝低密度区未见等密度增强改变,肝门静脉左支、右后支可见(图1-166)。

3. 完善术前相关准备,急症、全身麻醉、延长原切口入腹。

(1)腹壁切口脂肪液化、感染、裂开,拆除7号丝线约70个(图1-167)。

(2)右上腹及膈下积脓血性液体800ml,显示右肝缺血分界线,全肝肿胀。右膈下填塞中号盐水纱布垫6块。S_8肝破裂,其内肝组织坏死。左肝代偿性肥大,表面无鱼肉样结节。

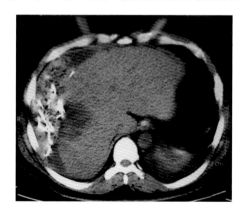

图1-164 CT:右肝低密度灶

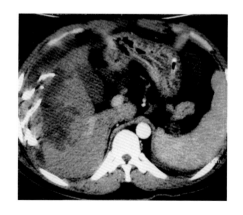

图1-165 CT:右肝低密度分界清楚

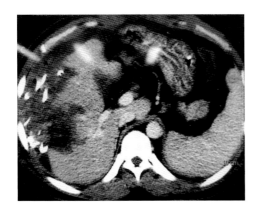

图 1-166 CT:门静脉右后支清晰

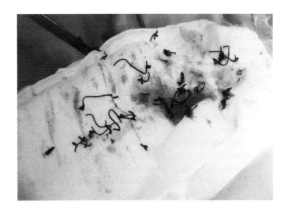

图 1-167 拆除的切口缝线

胆囊胀大,充血水肿(图 1-168)。胆总管外径约 1cm,肝固有动脉被 7 号丝线结扎。

(3)吸出右上腹脓血性液体约 800ml,扯出右膈下纱布垫 6 块,纱布垫未留角于切口。未见肝破裂处出血,但右膈明显充血水肿。予以生理盐水冲洗。

(4)移除胆囊(图 1-169),解剖游离右肝蒂,先后结扎、切断肝右动脉、右肝管(图 1-170)。解剖第二肝门,放置肝提带(图 1-171)。

(5)控制中心静脉压 0.2kPa(2cmH$_2$O),入肝血流预缺血处理后,以"15min+5min"模式阻断入肝血流,以钳夹、切断,配合单、双极电凝,于左右肝缺血线上断肝(图 1-172)。先后在直视下结扎、切断 S$_5$ 及 S$_8$ 肝静脉属支,显现肝中静脉,逐渐达到肝提带前方,移去肝提带,显现肝后下腔静脉。

(6)钳夹、切断右侧肝短静脉、肝右静脉,移去右半肝,4-0 Prolene 线缝闭右肝静脉残端。

左肝血供良好,肝断面平整,无胆漏、出血(图 1-173)。

右肝标本重 1216g,肝剖面示多处坏死灶(图 1-174)。

(7)胆总管内放置 12 号 T 形管,测试无胆漏。

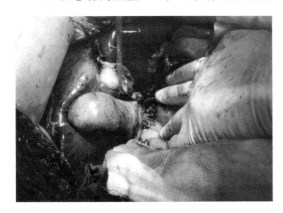

图 1-168 胆囊涨大

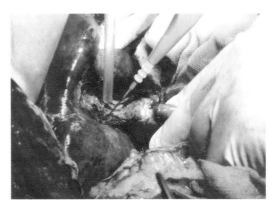

图 1-169 剥离胆囊

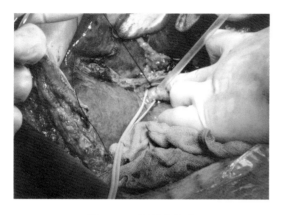

图 1-170　解剖右肝蒂

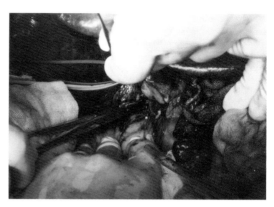

图 1-171　放置提带

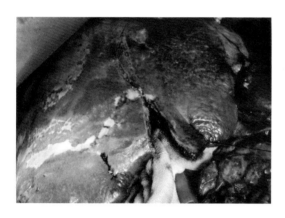

图 1-172　断肝

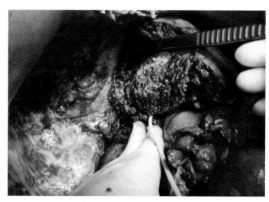

图 1-173　左肝断面

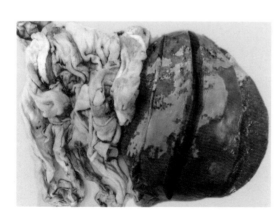

图 1-174　肝标本

（8）清点敷料、器械无误，逐层关腹。右膈下放置乳胶管引流。

手术历时 3h，术中生命体征平稳，失血量约 300ml，送返 ICU。

【术后诊断】　外伤性肝破裂，休克，纱布填塞术后；并：肝破裂处感染；肝坏死；局限性腹膜炎；右肺不张，肺功能不全。

【实施手术】　右半肝切除，胆总管 T 形管引流。

【术　后】　术后无膈下脓肿、消化道出血等并发症。第 3 天体温正常，肛门排便排气。

第 7 天，病理切片报告：未见肝癌，仅见肝坏死。

【点 评】

1. 失误 患者肝破裂,腹内出血达 3000ml,做肝动脉结扎、肝破裂处纱布填塞压迫止血,这都是值得肯定的。其问题在于:

(1)患者经过急救处理转到地区医院,连续三天腹痛,持续高热、呼吸困难,如此还拟继续等待 3d 再手术,这是错误的。

(2)如此严重的肝破裂,放在 ICU 由 ICU 医生管理,这种管理方式不利于病人的诊治。

(3)原主管医生拟再手术时做 S_8 肝切除,没有注意右肝坏死,说明手术术式选择是错误的。

(4)原误诊为肝癌破裂出血。

2. 纠误 及早做解剖性右半肝切除是理想的选择。

3. 外科手术技术要点

(1)控制肝血流:①做右肝蒂解剖,先后结扎、切断肝右动脉、右肝管及肝门静脉右干;②安置 Pringle 止血带,采用"15min+5min"模式;③解剖第二肝门,做肝右静脉套带;④安置肝提带。

(2)进路:本例肝大,取前路断肝。

(3)断肝:①控制肝中心静脉压 0.2kPa(2cmH₂O);②于左右肝缺血分界线上以钳夹配合电凝断肝;③钳夹、结扎、切断右肝短静脉及肝右静脉。

(4)胆总管放置 T 管。

病例 6:外伤性肝破裂、胆外瘘 1 年,施肝胆管盆式鲁氏 Y 形吻合术

患儿,女,3 岁。

左肝切除后胆外瘘 1 年。

1 年前,车祸致肝破裂、胆总管损伤,急症施"左半肝切除、腹腔引流"。术后第 6 天因胆漏、胆汁性腹膜炎再次入腹,做"腹膜腔清创、肝门处置管外引流"。术后 2 个月,T 形管无胆汁流出而拔除 T 形管。肝门引流墨绿色胆汁 400～500ml/d,持续至今。经常发热,皮肤黄染,病后大便呈白陶土色。

T36.3℃,P 77 次/分,R 22 次/分,BP 14.7/9.3kPa(110/70mmHg)。

体重 11kg,皮肤、巩膜无黄染。心、肺无明显异常。腹膨隆,似可见肠型,见右上中腹直肌切口瘢痕及多个引流口瘢痕。腹腔引流管 1 根经左肋缘下引出墨绿色胆汁,无臭。腹壁软,肝在右肋缘下 5cm,质中等硬度。剑突下无压痛,无右肝区叩击痛。无胃振水音。脾未触及。无腹水征。四肢活动好。

经瘘管胆道造影:见囊样低密度影与肝门相连,右肝后叶胆管纤细,胆囊影缺如(图 1-175)。WBC5.74×10⁹/L,N 0.41,PLT 593×10⁹/L,Hb 82g/L,TP 65.7g/L,ALB 40.8g/

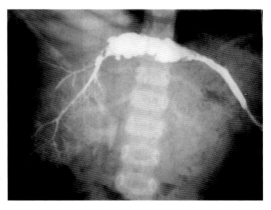

图 1-175 经瘘管造影

L,TBIL 9.4 μmol/L,DBIL 7.0 μmol/L。

【入院诊断】 外伤性肝破裂,左半肝切除术后;并:胆漏、胆汁性腹膜炎;胆道外引流后;并:高位 AOSC;肝肥大、萎缩征(右肝肥大、右前叶萎缩)。

【拟施手术】 肝胆管盆式鲁氏 Y 形吻合术。

【手术过程】

1. 此例术前根据血清生化及影像学检查结果,先行高压氧舱治疗。笔者至该院会诊。查询病史、体格检查,再次阅读各项影像资料,并与该院院长、主管医师等一起讨论,决定治疗方案。

(1)外伤性肝破裂常合并胆道损伤、胆漏、胆汁性腹膜炎,处理十分棘手。该病例受伤时才 2 岁,当时做了"左半肝切除",术后第 6 天"胆汁性腹膜炎",再次做"胆道外引流",持续至今。

(2)本次手术难度较大:①2 次手术后,特别是第二次手术是因弥漫性胆汁性腹膜炎的情况而手术的,腹切口瘢痕巨大,故腹内粘连可能十分严重;②肝肥大萎缩征示可能胃十二指肠、结肠异位,易致十二指肠或结肠损伤;③胆道外漏长达 1 年,而且反复胆道梗阻、感染,分离粘连剥离面易渗血;④患儿虽已 3 岁,但体重仅 11kg,发育不好,对失血的耐受性很差;⑤带管已 1 年,反复感染,长期使用抗生素,易致厌氧菌败血症。

(3)虽手术难度大,但有可能成功。①有一条通畅的、较好的瘘管,而且有导管放置,是一条进达肝门的有用的途径;②目前上腹部局限性腹膜炎体征不明显;③影像学资料未见胆管壁或肝十二指肠韧带静脉曲张。

(4)手术方式有 4 种,以第二种最为理想。①瘘管空肠鲁氏 Y 形吻合术;②肝胆管盆式鲁氏 Y 形吻合术或肝胆管盆布朗吻合;③"窑洞式"胆道外引流术;④恢复生理胆道,肝胆管盆式 T 形管引流。

2. 在全身麻醉下进行手术。放置好锁骨下静脉导管,麻醉后主管医师拔除原腹腔引流管,笔者立即予以重置。

(1)体位、切口、探查:平仰卧位,取"屋顶式"切口(图 1-176)。未见腹水,横结肠以下腹膜腔无粘连。右肝后叶肥大。腹腔引流管瘘管行经胃前壁,连通第一肝门。膈下无脓肿,无明显炎症、充血、水肿,无静脉曲张。

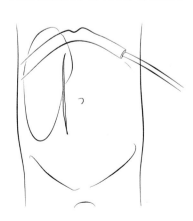

图 1-176 切口

(2)显现第一肝门:① 以瘘管内导管为指引,电刀切开瘘管前壁。② "四边法"逐渐延长切开瘘管前壁达第一肝门,见瘘管壁光整,已胆管内膜化。见右肝管口内径约 0.2cm(图 1-177)。③ 剔除第一肝门右肝管前瘢痕组织,"四边法"切开右肝管口,内径约 0.5cm。中弯钳可以直视下插入右肝后叶胆管,进深达 4cm。胆汁清亮、墨绿色。

(3)组成肝胆管盆:① 辨清、剥开十二指肠,显露肝总管、胆总管。肝总管近肝门端狭窄近闭合(见图 1-177 Ⅰ),胆总管远端能通过 3 号胆道扩张器头,胆总管外径约 0.6cm。切开胆总管狭窄处,取肝总管右侧缘与右肝管下切缘拼合(图 1-177 Ⅱ),解除肝总管近端狭窄。② 距右肝管口约 1cm 切断瘘管,组成肝胆管盆,内径约 1.8cm(见图 1-177 Ⅱ)。

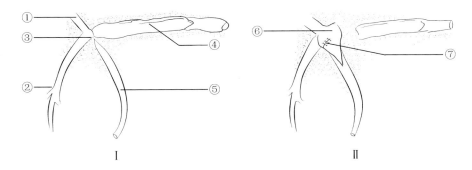

图 1-177 肝胆管盆组成

Ⅰ. 一级肝门狭窄；Ⅱ. 肝胆管盆

①右肝后叶上段胆管；②右肝后叶下段胆管；③肝总管狭窄；④瘘管；⑤胆总管；

⑥肝胆管盆；⑦肝总管右切缘与右肝管下切缘拼合

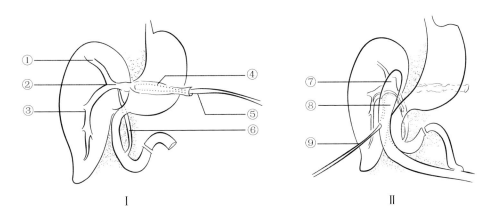

图 1-178 第二次及本次手术

Ⅰ. 第二次手术；Ⅱ. 本次手术

①右肝后叶上段胆管；②右肝管狭窄；③右肝后叶下段胆管；④瘘管；⑤引流管；⑥胆

总管；⑦肝胆管盆；⑧桥襻空肠；⑨T形管

（4）肝胆管盆式鲁氏 Y 形吻合术（图 1-178-Ⅱ）。①距屈氏韧带 25cm 横断空肠，提取 35cm 长的桥襻空肠，做空肠与桥襻空肠之端-侧吻合，同步缝合 10cm。②做横结肠肝曲系膜戳孔，经此移桥襻空肠至右肝下间隙。③以 4/0 薇乔线做肝胆管与桥襻空肠间断、外翻吻合。经桥襻空肠另戳孔放置 12 号 T 形管，二横臂分别放置入右肝后叶下段胆管、肝总管（图 1-179）。④经 T 形管注水测试，无胆漏、出血。

（5）关腹（图 1-180）。①以"三合一液"冲洗术野；②原瘘管内放置乳胶管引流；③清点器械、敷料无误，逐层关腹。

手术历时 1h 40min，失血量约 5ml。术中生命体征平稳，安返病房。

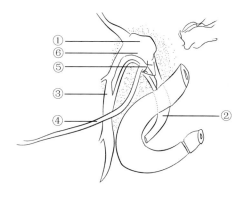

图 1-179　T 形管放置
①肝胆管盆；②肝总管；③右肝后叶下
段胆管；④T 形管；⑤固定线；⑥右肝管与肝
总管侧缘拼合

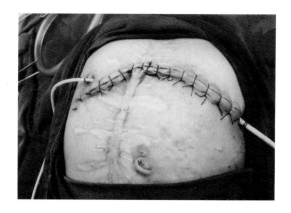

图 1-180　手术切口

【术后诊断】　同入院诊断。

【实施手术】　肝胆管盆式鲁氏 Y 形吻合术。

【术　　后】　术后无发热、胆漏、腹腔脓肿，第 3 天肛门排气、排便，并进软食。T 形管引流墨绿色胆汁 200～250ml/d，第 3 天拔除原瘘管引流管。

【点　　评】

1. 失误

(1)第一次手术的失误，在于注意了肝破裂，而忽略了胆道损伤。

(2)第二次手术做了胆道外引流，没有较好地保护生理的胆道通道。

(3)第二次手术后胆道外引流时间长达 1 年，以致影响小孩的生长发育。

(4)本次术前估计手术难度过大了一些，甚至准备了浓缩红细胞 1U。

(5)开腹前拔除瘘管引流管不当。

2. 纠误

(1)注意严重的肝破裂常合并胆道损伤，在注意肝破裂的同时切勿忽略胆道外伤的识别与处理。

(2)胆漏、胆汁性腹膜炎，做胆道外引流，将胆内漏变成胆外漏。当胆汁外引流量大时，应择期在术后 3 个月左右变胆外漏为胆内瘘。

(3)本次解除一级肝门狭窄，施肝胆管盆式鲁氏 Y 形吻合术是明智的选择。

3. 外科手术技术要点

(1)显现第一肝门：进达第一肝门的方法很多，如经胆总管逆行达第一肝门、经桥襻空肠达第一肝门、经左右肝管顺行达第一肝门、经肝叶切除、肝断面达第一肝门、经胆道瘘管达第一肝门等。而本例经胆道瘘管顺利进达第一肝门。注意胆道的瘘管壁常为腹内脏构成，切开瘘管不能损伤肠管。本例瘘管前壁是腹前壁，而后壁为胃前壁，经瘘管前壁切开是十分安全的途径。注意千万不要游离瘘管，而且依瘘管内导管作引导更为可靠、便捷、安全。

(2)组成肝胆管盆：本例肝胆管盆的建立关键在右肝管、肝总管的切开、拼合。其次本例近肝门处瘘管胆管黏膜化很好,故保留一部分瘘管壁作肝胆管盆的一部分有好处,而且对本例尤为重要,因为本例肝内胆管无明显扩张。

病例 7:外伤性肝破裂、胆总管损伤,肝修补、肝总管 T 形管引流术后 6 个月

患者,男,20 岁。

车祸致肝外伤,T 形管引流术后 6 个月。

6 个月前,车祸致"肝破裂",就近在当地医院做"肝修补"。术后腹痛,诊为"胆漏、胆汁性腹膜炎",第 2 天再次入腹,发现"胆管中下段碎裂、坏死",做"肝总管 T 形管引流,胆管远端结扎""胃造口、腹膜腔引流"。此次术后多次腹痛,肠鸣音高亢,诊为"肠粘连不全肠梗阻",住当地医院做对症治疗,好转。T 形管每日流出胆漏 600～800ml,连接胃造口管做胆汁外转流。

T36.8℃,P 73 次/分,R 20 次/分,BP16/10kPa(120/75mmHg)。

皮肤、巩膜无黄染。心、肺无明显异常。腹平、软,肝、胆囊、脾未触及,右肝区无叩击痛。腹水征(一),无胃振水音。

血象正常,肝肾功能正常。

经 T 形管胆道造影(2014 年 10 月 8 日,湖南省人民医院):胆总管上段以上胆树轻度扩张,无胆石、积气及胆管变异,胆总管中下段缺如。

【入院诊断】　外伤性肝破裂、胆总管损伤,施肝修补、肝总管 T 形管引流、胃造口术后,肠粘连。

【拟施手术】　肝胆管盆式鲁氏 Y 形吻合术、肠粘连松解。

【手术过程】

1. 完善术前各项准备

(1)肠道准备。

(2)高压氧舱治疗。

2. 择期手术,体位、切口、探查。平仰卧位,做右上腹反 L 形切口(图 1-181)。入腹困难,腹内广泛粘连,原切口与小肠致密粘连,分离过程致肠管多处破裂。肝膈粘连呈胼胝样,一级肝门与十二指肠粘连十分致密,原 T 形管紧贴肝脏面,十二指肠紧紧包裹 T 形管。

3. 肠粘连松解。原主管医生分离肠管粘连近 1h,感觉非常困难,找不到头绪,请笔者洗手上台。

(1)先修补已破裂肠管。

(2)找到屈氏韧带,以剪刀锐性离断肠曲间、肠与腹壁间粘连,直到回盲瓣。

4. 显露一级肝门。

(1)电刀配合组织剪分离右肋缘与肝之间的致密粘连,以便于放置腹部自动牵开器。

(2)切断 T 形管,辨清胃、十二指肠,以剪刀伸入 T 形管瘘管,锐性剪开瘘管壁两侧,达肝总管前壁。

(3)沿肝圆韧带途径显现肝方叶基部左肝

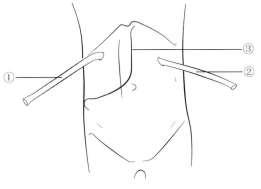

图 1-181　切口
①T 形管;②胃造口管;③本次反 L 形切口

管前壁,沿胆囊床途径显露右肝管前壁。

(4)拔出 T 形管,"四边法"切开肝总管。

5. 组成肝胆管盆

(1)锐性切削、分离十二指肠球部上缘,剔除其前壁部分瘘管壁。

(2)紧贴胆管壁切除瘢痕样的胆总管上段。

(3)延长切开左、右肝管,组成肝胆管盆。

6. 做肝胆管盆与桥襻空肠鲁氏 Y 形吻合重建。吻合线用 4-0 Prolene 线,做连续外翻缝合,未放置胆道引流管(图 1-182)。

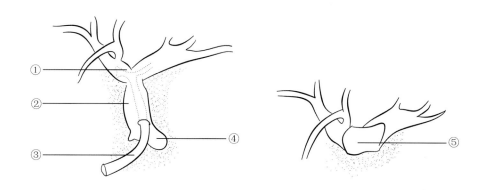

图 1-182　手术
①右肝管;② 肝总管;③ T 形管;④ 胆总管上段;⑤ 肝胆管盆

7. 关腹。以"三合一液"冲洗腹膜腔,放置温氏孔右侧乳胶引流管,清点器械、敷料无误,逐层关腹。

【术后诊断】　外伤性肝破裂、胆总管损伤,多次肝胆道手术后,并:胆漏,肠粘连。

【实施手术】　肠粘连松解。

肝胆管盆式鲁氏 Y 形吻合术。

【术　后】　无胆漏、肠梗阻等并发症,恢复平顺。

【点　评】　外伤性肝破裂除合并血管损伤(肝静脉、肝门静脉、腔静脉等)外,常合并肝内外胆管损伤,本例就是这种情况。目前一些基层医院在急救这类病人时,多只注重肝破裂的处理,而忽略了胆道损伤的处理,常造成严重后果。

1. 失误

(1)初次手术时,只注意处理肝破裂,而忽略了胆总管损伤的处理,至术后出现胆漏、弥漫性胆汁性腹膜炎而再次手术,甚至此后长达半年的肠粘连、腹痛。

(2)再次手术,根据胆总管毁损情况及弥漫性胆汁性腹膜炎,做肝总管、胃造口是对的,但有几点欠妥:①腹膜腔没有认真、正确清洁,如积血、胆汁等,致日后广泛肠粘连;②T 形管放置时应用大网膜覆盖十二指肠,以防十二指肠成为瘘管壁的一部分,致本次手术分离十二指肠十分困难。

(3)本次手术有两个较严重的失误:①分离广泛致密肠粘连用钝性分离;②分离广泛致密

肠粘连,直接从粘连肠段开始,而不是从屈氏韧带或回盲瓣开始疏理。

2. 纠误

(1)外伤性肝破裂常会胆道损伤,一定要同时处理。

(2)胆漏致弥漫性胆汁性腹膜炎,或肝破裂腹内积血,应彻底冲洗、清洁。

(3)T形管经肝总管前壁引出,一定要用大网膜隔开十二指肠。

(4)分离肠的致密粘连宜用锐性切削。

(5)分离肠的广泛而致密的粘连,一定要从屈氏韧带或回盲瓣开始。

3. 外科手术技术要点

(1)一级肝门的显露,沿T形管瘘管进达肝总管。这里应注意:①辨清十二指肠,保护十二指肠,沿瘘管两侧剪开瘘管壁;②锐性分开肝总管与肝脏面粘连,显现肝总管;③沿肝圆韧带途径显露左肝管,沿胆囊床途径显露右肝管;④"四边法"切开肝总管、左右肝管。

(2)切除纤维瘢痕样的胆总管上段,组成肝胆管盆。注意胆肠吻合口千万不能做在瘢痕上。

(3)辨清十二指肠壁,削除十二指肠前壁上的残留瘘管壁。

第五节　细菌性肝脓肿

细菌性肝脓肿仍是临床常见的疾病。

一、病因

1. 血行感染

(1)肝门静脉系统血行感染,如化脓性阑尾炎。

(2)动脉血行感染,如败血症、疖、骨髓炎等。

2. 胆道感染　如肝胆管结石并发胆源性肝脓肿。

3. 肝外伤后坏死感染、血肿继发感染

二、病理

化脓性阑尾炎致肝脓肿,多为右肝单发性脓肿。

胆源性肝脓肿与肝内胆管病变的分布一致,脓腔与胆管相通,胆源性肝脓肿与胆石致胆道梗阻有关。

肝脓肿可并发败血症、中毒性休克,胆源性肝脓肿可以穿破致膈下脓肿、弥漫性腹膜炎,亦可向心包穿破、向胸膜腔穿破致胸膜炎、脓胸,甚至支气管胆瘘等。

三、诊断

(一)症状、体征

1. 寒战、发热、右上腹疼痛。

2. 肝大、肝区叩击痛。

3. 若胆汁性肝脓肿穿破,可发生相应的症状,如胆汁性弥漫性腹膜炎、胆源性胸膜炎、支气管胆瘘等。

（二）实验室检查

WBC↑、N↑。

（三）影像学检查

主要为 B 超、CT 及 MRI 等。

CT 平扫：为肝内低密度区。增强扫描（动脉期）病灶中心不增强，病灶周示密度增强的光晕，如为胆石所致可见胆管扩张、胆石。

四、治疗

1. 非手术治疗　抗生素。

2. 手术治疗　包括 PTCD，开腹脓肿引流、肝部分切除，如为胆源性肝脓肿尚应胆道减压、引流等。

典型病例

病例 1：肝胆管结石并左肝外叶胆管脓肿穿破、胆囊穿孔、胆汁性腹膜炎，急诊手术

患者，男，79 岁。

反复右上腹痛、发热 3 个月，黄疸 3d。

3 个月前，右上腹剧烈胀痛、发热（39℃），当地 B 超"胆总管结石、胆囊结石"，给予抗生素、输液等治疗。至 20d 前感觉左上腹痛，伴以呕吐、发热，予以镇痛、抗生素等治疗，腹痛缓解，但皮肤、巩膜黄染，而转入我院。

小便深黄，近 3d 未排大便，今日肛门少许排气。

36 年前，因"十二指肠溃疡大出血"施"胃大部分切除"。6 年前曾"右腹股沟外疝修补术"。患肺气肿已 8 年。

T 36.7℃，P 101 次/分，R 28 次/分，BP 16.8/8.7kPa（126/65mmHg）。

神清合作，皮肤、巩膜中度黄染。心律失常，无杂音。双肺呼吸音粗，右肺背部可闻细湿啰音。腹平，浅静脉不曲张，陈旧性上腹白线切口瘢痕长 14cm，未见明显肠型及蠕动波。左中上腹肌紧张，明显压痛、反跳痛，未扪及包块。剑突右下方压痛，右肝浊音界正常存在，叩击右肝区示心窝部及左中上腹疼痛。脾未触及。腹水征（＋），未闻及高亢肠鸣。腰背部无抬举痛。

WBC8.17×10⁹/L，N 0.90，Hb 109g/L，PLT 84×10⁹/L，TBIL 109.6 μmol/L，DBIL 84.8 μmol/L，ALT 41U/L，AST 51U/L，CHE 2761U/L，PA 54.42mg/L，TP 59g/L，ALB 31g/L，AMY 141U/L。

心电图：ST 段下移，T 波低平，室性期前收缩。

腹部 X 线平片：全腹见多个液气平面。提示：肠梗阻（图 1-183）。

CT（报告）：胆总管胰腺段结石并以上胆管系统扩张，胆囊多发结石，胆囊炎（图 1-184）。

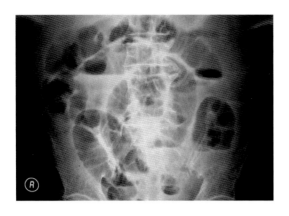

图 1-183 腹部平片:肠内多个液气平面

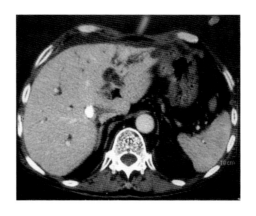

图 1-184 CT:左肝外叶胆管扩张

【入院诊断】 胆总管结石、胆囊结石、肠梗阻、肺部感染、心律失常、室性期前收缩。

【拟施手术】 剖腹探查,胆总管探查、T 形管引流。

【手术过程】

1. 由于病情重危、复杂,主管医生先后急请相关科室会诊。笔者再度查询病史,并做体格检查。发现轻度黄疸,右肺背部可闻细湿啰音。腹稍胀,无明显肠型。腹肌紧张,尤以左中上腹为显,无左腰背部抬举痛。胆囊可及,约 5cm×3cm,触痛明显。肝、脾未扪及。腹水征(＋)。

腹部 X 线平片:腹部多个液气平面,结肠未见显影,是机械性的空肠梗阻(见图 1-183)。

CT:胆囊胀大,约 13cm×5cm,壁厚约 0.6cm,连续性中断,其内未见高密度结石。胆囊周示液体积聚。胆总管内径约 1.8cm,未见明显胆石。左肝外叶胆管扩张,似与膈下相通,并显示局部有液体积聚(见图 1-184)。

笔者认为:应立即手术,做胆囊切除,胆总管探查、T 形管引流,腹膜腔清创、引流,左肝外叶探查。

2. 于会诊后 1h,急症,全身麻醉,做胆囊切除、胆总管引流、腹腔清创、左膈下乳胶管引流。

(1)切口:主管医生拟做右上腹反 L 形切口,笔者意见为"屋顶式"切口。

(2)入腹探查:左上腹、中腹脓液量约 1000ml,绿色。脓腔壁墨绿色,由腹壁、网膜、左肝脏面、肠曲及胃前壁组成,源于左肝外叶。胆囊约 13cm×6cm,坏死,壁厚约 0.6cm,周围积脓液约 500ml。左结肠旁沟、盆腔积脓液约 1000ml。空肠上段扩张,为一粘连带卡住,梗阻扩张肠管长约 100cm,无坏死、绞窄。

(3)分离粘连,挽出肠管,吸出脓液,以 8000ml 10％浓度聚维酮碘液、生理盐水冲洗腹膜腔后,还纳肠管入腹。

(4)顺逆结合切除胆囊,"四边法"切开胆总管。胆总管内径约 1.5cm,胆汁呈脓性,胆总管远段结石一枚,1.5cm×1cm×1cm 大小。左肝管、右肝管口无狭窄,左肝管内积脓、泥沙。左肝外叶胆管穿破(图 1-185)。胆囊内积脓及 5 枚胆石,壁坏死(图 1-186)。

(5)敞开左中上腹脓腔,直视下见左肝 S₃ 膈面一坏死区,约 1.5cm×1cm,予以切开,为胆管。企图经此插入胆道扩张器与左肝管沟通,未能如愿。

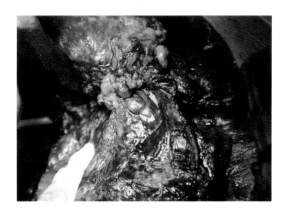

图 1-185　左肝外叶胆管穿破

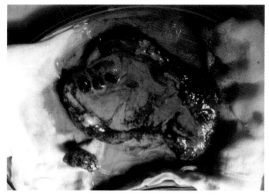

图 1-186　胆囊坏死

(6)16 号 T 形管放入胆总管,乳胶管 3 根分别放于左膈下、温氏孔右侧及盆腔,关腹。

(7)手术开始频发室性期前收缩(图 1-187),经胆道减压、脓腔清创后,心律正常(图 1-188)。

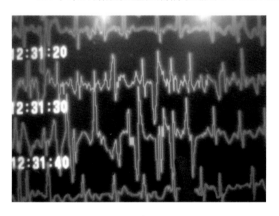

图 1-187　心电图显示频发性早搏

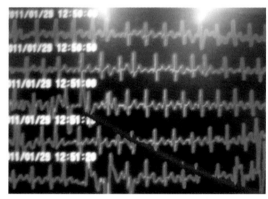

图 1-188　心电图显示心率正常

【术后诊断】　肝胆管结石;S;G,CBD,S₂;St;LLBD;A;/;C;胆囊坏死、穿孔;高位 AOSC,左肝外叶胆管脓肿穿破、左膈下脓肿;胆汁性腹膜炎,腹腔脓肿,反应性盘状肺炎;心律失常(室性期前收缩);粘连性肠梗阻(梗阻的平面在空肠)。

【实施手术】　腹膜腔清创,胆囊切除,胆总管 T 形管引流,肠粘连松解,腹膜腔引流。

【术　后】　术后继续抗生素治疗,注意水电解质酸碱平衡,配合使用胸腺素(日达仙)、基因重组人生长激素(思真)及奥美拉唑(洛赛克),于术后第 7 天先后拔除盆腔及右肝下间隙引流管,恢复平顺。术后第 15 天带 T 形管出院。嘱 3 个月后再来院复查。

【点　评】

1. 失误

(1)影像学报告。

①腹部 X 线平片报告"多个液气平面,提示肠梗阻"。没有提示梗阻平面及梗阻的性质,是机械性梗阻?

②CT 报告仅提示胆总管结石及胆囊结石,而左肝外叶胆管扩张、左膈下液体积聚、左中

上腹液体积聚,以及左中上腹小肠壁增厚、肠管扩张均未发现。

(2)主管医生诊断内容思维零乱。

(3)主管医生选择右上腹反 L 形切口,不能满意地清洁腹膜腔。

2.纠误

(1)查询病史、体格检查、自己阅片,综合分析资料,理清诊断。

(2)损伤控制,救命第一,立即手术。本次所择手术方式是上策。

3.外科手术技术要点

(1)选择"屋顶式"切口,挽出肠管,用 10%浓度聚维酮碘液、生理盐水清创腹膜腔。

(2)切除坏死的胆囊,做胆管探查减压。明确左肝外叶卜段胆管穿孔,适可而止做左膈下引流。

病例 2:肝胆管结石、胆总管十二指肠瘘,并肝脓肿破裂 8d

患者,男,52 岁。

反复右上腹痛、畏寒、发热 30 年,复发加重全腹痛 8d。

近 30 年,反复右上腹痛、畏寒、发热、无黄疸,曾诊为"肝胆管结石",经当地医院输液、抗生素等处理,症状缓解。8d 前症状复发,并感全腹痛、腹胀,再度住入某医院,经抗生素、输液治疗 8d,症状无缓解,并认为无法手术治疗,应继续非手术治疗。由于腹痛难忍,而要求转来我院。

T37.8℃,P 98 次/分,R 22 次/分,BP 15/10.9kPa(112/82mmHg)。

皮肤、巩膜未见黄染。心律齐,双肺呼吸音清。腹胀满,未见浅静脉曲张,无胃肠型,全腹肌紧张,压痛、反跳痛以剑突右下方及左上腹为显。肝、胆囊及脾未触及,右肝浊音界存在,叩击右肝区示心窝部疼痛。腹水征存在。双腰背部无抬举痛。

WBC23.95×10⁹/L,N 0.92,PLT 124×10⁹/L,TP 48.8g/L,ALB 26.7g/L,TBIL 13.5 μmol/L,DBIL 5.6 μmol/L,PA 63mg/L,CHE 2393.3U/L。

CT:右肝轮廓清。左肝外叶胆管呈囊状扩张,其内胆石存在,囊状胆管似穿破于左膈下,局部形成液体积聚区域。右肝内胆管未见胆石(图 1-189)。胆囊显示不清。肝内外胆管大量积气。右上腹肠管扩张、胀气。腹膜腔内积液。

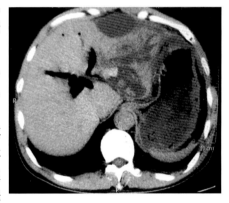

图 1-189　左肝外叶胆管扩张、结石

【入院诊断】　肝胆管结石;S:S₂、S₃;St:LLBD;A:/;C:胆源性肝脓肿穿破、弥漫性腹膜炎;左膈下脓肿;胆总管十二指肠内瘘、反流性胆管炎;并:AOSC;低蛋白血症。

【拟施手术】　胆总管引流、左膈下脓肿引流及腹膜腔清创。

【手术过程】　立即急诊,全麻,右上腹反 L 形切口入腹。

1.左膈下及腹膜腔积脓 1100ml。挽出肠管,以 2000ml 10%浓度聚维酮碘液、生理盐水冲洗清洁腹膜腔。

2.小肠明显充血、水肿,胀气明显,做肠减压,排出肠气液约 2000ml。

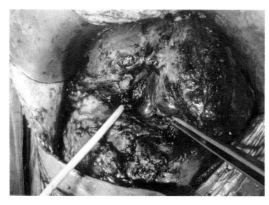

图 1-190　脓腔引流管

3. 分离肝脏面粘连,显露胆囊及胆总管,胆总管外径约 2.5cm,胆囊约 5cm×3cm。切开胆囊,排出大量气体及胆汁。经胆囊管切口放置 18 号 T 形管,一横臂入胆总管,缝闭胆囊切口,测试无胆漏,回抽为胆汁,无出血。

4. 放置乳胶管入左肝外叶脓腔内及左膈下(图 1-190),经左上腹前壁戳孔,就近引流。

5. 右肝下间隙放置乳胶管引流,经右侧腹壁戳孔引出。T 形管直臂经右上腹前壁戳孔引出腹腔。

6. 逐层关腹。

【术后诊断】　同入院诊断。

【实施手术】　腹膜腔清创,胆总管 T 形管引流,左肝外叶及左膈下脓腔引流。

【术　后】　术后从 T 形管引流墨绿色胆汁 300～400ml/d,其内有食物。从膈下及左肝脓肿引流液体 100～50ml/d,黄色浑浊。无腹腔残余脓肿、腹内出血。术后第 14 天带 T 形管及左肝引流管出院。

【点　评】

1. 失误

(1)当地医院认为是“胆管炎”,“肝内结石无法处理”,故行非手术治疗 8 日,等待病情好转再做手术。

(2)本例患者胆石致左肝管梗阻,胆源性肝脓肿穿破致弥漫性腹膜炎、左膈下脓肿,应行急诊手术引流。

(3)来到本院后,有的医生还提出做左肝切除、胆总管横断、胆肠鲁氏 Y 形吻合术。这个病人胆汁性腹膜炎已 8d,一般情况很差,因此,病人肝的局部情况及全身情况均不允许施行如此大的手术。

(4)术中有医生提出能否将左肝的结石取出,切除胆囊。患者目前的情况是左肝严重感染、充血、水肿,强行取石会致大出血。其次,胆囊与胆总管相当通畅,无须切开胆总管。在这种情况下,手术越简单越好,结束手术越快越好。

(5)原术者入腹后不慎将膈下脓肿刺破,大量黄色脓液涌出,污染腹膜腔,用盐水纱布垫临时填塞是错误的。另外进腹后先不慎将结肠分破,当大量胆汁及气泡涌出后,还试图在瘢痕中找胆总管,而忘记处理腹膜腔大量脓液。

2. 纠误

(1)诊断是肝胆管结石,已并发左肝内脓肿穿破致膈下脓肿、胆总管十二指肠瘘、反流性胆管炎,这是这次救治的主要矛盾,也是致命的要害。

(2)治疗的原则是救命第一,治疗的方式是胆总管引流及左肝脓肿引流和腹膜腔清创。

3. 外科手术技术要点

(1)手术的程序是先胆道减压、膈下脓肿引流、清创腹膜腔,而后胆道置管引流、脓肿清创,放置引流管。

注意决不能:胆总管切开、置管,脓肿清创、置管,而后吸取腹膜腔脓液,关腹。

（2）本例胆管与胆囊通畅，故只需做胆囊管切开放置 T 形管，即达胆道引流的目的。

（3）左膈下脓肿引流后，立即挽出肠管，大量生理盐水冲洗，以聚维酮碘液纱布垫隔离保护好腹膜腔，做膈下及肝脓肿清创。

病例 3：肝胆管结石、肝硬化并急性梗阻性化脓性胆管炎，胆源性肝脓肿

患者，女，60 岁。

间发右上腹痛、畏寒、发热 30 多年，复发伴呕吐 15d。

32 年前，B 超检查发现"肝胆管结石"，在外院做"胆囊切除、胆总管探查、T 形管引流术"。

T37.3℃，P 106 次/分，R 24 次/分，BP 13.3/8.4kPa(100/63mmHg)。

皮肤、巩膜轻度黄染。心律齐，双肺呼吸音清。腹平，浅静脉不曲张，陈旧性右上腹经腹直肌切口瘢痕长 13cm。右上腹肌紧张，于右肋缘下可扪及肿块，约 10cm×5cm 大小，边界尚清，明显触痛。剑突右下方压痛。脾在左肋缘下 3cm 可及。右肝浊音界于右锁骨中线上第 5 肋间，叩击痛明显。右腰背部抬举痛存在。腹水征(－)。

WBC9.95×10^9/L，N 0.87，PLT 52×10^9/L，TBIL 88 μmol/L，DBIL 72.2 μmol/L，PA 78mg/L，CHE 2078U/L，AST 338.3U/L，ALT 797.5U/L，TP 44g/L，ALB 24.1g/L。血清钠 133.6 mmol/L，血清氯 97.4 mmol/L，血清钾 4.05 mmol/L。

CT 报告：肝内外胆管多发结石、急性梗阻性化脓性胆管炎（AOSC）、肝周积脓，胆汁性肝硬化。

【入院诊断】　肝胆管结石、AOSC、胆汁性肝硬化、肝周脓肿。

【拟施手术】　PTCD? 非手术治疗？

【手术过程】

1. 经过输液、抗生素（泰能）等处理 16h 后，仍然腹痛剧烈。请笔者急会诊。

体格检查，阅读 CT 片：肝轮廓清，右肝肥大、左肝萎缩（图 1-191）。肝内外胆管明显扩张。左肝管、S$_9$ 肝胆管、胆总管充填胆石。胆总管内径达 2.5cm，一椭圆形胆石约 3cm×2.5cm，几乎完全堵塞胆总管（图 1-192）。S$_5$ 肝向下赘生，似为"胆囊"，约 6cm×10cm 大小。肝总管右侧壁连续性中断，似与"胆囊"相连通。未见肝门及胆总管周静脉曲张。脾大约 9 个肋单元。腹水征(－)。

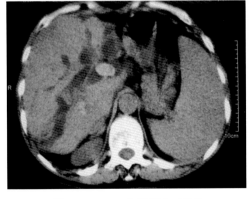

图 1-191　CT：右肝肥大、胆石

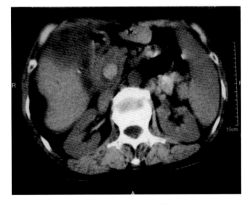

图 1-192　CT：胆总管结石

2. 立即完善术前准备,全身麻醉,延长原右肋缘下切口入腹。

经探查为右肝 S_6 肝脓肿,胆总管外径约 2.5cm,可及胆石。

3. 分离 S_6 肝周粘连,穿刺获脓性胆汁,予以切开,吸出脓性胆汁 250ml(图 1-193)。

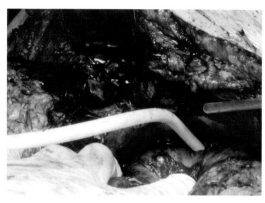

图 1-193　脓肿切开

4. "四边法"切开胆总管,取出胆总管、肝总管及左肝管、右肝管内胆石,放置 20 号 T 形管,直臂经胆管切口引出。

5. S_6 肝脓肿内放置乳胶管引流,经 T 形管注水,从 S_6 肝引流管通畅流出。

6. 清点器械、敷料无误,右膈下间隙放置乳胶管,经右侧腹壁引出,逐层关腹。

【术后诊断】　肝胆管结石;$S_?S_6$,CBD,LHD,RHD,HCD;St:S_6;A:/;C;AOSC;胆源性肝脓肿、胆汁性肝硬化、肝门静脉高压症(巨脾)。

【实施手术】　胆总管探查、T 形管引流、脓肿引流。

【术　后】　术后恢复平顺,第 14 天带引流管出院。

【点　评】

1. 失误

(1)曾考虑为"胆总管穿孔致腹腔脓肿"。

(2)入住 ICU 后,较长时间的非手术治疗,未能及时胆道减压及脓肿引流。

2. 纠误

(1)立即胆道减压、肝脓肿引流。

(2)手术过程中明确诊断为肝脓肿,纠正了术前考虑为"腹腔脓肿"的错误。

3. 外科手术技术要点　由于既往多次胆道手术,腹内粘连广泛,又处急症期,渗血严重,而且胆汁性肝硬化、肝门静脉高压,手术困难。

(1)胆总管探查。对此,笔者注意了以下几点:①先做右肝脓肿减压,腾出右肝下间隙;②紧贴肝方叶基部,推开十二指肠,显露胆总管长约 2cm 的范围;③横切肝总管,取出胆石,探查胆道。

(2)肝脓肿引流:①分离右肝脏面粘连,显露右肝 S_6 脏面;②选择肝波动感明显处,穿刺获脓性胆汁;③"四边法"予以切开;④放置乳胶管引流。

病例 4:79 岁,残留肝胆管结石、左肝管穿孔、膈下脓肿、AOSC,穿刺置管引流

患者,男,79 岁。

复发间发右上腹痛、畏寒、发热 3 年,再发伴左上腹痛 6d。

9 年前,诊为"胆囊、胆总管结石"在某县人民医院施"胆囊切除、胆总管探查、T 形管引流术",历时 6h。

T38.4℃,P 89 次/分,R 24 次/分,BP 19.7/11.3kPa(148/85mmHg)。

皮肤、巩膜轻度黄染。心律齐，左肺背部呼吸音低。腹平，陈旧性右上腹经腹直肌切口瘢痕长6cm，剑突左下方压痛，肝、脾未扪及，叩击左胸前区示左上腹痛。腹水征（-）。左腰背部抬举痛明显，双下肢无水肿。

WBC11.02×10⁹/L，N 0.85，PLT 44×10⁹/L，TBIL 64.4 μmol/L，DBIL 43.5 μmol/L，TP 57g/L，ALB 25.6g/L，AST 39.5U/L，ALT 28.5U/L，CA19-9 35.4U/ml。

CT：右肝轮廓清，左肝外叶不清。左肝内胆管扩张，胆石梗阻。左肝外叶胆管、左肝外叶与胃之间、脾周示液体积聚（图1-194）。肝胆管内积气。左胸膜腔积液（图1-195）。

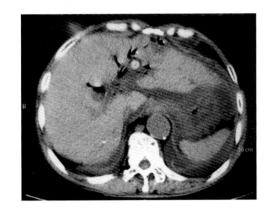

图1-194　CT：左膈下脓肿

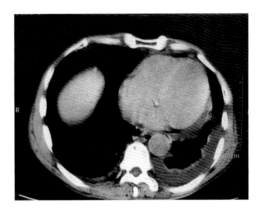

图1-195　CT：左胸膜腔积液

【入院诊断】　残留肝胆管结石；S：S₂、S₃；St：LLBD；A：/；C：AOSC；左肝管穿孔、左膈下脓肿、左胸膜腔积液、胸膜炎。胆总管、十二指肠瘘、反流性胆管炎。

【拟施手术】　腹腔穿刺置管引流。

【手术过程】

1. 入院后住ICU，是否急症手术？主管医生请笔者急会诊。

2. 完善相关术前准备，急症，取右上腹反L形切口，入腹探查。

（1）原为胆肠布朗吻合，布朗桥襻肥大，吻合口内径约2cm。

（2）右肝色泽棕红，表面光整。左肝外叶明显炎症、充血、水肿，形成左膈下脓肿，脓液量约300ml。见左肝外叶胆管穿孔，溢胆汁、脓液。

（3）离断原胆肠吻合口，胆总管内径约2.5cm，远端不通。左肝外叶胆管狭窄，其远侧穿孔。十二指肠、胰头无肿瘤。安置Pringle止血带。

（4）阻断入肝血流8min，快速剥离左肝周粘连，离断左冠状韧带及肝胃韧带。创面渗血，以热盐水垫压迫。

（5）结扎、切断左肝外叶动脉、肝门静脉左外支。

（6）阻断入肝血流9min，快速钳夹、离断左肝及三角韧带，移除左肝外叶。剖开肝标本，示左肝外叶胆管积胆石及脓液，左肝多个脓肿（图1-196）。

经左肝断面胆管插入取石钳与左肝管相通（图1-197），经左肝管注水，通畅（图1-198）。

以4-0 Prolene线关闭胆管残端，测试无胆漏。

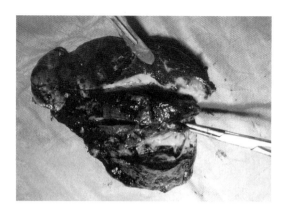

图 1-196　肝切面

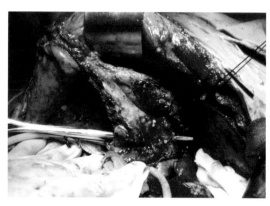

图 1-197　取石钳与左肝管相通

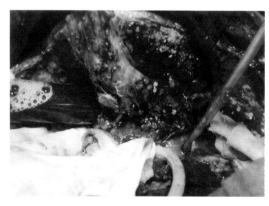

图 1-198　经左肝管注水

（7）将原布朗桥襻改作鲁氏 Y 形吻合桥襻，做胆肠鲁氏 Y 形吻合术。

（8）放置左膈下引流管，清点器械、敷料无误，逐层关腹。

手术历时 2.5h，失血量约 300ml。返回 ICU。

【术后诊断】　残留肝胆管结石，胆肠布朗吻合术后；$S_1 S_2 S_3$；St：CBD（医源性），LLBD；A：/；C：左肝外叶脓肿；左肝外叶胆管穿孔、膈下脓肿、反流性胆管炎、反应性胸膜炎、左胸腔积液、低蛋白血症。

【实施手术】　左肝外叶切除，胆肠鲁氏 Y 形吻合术。

【术　后】　无胆道出血、膈下脓肿、胆漏等并发症，恢复平顺。

【点　评】

1. 失误

（1）术前没有诊断出"胆肠布朗吻合"。

（2）术前没有考虑前次手术致医源性远段胆管损伤，而做布朗吻合。诊断依据：①首次为结石性胆囊炎、胆总管结石，做胆总管探查，历时 6h。②这次术中探查，胆总管远端不通，扪触胆总管远端呈硬索样。

（3）如果是因为肝胆管狭窄做胆肠内引流，其错误是胆肠吻合口做在狭窄胆管以下，无意义。无胆肠鲁氏 Y 形吻合术的指征。

（4）主管医生认为患者 80 岁高龄，身体状况不好，原拟腹腔穿刺置管引流。

2. 纠误

（1）急症胆道引流、左肝外叶切除，这是危险之举，也是救命之举、成功之举。理由在于：①患者年龄 79 岁，风烛残年，高危病人；②左肝内胆管穿孔、膈下脓肿已 6d，局部炎症、渗血严重，切肝困难，但不切肝效果不好；③凝血功能欠佳，PLT 44×10^9/L。

（2）本手术成功原因在于：①虽年龄 79 岁，但心血管功能好，"80 岁的年龄，40 岁的心脏"；②右肝是好的，病变主要在左肝外叶；③左肝外叶的游离及切除可以在 Pringle 止血带阻断入肝血流下进行，失血可以控制；④解剖性切肝经验逐渐成熟；⑤有对付其感染的手段（抗生素）。

3. 外科手术技术要点

（1）先拆除胆肠吻合口，探查胆道，另一方面可放置 Pringle 止血带。

（2）安置 Pringle 止血带阻断入肝血流，游离、切除左肝外叶，明显减少出血。

（3）修改布朗桥襻，做胆肠鲁氏 Y 形吻合术。

病例 5：肝胆管结石并肝脓肿穿破、左膈下脓肿，肝硬化、左肝肥大，施膈下脓肿清创、胆总管 T 形管引流

患者，女，57 岁。

反复右上腹痛伴寒战、发热 10 年，复发 7d。

11 年前，诊为"肝胆管结石、胆汁性肝硬化"，在某医院施"左肝外叶切除、胆总管 T 形管引流术"。

T 36.2℃，P 80 次/分，R 22 次/分，BP 16.3/9.3kPa(122/70mmHg)。

皮肤、巩膜无黄染。心、肺无明显异常。腹平，浅静脉不曲张，陈旧性右肋缘下切口瘢痕。腹壁软，肝、胆囊未及，脾下极于左肋缘下 3cm，剑突右下方无压痛，叩击右肝区示心窝部不适。无胃振水音，腹水征（一）。双腰背部无抬举痛，脊柱、四肢无异常。

WBC13.06×10⁹/L，N 0.78，PLT 90×10⁹/L，TP 51.4g/L，ALB 27g/L，TBIL 9.6 μmol/L，DBIL 5.6 μmol/L，BUN 5mmol/L，CHE 2779U/L，PA 108mg/L，CA19-9 3.84kU/L。

CT 平扫：肝轮廓清，表面欠光整，左肝外叶未见，左肝内叶、尾叶肥大，右肝萎缩。肝内各胆管扩张。左肝内胆管呈囊样，内径达 2.5cm。各肝内胆管充填胆石。胆总管内径约 1.3cm，其内亦充填胆石，胆总管位置深在。一级肝门贴近右肾。脾大 9 个肋单元。左肝断面与胃粘连，显示低密度影约 3cm ×1.5cm 大小。脾周可见液体积聚（图 1-199）。

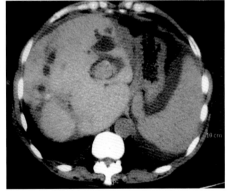

图 1-199 CT：脾周积液

静脉期：肝门区未见曲张的静脉。

【入院诊断】 肝胆管结石、AOSC；胆汁性肝硬化。

【拟施手术】 右半肝，S₂、S₃ 肝切除。

【手术过程】

1. 主管医生做好术前准备，择期，全麻，"屋顶式"切口入腹。

入腹探查：腹水量约 800ml。肝呈"马铃薯"样，左肝内叶肥大，右肝萎缩，肝质地硬。一级肝门贴近右肾，逆时针方向旋转，而且深藏。左肝断面与胃致密粘连，可扪及一 3cm×3cm× 3cm 硬块。胆囊已切除。胆总管外径约 1.5cm，其内可扪及胆石。胆管壁及肝十二指肠韧带未见静脉曲张。

2. 显露胆总管，损伤结肠肝曲，予以修补。"四边法"予以切开胆总管，取出其内胆石。左右肝内胆管结石取出困难。主管医生请笔者协助。

3. 笔者查询病史、阅读 CT 片、察看术野后，完成以下手术：

(1)"四边法"延长切开肝总管、左肝管，清创右肝内各胆管结石。

(2)沟通温氏孔，安置 Pringle 止血带。

(3)电刀切削、分离左肝膈粘连及左肝断面与胃粘连，清创脓肿，脓液量约 10ml。发现脓肿与 S_3 肝胆管相通。

(4)Pringle 止血带阻断入肝血流 8min，切开 S_3 肝胆管，直视下清除 S_3、S_4 肝胆管内结石(图 1-200)，取石钳经 S_3 肝胆管与左肝管沟通。以 10% 浓度聚维酮碘液、生理盐水冲洗左肝内胆管。

(5)放置 16 号 T 形管，一横臂经左肝管入 S_3 肝胆管，直臂经肝总管右侧壁戳孔引出。4/0 薇乔线连续缝闭肝外胆管切口(图 1-201)。

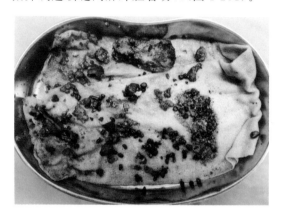

图 1-200　胆石

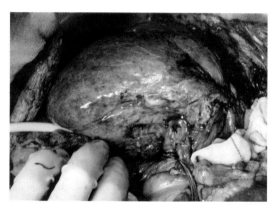

图 1-201　缝闭肝外胆管切口

(6)4-0 薇乔线连续缝闭 S_3 肝胆管残端，测试无胆漏。

4. 清点器械、敷料无误，逐层关腹。T 形管经右侧腹壁戳孔引出，右膈下、左膈下分别放置乳胶管一根。

手术历时 4h，失血量约 200ml，生命体征平稳，送 ICU。

【术后诊断】　肝胆管结石；S_1；S_4、S_2、S_3(残留)，S_6、S_7、S_9，CBD；St：LHD，CBD；A：/；C：胆汁性肝硬化、肝门静脉高压症(巨脾，腹水)；肝肥大萎缩征(左肝内叶、尾叶肥大，右肝萎缩)、左肝脓肿穿破、膈下脓肿、高位 AOSC、医源性结肠肝曲损伤。

【实施手术】　左膈下脓肿清创，S_3 肝胆管切开，胆总管探查，T 形管引流，结肠修补。

【术　　后】　无胆漏、膈下脓肿、出血等并发症。术后第 10 天复查 CT，肝内无胆石残留。

【点　　评】

1. 失误

(1)原入院诊断不清、不完善，没有涵括胆石、胆管狭窄、胆管变异及并发症 4 个方面的内容。

(2)原拟切除右半肝，残留 S_2、S_3 肝。对本例而言，不能承受，术后易并发肝功能不全，十分危险。

(3)分离粘连过程中损伤结肠肝曲,并差点损伤贲门及拉氏神经。

2. 纠误

(1)对于肝胆管结石的诊断,应包括胆石、胆管狭窄、变异及并发症4个方面的内容。

(2)这次手术的方式对本例而言是最佳选择。

(3)仔细、稳妥操作,看清了再动刀,避免医源性损伤。

3. 外科手术技术要点

(1)这个手术非常困难,能获得成功十分不容易。回顾手术的过程,其困难在于:①全肝结石;②并胆汁性肝硬化、肝门静脉高压、巨脾(PLT 90×10^9/L);③肝形态、比例严重失调,左肝内叶肥大、右肝萎缩,一级肝门难以显露;④左肝脓肿穿破并发左膈下脓肿、肝胃胅底样粘连,易致拉氏神经损伤、胃贲门损伤;⑤胆道的感染未很好控制、炎症渗血。

(2)本手术的危险在于:①在服用利尿药、消除腹水的情况下手术,术后易并发肝肾功能不全;②手术剥离面的渗血难以控制,易致肝衰竭;③炎症、水肿,腹内致密粘连,易致空腔器官损伤穿孔,如十二指肠、结肠、胃、食管、拉氏神经等;④胆管炎症,术中易致胆道出血,难以控制;⑤厌氧菌败血症。

(3)左膈下脓肿的处理:①紧贴肝断面,以电刀锐性切削;②敞开脓肿壁,以聚维酮碘液湿敷;③清除炎性肉芽、结扎线头;④与致胆漏、膈下脓肿形成的 S_3、S_4 肝胆管沟通,清除 S_3 肝胆管内结石;⑤经左肝管放置引流导管,确保 S_3、S_4 肝胆管、左肝管引流通畅。

(4)S_3、S_4 肝胆管结石的清除:①切开胆总管、肝总管及左肝管;②阻断入肝血流,切开肝断面与 S_3 肝胆管,内外结合清除胆石。

(5)右肝内胆管结石的清除:①切开肝总管、左肝管,敞开一级肝门、右肝管口;②直视下以刮匙、取石钳、胆道镜及灌洗器逐一清除右肝内各胆管结石。胆管内外结合扪触至结石感消失。

(6)T 形管的放置:①选择 16 号 T 形管;②一横臂入 S_3 肝胆管;③T 形管直臂经胆总管右侧壁引出;④T 形管直臂经右侧腹壁戳孔,水平位引出腹膜腔。

病例 6:"肝癌"坏死、液化、感染,并高热、气促 15d,急症施右半肝切除

患者,女,54 岁。

右上腹痛、高热 15d,伴气促、咳嗽 5d。

15d 前饮"冷白酒"后感右上腹痛、高热(39～40℃),在当地医院诊为"肝癌、坏死、感染""肺部感染""休克",经用抗生素(亚胺培南)等治疗,仍持续高热,气促、咳嗽加重,而转来我院。

入院后经过 3d 抗生素(美罗培南)等处理,症状加重,请笔者会诊。

T39.7℃,P 132 次/分,R 46 次/分,BP 17.2/10.1kPa(129/76mmHg)。

神清合作,斜坡卧位。无黄疸。右肺呼吸音低,可闻痰鸣、湿啰音,左肺呼吸音增强。心律齐,无杂音。腹胀满,浅静脉不曲张。腹壁软,肝、胆囊及脾未及。右肝浊音界上界于锁骨中线上第 4 肋间,叩击右肝区示右上腹痛。

WBC2.7$\times 10^9$/L,N 0.95,PLT 37$\times 10^9$/L。

　　CT(2014 年 8 月 20 日,外院)平扫:右肺不张,右胸膜腔积液(图 1-202)。右肝见一低密度区,可见边界,左肝外叶肥大。

　　增强扫描(动脉期):右肝肿块约 15cm×18cm×10cm 大小,肿块周围见小动脉支(图 1-203)。

　　增强扫描(静脉期):右肝肿块呈低密度区,其内显示密度不均。肝内胆管不扩张,无胆石、无积气(图 1-204)。

　　冠状面示右肝膈顶与心主动脉弓相平,右胸腔仅 3 个肋间隙,右肺不张,右肝肿块边界清楚(图 1-205)。

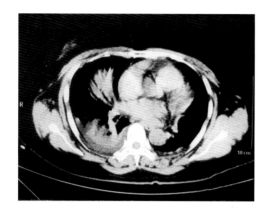

图 1-202　右肺不张

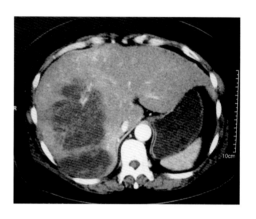

图 1-203　CT:肿块周围小动脉支

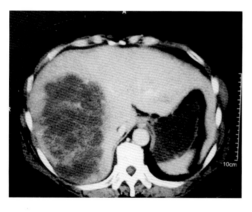

图 1-204　CT:肿块低密度

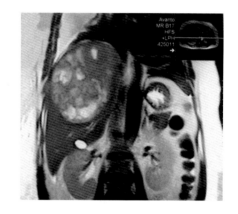

图 1-205　CT:右肝肿块边界清

　　【入院诊断】　肝脓肿,肝癌不排;高血压 I 级,极高危;肺部感染。

　　【拟施手术】　右半肝切除。

　　【手术过程】

　　1. 笔者组织相关医生会诊,指出如下。

　　(1)诊断:肝肿瘤坏死、液化、脓肿;并右肺不张;肺部感染、急性呼吸窘迫综合征(ARDS)。

　　(2)治疗:立即做右半肝切除、气管切开,才有 1% 的希望。

2. 体位、切口、探查。平仰卧位,倒 T 字形切口。入腹探查见右肝病变性质、大小与术前 CT 所示相符,左肝色泽、质地正常,左肝外叶肥大。可以承受右半肝切除。

3. 解剖第一、二肝门,确定左右肝缺血分界线。

(1)移除胆囊。

(2)解剖第一、二肝门。先后结扎、切断肝右动脉、肝门静脉右干,钳夹、切断右肝管,5/0 Prolene 线缝闭肝门静脉左干及右肝管残端。显露各肝静脉根部。

(3)于缺血分界线上以电凝标示。

4. 劈开左右肝。

(1)控制中心静脉压 $0.2kPa(2cmH_2O)$,以"微榨法"配合单、双极电凝,于缺血分界线上、肝中静脉右侧劈离左右肝。

(2)先后结扎、切断 S_8、S_5 肝静脉支。

(3)仔细离断肝,保护肝中静脉,显露肝中静脉根部、肝后腔静脉。

(4)离断尾叶,逐渐显露肝后下腔静脉。

5. 移除右半肝。

(1)钳夹、切断右侧肝短静脉。

(2)心耳钳钳夹肝右静脉,予以切断,近心端以 5-0 Prolene 线缝闭,远端以 4 号丝线缝闭。

(3)快速离断右冠状韧带、肝肾韧带,移除右半肝及 S_9 肝。标本重 2000g,剖面呈肝坏死、脓肿(图 1-206)。

(4)术野清楚显示肝后腔静脉、肝中静脉、左肝蒂。肝断面无胆漏、出血(图 1-207)。

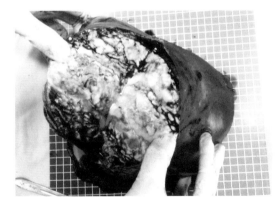

图 1-206　肿块切开

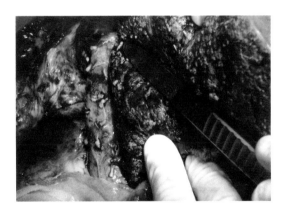

图 1-207　肝断面

6. 胸腔穿刺,关腹。

(1)温无菌注射用水(蒸馏水)冲洗术野。

(2)放置右膈下乳胶引流管,并经膈穿刺胸腔,吸出黄色胸腔积液 2000ml。

(3)清点器械、敷料无误,逐层关腹。

(4)由于甲状腺肥大,不便气管切开,带气管插管入 ICU。

手术历时 5h,失血量约 300ml,术毕时 HR 87 次/分,SpO_2 1.0。

【术后诊断】 右肝脓肿;并:右胸膜腔积液;右肺不张、急性呼吸窘迫综合征(ARDS)。

【实施手术】 右半肝、S_9 肝切除。

【术 后】 术后第1天即能平卧,R 27次/分,P 82次/分,T 36.7℃,SpO_2 1.0,双肺呼吸音清。第2天拔除气管导管,生命体征平稳,转回普通病房。第3天肛门排气,开始进食。无膈下脓肿、出血等并发症,恢复平顺。第10天出院。

病理切片报告:肝脓肿(未见癌)。

【点 评】 本例病情十分危重,肝切除十分困难,在这种情况下冒险"反常规"施行急症右半肝切除,第10天康愈出院。

1. 失误

(1)起病至手术长达18d,误诊为"肝癌、坏死、脓肿"。

(2)术前一直用抗生素非手术治疗肝脓肿、肺炎,没有将肺炎呼吸困难与肝脓肿的关系弄清。

(3)本病例入我院时的情况,确实"丧失手术时机",说明一些医生有常规的经验,但没有"反常规"的勇气和经验。

2. 纠误

(1)首先应明确本例为肝脓肿。由于脓肿向右胸腔突出,右膈抬高,胸腔变小(仅3个肋间),压迫肺,肺不张,继发肺部感染、呼吸困难、急性呼吸窘迫综合征,前者为因,后者为果,治病的关键在于去因。

(2)右肝切除,解除膈肌的顶压、解除右肺的压迫,膈肌运动恢复,肺才能舒缩,肺炎才能好转,呼吸窘迫综合征迎刃而解。所以必须冒险切除右半肝。

3. 外科手术技术要点

(1)本例可选择右肝三联切除,亦可右半肝切除,前者手术简便,后者危险但可多保存左肝内叶,故我们选择了后者。

(2)本例右半肝切除难度较大。

①原因:肝脓肿,肝断面易出血。肿块与肝中静脉紧贴,汇入静脉支较多,分开脓肿与肝中静脉费时,而且易致肝中静脉撕裂出血。

②注意以下几点:解剖性右半肝切除;顺肝静脉走向,轻巧分离肝中静脉及属支,一旦破裂,立即指压局部,破口用5/0 Prolene线即时修补。

第六节 肝囊性疾病

肝囊性疾病甚为常见,分为寄生虫性、非寄生虫性和先天遗传性囊肿三类。本节主要讨论单纯性囊肿、多囊肝。

一、单纯性肝囊肿

单纯性囊肿是指肝内与胆管不相通的浆液性囊肿,常为多发性。囊肿可大可小,亦可一个或数个。大的囊肿压迫肝内胆管、肝门静脉支,致使肝萎缩,形成薄层纤维组织。

(一)症状、体征

小的囊肿无症状,过大的囊肿可以压迫、推移邻近器官,发生一些相应的症状,如腹胀,囊肿顶推膈肌致胸膜腔变小、呼吸浅速,囊肿压迫胃致进食后上腹胀满不适。

囊肿可并发出血,亦可合并感染,出现腹痛、发热。

体检时,可见右上腹胀满,扪及增大的"肝",甚至右肝区叩击痛。

(二)实验室检查

囊肿合并感染,表现为 WBC↑,N↑。

(三)影像学检查

如 B 超、CT 及 MRI 等。

CT 表现为:①肝内圆形或椭圆形低密度区;②囊壁薄,边缘整齐、光滑,与周围组织分界清楚;③增强扫描,无囊肿内部强化。

(四)治疗

囊肿过大,对邻近器官压迫或产生并发症,可采用手术干预。方式有以下几种:①囊肿开窗(开腹或电视腹腔镜);②囊肿穿刺置管引流;③囊肿内引流;④肝段(叶)切除。

二、多囊肝(肝纤维性多囊状瘤)

(一)症状、体征

一般无症状,当囊肿过大,可出现对邻近器官压迫、推移症状。同样,囊肿可并发出血、感染,而出现腹痛、发热等症状。

多囊肝可以合并脾、肾囊肿。

体检可扪及增大的肝,有些病例腹部胀大如足月妊娠,肝的前缘可达耻骨联合上。

(二)实验室检查

合并囊肿感染的血象升高。

(三)影像学检查

包括 B 超、CT 及 MRI 等。

CT 表现为:肝内无数个大小不等的圆形低密度区、边缘光滑、壁光整,与周围分界清楚,像"一堆肥皂泡"。增强扫描囊肿内无强化。

(四)治疗

一般无须手术,但过大、对邻近器官压迫或并发感染、出血,可酌情采用以下手术:①囊肿开窗、引流;②囊肿连同附着肝一并切除;③肝移植。

典型病例

病例 1:尾叶巨大"囊肿"并出血,试图一次整块切除

患者,女,63 岁。

上腹胀痛 3 个月。

T,P,R,BP 正常。心律齐。右肺背部呼吸音低,未闻及啰音。上腹饱满,浅静脉不曲张。肝在右肋缘下 4cm,无明显触痛,胆囊、脾未扪及。叩击右肝区示右上腹痛。胃振水音(-),腹无移动性浊音。双腰背部无抬举痛,双下肢无水肿。

血象、血清生化正常,CA19-9 4.5kU/L。

CT:肝轮廓清,表面光整。肝内示一巨大囊肿,约 13cm×10cm×10cm,呈圆形,上面贴近第二肝门,肝中、肝右、肝左静脉被推移向上。下面位于近肾静脉。囊壁不厚,未见组织向囊肿凸出。囊肿内见云雾状高密度影(图 1-208)。胆囊不大,胆管不扩张。脾大 6 个肋单元。无腹水。

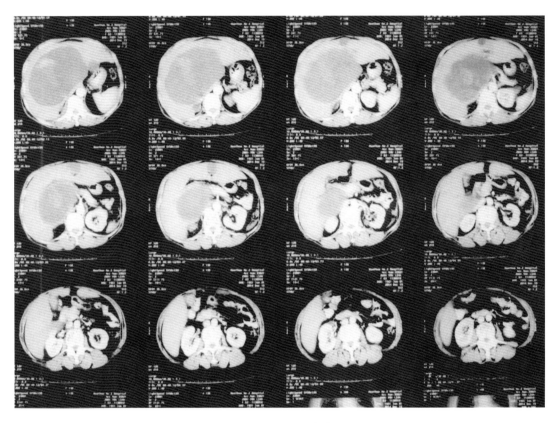

图 1-208　CT:肝囊肿

【入院诊断】　巨大肝囊肿,囊腺癌;并出血。

【拟施手术】　全尾叶切除。

【手术过程】

1. 体位、切口、探查。平仰卧位,右上腹反 L 形切口入腹。无腹水。囊肿源于尾叶,其大小、紧邻关系与术前 CT 所示相符。

2. 放囊肿液。选择右肝脏面囊肿与肝表面最薄处戳孔,吸出咖啡色囊液 1350ml 及血凝块 200g。囊肿内壁粗糙不平,不停渗血,以盐水垫填压。

3. 肝显露右肝蒂,失败。由于囊肿下极接近十二指肠上缘,做肝门静脉与囊肿分离,发现囊肿与门静脉炎性粘连,分离过程中不慎撕裂肝门静脉右后壁,破口长约 1.5cm,立即以 5/0 Prolene 线修补。瞬间失血量约 300ml。

剥离胆囊,企图显露肝门静脉右干,更为困难,极易渗血。此时,囊肿内不停渗血,主管医生请笔者会诊。

笔者诊断:尾叶巨大囊肿(囊腺瘤可能性大,合并出血、感染)。

处理:分块切除较为安全,先次全切除右半肝、S₉肝囊肿,而且酌情剥离残留囊肿壁。

4. 切除右半肝及部分 S₉肝囊肿

(1)安置 Pringle 止血带,控制中心静脉压 $0.2kPa(2cmH_2O)$,"15min+5min"模式控制入肝血流。做右肝蒂套带,解剖第二肝门,显露肝右、肝中静脉根部,离断右肝周韧带。

(2)电刀、电凝于肝中静脉右侧剖开囊肿前壁,钳夹、切断、缝扎右肝蒂。

(3)敞开囊肿腔,于肝后腔静脉右侧快速钳夹、切断囊壁。

(4)钳夹、切断肝右静脉,移除右半肝及部分 S₉肝,4-0 Prolene 线缝闭肝右静脉残端。残存囊肿壁基本上没有渗血(图 1-209),病人生命体征平稳。

肝标本显示囊肿壁粗糙不平,类似海绵样(图 1-210)。

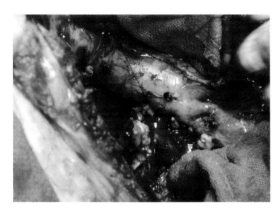

图 1-209　肝断面

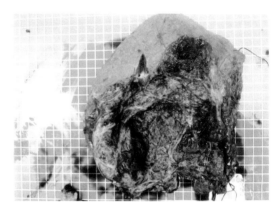

图 1-210　肿块切面

5. 切除残留囊肿壁

(1)仔细将囊肿壁从肝后腔静脉分离,结扎、切断左右肝短静脉,裸露肝后下腔静脉(图 1-211)。

(2)辨清肝中静脉,仔细将囊肿壁与肝中静脉分离,全程显露肝中静脉。

(3)向右侧牵拉囊肿壁,从肝上剥离,完全切除囊肿(图 1-212)。

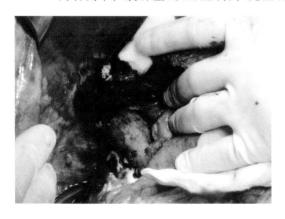

图 1-211　肝后下腔静脉

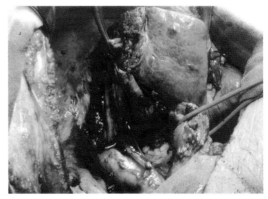

图 1-212　切除囊肿

6. 关腹

(1)"三合一液"冲洗、清洁术野,左肝断面无出血、无胆漏。

(2)肝门静脉无狭窄,血流通畅好。

(3)放置右膈下乳胶引流管一根。

(4)逐层关腹。

手术历时 3h,失血量约 1000ml。术中生命体征平稳。

【术后诊断】 巨大肝囊腺瘤,并:出血、感染。

【实施手术】 右半肝、全尾叶切除。

【术　后】 无胆漏、出血、肝门静脉栓塞、膈下脓肿等并发症,恢复平顺。

病理切片:肝囊腺瘤并出血。

【点　评】

1. 失误

(1)入院诊断错误。

(2)原手术程序设计失误,试图一次整块切除全尾叶,不实际。

2. 纠误

(1)诊断:符合巨大肝囊腺瘤并出血、感染。

(2)手术:分次切除右半肝、全尾叶是明智的选择。肿瘤切除,原则上希望整块切除,但当整块切除困难或者因此而可能危及生命时,应首先挽救生命。

3. 外科手术技术要点

(1)本例是良性肿瘤合并炎症、出血的情况,分次、分块切除是一种可选择的安全方法。

(2)右半肝切除。

①控制入肝血流,Pringle 止血带效果确实。

②控制中心静脉压。

③敞开囊肿腔,腾出手术空间。

④辨清肝中静脉、肝后腔静脉,于其右侧快速大块钳夹、切断、结扎。

(3)彻底剥离残存囊肿壁。

①辨清肝中静脉,仔细剥离。

②分离囊肿壁与腔静脉粘连,裸露肝后下腔静脉。

病例 2:多囊肝致呼吸困难 11d

患者,男,32 岁。

腹胀、气促 3 年,伴呼吸困难 11d。

近 10 年,感腹部胀大,至 3 年前渐觉气促,走路稍快后更加明显。经当地医院 B 超、CT 检查为"多囊肝",接诊医生嘱"肝太大,无法手术"。近 11d,咳嗽、呼吸困难,诊为"肺炎",予以对症治疗,效果不佳,来我院就诊。

T 38.3℃,P 132 次/分,R 32 次/分,BP 14.7/8.7kPa(110/65mmHg)。

神清合作,皮肤、巩膜无黄染。端坐呼吸,口唇无发绀。心律齐,无杂音。右肺满布湿性啰音。腹胀如足月妊娠大小,浅静脉曲张。腹壁软。肝下缘于脐下 8cm,质地硬,无触痛,肝上浊音界达右锁骨中线上第 4 肋间,右肝区叩击痛存在。胆囊未及。脾下极于左肋缘下可及。腹无移动性浊音。双下肢无水肿。

WBC13.8×10^9/L,N 0.86,PLT 112×10^9/L,Hb 116g/L,TP 61g/L,ALB 33g/L,TBIL 21.3 μmol/L,DBIL 17.5 μmol/L,AST 45U/L,ALT 38U/L,PA 148mg/L,CHE 4364U/L,BUN 4.5mmol/L。

CT:肝大,上界于右后第 4 肋间,下缘接近耻骨联合,全部为无数大小不等的囊泡充填。脾大 8 个肋单元。胃肠道被挤压推移至左中下腹。右胸膜腔约 3 个肋间。肺纹理增粗。

【入院诊断】　多囊肝,并:右胸膜腔受压、肺部感染、呼吸窘迫综合征。

【拟施手术】　非手术治疗或手术治疗。

【手术过程】

1. 主管医生对如何治疗感到十分棘手,笔者认为:

(1)诊断明显,多囊肝是因、是病根,而呼吸窘迫综合征是果。

(2)只有通过外科手术,去除一些囊肿,缩小肝体积,右膈肌才能运动,受压的肺才能膨胀,受压的胃才能进食。

2. 体位、切口、探查。平仰卧位,取上腹倒 T 字切口(图 1-213),入腹。无腹水。肝大小如 CT 所示,呈"一串葡萄"或"一桶肥皂泡"样,大小不等,最大的在右肝膈顶,直径约 18cm,左肝外叶呈"一串葡萄"样,最大的"葡萄"约 15cm,压迫、推移胃、小肠及结肠至左中下腹。

3. 做囊肿"开窗""去顶"(图 1-214)。

(1)首先做右肝顶部最大的囊肿"开窗",放出清亮水样囊肿液 1500ml。

(2)继而做左肝外叶囊肿、右肝囊肿"开窗""去顶",通过已"开窗"的囊肿逐一向深层囊肿"开窗""戳破"。先后"开窗""去顶""戳破"囊肿约 200 多个,总共放出囊肿液 2500ml。无胆汁漏。

此时麻醉医生报告患者心率下降,血氧饱和率 100%,右肺呼吸音增强。

4. 切除左肝外叶(图 1-214)。

(1)先戳破左肝外叶大囊泡。

(2)开放肝血流,迅速钳夹、切除左肝外叶,左肝断面胆管以 4 号丝线缝闭。

5. 关腹。查术野无渗血、无胆漏,左膈下放置乳胶引流管 1 根,逐层关腹。带气管导管返回 ICU。

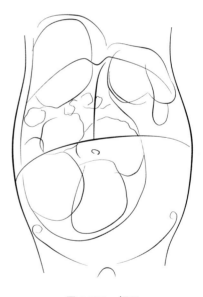

图 1-213　切口

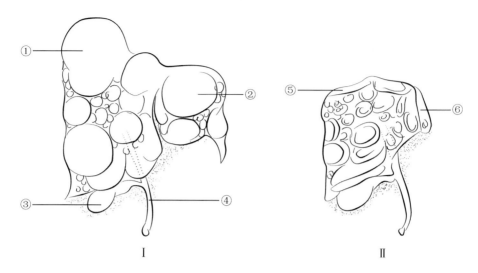

图 1-214　手术

Ⅰ.术前；Ⅱ.术后

①右肝巨大囊肿；②左肝外叶巨大囊肿；③胆囊；④胆总管；⑤右肝巨大囊肿"去顶"；⑥左肝断面

【术后诊断】　多囊肝,并:右胸膜腔受压、肺部感染、呼吸窘症、胃受压。

【实施手术】　左肝外叶切除,多个囊肿"去顶""开窗""戳破",左膈下引流。

【术　后】　术后呼吸状况明显好转,第3天拔除气管导管,第4天肛门排气、排便,并开始进食。无胆漏、膈下脓肿等并发症。第16天出院。随访至今,仍健在,但肝的下缘平脐。

【点　评】

1. 失误

(1)起病的早期,腹胀未能及时发现多囊肝,至3年前诊为"多囊肝"。

(2)当出现"呼吸困难"时又诊为"肺炎",一味治疗"肺炎"。

2. 纠误　多囊肝是"因",肺部感染、呼吸窘迫征是"果",选择急症手术多囊肝多个囊肿"去顶""开窗""戳破"及左肝外叶切除,是正确的选择。

多囊肝囊肿壁间的组织纤维化,像是房屋的框架,即算是去掉了囊泡,肝的体积难以恢复到正常形态。本例术后已20年了,肝仍然增大,下缘平脐,但肝功能正常。

本例20年前由于巨大多囊肝,一个囊肿积液1500ml,顶推右膈肌向上,致右胸膜腔狭小、肺受压、肺部感染,另一个巨大囊肿压迫胃致使进食困难。通过手术做右膈下囊肿"去顶",恢复了膈肌的运动,解除肺的压迫。另外切除压迫于胃上的左肝外叶。术后,肺、胃功能迅速恢复,说明手术是必要的。

3. 外科手术技术要点

(1)多囊肝囊肿"去顶""开窗""戳破"需注意以下几点:①"去顶""开窗""戳破"均应在囊肿透明部位进行,否则易损伤囊肿间的胆管、血管,而发生胆漏;②如囊肿液为黄色,示有胆管与囊肿相通,是囊肿空肠内引流的指征;③深层的囊肿可借助纤维胆道镜做胆囊"戳破"或"开窗"。

（2）左肝外叶切除应注意以下几点：①多囊肝可以做肝叶（段）切除，但应慎重。本例切除左肝外叶的理由在于：左肝囊肿严重压迫、挤压胃，致使患者不能进食，而急骤消瘦。左肝外叶见不到正常肝组织。患者肝功能正常，可以承受左肝外叶切除。②多囊肝左肝外叶切除宜注意：解剖性左肝外叶切除，尽量少的残存囊泡壁。左肝断面的胆管、肝门静脉、左肝外叶动脉做单独结扎。肝断面无须"鱼口状"缝闭。

第七节　肝门静脉高压症

肝门静脉高压症指肝门静脉压力高于 $3kPa(30cmH_2O)$。肝门静脉属支有肠系膜上静脉、脾静脉、肠系膜下静脉、冠状静脉。肝门静脉始末端为毛细血管，无静脉瓣，与腔静脉形成广泛侧支（胃底食管下段交通支、直肠下端肛门交通支、腹前壁交通支及腹膜后交通支）。

引起肝门静脉高压的原因主要是肝门静脉血流阻力增加和肝门静脉血流量增加（表 1-2）。

表 1-2　肝门静脉高压症的病因

类型	病因
肝门静脉血流阻力增加	肝前型
	先天性肝门静脉闭塞或狭窄
	肝门静脉血栓形成
	脾静脉血栓形成
	外源性压迫（如肿瘤）
	肝内型
	肝硬化（肝门静脉性肝硬化）
	坏死性肝硬化、胆汁性肝硬化
	肝豆状核变性、血色素沉着
	急性酒精性肝病
	先天性肝纤维化
	特发性肝门静脉高压症
	肝后性
	巴德-吉亚利综合征（BCS）
	缩窄性心包炎
肝门静脉血流量增加	动脉-肝门静脉瘘
	脾大（如热带性脾大、骨髓样增生症）

肝门静脉高压症的分型：窦前、窦性、窦后及其他，共 4 型（表 1-3）。

表 1-3　肝门静脉高压症分型

类型	病因
窦前型	肝外型
	肝门静脉血栓形成
	脾静脉血栓形成
	脾静脉血流增加（如骨髓纤维化症）
	肝内型
	血吸虫病
	先天性肝纤维化
	肝门静脉区浸润病变,如网状细胞增生症、结节病
	原发性肝门静脉高压症（印度小儿肝硬化）
窦型	肝硬化
	肝窦闭塞（维生素 A 中毒、Gaucher 病、骨髓样增生症）
	乙醇性肝炎
窦后型	肝静脉阻塞（BCS,肿瘤压迫）
	静脉闭塞性疾病
	乙醇性中毒性玻璃样变
其他型	血液系统疾病（淋巴病、白血病）
	血流动力学原因（脾动静脉瘘、肝动脉门静脉瘘）
	肝实质异常（部分结节、变形、再生性增生）
	特发性高血压（肝门静脉硬化症、Banti 病）

一、诊断

(一)病史

血吸虫病史、乙型肝炎病史等。

(二)症状

1. 脾大、脾功能亢进（牙龈出血等）。

2. 交通支扩张、破裂出血（食管胃底静脉曲张、破裂出血,呕血,柏油样便,痔,腹前壁静脉曲张）。

3. 腹水。

4. 肝门静脉高压症胃病（上消化道出血、贫血）。

5. 肝性脑病（性格改变,抑郁、兴奋、意识障碍、昏睡、昏迷）。

6. 肝肺综合征（慢性肝病、肺血管扩张、低氧血症、发绀、杵状指）。

7. 肝门静脉高压-肺高压症（肝硬化肝门静脉高压、肺动脉高压、右心衰竭）。

8. 肝肾综合征（肝病并急性肾衰竭,尿少,无尿）。

(三)体征

蜘蛛痣、肝掌、男性乳房发育。腹壁静脉曲张、痔。肝大、质硬,脾大。

(四)血象及血清生化检查

WBC↓,RBC↓,PLT↓,TP↓,ALB↓,AST↑,ALT↑,TBIL↑,乙型肝炎（阳性）。

（五）影像学检查

1. 钡剂检查见食管胃底静脉曲张。

2. 纤维胃镜检查见食管胃底静脉曲张。

3. CT 示肝表面不光整,肝形态缩小,肝门静脉增粗,脾增大,食管胃周及肾周、腹壁静脉曲张,腹水等。

（六）肝门静脉高压症诊断时应注意的几个问题

肝功能评级,以评价肝的储备功能、预测手术的风险。Child 肝功能分级（表 1-4）。

表 1-4　Child 肝功能分级

	A 级	B 级	C 级
血清总胆红素(μmol/L)	34.2	34.2～51.3	>51.3
白蛋白(g/L)	>35	30～35	<30
腹水	无	易控制	难控制
肝性脑病	无	轻	重,昏迷
营养状态	优	良	差,消耗性

Child-Pugh 肝功能分级法（表 1-5）。

表 1-5　Child-Pugh 肝功能分级

	A 级	B 级	C 级
营养状态	良好	好	不良
腹水	无	中度,易控制	明显,难控制
肝性脑病	无	Ⅰ～Ⅱ度	Ⅲ～Ⅳ度
血清总胆红素(μmol/L)	<34.2	34.2～51.3	>51.3
白蛋白(g/L)	>35	30～35	<30
凝血酶原时间(s)	1～4	4～6	>6

二、治疗

治疗分非手术治疗和手术治疗。

（一）非手术治病

生长抑素、血管加压素;内镜治疗(食管曲张静脉套扎,硬化剂注射);三腔二囊管;经颈静脉肝内门体分流术(TIPS)。

（二）手术治疗

1. 门体分流术　①门-腔静脉端-侧分流;②门-腔静脉侧-侧分流;③肠系膜上-下腔静脉"桥式"分流术;④中心性脾-肾静脉分流术;⑤远端脾-肾静脉分流术;⑥限制性门-腔静脉"桥式"分流式;⑦冠-腔静脉分流术;⑧远端脾-腔静脉分流术。

2. 断流术　①Hassab 术,离断食管下段、左半胃血管;②Sugiura 术,离断胃底及食管下段血管,加食管下段横断吻合。

3. 断流加脾切除 笔者习惯用这种手术方式,1963—2012 年,先后施行这种手术 600 多例,效果良好。

典型病例

病例 1:肝炎后肝硬化、肝门静脉高压症,Child A 级,拟施肝移植

患者,男,47 岁。

反复呕血、柏油样便 7 个月,复发加重 10d。病后先后住院 6 次,其中 2 次因"休克"而"输血"抢救,也行过食管胃曲张血管套扎 2 次,有的医生嘱"胃横断,曲张血管缝扎",有的医生嘱"肝移植",有的医生嘱"门腔分流",意见不一,请笔者会诊。

乙型肝炎史 10 年。

T 37.3℃,P 100 次/分,R 22 次/分,BP 21.1/12kPa(158/90mmHg)。

贫血貌,皮肤、巩膜无黄染。心、肺无明显异常。腹平,浅静脉轻度曲张。腹壁软,肝、胆囊未及,脾在右肋缘下 5cm。胃振水音(一)。肝浊音界上界于右锁骨中线上第 6 肋间,下界于第 7 肋间。腹水征(一)。

WBC 2.76×10^9/L,N 0.69,PLT 54×10^9/L,Hb 80g/L,TP 62.7g/L,ALB 35.8g/L,ALT 40U/L,AST 46.4U/L,TBIL 12.3 μmol/L,DBIL 4.6 μmol/L。

HBsAg,HBeAg,抗 HBC 三项阳性。

CT:肝轮廓清,表面欠光整,肝形态、比例无明显失调,肝内胆管不扩张、无胆石。脾大 12 个肋单元(图 1-215),贲门周及胃小弯静脉曲张(图 1-216)。未见腹水。

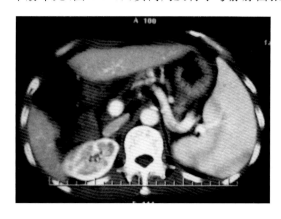 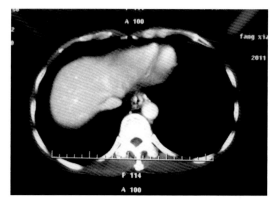

图 1-215 CT:脾大   图 1-216 贲门周静脉曲张

【入院诊断】 肝炎后肝硬化、肝门静脉高压、肝功能 Child A 级;巨脾;食管胃底静脉曲张、出血;贫血。

【拟施手术】 肝移植?

【手术过程】

1. 入院后给予止血、生长抑素等处理后出血停止,择期,笔者前往该院会诊。

按习惯查询病史、体格检查、阅读 CT 片,笔者意见如下。

(1)诊断明确。

(2)手术指征明确,时机成熟。

(3)手术方式:脾切除、门奇断流。其理由为:①目前并非终末期肝病,无肝移植指征;②目前无胃横断的指征;③我国南方以门体断流效果较好。

2. 全身麻醉,左上腹 L 形切口,做脾切除、门奇断流术。入腹:无腹水。肝色泽棕红,苦瓜皮样外观,肝较小,质地中等硬度,未及肿块。食管、贲门右侧曲张静脉成团。

3. 游离胃大弯,于胰体上缘显露游离脾动脉,以 7 号线结扎(图 1-217)。离断脾结肠韧带、脾肾韧带(图 1-218)及脾膈韧带,游离胰尾及脾蒂(图 1-219),钳夹、切断脾蒂,移除脾。缝扎脾动脉、脾静脉(图 1-220),切除副脾 2 个,分别为 1.5cm×1cm×1.5cm,1cm×0.5cm×1cm。脾重 2540g(图 1-221)。

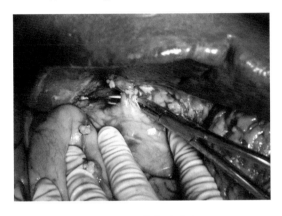

图 1-217　结扎脾动脉

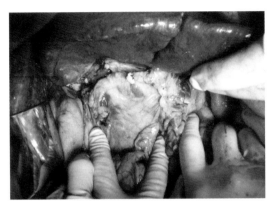

图 1-218　离断脾结肠韧带

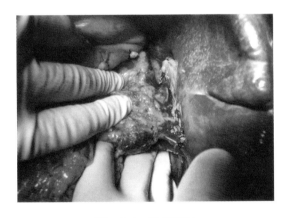

图 1-219　游离胰尾

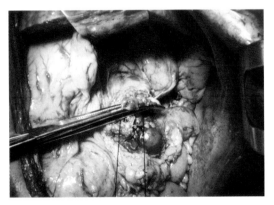

图 1-220　结扎胰尾脾动脉、脾静脉

4. 辨清拉氏神经(图 1-222),紧贴胃小弯游离胃小弯,紧贴胃底游离胃底及食管下段右侧,结扎、切断曲张的静脉。

5. 以线带临时轻扎贲门,牵食管向下。于食管前壁正中切开浆膜,向右侧牵开浆膜,辨清食管右侧缘,结扎、切断入食管曲张静脉(图 1-223)3 支,直径各约 0.4cm。裸露食管下段约 10cm(图 1-224)。

6. 查术野无出血,食管及胃壁血供完好,拉氏神经完整。放置乳胶管入脾窝,清点器械、敷料无误,逐层关腹。

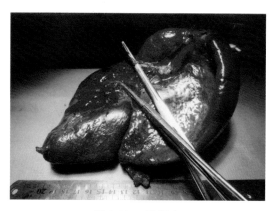

图 1-221　脾标本

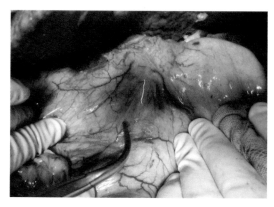

图 1-222　拉氏神经

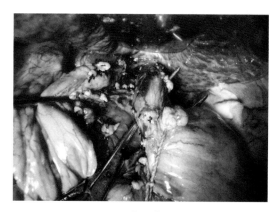

图 1-223　游离食管、断流

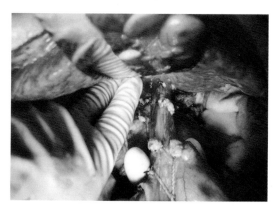

图 1-224　裸露食管 8cm

【术后诊断】 同入院诊断。

【实施手术】 脾切除、门奇断流术。

【术　后】 无肝肾功能不全、发热、左膈下脓肿等并发症,术后第 7 天 PLT 达 $94 \times 10^9/$ L,恢复平顺。

【点　评】

1. 失误　本例的失误在于手术方式的选择,术前众说纷纭,"肝移植、胃横断、门体分流"等。

2. 纠误　脾切除、门奇断流是本例的理想选择。

3. 外科手术技术要点

(1)结扎脾动脉,多在胰体上缘,有些病例可在腹腔动脉左侧结扎脾动脉根部。

(2)门奇断流时注意:①辨清拉氏神经,紧贴胃小弯进行;②线带临时束扎食管末端,牵拉食管,有利于食管剥离;③辨清食管、胃壁,勿损伤食管、胃壁;④胃造口有益于术后观察。

病例2：肝炎后肝硬化、肝门静脉高压症，切脾致脾蒂静脉撕裂、出血

患者，男，45岁。

反复呕吐、柏油样大便1个月。

近1个月先后3次呕血、柏油样大便，呕血最多的一次在10d前，当时昏倒，后经医院输血、抢救而好转，先后2次做食管静脉套扎。

6年前曾患"黄疸型肝炎"。

T 36.5℃，P 80次/分，R 18次/分，BP 16/9.3kPa(120/70mmHg)。

神清合作，皮肤、巩膜无黄染。心、肺无明显异常。腹平，浅静脉不曲张，"蛙腹征"(－)。腹壁软，肝、胆囊未扪及，脾在左肋缘下5cm。无胃振水音。双下肢无水肿，无静脉曲张。

WBC 2.71×10⁹/L，N 0.62，PLT 52×10⁹/L，Hb 72g/L，TP 60g/L，ALB 35.6g/L，TBIL 16.7μmol/L，DBIL 7.5μmol/L，ALT 18.5U/L，AST 24.5U/L，PA 156mg/L，CHE 4010U/L。

HBsAg、HBeAg、抗HBC三项阳性，C12(－)。

CT：肝轮廓清，左肝外叶肥大，肝内胆管不扩张，无胆石，无异常低密度结石。胆囊不大，胆总管不扩张。脾大10个肋单元。贲门周、胃底及胃小弯大量曲张静脉，最粗者直径1cm。胃壁内静脉曲张(图1-225)。

【入院诊断】 肝炎后肝硬化、肝门静脉高压症；并：食管胃底静脉破裂出血；脾功能亢进。

【拟施手术】 脾切除、门奇断流术。

【手术过程】

1. 全身麻醉，左上腹L形切口入腹，探查：草黄色腹水约100ml，肝棕红色，苦瓜样外观，左肝外叶肥大、质地硬。胆囊不大。肝外胆管不扩张。脾下极于左肋缘下5cm，脾门静脉曲张。贲门周及胃底静脉曲张，呈血管瘤样，贲门大弯侧曲张静脉直径达2.5cm。胃壁内静脉曲张(图1-226)。

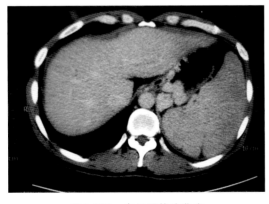
图1-225 贲门周静脉曲张

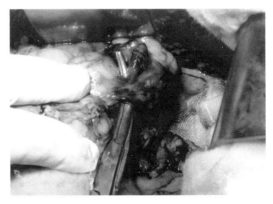
图1-226 胃壁内静脉曲张

2. 游离胃大弯，断胃脾韧带，敞开小网膜囊，结扎脾动脉，穿刺结扎以远的脾动脉，注入生理盐水1500ml。

3. 离断脾结肠韧带、脾肾韧带及脾膈韧带，托出脾，辨清胰尾部，逐一结扎、切断脾蒂静脉支,不慎撕裂脾上极静脉,失血量约800ml。当即以长弯钳钳夹脾蒂,移去脾,7号圆针丝线双重缝扎脾蒂。脾25cm×15cm×10cm,重1350g。

4.由于食管胃底静脉过度曲张,笔者上台处理。

(1)辨清胃小弯前拉氏神经(图1-227)及后拉氏神经,紧贴胃小弯壁逐一结扎、切断胃小弯血管,安置线带临时轻轻捆扎胃体,牵拉胃。

(2)紧贴胃底逐步结扎、切断胃底血管。原术者企图缝扎贲门周曲张血管,笔者嘱:"这是禁忌,千万不能损伤迷走神经干及拉氏神经!"

(3)以长弯钳于食管前壁中线上钳夹、切开食管前浆膜,予以结扎。将食管前浆膜分别向左右翻开,逐一仔细结扎、切断入食管的静脉支,显露食管下段前壁。

(4)沿食管右侧壁结扎、切断入食管的静脉支、食管右旁静脉(其直径约0.7cm),裸露食管右半侧(图1-228)。

(5)沿食管右侧壁结扎、切断食管的瘤样静脉(图1-229),裸露食管左半侧。

(6)裸露食管下段约10cm(图1-230),食管血供好,无损伤、无穿孔。前拉氏神经完好无损。

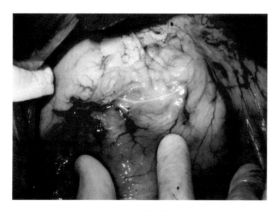

图1-227　拉氏神经

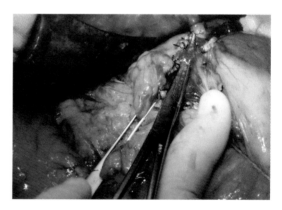

图1-228　剥离食管右侧壁

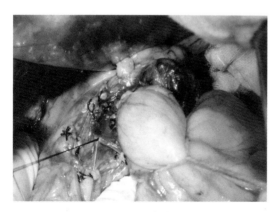

图1-229　裸露食管左侧壁

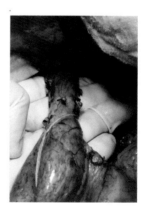

图1-230　食管裸露

5. 做胰尾浆膜化，做胃造口，放置脾床乳胶引流管。

【术后诊断】 同入院诊断。

【实施手术】 脾切除、门奇断流、胃造口。

【术 后】 无肝、肾功能不全，血小板迅速回升，恢复平顺。

【点 评】

1. 失误

（1）处理脾蒂静脉时，太靠近脾门，致脾静脉撕裂，失血800ml。

（2）做门奇断流，原术者拟缝扎胃小弯的小网膜，必定损伤迷走神经、拉氏神经。

2. 纠误

（1）结扎脾动、静脉后，先离断脾结肠韧带、脾肾韧带及脾膈韧带，托出脾，再处理脾蒂血管，会更安全。

（2）保护好迷走神经干及拉氏神经，紧贴胃壁、食管壁，结扎、切断入胃、食管的血管。

3. 外科手术技术要点

（1）本例手术的难点、危险点在于门奇断流：①左肝外叶肥大，影响食管下段的显露；②食管右旁静脉粗大，藏匿在迷走神经干后面；③贲门周曲张血管粗大，呈血管瘤样改变，易撕裂致出血猛烈；④该患者胃腔大、胃壁肥厚，增加了断流的困难；⑤做过食管静脉套线，使食管及胃底静脉曲张加重，侧支增加。

（2）本例断流关键：离断食管右旁静脉及贲门周围的曲张血管，必须在直视下将进入胃底、食管下段的静脉一根一根结扎、切断。其窍门在于：①充分利用食管的套线，各个方向牵拉食管，以使术野充分显露；②贲门周曲张血管绝大多数经贲门左右侧入食管，因此食管前壁可视为裸区，由此显露食管一般是安全的。

（3）曲张血管与食管、胃底的壁之间一般疏松，易于分离。

（4）分离食管、贲门及胃底宜用钝头的长弯钳。

病例3：一例难度极大的全肝结石、肝硬化、肝门静脉高压症的胆管取石

患者，女，66岁。

间发右上腹痛17年，复发伴畏寒、发热、足水肿6d。

1995年因"胆石病"在某院施"胆总管探查、T形管引流术"。

T 37℃，P 76次/分，R 20次/分，BP 18/10kPa（135/75mmHg）。

皮肤、巩膜无黄染。心律齐，无杂音。双肺呼吸音清。腹平，浅静脉不曲张，腹壁软。肝在剑突下2cm可触及，脾在左肋缘下5cm可及，胆囊未及。Murphy征（＋）。剑突右下方压痛，右肝浊音界上界于锁骨中线上第5肋间，叩击右肝区示剑突下方疼痛。腹水征（－）。双下肢水肿。

WBC $1.27×10^9$/L，N 0.84，PLT $26×10^9$/L，Hb 72g/L，TBIL 46.4μmol/L，DBIL 40.7μmol/L，TP 54g/L，ALB 26.3g/L，AST 95U/L，ALT 63U/L，PA 120mg/L，CHE 2390U/L，C12（－）。

胃镜：食管胃底静脉重度曲张。

CT平扫：肝轮廓清，表面尚光整，肝形态、比例无明显失衡。肝内外胆管显著扩张，胆总

管内径约 2.5cm,左肝外叶胆管内径达 2cm。各肝内胆管均充满高密度结石。胆囊胀大,多个胆石。腹水征存在。脾大 9 个肋单元。食管旁静脉曲张(图 1-231)。

CT(增强扫描,静脉期):示肝门静脉胀大,其直径与腹主动脉一样大小,胆总管左前壁静脉曲张(图 1-232)。

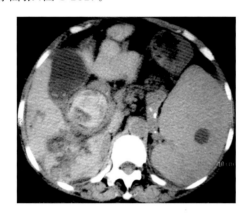

图 1-231　胆总管巨大结石

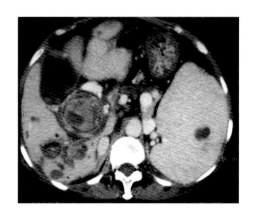

图 1-232　CT:胆总管左前壁静脉曲张

【入院诊断】　肝胆管结石;S:全肝;St:CBD 远端、LLBD;A:/;C:胆汁性肝硬化,肝门静脉高压症(脾亢,食管静脉曲张,腹水);胆管壁及肝十二指肠韧带静脉曲张;低蛋白血症;左肝肥大、右肝萎缩;胆管炎。

【拟施手术】　胆总管探查、T 形管引流。

【手术过程】

1. 入院后经抗炎、护肝等处理 15d,血清白蛋白达 29g/L,择期手术。

2. 体位、切口、探查。平仰卧位,右上腹反 L 形切口。草黄色腹水约 700ml,大网膜、肠系膜血管静脉曲张,胃窦、横结肠与肝、腹前壁胼胝样致密粘连,空肠与胆囊、肝脏面致密粘连。十二指肠、胆囊粘连、覆盖胆总管,胆总管扪触不清。

3. 原术者进腹后分离腹壁粘连十分困难,近 2h 尚未能将横结肠、大网膜与肝的粘连分开,谓为举步难艰,拟关腹,但又感不妥,请笔者上台。

4. 笔者觉手术难度很大,而病人流出的血液像红墨水样,腹水不停产生,甚感困难。但觉得至少应切开胆总管取石,有手术成功的可能。

(1)分离结肠、小肠与腹前壁、肝前缘的粘连,分开肝膈粘连,显示右肝前叶萎缩、左肝结石感明显。

(2)小心离断空肠与胆囊、肝脏面粘连,显现胃窦、胆囊、十二指肠球部。

(3)穿刺、戳孔胆囊底部,减压胆囊。分离胆囊与十二指肠、结肠粘连,显露胆总管,其外径约 2.5cm,左侧曲张静脉包绕,最粗的静脉外径达 0.7cm。

(4)缝扎、"围堰"拟切开的胆总管壁,穿刺获胆汁,"四边法"予以切开(图 1-233),切口长达 3.5cm,胆管壁厚 0.4cm,其内静脉曲张(图 1-234)。直视下逐一清除胆管内大量胆石约 100g(图 1-235),并以 10% 浓度聚维酮液冲洗、清洁肝内胆管。

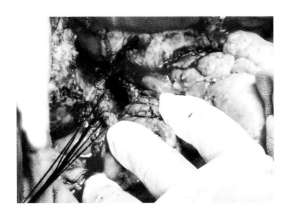

图 1-233　"四边法"胆总管切开

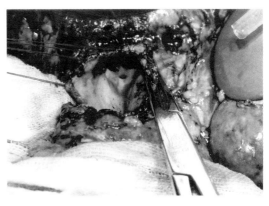

图 1-234　胆管壁内静脉曲张

（5）次全切除胆囊。

（6）经左肝外叶结石感途径取出左肝内胆石，经已切开的 S_2 肝胆管插入取石钳达肝总管，同样以 10％浓度聚维酮碘液、生理盐水冲洗肝内胆管，缝闭左肝胆管切口，测试无胆漏。

5. 20 号 T 形管放置于胆总管，测试无胆漏、出血。

6. 清点器械、敷料无误，逐层关腹。手术历时 6h，失血量约 200ml。

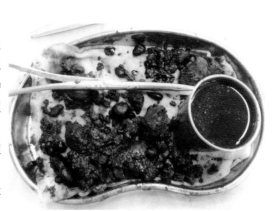

图 1-235　胆石

【术后诊断】 同入院诊断。

【实施手术】 左肝实质切开取石、胆总管切开取石、T 形管引流术。

【术　后】 术后无胆漏、胆道出血，无肝肾综合征，恢复尚平顺。

【点　评】

1. 失误

（1）原术者对本手术的难度估计不足。

（2）由于一级肝门粘连严重，加之静脉曲张，曾一度试图从左侧显露、切开胆总管，如此可能导致手术失败。

2. 纠误

（1）充分认识本手术的危险性、困难性。

①胆汁性肝硬化、肝门静脉高压。

②腹壁、肠曲、网膜粘连，腹壁静脉曲张，分离粘连困难，温氏孔不通，无法阻断肝血流。

③肝十二指肠韧带、胆管壁左侧静脉曲张明显。

④一级肝门深在，"三层"粘连覆盖，即结肠粘连、胃空肠粘连、胆囊十二指肠粘连。

⑤左肝肥大，右肝萎缩，一级肝门移位。

⑥全肝结石，高位胆管狭窄，难于彻底清除胆石。

⑦胆管炎症未能很好控制,易出血。

⑧胆囊胀大,胆囊管静脉曲张,严重阻碍一级肝门的显露和胆囊切除。

⑨脾巨大,左肝肥大,阻碍肝的翻转和处理肝内胆石。

⑩目前长沙"无血",给术者精神、心理巨大压力。

(2)经右路胆总管斜切、探查取石加左肝结石感途径取石是本例理想的选择。

3. 外科手术技术要点

(1)经右路显露胆总管。

(2)减压、敞开胆囊,"弃车保帅",保护好十二指肠。

(3)经胆总管右侧"围堰法"切开胆总管,宜先于结石感明显处横断胆管,而后以"四边法"切开胆总管、肝总管。

(4)取石应化整为零,不要强求整块胆石取出,以免损伤胆管壁曲张血管而致大出血。

(5)用10%浓度聚维酮碘液、生理盐水冲洗胆管。

(6)经左肝结石感途径切开左肝外叶上段胆管,缝闭肝切口。注意肝被膜、肝实质、肝管应做一层缝合,即"三合一"。

病例4:肝门静脉海绵样变、肝门静脉高压,反复呕血、便血20多年,多种方法"断流"后,施"肠-肾分流术"

患者,男,29岁。

反复呕血、黑粪20多年,再发2d。

8岁(21年前)时诊为"肝门静脉高压症",在某医院做"脾切除术、门奇断流",此后反复呕血、黑色大便,先后于多家医院诊治。

2005年(7年前)在某医院诊为"肝门静脉海绵样变""食管静脉曲张、破裂出血",施"食管静脉套扎"。

2005年,再次"食管静脉套扎"。

2012年1月,住入某医院诊为"食管胃底静脉曲张",做"内镜下胃底静脉硬化剂注入"。

近2年再次呕血、柏油样大便,予以"奥曲肽"等治疗无效,而转来我院。

T 36.5℃,P 84次/分,R 20次/分,BP 15.2/10kPa(114/75mmHg)。

神清,贫血貌,无黄疸。心、肺无明显异常。腹稍胀满,腹壁静脉轻度曲张。腹壁软,肝、胆囊未触及,脾在右肋下10cm。无胃振水音,腹水征(+)。双下肢无水肿。

WBC 8.33×10⁹/L,N 0.56,PLT 226×10⁹/L,Hb 62g/L,TBIL 9.2 μmol/L,DBIL 3.2 μmol/L,TP 64g/L,ALB 30.9g/L,ALT 36U/L,AST 38.9U/L,PA 138.6mg/L,CHE 3996.8U/L,C12(−)。

CT(增强扫描,静脉期):肝轮廓清,边界光整,形态、比例无失衡,肝静脉粗大、清晰(图1-236)。未见肝门静脉、肠系膜上静脉外科干。脾未见,脾静脉不曲张。相当于胰头沟突平面、腹主动脉前方见一曲张的静脉,内径约1.1cm(图1-237)。

冠状面示:相当于肝门静脉、肠系膜上静脉外科干处一串曲张静脉,脾未见,脾静脉短细(图1-238)。

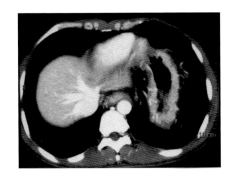

图 1-236　CT:肝静脉粗大

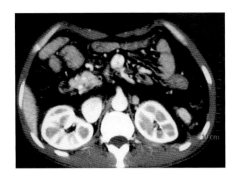

图 1-237　CT:腹主动脉前方见一曲张静脉

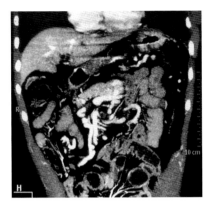

图 1-238　CT:曲张静脉位于肠系膜静脉右侧

【入院诊断】　肝外窦前性肝门静脉高压症;脾切除术后;食管、胃底静脉套扎、硬化剂注射后;并:食管胃底静脉曲张、出血;肠系膜上静脉属支曲张、贫血。

【拟施手术】　肠系膜上静脉-肾静脉分流。

【手术过程】

1. 完善术前各项准备,全麻,左上腹 L 形切口,入腹探查。

清亮腹水 800ml。

肝外观、质地、大小、形态正常,脾已切除。

肝十二指肠韧带静脉曲张,未能触及肝门静脉。

屈氏韧带前方空肠起始处系膜显示曲张静脉,外径约 1.2cm,张力大,局部淋巴结肿大,淋巴管曲张。脾静脉外径约 0.7cm,肠系膜下静脉汇入。

2. 切开横结肠系膜根部、胰体下缘后腹膜,显现脾静脉,长约 4.5cm,外径约 0.7cm。见肠系膜下静脉汇入该静脉,外径约 0.4cm。

3. 仔细钳夹、切断、结扎曲张的肠系膜上静脉属支周的淋巴管及小静脉支,见该静脉汇入脾静脉,长约 3cm。

4. 解剖、分离、显现右肾静脉,其外径约 1.5cm,仔细予以游离,使其长度达 3cm,远近分别套以蓝色橡皮带,并游离显现肾上腺静脉,亦单独套带。

5. 此时,术野腹水源源不断产生,似呈"水井样",肠系膜血管如何切断? 该静脉如何与肾静脉吻合,肾静脉是否尚须钳夹、阻断?

笔者经仔细察看术野后,认为:"肠系膜上静脉属支应紧贴脾静脉切断,属支长度不够长,尚需游离延长;肾静脉上的橡皮带易滑动,必须加用 2 把心耳钳钳夹、阻断,否则一旦橡皮带滑动致大出血,一切被动,过于危险。

于是做下述处理:

(1)紧贴脾静脉下缘,钳夹、切断"属支",近脾静脉残端以 5-0 Prolene 线缝闭。

(2)游离、结扎、切断"属支"周的淋巴管及细小静脉支,使"属支"松松地靠近肾静脉(图 1-

239)。

(3)继续剥离肾静脉,远近端加心耳钳钳夹。

(4)阻断肾静脉,做小戳孔,局部肾静脉塌陷,无活动性出血。

(5)用 5-0 Prolene 线做属支与肾静脉连续、外翻缝合(图 1-240),历时 25min。

(6)松去肾静脉止血钳,瞬间出血约 50ml,立即指压,并重置静脉止血钳及属支止血钳。发现"属支"一个 0.1cm 大小的破口,立即予以缝补。先松远肾门的心耳钳,后松"属支"心耳钳,无出血。最后松去近肾门的肾静脉心耳钳,无漏血,"属支"及肾静脉充盈良好,"属支"张力较吻合前变小(图 1-241)。

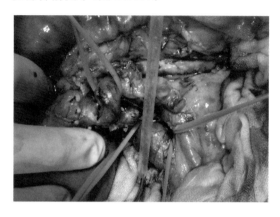

图 1-239　曲张静脉、肾静脉

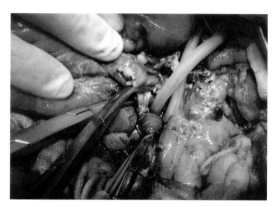

图 1-240　属支与肾静脉吻合

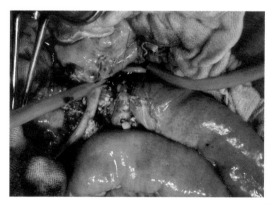

图 1-241　属支张力变小

6. 清点器械、敷料无误,术野无漏血,逐层关腹。

手术历时 8h,失血量约 80ml,送返 ICU。

【术后诊断】　同入院诊断。

【实施手术】　肠系膜上静脉-肾静脉分流术(肠-肾分流)。

【术　后】　术后生命体征平稳,腹腔引流管引流腹水量第 1 日 150ml,第 2 日 20ml,经床旁 B 超检查无腹水,属支血流通畅,第 3 日拔除腹腔引流管,恢复平顺。术后第 7 天复查 CT,无腹水,原曲张的肠系膜上静脉属支缩小。

【点　评】　这例分流术是笔者和同道们施行的第 1 例肠系膜上静脉-肾静脉分流术(肠-肾分流术),近期效果好。

"分流""断流"孰好?一直是热门话题,笔者擅长于"断流",而且长期临床实践验证其效果不容置疑。

1. 失误　本例的失误在于手术的处理技术。

(1)断属支的部位:有医生认为"断在近肠系膜上静脉侧"。

(2)属支留取的长度:开始留得太短。

(3)肾静脉吻合口处血流阻断的方法:有人认为单纯用静脉套带。

2. 纠误　本例本次选择"分流",而且分流的部位在"属支"与左肾静脉(肠-肾分流)是最佳选择,其理由如下。

(1)本例目前临床表现为腹胀、腹水,全部小肠水肿,肠壁增厚,而且"属支"明显曲张,而食管胃底静脉无明显曲张。因此,本例肝门静脉高压点在"属支",应减压、分流此处。

(2)本例已做过"脾切""门奇断流""食管静脉套扎""胃底食管静脉硬化剂注入",因此,从断流的方法只有"胃横断、吻合""食管横断吻合",而本例胃及食管未见明显曲张静脉,如做"胃横断""食管横断"估计效果不好,而且"属支"的压力会更高。

(3)已熟悉的分流,如肠腔分流、门脉分流、脾肾分流、冠腔分流,本例无条件,而不是医生的技术条件。

3. 外科手术技术要点　笔者有断流的经验,虽然 20 世纪 80 年代做过一些分流术,但经验甚少,没有做"属支"与肾静脉的分流(肠-肾分流)的经验,这是第 1 例。笔者注意了以下几点。

(1)"属支"一定要足够长,使吻合口无张力,为此应反复比划,周密思考。

①尽量贴近脾静脉横断"属支"。

②剔除"属支"周的淋巴结,结扎、切断"属支"的静脉小支。

③使屈曲的"属支"伸长。

(2)肾静脉套带、心耳钳"双保险"阻断肾静脉是安全、有效的措施。

(3)"肠-肾分流"区域阻断与开放血流的顺序:

①"阻断":近肾门侧肾静脉→肾上腺静脉→"属支"→近腔静脉侧肾静脉。

②"开放":近腔静脉侧肾静脉→"属支"→肾上腺静脉→近肾门侧肾静脉。

注意:松钳不离位。

(4)一旦吻合口或"属支"出血,不要慌张,更不能在血海里盲钳夹,应立即阻断血流,直视下修补。

病例 5:肝门静脉海绵状血管瘤样变、窦前性肝门静脉高压症,施脾-肾分流

患儿,男,5 岁。

呕血、黑粪 15d。

T36.5℃,P 108 次/分,R 22 次/分,BP 14.7/8kPa(110/60mmHg)。

巩膜无黄染。心律齐,无杂音。双肺呼吸音清。腹稍胀,浅静脉不曲张。腹壁软,肝、胆囊未触及,脾在左肋缘下 4cm。无胃振水音,右肝区无叩击痛,腹无移动性浊音。

WBC1.76×10^9/L,N 0.51,PLT 58×10^9/L,TBIL 12.3 μmol/L,DBIL 3.9 μmol/L,ALT 37.6U/L,AST 43.4U/L,TP 56g/L,ALB 30.7g/L,PA 223mg/L,CHE 4549U/L。

CT(2012 年 3 月 2 日,湖南省人民医院)平扫:肝轮廓清,表面光整,肝叶、段比例无明显失调。肝内外胆管不扩张,无胆石、积气。脾大,占腹腔的 1/3。未见腹水(图 1-242)。

增强扫描(静脉期):食管下段静脉曲张(图 1-243),肝门静脉呈海绵状血管瘤样变(图 1-244),脾静脉内径约 0.6cm(图 1-245),肾静脉扩张。

冠状面示:巨脾,肝门静脉呈海绵状血管瘤样,左肾静脉、肾上腺静脉曲张(图 1-246)。

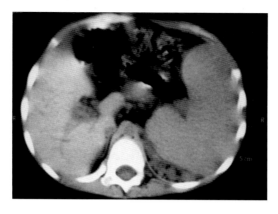

图 1-242　CT:巨脾

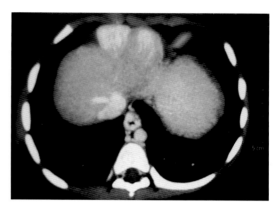

图 1-243　CT:食管下段静脉曲张

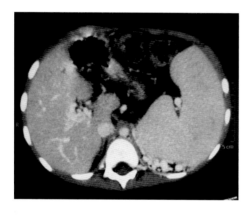

图 1-244　CT:门静脉海绵样变

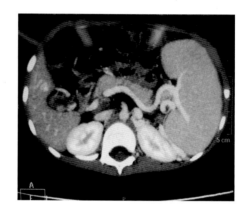

图 1-245　CT:脾静脉

【入院诊断】　肝门静脉海绵状血管瘤样变;并:窦前性肝门静脉高压症;巨脾、食管胃底静脉曲张。

【拟施手术】　脾切除、脾肾分流术。

【手术过程】

1. 病后去过多家医院求治,诊为"肝囊肿""肝门静脉海绵样变性,胃底食管静脉曲张""食管静脉曲张"等,治疗意见偏向"手术困难、危险""食管静脉套扎"等,其父母一度放弃治疗。

2. 来我院就诊后,经过认真分析、研究,考虑诊断已明确,"脾切除、脾肾分流"可以施行,就其危险性、难度与其父母反复沟通。

3. 体位、切口、探查。平仰卧位,"大奔驰"切口入腹。吸出腹水 200ml。肝表面光整、细嫩,肝叶比例无失调。脾大与术前 CT 所示一致(图 1-247)。肝十二指肠韧带静脉曲张明显,胃底静脉曲张。

4. 切脾。

(1)游离胃大弯,敞开小网膜囊,于胰体部上缘显露、结扎脾动脉。

(2)离断脾周韧带,托出脾,紧贴脾门仔细结扎、切断脾静脉、脾动脉,移除脾。

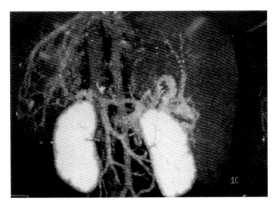

图 1-246　左肾上腺静脉曲张

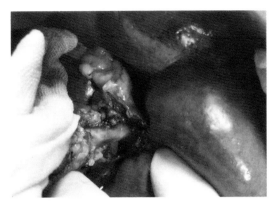

图 1-247　脾大

5. 游离、显露脾静脉长 3cm,外径约 0.6cm。

6. 显露、游离左肾上腺静脉。

(1)切开后腹膜,显露左肾静脉。

(2)显现、游离肾上腺静脉,外径约 0.6cm,长约 2.5cm。

(3)于肾上腺静脉根部安置门脉钳,距钳 2.5cm 结扎、切断肾上腺静脉(图 1-248)。

7. 肾上腺静脉与肾静脉端-端吻合。

(1)门脉钳夹持脾静脉。

(2)肝素盐水冲洗脾静脉、肾上腺静脉管腔。

(3)以 5-0 Prolene 线做脾静脉与肾上腺静脉端-端吻合,历时 20min,吻合口通畅、无漏血,脾静脉无血栓形成(图 1-249)。

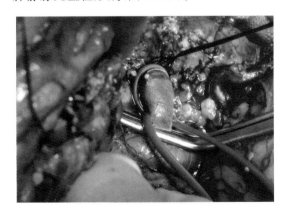

图 1-248　在肾上腺静脉根部安置脉钳

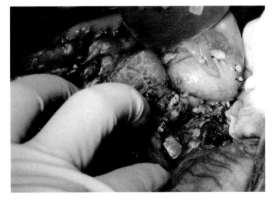

图 1-249　吻合口通畅

8. 关腹。手术历时 3h,失血量约 20ml。

【术后诊断】　同入院诊断。

【实施手术】　脾切除、脾静脉-肾上腺静脉分流(端-端吻合)。

【术　后】　恢复平顺。第 10 天复查彩色 B 超,脾静脉血流通畅。随访至今已近 3 年,生长发育好。

【点　评】

1. 失误

(1)曾就诊过一些医院,致使患儿父母一度放弃治疗。

(2)这次术前拟行脾静脉、肾静脉吻合,欠准确。

2. 纠误　选择脾静脉、肾上腺静脉端-端吻合,近期效果好。

3. 外科手术技术要点

(1)选择脾静脉-肾上腺静脉分流的理由如下。

①肾上腺静脉扩张,与脾静脉直径一致,并且可不伤及肾静脉。而且由于肾上腺静脉切断后,与脾静脉吻合张力小。

②脾静脉直径仅 0.6cm,脾巨大,局部术野深在,与肾静脉不便于吻合,就算是结扎、切断肾上腺静脉、肠系膜下静脉,再做脾静脉、肾静脉吻合,其吻合口张力仍较大。

③切除巨脾,同时切断脾肾韧带上的曲张静脉,其实质是将已自然形成的"脾肾分流"切断,切脾后必将使门静脉压力增加,甚至加重食管静脉曲张、出血。

④脾-肾上腺静脉分流,避免了食管胃底的断流,减少了对病孩的创伤。

(2)技术细节上注意:①游离脾静脉时,应仔细结扎、切断细小属支,以防漏血;②脾静脉、肾上腺静脉吻合时,用 5-0 Prolene 线"二点法"连续、外翻缝合。

病例 6:肝胆管结石、肝总管狭窄、胆管壁静脉曲张、肝门静脉异位,施 S_2,S_3 肝胆管切开取石

患者,男,57 岁。

间发右上腹痛、寒战、发热 14 年,复发伴黄疸 10d。

8 年前,因"肝胆管结石"在某医院做"胆总管探查、T 形管引流术",术中出血多(约 2000ml),在胆总管、左右肝管内取出一些结石。术后症状如故,多次 B 超检查"肝内胆管结石",但惧怕手术而迁延至今。

T 38.8℃,P 88 次/分,R 20 次/分,BP 17.3/10.7kPa(130/80mmHg)。

神清合作,皮肤、巩膜轻度黄染。心、肺无明显异常。腹平,浅静脉不曲张,陈旧性右上腹反 L 形切口瘢痕。腹壁软,肝、胆囊及脾未及。剑突右下方明显压痛,右肝浊音界上下界分别于锁骨中线上第 5 与 6 肋间,叩击右肝区示心窝部疼痛。无振水音,腹水征(一)。脊柱、四肢正常。

WBC 15.05×10⁹/L,N 0.90,PLT 231×10⁹/L,Hb 101g/L,TP 68.7g/L,ALB 33.7g/L,TBIL 63.2 μmol/L,DBIL 43.7 μmol/L,ALT 24.8U/L,AST 35.7U/L,BUN 6.98mmol/L,BS 4.58mmol/L,CA19-9 105.4U/ml。

B 超:肝内胆管多发结石。

胃镜:糜烂性胃炎、胃底静脉曲张。

CT 平扫:肝轮廓清,表面光整。左肝及尾叶肥大,右肝萎缩。左右肝内胆管扩张明显,尤以 S_2,S_3 肝为显,扩张胆管内充填胆石,无积气。右肝胆管扩张不显,充填散在胆石(图 1-250)。"狗尾征"(一)、"日晕征"(一)。

脾大 9 个肋单元,脾蒂示血管曲张。

增强扫描(动脉期):肝右动脉跨越肝总管前方(图 1-251)。

增强扫描(静脉期):肝门静脉位于胆总管右后方(图 1-252)。肝外胆管不扩张,内径约0.7cm。胃底及小弯侧静脉曲张。

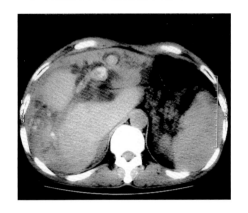

图 1-250　左肝内胆管扩张

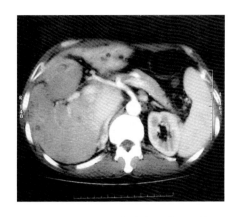

图 1-251　CT:肝右动脉跨越肝总管

【入院诊断】　肝内胆管结石、AOSC。

【拟施手术】　S_2、S_3 肝切除,胆总管 T 形管引流术。

【手术过程】

1. 入院后立即予以抗生素、输液,并做 PTCD,症状逐渐缓解。

经皮肝胆道引流管胆道造影,示肝内胆管扩张、多发结石,肝外胆管纤细,未见胆囊(图 1-253)。

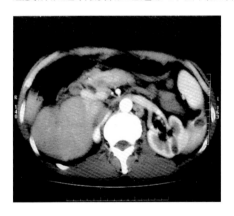

图 1-252　CT:门静脉位于胆总管右后方

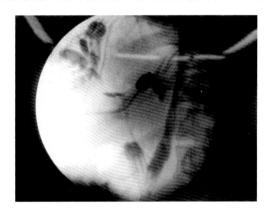

图 1-253　胆道造影:肝内胆管结石

主管医生感觉处理十分棘手,而请笔者去该院会诊。笔者意见如下:

(1)残留肝胆管结石,PTCD 后;S:S_2、S_3、S_4、S_5、S_6、S_7、S_8;St:LHD,HCD;A:/;C:肝肥大萎缩征(S_2、S_3、S_4、S_1、S_9 肝肥大,S_5、S_6、S_7、S_8 肝萎缩);胆汁性肝硬化、肝门静脉高压征、胆管壁静脉曲张? 高位 AOSC

(2)处理:结石感途径切开 S_2、S_3 肝胆管,置管引流。

全身麻醉、取"大奔驰"切口,不宜原右上腹反 L 形切口。

2.会诊后,按笔者意见,全身麻醉、"大奔驰"切口入腹(图 1-254)。

探查:无腹水,腹膜上无癌性结节。肝与膈、大网膜广泛粘连,网膜静脉曲张。肝呈深棕色,表面满布纤维条索。左肝、尾叶肥大,右肝萎缩,S_2,S_3肝结石感明显。肝十二指肠韧带静脉曲张,肝门静脉位于胆总管右后方,几乎在同一个平面。胆总管外径小,约 0.5cm,其壁可见曲张静脉包绕,无结石感。胆囊未见。

离断左肝周、右肝膈、肝脏面粘连,显露左肝及肝十二指肠韧带,温氏孔闭塞,无法沟通。肝剥离面渗血,以热盐水垫压迫。

3.取 S_2,S_3肝结石感途径,切开 S_3 及 S_2 肝胆管,取出其内结石。胆管内径均达 2cm,插入 5 号胆道扩张器,到达右肝管,显现其内 PTCD 导管(图 1-255)。借助原 PTCD 导管,用 10% 浓度聚维酮碘液、生理盐水冲洗右肝内胆管。

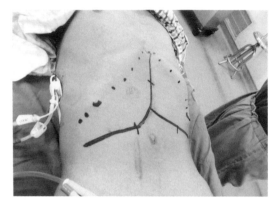

图 1-254　切口

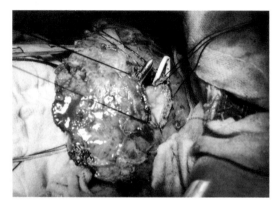

图 1-255　PTCD 导管

4.仔细显露胆总管、肝总管,见肝右动脉跨越肝总管,穿刺获胆汁后,"四边法"切开胆总管(图 1-256),内径约 0.7cm,插入取石钳,可与经 S_2,S_3肝胆管放入的 5 号胆道扩张器相碰触。

5.经 S_3 肝胆管脏面切口放入 16 号 T 形管,先后以 4 号圆针丝线关闭 S_2,S_3肝胆管切口(图 1-257)。胆总管内放置 14 号 T 形管,测试无胆漏。原 PTCP 导管保留原位。

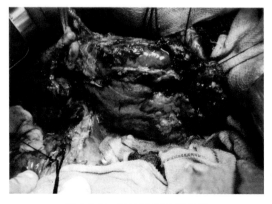

图 1-256　四边法切开胆总管

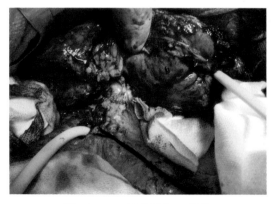

图 1-257　T 形管放入 S_3 胆管

6. 清点器械、敷料无误,逐层关腹。手术历时 3h,创面渗血量约 200ml。术中病人生命体征平稳,送返 ICU。

【术后诊断】　残留肝胆管结石,PTCD 后;$S:S_2$、S_3、S_4、S_5、S_6、S_7、S_8;St:HCD,LHD;A:/;C:肝肥大萎缩征(S_2、S_3、S_4、S_9、S_1 肝肥大、S_5、S_6、S_7、S_8 肝萎缩);AOSC;胆汁性肝硬化、肝门静脉高压症;胆管壁、肝十二指肠韧带静脉曲张;肝门静脉异位至胆总管右后方。

【实施手术】　S_2、S_3 肝胆管切开取石、导管放置;胆总管切开、T 形管引流;PTCD 导管清洁。

【术　　后】　术后黄疸逐渐消退,无肝、肾功能不全,无胆道出血、膈下脓肿等并发症。第 3 天拔除 PTCD 导管,第 10 天拔除 S_2、S_3 肝胆管引流管,第 15 天复查 CT,右肝内胆管仍有少许胆石残留。

【点　评】

1. 失误

(1)诊断:当地医院仅诊为肝胆管结石,显然十分片面,根本没有认识到其严重的并发症,特别是肝十二指肠韧带静脉曲张、胆管壁静脉曲张。

(2)处理:①首次手术,直接探查胆总管,失血约 2000ml,这是入肝方向、路线的严重错误。②这次手术该院主管医生的错误表现在以下几方面:原拟经原右上腹反 L 形切口入腹;原准备首先经一级肝门入肝;原准备切除左肝及右半肝,手术过大,患者不能承受,术后可能肝肾衰竭、死亡。

(3)对手术的困难有担心,但究竟难在什么地方,危险在哪里? 不清楚。本手术的困难、危险如下。

①全肝结石,难以清除。

②进肝门困难。胆汁性肝硬化,肝门静脉高压,肝十二指肠韧带、胆管壁静脉曲张;肝门狭窄,肝外胆管纤细;肝形态比例严重失调,一级肝门深在;粘连的网膜静脉曲张。

③肝门静脉异位于胆总管右后侧,易将其误认为胆总管而切开,致大出血,甚至死亡在手术台上。

④患者胆道感染严重,肝亦显示炎症肿胀,剥离面及肝切面易渗血难止。

⑤无法安置 Pringle 止血带及做左肝外叶区域性阻断血流,难以控制出血。

2. 纠误

(1)从手术的战略上说,从肝周到肝门,千万不能从肝门取肝内胆石。

(2)影响病人目前的病灶在 S_2、S_3 肝胆管,不是右肝,而左肝肥大,因此千方百计保住左肝,处理好左肝。

(3)经 S_2、S_3 肝结石感处切开取石、放置引流管,"保本",既保住了肥大的左肝,又保住了患者的生命。

(4)"四边法"切开胆总管,放置 T 形管。

3. 外科手术技术要点

(1)采用"大奔驰"切口,以方便显露处理左肝。

(2)选择结石感明显处,"四边法"切开 S_3 肝胆管,而后循胆管切开延长胆管切口,以此为引导,而后切开 S_2 肝胆管。

(3)沿解剖层面游离、显露左肝,剥离面以热盐水垫热敷处理。

（4）显露、寻找胆总管。

①辨清肝门静脉、肝固有动脉，确定其间为胆总管。

②发现原胆管切开的缝线结，并借助于 S_2、S_3 肝胆管插入胆道扩张器作引导，确定肝总管的大致位置。

③以 1ml 注射器耐心穿刺，获取胆汁，确定胆总管。

④"四边法"切开胆总管，即缝扎一段切开一段。

第八节　肝海绵状血管瘤

肝海绵状血管瘤常见，多见于中年女性，直径＞10cm 的称巨大血管瘤。

一、诊断

（一）症状、体征

一般无明显症状、体征。当血管瘤生长迅速或血栓形成，或巨大血管瘤对邻近器官压迫、推移，可出现以下症状。

1. 上腹胀、疼痛、发热。

2. Kasabach-Merritt 综合征，即贫血、血小板减少，无纤维蛋白原血症。

3. 对邻近器官压迫、推移。压迫胸膜腔，肺被压缩，出现呼吸困难、肺不张、肺部感染；压迫胃致进食量减少、进食后上腹胀等。

4. 巨大血管瘤，体检时可扪及肿大的肝，甚至肝下缘进达盆腔。

5. 婴幼儿肝海绵状血管瘤可自发性破裂，成年人肝海绵状血管瘤很少破裂，尚未见到血管瘤恶变的报道。

（二）实验室检查

巨大血管瘤可出现 Hb↓，PLT↓，纤维蛋白原减少。

（三）影像学检查

主要有 B 超、CT、MRI、血管造影等。

B 超：边界清楚的高回声结节。

CT 平扫：为边界清楚的圆形或椭圆形低密度区，增强扫描示周边向中心强化呈等密度改变。

MRI：T_1 加权呈均匀低信号，边缘清楚；T_2 加权示明显高信号，"灯泡征"。

二、治疗

1. 治疗的方法较多，手术切除效果最好。手术指征如下。

（1）巨大血管瘤对邻近器官产生明显压迫、推移者。

（2）血管瘤生长迅速，出现腹痛、发热者。

（3）血管瘤并发 Kasabach-Merritt 综合征。

（4）小儿肝海绵状血管瘤自发性破裂多见，应尽早手术。

2. 手术方式目前主要为肝叶切除、血管瘤剥离。

典型病例

病例 1：巨大肝海绵状血管瘤并右肺不张、肺部感染、营养不良，施右肝三联及 S_1 肝切除

患者，女，55 岁。

发现肝占位 13 年，伴呼吸困难、食欲缺乏 1 个月。

10 年前，曾在某医院诊为"肝巨大血管瘤""丧失手术时机"，故把所有病历、影像资料烧毁。

近 1 个月，就诊某医院，诊为"肺炎"，经用抗生素治疗无效，一度企图"轻生"、放弃治疗。经人介绍来院求治。

T36.9℃，P 30 次/分，R 114 次/分，BP 15.8/8kPa（118/60mmHg）。

神清合作，皮肤、巩膜无黄染。心律齐，无杂音。右肺背部可闻细湿啰音。腹部明显胀满，如足月妊娠大小，浅静脉无明显扩张。腹软，肝质地硬，下缘于脐下 10cm，肝上浊音界于锁骨中线上第 3 肋间，右肝区无叩击痛。胆囊、脾未触及。腹无移动性浊音。双下肢无水肿，活动自如。

WBC2.82×10⁹/L，N 0.56，PLT 70×10⁹/L，Hb 78g/L，TP 64.2g/L，ALB 42g/L，TBIL 16.4μmol/L，DBIL 7.2μmol/L，AST 27U/L，ALT 13.3U/L，PA 212mg/L，CHE 4.23U/L，CA19-9 10.4U/ml，AFP 65ng/ml。

心脏彩超：右心房受压，测值偏小。主动脉内径稍增宽，弹性稍减退。肺动脉瓣及二尖瓣局限性反流。左心舒张功能减退。右心室顺应性减退，左心室收缩功能测值在正常范围。心包少量积液。

MRI：右肝见一肿块，约 23.9cm×18.1cm×38.4cm，呈稍长 T_1、稍长 T_2 信号灶，信号不均匀，内有多个分隔，边不清（图 1-258）。

增强后，病灶周边显示不规则团片状明显强化，造影逐渐向中心填充（图 1-259）。

肿块占据整个右侧腹腔，右膈上抬，右胸膜腔仅 3 个肋间隙，右肾、胰腺、腹腔大血管左移，肠管左移（图 1-260）。

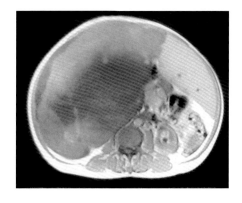

图 1-258　MRI：右肝低密度灶

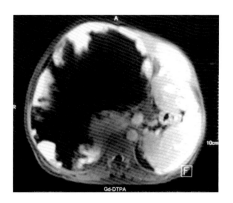

图 1-259　MRI：造影剂向中心填充

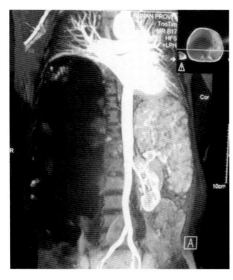

图 1-260 MRI:肿块占据右半腹腔

左肝外叶代偿性增大。

肝右动脉显示不清,肝左动脉增粗。腹主动脉受压、左移。

肝门静脉主干及属支管壁光整,管腔内血流信号未见明显异常。

肝左静脉增粗,肝中、肝右静脉显示不清,腔静脉扁平。

【入院诊断】 肝巨大海绵状血管瘤;并:右胸膜腔狭小,右肺不张、感染;胃受压、营养不良、Kasabach-Merritt 综合征。

【拟施手术】 手术危险,对症治疗。

【手术过程】

1. 科内相关医生及心血管科、呼吸内科、麻醉科医生多次会诊,一致认为手术太危险、太难了,但毕竟是肝良性肿瘤,由于肿瘤太大,已造成右胸膜腔狭小、右肺不张、难以治疗的肺部感染、胃受压,严重影响纳食,营养不良,如不手术,患者必然近期死亡。

目前,左肝外叶代偿性肥大,肝功能、肾功能尚可,心功能可承受右肝三联切除,而且只有切除右肝,肺才能膨胀,肺部感染才可治愈,胃受压解除才得以进食,病人家属坚决要求手术。

笔者认为右肝三联切除是唯一的救命手段。

2. 体位、切口、探查。平仰卧位,做倒 T 字形切口(图 1-261)入腹。无腹水。腹膜上无癌性结节,大网膜上无静脉曲张。右肝显著扩张,下缘平髂前棘,红色,压迫后变小、变软,抬压后复原。左肝外叶色泽正常。胆囊不大,肝十二指肠韧带无静脉曲张。胃、肠被挤压推移至左侧腹。脾稍大。

3. 加做右侧第 7 肋间切口(见图 1-261)。肝自然脱出腹膜腔(图 1-262),安放全腹自动牵开器。

4. 做第一肝门解剖。

(1)一位助手双手将右肝向右前方抬起,显露肝脏面。

(2)解剖第一肝门,剥离胆囊,先后显露、游离、结扎、切断肝右动脉、肝中动脉、右肝管及肝门静脉右干(图 1-263),隐约可见左右肝缺血分界线。

(3)游离、显露肝左动脉、左肝管、肝门静脉左干。

5. 经前路劈离左肝外叶。

(1)安置 Pringle 止血带,肝下下腔静脉套带,解剖第二肝门,显露肝左静脉、肝中及肝右静脉根部,分别套带。

(2)控制中心静脉压 0.2kPa(2cmH_2O),"15min+5min"模式控制入肝血流。

(3)"微榨法"配合单、双极电凝仔细劈离左肝外叶,达肝左静脉根部右侧,显现肝后下腔静脉。

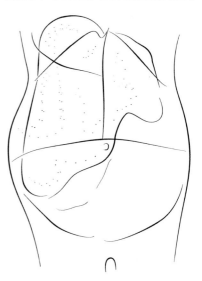

图 1-261 切口

（4）结扎、切断右侧肝短静脉，显露肝后腔静脉右半侧（图 1-264）。

6. 钳夹、切断肝右静脉（图 1-265），残端用 4-0 Prolene 线连续缝闭，肝右静脉外径约 2cm。

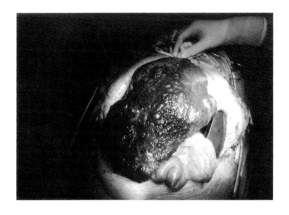

图 1-262　右肝肿块

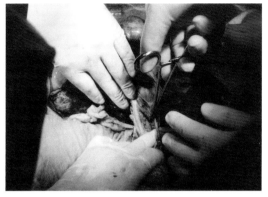

图 1-263　解剖第一肝门

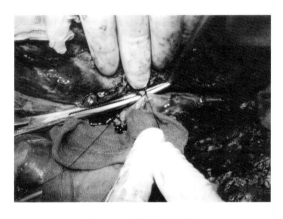

图 1-264　结扎肝短静脉

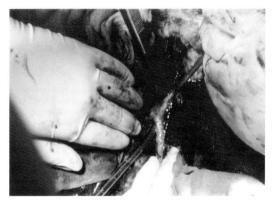

图 1-265　切断肝右静脉

7. 移除右肝三联及全尾叶肝。

（1）以单极电凝迅速离断右冠状韧带、肝肾韧带，移除右肝三联及全尾叶肝。

（2）术野以温盐水浸泡冲洗。

（3）术野清楚显示左肝色泽正常，肝后腔静脉充盈好，术野无胆漏、出血（图 1-266）。

（4）肝标本宏观符合海绵状血管瘤，重 10kg。

8. 关腹。放置胸膜腔（右）及腹膜腔引流管各 1 根，逐层关腹。

手术历时 13h，失血量约 100ml，术中生命体征平稳。

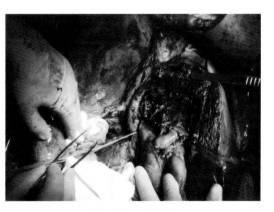

图 1-266　肝断面

【术后诊断】 同入院诊断。

【实施手术】 右肝三联、全尾叶切除术。

【术　　后】 恢复平顺,无呼吸功能不全、膈下脓肿、出血等并发症,第 24 天出院。

病理切片报告:肝海绵状血管瘤。

随访 2 年,健康。

【点　　评】 本例是笔者收治的最大肝海绵状血管瘤,重量达 10kg,经 13h 苦战,终于获得手术成功。

1. 失误

(1)10 年前诊断为"肝海绵状血管瘤",一些接诊医生认为"丧失手术时机",病人毁掉了所有的资料,延误了手术治疗。

(2)这次入院,由于巨大肝海绵状血管瘤致右肝受压、肺不张、肺部感染、胃受压而不敢进食致营养不良。

2. 纠误

(1)冷静地全面分析病情,患者这次就诊症状主要表现在 3 个方面:①肝巨大海绵状血管瘤;②肺不张,右肺部感染;③不敢进食,营养不良。

显然,病根在肝血管瘤,只有去掉肝血管瘤,右肺感染、营养不良才会迎刃而解。

(2)病人目前可以承受手术,又是良性病变,施右肝三联切除才是唯一、正确的选择。

3. 外科手术技术要点　本例手术成功,重要的有两点。

(1)切口选择胸腹联合切口:本例肝血管瘤巨大,向上顶推膈肌致胸腔缩小,如何选择切口,对手术的进行影响较大。实践证明,本例做胸腹联合切口是正确的。

胸腹联合切口,对本例的好处有以下几点:①术野宽阔,供手术损伤的空间扩大;②第二肝门裸露于术野,便于第二肝门解剖;③便于"抬起"右肝,方便第一肝门解剖,以及肝后下腔静脉显露;④减少对肝的挤压及医源性肝破裂,增加了手术的安全性。

另外,本例术后恢复平顺,并没有因加做胸部切口而带来胸肺的并发症。

这个病例手术后,笔者对于巨大肝肿瘤的切除,均采用胸腹联合切口,取得良好的效果。

(2)经前路入肝:入肝的路径包括右路、左路、前路及多路结合,本例肝肿瘤巨大,做右肝三联切除选择前路入肝获良好的效果。

另外,本例左肝外叶正常,选择肝镰状韧带右侧劈肝,肝断面小,其间脉管少,进达肝后腔静脉距离小,易于掌控,有助于切肝的进行。

病例 2:右肝巨大海绵状血管瘤,经前路、肝中静脉、左肝后纵沟途径(FMPW)切除右半肝、全尾叶

患者,男,63 岁。

上腹部胀痛 1 个月。

T36.7℃,P 79 次/分,R 20 次/分,BP 20.5/13.7kPa(154/103mmHg)。

皮肤、巩膜无黄染。心、肺无明显异常。腹平、软,肝、胆囊、脾未触及。右肝浊音界上界于右锁骨中线上第 4 肋间,右肝区无叩击痛。腹水征(一)。

WBC $5.94×10^9/L$,N 0.80,PLT $131×10^9/L$,TP 70.3g/L,ALB 45.4g/L,TBIL 25.2 μmol/L,DBIL 8.6 μmol/L,PT 16.5 s,TT 16 s,APTT 32.5 s。

CT(2014 年 8 月 18 日,湖南省人民医院)平扫:肝轮廓清,表面光整,右肝呈低密度改变,左肝外叶及部分左肝内叶正常。脾不大(图 1-267)。

增强扫描(动脉期):右半肝、尾叶及部分左肝内叶呈低密度改变,其周边强化,肿块约22cm×20cm×19cm 大小。左肝外叶及部分左肝内叶密度正常(图 1-268)。

增强扫描(静脉期):肿块周围逐呈等密度改变,肝中静脉清楚,被肿瘤挤压推移呈弓状(图1-269)。

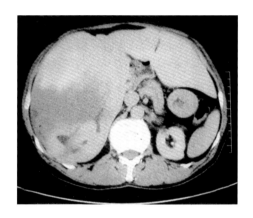

图 1-267　CT:右肝低密度区

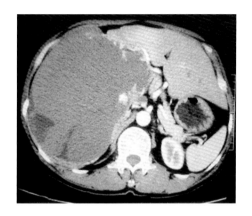

图 1-268　CT:肿块周边强化

【入院诊断】　肝巨大海绵状血管瘤。

【拟施手术】　右半肝切除。

【手术过程】

1. 体位、切口、探查。平仰卧位,右上腹反L 形切口。入腹探查,无腹水,肝血管瘤大小与术前相符,肿瘤位于右半肝、全尾叶及部分左肝内叶。应施右半肝、全尾叶及部分左肝内叶切除。

2. 解剖第一肝门,标示切肝预切线。

(1)移除胆囊。

(2)解剖第一肝门,显露肝右动脉、肝门静脉及左右干,先后结扎、切断肝右动脉、肝门静

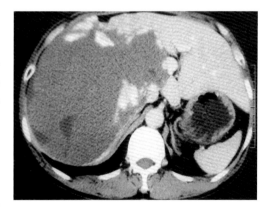

图 1-269　CT:肿块周边呈等密度改变

脉右前支及右后支(图 1-270),显示右肝缺血分界线,以电凝予以标示(图 1-271)。

3. 劈离右肝。

(1)控制中心静脉压 0.2kPa($2cmH_2O$),"15min+5min"模式控制入肝血流,于肝中静脉右侧以"微榨法"配合单、双极电凝劈肝,先后结扎、切断 S_5、S_8 肝中静脉属支(图 1-272)。

(2)钳夹、切断右肝管,以 4/0 Prolene 线缝闭右肝管残端(图 1-273),继续紧贴肝中静脉分

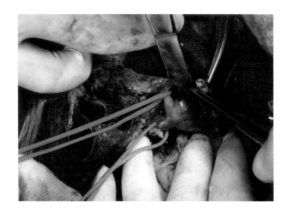

图 1-270　结扎、切断右肝蒂

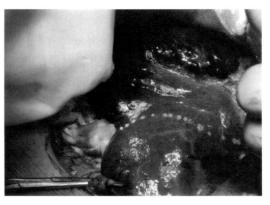

图 1-271　标示预切线

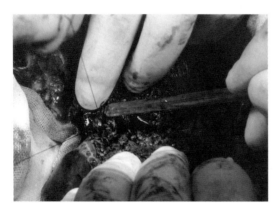

图 1-272　结扎、切断 S5 肝静脉支

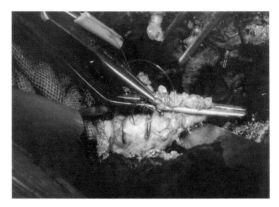

图 1-273　切断右肝管

离其与血管瘤间的脉管粘连,达肝中静脉根部、肝右静脉根部及腔静脉(图 1-274)。

(3)结扎、切断 S_1 肝门静脉支。

(4)于肝中静脉腹面离断 Arantius 沟(图 1-275),达肝中静脉腹面的根部及腔静脉前面,并发现肝中与肝左静脉共干。

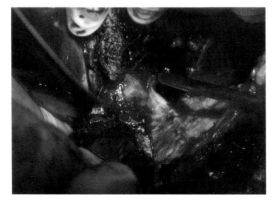

图 1-274　显露肝中静脉

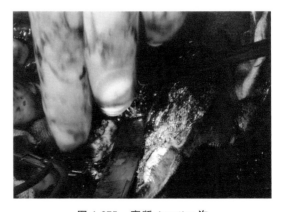

图 1-275　离断 Arantius 沟

4. 移除右肝及全尾叶肝

（1）以7号丝线缝扎 S_1 肝，留线作牵引，将 S_1 肝牵向右前方。并推开左肝，显露肝后下腔静脉左侧。

（2）先后结扎、切断左、右肝短静脉，显现肝后下腔静脉。

（3）以心耳钳钳夹肝右静脉，切断肝右静脉，5-0 Prolene线连续缝闭静脉残端。

（4）离断右冠状韧带、肝肾韧带，整块移除右半肝及全尾叶（图1-276）。

5. 关腹

（1）以温注射用水冲洗清洁术野。

（2）术野清楚显示左肝断面，以及全程肝中静脉、肝后下腔静脉及左肝蒂（图1-277）。无胆漏、出血。

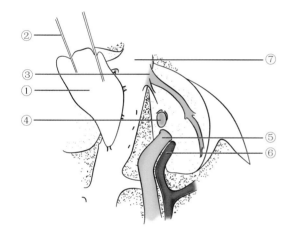

图1-276　尾叶剥离

①S_1肝；②牵引线；③肝中静脉；④左肝管残端；⑤肝门静脉左干；⑥肝左动脉；⑦肝后腔静脉

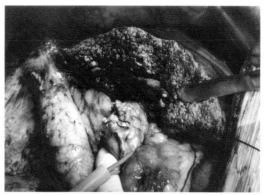

图1-277　肝后下腔静脉、肝中静脉

（3）放置右膈下乳胶引流管1根。

（4）逐层关腹。手术历时4.5h，失血量约100ml。术中生命体征平稳，安返病房。

（5）标本重4kg，送病理科病检。

【术后诊断】　肝巨大海绵状血管瘤。

【实施手术】　右半肝、全尾叶切除。

【术　后】　无出血、膈下脓肿、肝功能不全等并发症，恢复平顺。

【点　评】　本例手术难度大、危险性高，做右半肝、全尾叶切除，历时4.5h，失血量约100ml，术后恢复平顺，手术获得成功。

1. 失误　如果说失误，主要是术前没有认真阅片，未将尾叶血管瘤诊断，因此，拟施手术欠周到。

2. 纠误　经过术中探查，并再阅CT片，纠正了诊断，并调整手术方式。右半肝、全尾叶切除适应本例。

3. 外科手术技术要点　切肝的入路常有左路、右路、前路。右肝巨大海绵状血管累及尾叶,做右半肝、全尾叶切除十分困难,而本例采取经前路、肝中静脉右侧离断左肝后纵沟[(Relantius 沟)by front way-meddle hepatie rena-lept hopatie pastive vertice channet FMPW](图1-278),安全、迅速完成本手术,显示其独有的优点。

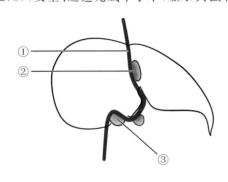

图 1-278　FMPW 途径
① 肝中静脉;② Relantius 沟;③ 腔静脉

FMPW 是指经前路、肝中静脉右侧劈开左右肝,离断左肝后纵沟右侧(Relantius 沟),而后离断左右肝短静脉,显露肝后下腔静脉,切断肝右静脉,整块移除右半肝及全尾叶的一条途径或一种技术路线。

本路径的最大优点是一旦分开左肝后,便可在直视下游离尾叶,显现肝后腔静脉。而经左路途径常需牵开左肝外叶,离断左侧肝短静脉,术野深、危险,操作十分困难、不便。经前路劈开左右肝,达到尾叶平面后,还得牵起左肝外叶或先离断左肝短静脉,手术操作也不方便。

本路径非常适合右半肝或右肝三联加全尾叶切除。

(1)使用 FMPW 的难点是要十分有耐心、认真地显露、解剖肝中静脉。

(2)宜先离断肝右动脉、肝门静脉右干及右肝管,顺势离断入尾叶(S_1)的肝门静脉、动脉分支,切断左肝后纵沟右侧。

(3)推开左肝,牵起 S_1 肝。

第九节　儿童肝肿瘤

儿童的肝肿瘤已成为影响儿童健康的重要因素,Mann 报道(1999 年)西方国家原发恶性肝肿瘤每年 1 万至 5 万例,占整个儿童肿瘤的 1.3%,而肝母细胞瘤和肝细胞癌占儿童肝恶性肿瘤的 2/3。Cuzztta 报道美国国立儿童中心每年仅遇到 2～3 例肝恶性肿瘤。湖南省肝胆医院 2014 年 1 月至 2015 年 2 月收治了婴幼儿肝母细胞瘤 3 例、肝错构瘤 1 例。

儿童肝肿瘤分类见表 1-6。

一、临床症状、体征

80%肝母细胞瘤确诊年龄在 3 岁以下。婴幼儿不会说话或不能陈诉病史,也无特异症状,巨大的肝母细胞瘤常表现腹胀满、咳嗽等,多是在父母给洗澡或换衣时发现患儿腹胀如鼓、气球样,扪及腹块。

二、肿瘤标志物

AFP:50%的肝母细胞瘤升高,超出正常年龄对照组最高值,对判断、诊断、预后,以及对治疗的反应有价值。

表 1-6　肝肿瘤分类

良性肝肿瘤	恶性肝肿瘤
血管瘤/血管内皮瘤	肝母细胞瘤
灶性结节状增生	肝细胞癌
腺瘤(腺瘤样瘤变)	未分化胚胎性肉瘤
间叶性错构瘤	横纹肌样肿瘤
其他错构瘤	横纹肌肉瘤
淋巴管瘤/淋巴管血管瘤	血管肉瘤
结节状退行性增生	脂肪肉瘤
囊腺瘤	纤维肉瘤
畸胎瘤	恶性胚芽细胞瘤
黏液瘤	非霍奇金淋巴瘤
	转移性肿瘤
	Wilm 瘤
	神经母细胞瘤
	R.M.S
	胚芽细胞瘤
	白血病
	淋巴瘤
	胰母细胞瘤
	胰母细胞瘤
	Langerhans 细胞
	Histiocytosis
	Choriocarcinoma

三、影像学检查

常用的影像学检查包括 B 超、CT 及 MRI 等。

B 超:肝占位,低回声团块。

CT:平扫呈低密度块影,边界清楚,40% 肝母细胞瘤示钙化。

增强扫描肝母细胞瘤示高密度,更加清晰,有包膜,中央坏死,呈现裂隙影。或显示环形或弧形强化。反映了病理上所见肿瘤内被包含有无数血窦的胶原纤维所分隔。增强扫描时造影剂较多地存留在这些胶原纤维的丰富血窦内。

肝母细胞瘤、肝错构瘤术前的影像检查应清楚提供入瘤的肝门静脉、肝动脉及出瘤的肝静脉影像,是否有肝的静脉流出道的梗阻,应注意肝静脉、腔静脉有无癌栓形成。

四、肝母细胞瘤和肝细胞癌分级(期)

Ⅰ期:侵犯一叶肝。

Ⅱ期:侵犯二叶肝。

Ⅲ期:仅一叶肝未受累及。

Ⅳ期:各叶肝均受累及。

五、肝母细胞瘤的治疗

完整切除原发肿瘤,配合化疗,能有效提高存活率。德国肝肿瘤研究协作组总成活率 3 年为 82%。其存活率与肝母细胞瘤的分期、有无远处转移、手术的技巧等相关。

一般认为切除正常肝的 70%～80%,余肝是可以代偿的。

典型病例

病例 1:11 个月婴儿,右肝错构瘤切除术

患儿,女,340d。

发现腹部肿块 17d,伴以发热 6d。

T38.1℃,P 92 次/分,R 28 次/分,体重 9kg。

皮肤、巩膜无黄染。心律齐,无杂音。双肺呼吸音清。腹胀满如球形,浅静脉不曲张,可扪及肿块,下缘近耻骨联合,质地硬,无触痛。胆囊、脾未扪及。无腹水征。脊柱、四肢无畸形。

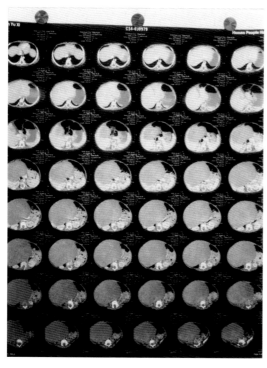

图 1-279　CT:右肝低密度影

WBC 10.54×10^9/L,N 0.36,L 0.49,TP 64.5g/L,ALB 38.9g/L,TBIL 7.3 μmol/L,DBIL 3.3 μmol/L,AST 61.4U/L,ALT 17.2U/L,PA 52mg/L,CHE 6861U/L,AFP 194.23ng/ml。

CT(2014 年 10 月 10 日,湖南省人民医院):肝轮廓清,表面光整。右肝一低密度球形肿块几乎占据全腹,约 $17cm \times 15cm \times 15cm$ 大小,下缘达骨盆,肿块内密度均匀,无高密度骨骼形。肝内胆管不扩张,肝外胆管欠清。胆囊不大,脾不大,双肾正常。无腹水(图 1-279)。

【入院诊断】 右肝母细胞瘤并坏死。

【拟施手术】 右半肝切除。

【手术过程】

1. 由于肝肿块巨大,诊为肝母细胞瘤,患儿父母一度放弃治疗,后经与其双亲充分沟通,而同意手术。

2. 完善术前相关准备,备同型浓缩红细胞 1U,头皮静脉穿刺置管,保障静脉输液通道等。择期手术。

3. 体位、切口、探查。平仰卧位,上腹侧 T 字形切口(图 1-280)。入腹,无腹水。左肝及右肝前叶、后叶上段色泽棕红、细嫩、质地好。一巨大肿块几乎占据整个腹腔(图 1-281),大小和 CT 所示一致,一蒂与右肝前叶、后叶下段相连。肿块光整,与周围无粘连,活动性好。

胆囊、肝外胆管无明显异常(图 1-282)。脾正常大小。胃肠被推移挤压至左侧腹。

4. 安置 Pringle 止血带。

5. 断"瘤蒂",移除 S_5,S_6 肝及肿瘤。

(1)托出肝肿瘤。

(2)借助 Pringle 止血带阻断入肝血流 12min,于瘤蒂上缘以超声刀(图 1-283)配合"微榨法"离断"肿瘤蒂",连同 S_5,S_6 肝一并移除。

肝瘤重 1000g(图 1-284),剖面呈白色鱼肉样(图 1-285)。

(3)肝断面无渗血、无胆漏,胆囊、肝外胆管完好(图 1-286)。

6. 关腹,未放置腹腔引流管及胆道引流管。

手术历时 45min,失血量少于 10ml,麻醉满意。

【术后诊断】 肝错构瘤。

【实施手术】 肝 S_5,S_6 及肿瘤切除。

【术　后】 无胆漏、出血等并发症,恢复平顺。

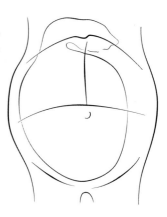

图 1-280　切口

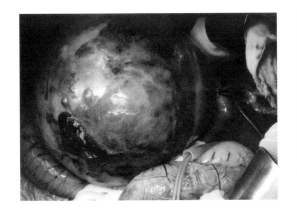

图 1-281 右肝肿块

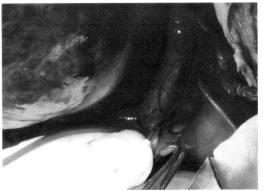

图 1-282 胆囊

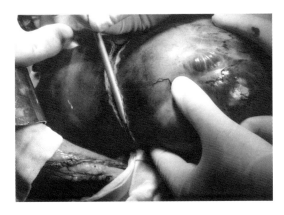

图 1-283 断肝

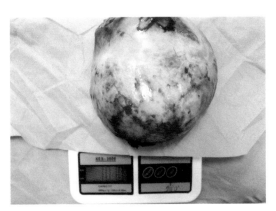

图 1-284 标本

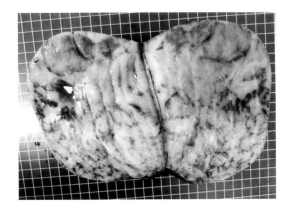

图 1-285 标本剖面

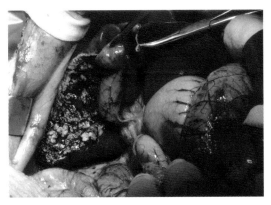

图 1-286 肝断面

病理切片:错构瘤(图 1-287)。

标本名称:腹腔

临床诊断:肝巨大占位性质待查,肝母细胞瘤

镜下图:

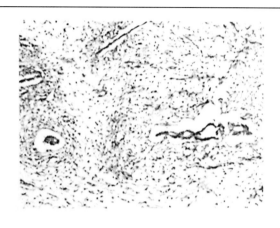

病理诊断:

(右肝)错构瘤(肿物约12cm×11cm×8.5cm)。

免疫组化及特殊染色:

Hepar-1(−)、CK7腺体(＋)、CK19腺体(＋)、CD34血管(＋)、

Ki-67散在(＋)、P53(−)、Actin(−)、S-100(−)、VG(＋)

图 1-287　病理报告

【点　评】　本例患儿体重 9kg,肝肿瘤重 1kg,属巨大肝肿瘤,而手术顺利,恢复平顺。

1. 失误

(1)入院诊断"肝母细胞瘤"。

(2)患儿父母一度放弃治疗。

(3)原所施"右半肝切除",手术创伤大,过度手术,没有必要。

2. 纠误

(1)诊断:肝错构瘤。

肝错构瘤(mesenchymal hamartoma of the liver):1904 年 Albrecho 首先报道,1971 年 Wilson 报道 16 例,长海医院 1960−1980 年仅遇到 4 例。

Rosado(2013 年)综合文献报道儿童的肝良性肿瘤发生率为 7/20 万,而肝错构瘤占18％～29％,至 2006 年国外文献累计报道约 200 例,因此肝错构瘤是一种十分罕见的良性肿瘤。

肝的错构瘤临床无特异症状,多是无意中或体格检查时发现腹部肿块,AFP 一般正常,而实性的肝错构瘤 AFP 可增高。影像学方面肝错构瘤各有特点,CT 显示肝内多房性囊泡影,壁较厚的占位病灶充满大小不等的圆形、卵圆形低密度区,边界清楚,CT 值为 15～22Hu。本例为无意中发现腹部肿块,AFP↑,CT 为右肝巨大的低密度圆形占位病变,加之儿童期各种良、恶性肝肿瘤中恶性肿瘤占 2/3,而恶性肿瘤中 80％为肝母细胞癌,因此致术前误诊。

肝错构瘤的诊断主要依靠病理切片,它是以肝细胞为主要成分,含有胆管、血管及结缔组织等排列混乱的正常肝组织。本例免疫组化及特殊染色:Hepar-1(-)、CK7 腺体(-)、CK19 腺体(+)、CD34 血管(+)、Ki-67 散在(+)、P53(-)、Actin(-)、S-100(-)、VG(+)。因此,本例的诊断是根据术后病理切片确定的。

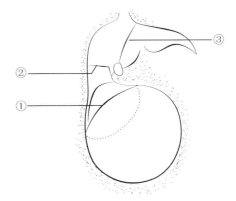

图 1-288　切肝平面
①剥离肿瘤;②断蒂;③右半肝切除

(2)治疗:无论是肝母细胞瘤还是错构瘤,手术切除是主要治疗手段。本例术前考虑为一级肝母细胞瘤,切除后 3 年存活率可达 100%,更何况是良性肝错构瘤。

①术前,患儿双亲一度放弃治疗,最后经过沟通同意了手术。当时笔者是这样与患儿双亲讲的:一级肝母细胞瘤手术切除,文献报道 3 年存活率 100%;患儿肝母细胞瘤有蒂,可以切除,我们尽力而为;目前患儿已发热,估计与肿瘤坏死相关,必须切除;百闻不如一见,万一不是肝母细胞瘤,就会完全丧失机会。

②"断蒂"是理想的选择:切除这个患儿的肝肿瘤大致有 3 种方法:剥离肿瘤;断蒂;右半肝切除(图 1-288)。

本例选择"断蒂"。

结果历时 12min,失血量<10ml,术后恢复平顺。

术后病理切片:错构瘤。

3. 外科手术技术要点

(1)本例肿瘤切除"断蒂"的理由在于:①本例肿瘤虽大,但有蒂,即算是肝母细胞瘤,距瘤 2cm 也符合肿瘤切除的原则;②剥离肿瘤,创面大、出血多,如果是恶性肿瘤,违反了外科手术治疗的原则;③解剖性右半肝切除,肝 S_7、S_8 作了"随葬品"。

(2)"断蒂"技术上注意以下几点:①Pringle 止血带;②握瘤蒂于术者手中,控制断肝平面及出血;③保护好胆囊,超声刀配合"微榨法"切肝。

病例 2:巨大肝母细胞瘤,做扩大左肝三联及全尾叶切除、肝右静脉移植重建

患儿,女,3 岁。

腹痛,发现右上腹肿块 4d。

4d 前,患儿诉腹痛,其母亲扪触腹部发现右上腹紧张,扪及肿块,而去某医院就诊。CT 报告为"肝母细胞瘤",拟做"肝穿刺",父母拒绝。后经人介绍而来院求治。

T36.4℃,P 108 次/分,R 24 次/分,BP 14/8kPa(105/60mmHg)。

皮肤、巩膜无黄染。心律齐,无杂音。双肺呼吸音清。右上腹胀满,腹壁浅静脉曲张,血液回流呈向心性。腹壁软,肝下缘剑突下 6cm,右肋缘下 10cm,平脐(图 1-289),质地硬,无明显触痛。脾、胆囊未及。腹无移动性浊音。双下肢无水肿。

WBC9.12×10⁹/L,N 0.58,PLT 1095×10⁹/L,Hb 92g/L,TBIL 15.4 μmol/L,DBIL 7.7 μmol/L,CHE 4757U/L,PA 174mg/L,TP 79.6g/L,ALB 49.5g/L,AST 172U/L,ALT 65.5U/L,AFP

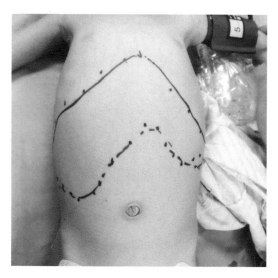

图 1-289　腹部肿块范围

7.16ng/ml,CA19-9 10.88kU/L。

CT(2015 年 1 月 23 日,湖南省人民医院)平扫:肝轮廓清,表面光整,除 S₆,S₅ 肝外,均为低密度肿块占据,约 21cm×17cm×10cm 大小。无腹水。脾不大,胆囊显示欠清(图 1-290)。

增强扫描(动脉期):显示肝内肿块呈不均匀增强,肿块周边可见动脉网丝(图 1-291)。

增强扫描(静脉期):示肝门静脉及肝门静脉右肝后支粗大,肝后下静脉增粗,并可见 S₅ 肝内一静脉束经左肝汇入肝左静脉,肝后腔静脉扁平,肝右、肝中静脉未见显现,奇静脉曲张(图 1-292)。

冠状面显示肝右下静脉增粗(图 1-293),肝门静脉右肝后叶下段粗大(图 1-294)。

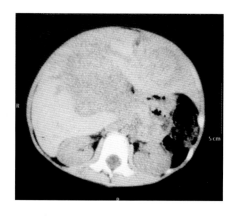

图 1-290　CT:肝低密度肿块

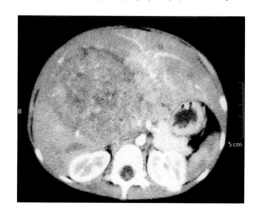

图 1-291　CT:肿块周边静脉网丝

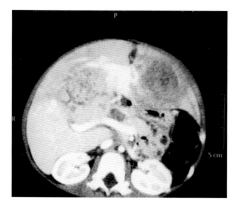

图 1-292　CT:奇静脉曲张

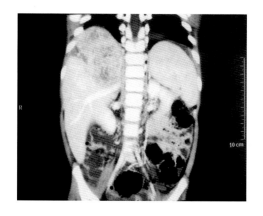

图 1-293　CT:右肝下静脉增粗

【入院诊断】 肝母细胞瘤(4 级)、肝右下静脉增粗、S_5肝肝静脉经左肝内叶入肝左静脉侧支形成、肝右静脉回流受阻;肝右静脉、肝中静脉未见显示;肝后腔静脉受压。

【拟施手术】 S_2、S_3、S_4、S_8、S_7、S_1、S_9肝切除。

【手术过程】

1. 开始手术的程序设想。解剖第一肝门,保护好右肝后叶下段、右肝前叶下段的肝门静脉支、动脉支→解剖第二肝门,显现肝左、肝中、肝右静脉,并套带→劈离 S_5 与 S_4 肝,显现新生侧支静脉,以做好静脉重建的准备→裸露肝后腔静脉→劈离 S_6、S_5 肝与 S_7、S_8 肝→钳夹、切断肝右、肝中静脉→整块移去 S_2、S_3、S_4、S_8、S_7、S_1、S_9肝。

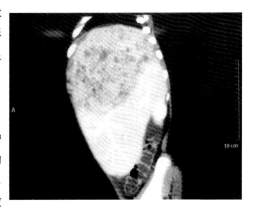

图 1-294 CT:门静脉右肝后叶下段粗大

2. 体位、切口、探查。平仰卧位,上腹倒 T 字形切口入腹(图 1-295)。少量清亮腹水。腹内压力高,开腹后肝脱出腹腔,右肝下缘平脐,肝肿胀,除 S_6 肝外,余肝均被肿瘤占据,其大小与 CT 所示相符(图 1-296)。左肝外叶皱襞,血肿约 10ml,被肝胃韧带包裹。

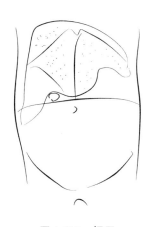

图 1-295 切口

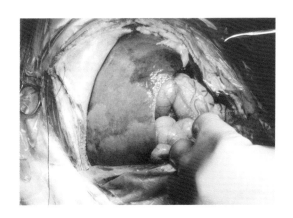

图 1-296 肝肿瘤

3. 解剖第一肝门。

(1)顺逆结合切除胆囊。

(2)显露、游离肝左动脉、右肝后叶及前叶动脉、右肝后叶下段动脉支、右肝后叶上段动脉支(图 1-297)、肝门静脉、肝门静脉左干和右干、肝门静脉右肝后叶下段和上段支、左右肝管、左肝前叶和后叶胆管。

(3)先后结扎、切断左肝管、肝门静脉左干、肝左动脉、右肝前叶动脉及肝门静脉支,显露左肝、右肝前叶缺血(图 1-298)。解剖、游离、切取肝门静脉左干长约 3.5cm,留作肝静脉重建用(图 1-299)。

4. 解剖第二肝门,显露肝右、肝中及肝左静脉,分别予以套带。

5. 离断肝周韧带,解剖第三肝门,结扎、切断肝短静脉,裸露肝后下腔静脉,保护好肝右下静脉(图1-300)。

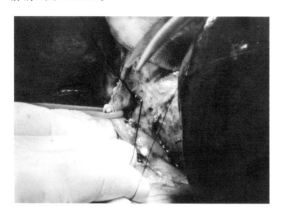

图1-297　解剖第一肝门

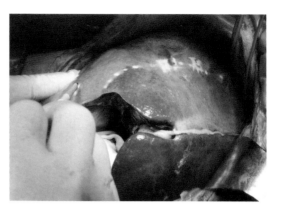

图1-298　右肝缺血域

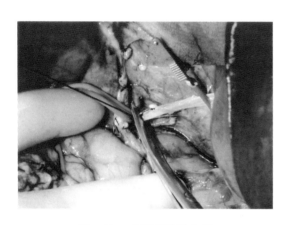

图1-299　切取门静脉左干

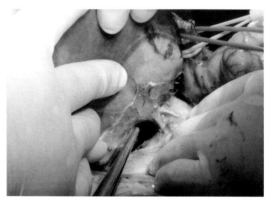

图1-300　解剖第三肝门

6. 分离开S_4,S_5肝,试图显露S_5肝内侧支血管,试图保留S_5,S_6肝汇入肝左静脉的回流通道,甚至静脉移植、重建,但由于S_5肝内侧支静脉纡回呈海绵状血管瘤样,出血较多,肝断面只好用4-0 Prolene线连续缝扎止血,从而放弃原技术路线(图1-301)。

7. 于肝右静脉左侧以"微榨法"配合单、双极电凝劈离右肝后叶与右肝前叶,距肝右静脉根部约3.5cm切断肝右静脉(图1-302),劈断S_6,S_5与S_7,S_8肝,保留、显露、游离肝右下静脉。

8. 移去S_2,S_3,S_4,S_7,S_8肝及S_9,S_1肝。

(1)以肝门静脉钳先后钳夹、切断肝右、肝中、肝左静脉(图1-303),迅速移除左肝及右肝前后叶上段肝。

(2)此时有2支肝短静脉撕裂,致出血量达200ml,立即予以心耳钳钳夹。

(3)以5-0 Prolene线缝扎各肝静脉残端,修补肝静脉上肝短静脉破口。

9. 肝右静脉重建。

(1)发现S_6,S_5肝肿胀,提示单靠肝右静脉作S_6,S_5肝静脉回流通道不够。

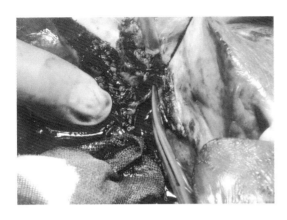

图 1-301 断肝

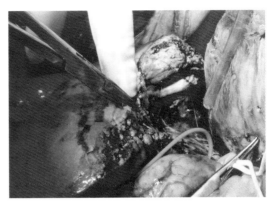

图 1-302 断肝右静脉

（2）取已切取的肝门静脉左干，先做肝门静脉左干与肝右静脉吻合（图 1-304），后做腔静脉与肝门静脉左干吻合。移植肝门静脉左干充盈满意、弹性好，无血栓形成（图 1-305）。留存的 S_6、S_5 肝质地变软。做静脉切开时发现腔静脉癌栓，予以清除。

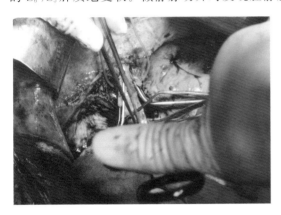

图 1-303 钳夹切断肝静脉

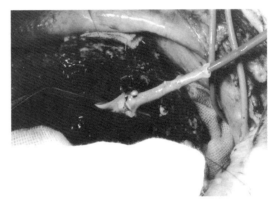

图 1-304 门静脉左干-肝右静脉吻合

10. 关腹。

（1）以温盐水冲洗术野，仔细做肝断面及术野止血。

（2）肝断面无出血、无胆漏，S_5、S_6 肝血供、色泽正常，入 S_6、S_5 肝的肝门静脉、肝动脉好，右肝管、右肝后叶及前叶下段胆管无胆漏。

（3）放置右膈下乳胶管 1 根，逐层关腹。

（4）手术历时 13h，失血量约 1500ml。术后一度血压低至 4/1.33kPa（30/10mmHg），输注血浆 1000ml，浓缩红细胞 14U、冷沉淀 6U、人血白蛋白 80g。

肝标本重 1277g，剖面支持为肝母细胞瘤（图 1-306）。

（5）术毕时 SpO_2 1.00，无肺动脉梗死征象。

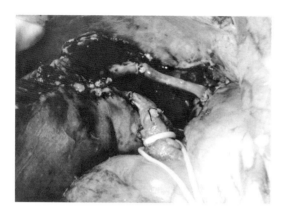

图 1-305　移植血管充盈

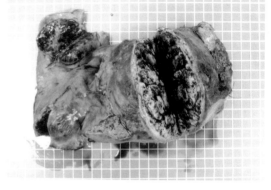

图 1-306　标本

【术后诊断】　肝母细胞瘤(4 级)。致:肝右静脉、腔静脉癌栓;肝右、肝中、肝左静脉回流受阻;自发性肝破裂。

【实施手术】　左肝三联(S_2,S_3,S_4,S_8,S_7肝及 S_1,S_9肝)切除,肝右静脉、自体静脉移植、重建,腔静脉癌栓切除。

【术　后】　术后第 1 天、第 2 天发热(39.6～38.6℃),无腹膜腔积液、膈下脓肿、胆漏、出血、肝功能不全、肺动脉梗死等并发症,第 4 天肛门排便、排气,开始进食。

病理切片报告:肝母细胞瘤。

【点　评】　本例肝母细胞瘤(4 级)手术难度大,失血量达 1500ml,十分困难,但最终获得手术成功。

1. 失误

(1)发现肝母细胞瘤太晚,其母亲没有注意患儿的腹部情况,而接诊的医生(内科)没有认真察看腹部情况,误诊为"感冒",以致延误诊治。

(2)当 B 超、CT 发现巨大肝母细胞瘤时,接诊的一些医生嘱"丧失手术时机",父母一度放弃治疗。

(3)这次手术存在不少疏漏

①术前准备不充分,没有备足血,当患儿出现失血性休克时,血还在血库,"临时"配血。

②原技术路线设计考虑不周到。本例 S_5 肝的静脉侧支回流通道为"海绵状血管瘤样",不是一条血管。为了显露这条"血管"而劈开肝致使大出血,而缝扎肝断面,致使 S_5 肝回流通道破坏。

③"下肝"太仓促,各肝静脉根部显露不彻底,还有 2 支肝短静脉未离断,以致肝静脉根部不好用肝门静脉钳钳夹,甚至撕裂肝短静脉致大出血。

2. 纠误

(1)提高影像诊断水平,给临床医生一个清楚的入肝和出肝血流通道的图像,以帮助制订手术方案。

(2)本例手术指征是明确的。本例系肝母细胞瘤(4 级),是否有手术指征存在不同的看法。对此,笔者认为,是否手术看两点:①通过手术是否延长患者的生命。②通过手术是否改善了生存质量。

本患儿肝母细胞瘤已自发性破裂,右侧胸膜腔变小,右肺受压,肺部感染难以控制,加上腔静脉癌栓形成,手术切除病灶肝延长了病人的生命,因此,手术指征明确,也是必须的。

(3)左肝三联及全尾叶切除,肝右静脉重建,腔静脉癌栓取出,是本例唯一、正确的选择。

(4)术中应配合做超声检查,明确肝静脉、腔静脉是否有癌栓,以及大血管与肿瘤的关系,十分重要。

3. 外科手术技术要点

(1)切肝的入路。对于巨大的肝肿瘤切除,前路入肝显示很多优点,是目前常用的切肝入路。但本例采用左路、右路、前路多条入路获得成功。

(2)于肝右静脉左侧劈肝,保留肝右静脉,离断 S_6 与 S_7 肝、S_5 与 S_8 肝。

(3)肝右静脉移植重建。

①尽量长的切取肝门静脉左干,作移植血管用,本例长达 3.5cm,直径刚好与肝右静脉匹配。

②移植血管内插入导尿管,有利于移植血管与肝右静脉吻合。

③移植血管与腔静脉吻合。注意:腔静脉"开窗",窗口直径宜略大于移植血管;移植血管与腔静脉吻合不要扭曲、反向锐角,应顺血流方向。

④吻合线用 6-0 Prolene 线。

第二章 胆

第一节 胆囊结石、胆囊炎

胆囊结石、胆囊炎是肝胆外科最常见的疾病,40 岁以上的人群中胆囊结石占 15％～30％。胆囊结石、胆囊炎是简单的病,但亦可能是最复杂的病。胆囊切除是常见的肝胆外科手术,有的医院胆囊切除占腹部外科手术的 35％左右。胆囊切除术充满潜在危险,是外科医生的"坟墓"。

一、诊断

(一)单纯结石性胆囊炎

1. 症状　可无任何症状,胆石只是在体检时发现的。大多数胆囊结石表现为右上腹隐痛或突发绞痛,注意夜间睡觉后突然痛醒是胆囊结石的特点。一旦感染后,畏寒、发热。

2. 体征　右上腹压痛、右肝区叩击痛,Murphy 征(＋),老年人胆囊结石常常右肝萎缩、胆囊异位,腹部体征不明显。

3. 影像学检查　B 超诊断阳性率达 98％。

(二)复杂结石性胆囊炎

复杂结石性胆囊炎指具有并发症及合并症的胆囊结石。

1. 合并症　85％的老年人均存在合并症,如高血压、心脏病、支气管炎、糖尿病等。

2. 并发症　胆囊积脓、胆囊积水,胆囊穿孔、腹膜炎,胆源性胰腺炎、Mirizzi 综合征,胆囊癌、胆囊出血、胆囊内瘘(胆囊结肠瘘、胆囊十二指肠瘘、胆囊胃瘘)、毛细胆管炎、胆汁性肝硬化、胆囊外瘘。

合并症及并发症出现相应症状体征应做相应的检查,如 CT,MRI,胃镜、十二指肠镜、钡剂等。

二、治疗

由于胆囊结石病情复杂,其治疗需视病情而定,治疗方式多,需严格把控各种治疗方式的指征、时机,制订个体化方案。

(一)非手术治疗

解痉、镇痛,一旦感染应合理使用抗生素,以及合并症的对症治疗。

(二)手术治疗

1. 胆囊切除包括腹腔镜胆囊切除、三口腹腔镜胆囊切除、机器人胆囊切除、开腹胆囊切除、微创胆囊切除、针孔胆囊切除、自然腔道胆囊切除。

目前电视腹腔镜胆囊切除占95%，一定要注意：中转开腹不是技术低下的表现，胆囊切除应遵循"辨、切、辨"三字程序，胆囊管的残留长度<0.5cm。

2. 保胆取石。

3. 小切口胆囊造瘘。

4. 经皮肝胆囊穿刺、置管。

5. 其他相应手术。

三、失误

(一)误诊

1. 对于胆囊结石而言，常易误诊为溃疡病，老年人易误诊为盘状肺炎、胸膜炎。

2. 胆囊结石落入胆总管，易为忽略。

3. 忽视合并症。

(二)治疗

1. 胆囊切除时机不当，方式不当。

2. 医源性近段胆管损伤，1990年至2014年4月，湖南省人民医院先后收治452例。

3. 胆囊切除方式错误。

4. 胆囊管留置过长。

5. 胆囊床止血不彻底、大出血。

6. 残存胆囊壁未做处理。

7. 滥用抗生素致二重感染，非典型炎性病变(非典型性胆汁性腹膜炎)。

典型病例

病例1：巨大胆囊坏死、出血误诊为胆囊癌，急症手术切除胆囊，获救

患者，男，52岁。

右上腹剧痛11d，发现右上腹包块7d。

11d前(2011年1月18日)，突发右上腹剧烈绞痛，伴以发热，就诊于当地市人民医院，B超示"胆囊9.4cm×4cm，见一1.5cm×1cm结石"，诊为"胆囊颈部结石、胆囊炎"。经抗生素、输液治疗，症状不见缓解。于2011年1月27日再次复查B超示"胆囊12.3cm×9.7cm×9cm"。同日CT报告"符合胆囊结石、胆囊炎"。

于病后第4天发现右上腹包块，腹痛时包块变大。当地医院觉治疗困难，而转来我院。小便深黄，未解柏油样大便。

发现"胆囊结石"已3年。

T 36.7℃，P 89次/分，R 24次/分，BP 16.1/10.8kPa(121/81mmHg)。

皮肤、巩膜轻度黄染。心、肺无明显异常。右上腹明显隆起，范围约13cm×13cm(图2-1)。右上腹肌紧张，明显压痛，似可扪及包块，约13cm×13cm，余腹壁较软。腹水征(一)。右肝浊音界大小正常，叩击右肝区示右上腹剧痛。双腰背部无抬举痛。

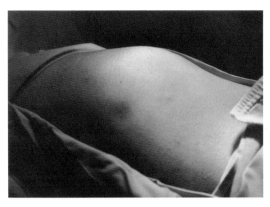

图 2-1　右上腹隆起

WBC 29.58×10⁹/L，N 0.93，PLT 332×10⁹/L，Hb 112g/L，TBIL 67.2 μmol/L，DBIL 47.2 μmol/L，TP 63g/L，ALB 31.8g/L，ALT 105U/L，AST 147.5U/L。

B超(2011 年 1 月 28 日，湖南省人民医院)：胆囊 15.9cm×9.9cm×10.9cm，疑为"胆囊癌，并出血"。

CT(2011 年 1 月 28 日，湖南省人民医院)：(报告)胆囊癌并出血。

【入院诊断】　右上腹肿块性质待查，胆囊癌并出血，胰头癌。

【拟施手术】　胆囊切除。

【手术过程】　主管医生对诊治感困难，请笔者急会诊。

CT 平扫：肝轮廓清，表面光整。肝内外胆管不扩张。胆囊肿大，约 13cm×10cm，其内密度高，见一卵圆形胆石(图 2-2)。

增强扫描(动脉期)：胆囊壁厚，边界不清，胆囊内密度无改变(图 2-3)。

增强扫描(静脉期)：胆囊肿大，壁不清(图 2-4)。

冠状面示胆囊肿大、壁不清(图 2-5)。

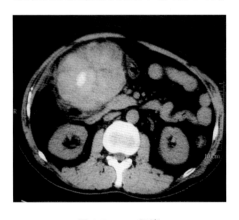

图 2-2　CT：胆囊

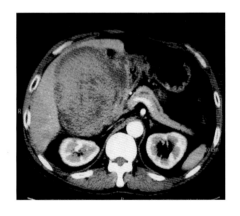

图 2-3　CT：胆囊壁厚

笔者意见为：

诊断：结石性慢性胆囊炎急性发作，并胆囊坏死、出血，胆囊壁脓肿。

处理：立即手术，切除胆囊、胆总管引流。

1. 体位、切口、探查。平仰卧位，取右上腹反 L 形切口入腹。见胆囊约 20cm×15cm×15cm(图 2-6)。大网膜、十二指肠、横结肠与胆囊致密粘连。肝十二指肠韧带深在，仅能扪触。温氏孔不通，无法安置 Pringle 止血带。

2. 分离大网膜过程中，胆囊破裂，大量血凝块及猛烈活动性出血，量约 1000ml。胆囊内结石 1 枚约 1.5cm×1cm(图 2-7)。距胆囊床边缘 1cm 横切胆囊前壁，清除胆囊内血块，见胆

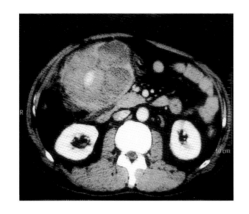

图 2-4　CT:胆囊壁不清

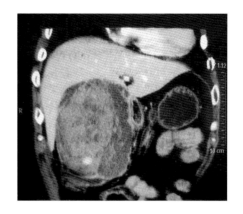

图 2-5　CT:胆囊肿大

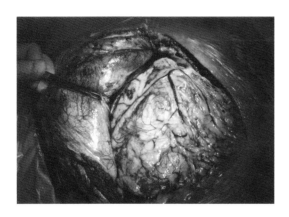

图 2-6　胆囊

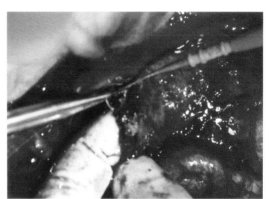

图 2-7　剥离胆囊

囊床处胆囊体部一假性动脉瘤破裂,动脉瘤直径约 1cm。临时以干纱布垫压迫,将胆囊向右侧推开,腾空肝下间隙,外面指压肝固有动脉,分离肝固有动脉,予以双重结扎而止血(图 2-8)。

　　3. 黏膜下剥离胆囊,多块、分次切除,胆囊壁坏死、积脓(图 2-9)。

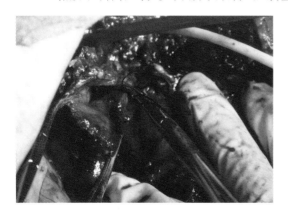

图 2-8　双重结扎胆囊动脉

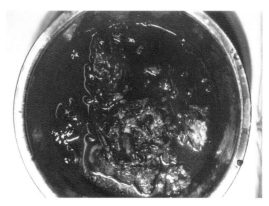

图 2-9　胆囊标本

4. 穿刺胆总管获胆汁,脓性。"四边法"切开胆总管,内径约 0.8cm,胆总管远端通畅,未及胆石、肿瘤,放置 14 号 T 形管。

5. 游离胆囊管,距胆总管 0.5cm 切除胆囊管,经 T 形管注水,测试无胆漏。

6. 放置右肝下间隙乳胶管一根,经右侧腹壁引出,逐层关腹。

【术后诊断】 结石性慢性胆囊炎急性发作,并:胆囊坏死、出血,胆囊壁脓肿,胆囊壁假性动脉瘤破裂出血。

【实施手术】 胆囊切除、胆总管 T 形管引流术。

【术 后】 配合使用胸腺素、基因重组人生长激素及营养治疗。

无腹内出血、膈下脓肿、上消化道出血,恢复平顺。

病理切片报告:胆囊坏死,未见癌细胞。

【点 评】

1. 失误 首先我院影像科医生和主管医生诊断失误,判断为胆囊癌。因此,处理上感到已丧失根治性切除的机会。

2. 纠误

(1)诊断:不是胆囊癌,而是胆囊坏死,胆囊壁脓肿、出血。其依据如下。

①有明确的结石性胆囊炎病史 3 年。

②这次起病突然,伴以发热、黄疸轻、右上腹胆囊区包块并局部触痛,而且一阵腹痛后肿块变大、变硬,随着腹痛缓解,肿块变小、变软。

③血象升高,WBC 29.58×10^9/L,N 0.93。肝功能提示为阻塞性黄疸。

④这次起病后,先后 3 次 B 超均有胆囊结石,且胆囊逐渐胀大、壁逐渐增厚。

⑤仔细阅读 CT 片(2011 年 1 月 28 日湖南省人民医院 CT 片),不支持胆囊癌。

以上说明右上腹肿块是胆囊,不是肝占位,更不是胰腺。

(2)处理:立即手术。

3. 外科手术技术要点 本例胆囊切除是笔者所施行数千例胆囊切除最难的一个,胆囊出血最多的一例,也是所遇到的唯一的胆囊壁假性动脉瘤破裂病例,急症下获得手术成功,感到十分欣慰。其窍门如下。

(1)先切开胆囊减压,压迫出血点,腾空肝下间隙空间。

(2)做肝固有动脉临时结扎,控制出血。

(3)辨清十二指肠、横结肠,黏膜下钝性剥离胆囊,分块移除。

(4)切开胆总管,彻底切除胆囊管,胆总管做 T 形管引流。

病例 2:结石性胆囊炎,并多器官功能不全,经皮肝胆囊置管后

患者,女,63 岁。

突起右上腹痛、呕吐 48h。

48h 前,突然右上腹剧痛、呕吐,住入某市医院,当时查右上腹腹膜炎明显。

WBC 15.4×10^9/L,N 0.91,B-AMY 1155U/L,BS 8.65mmol/L,TBIL 39.1 μmol/L,DBIL 19.7 μmol/L,AST 91.4U/L,ALT 51.7U/L。

B 超示胆囊胀大,无胆石。CT 示肝轮廓清,肝内胆管不扩张,无胆石,胆囊胀大,小网膜囊

内积液,S_1 肝见一血管瘤约 3cm×4cm。当时诊为"胆囊炎、急性胰腺炎",经输液、抗炎等处理后,血压高达 29.3/17.3kPa(220/130mmHg),治疗效果不好,而急症转来我院。24h 未解小便。

T 38.9℃,P 136 次/分,R 50 次/分,BP 9.3/5.3kPa(70/40mmHg)。

神清,呼吸困难,双肺满布干、湿性啰音。心律齐,腹部胀满,右上腹肌紧张,明显压痛、反跳痛。右肝浊音界存在,叩击右肝区示右上腹剧痛。腹水征(一)。左腰背部硬。

WBC 17.3×10⁹/L,N 0.91。

【入院诊断】　急性胆囊炎,并:胰腺炎;肺部感染、呼吸衰竭、高血压Ⅲ级(极高危)、休克、肾功能不全(肾前性)?

【拟施手术】　非手术治疗? 经皮肝胆囊穿刺置管?

【手术过程】

1. 入院后立即做气管插管,吸出大量痰液,并用多巴胺升高血压、配合抗生素等处理,呼吸逐渐好转,血压回升到 16.1/10.7kPa(121/80mmHg),在床旁做 B 超引导下,经皮肝胆囊穿刺置管,引出脓性胆汁 250ml,胆汁里许多絮状物及胆固醇颗粒,很快腹痛缓解。

24h 后,胆囊造口管引流浑浊胆汁 500ml。WBC 18.7×10⁹/L,N 0.92,尿 600ml/d。进一步如何处理? 请笔者紧急查房。

2. T 38.3℃,P 118 次/分,R 24 次/分,BP 16.5/10.7kPa(124/80mmHg),仍用多巴胺维持。右肺仍有湿性啰音。右上腹腹肌紧张,压痛、反跳痛明显。腹水征(一),左腰背部抬举痛存在。立即送放射科做 CT 及胆囊胆道造影。

CT 示胆囊仍然胀大,直径约 8cm,壁厚,胆囊体部壁连续性中断,胆囊内未见胆石。导管位置很好,胆管欠清,胆囊周围少许液体积聚。胰腺边界欠清,小网膜囊内积液(图 2-10)。

经胆囊造口管注入造影剂,显示胆总管稍扩张,远端无造影剂入肠,亦未见造影剂分流漏入腹膜腔(图 2-11)。

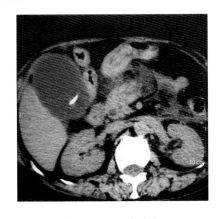

图 2-10　胆囊肿大

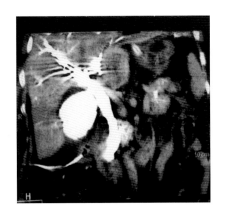

图 2-11　胆道造影:造影剂未入肠

影像检查后,组织了 ICU 及呼吸内科、心血管内科、肝胆科主管医生等急会诊,多数医生认为目前病情稳定,经皮肝胆囊置管引流效果好,而且患者心、肺、肾功能不全,还是继续非手术治疗。但笔者认为须立即手术,胆囊切除、胆总管 T 形管引流,不能延搁。

3. 体位、切口、探查。右上腹反 L 形切口,做胆囊切除、胆总管探查、T 形管引流、小网膜囊引流术。入腹见肝色泽棕红,表面光整,形态、比例无失调。胆囊胀大,约 16cm×8cm(图 2-12),无坏死、穿孔,胆囊周积黄色浑浊液体约 100ml。胆总管外径约 1.3cm,小网膜积咖啡色液体约 100ml。胰体部表面充血、水肿,点状坏死。

4. 做胆囊戳孔、减压(图 2-13),结扎胆囊动脉、胆囊管,浆膜下剥离胆囊(图 2-14)。

5. "四边法"切开胆总管,胆总管内径约 1cm,远端刮出胆固醇结晶及坏死胆囊黏膜,远端能通过 5 号胆道扩张器。肝内胆管无胆石。

6. 切除胆囊,剖开胆囊见胆囊黏膜坏死,大量胆固醇结晶及坏死黏膜块(图 2-15)。

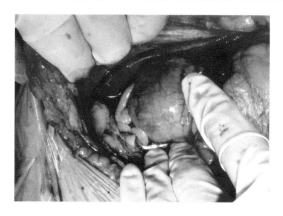

图 2-12　胆囊涨大

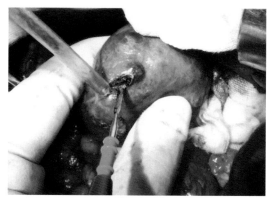

图 2-13　胆囊戳孔

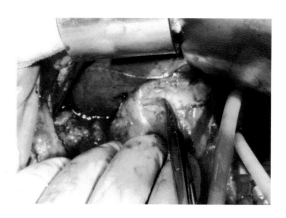

图 2-14　剥离胆囊

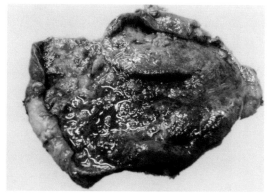

图 2-15　胆囊标本

7. 胆总管内放置 16 号 T 形管,测试无胆漏。

8. 结扎、切断部分胃结肠韧带,吸出小网膜囊内液体,放置乳胶管引流。

9. 清点器械、敷料无误,逐层关腹。

【术后诊断】　急性胆囊炎(胆固醇沉着症),并:胆囊黏膜坏死,胆源性胰腺炎、肺部感染、呼吸衰竭、AOSC、休克、肾前性肾功能不全、高血压Ⅲ级(极高危)。

【实施手术】　胆囊切除、胆总管 T 形管引流术。

【术　后】　术后生命体征稳定,心、肺、肾功能逐渐恢复,血压 18/11.6kPa(135/87mmHg)。胰功能正常。无腹腔脓肿、消化道出血等并发症,恢复平顺。第 14 天带 T 形管出院。

【点　评】

1. 失误

(1)该病例就诊时病情十分复杂,多器官功能不全。

(2)该病例转来我院后,多科医生认为"高危,继续非手术治疗"。

(3)给病人做气管插管、连接呼吸机、经皮肝胆囊置管引流后,呼吸情况好转,腹痛缓解,致使一些医生认为"这个病人非手术治疗好,无须外科治疗"。

2. 纠误

(1)该病例这次就诊的主要疾病是结石性胆囊炎,这是根本原因,其他如胰腺炎、肺部感染、AOSC、休克、肾功能不全等都是由此而引起的。其合并症也因胆囊炎、休克而加重。

(2)必须立即手术的理由

①虽做经皮肝胆囊置管后,腹痛缓解、胆汁引流量 250ml/d,但引流后胆囊体积没变小。

②经胆囊导管做胆道造影,胆总管远端不通。

③生命体征仍然不稳定,血压仍需靠"多巴胺"维持。

④上腹腹膜炎体征仍明显。

⑤WBC,N 继续上升。

⑥胆囊引流导管纤细,引流效果不好。

3. 外科手术技术要点

(1)胆囊切除:①先做胆囊造瘘缩小胆囊;②Pringle 止血带临时阻断入肝血流;③浆膜下剥离胆囊。

(2)胆总管探查、T 形管引流:①"四边法"切开胆总管;②放置 16 号 T 形管,T 形管直臂经胆总管右侧壁戳孔引出;③胆总管切口以 4-0 薇乔线缝闭。

病例 3:胆囊结石并胆囊幽门环瘘、出血,合并冠心病、高血压、糖尿病,二尖瓣置换术后

患者,女,65 岁。

反复右上腹痛、畏寒、发热 4 年,复发伴柏油样大便 19d。

6 年前(2006 年)诊为"风湿性心脏病",在某医院施"二尖瓣置换术"。长时间服用"华法林抗凝",解柏油样大便后改用"低分子右旋糖酐"。

患有"冠心病""糖尿病""高血压病"(Ⅲ级极高危组)。

T 36.5℃,P 89 次/分,R 22 次/分,BP 20.7/12.7kPa(155/95mmHg)。

神清合作,皮肤、巩膜无黄染。心律失常,双肺呼吸音清。腹平,浅静脉不曲张,腹壁软,剑突右下方深压痛,肝、胆囊、脾未扪及,Murphy 征(+),右肝浊音界不大,右肝区无叩击痛。腹水征(-),四肢无水肿。

WBC 8.57×10^9/L,N 0.72,PLT 112×10^9/L,Hb 69g/L,TT 15s,APTT 32s,PT 63g/L,TP 63g/L,ALB 36.4g/L,TBIL 14.8 μmol/L,DBIL 7.6 μmol/L,BUN 4.4mmol/L,BS

10.8mmol/L。

CT:肝大小、形态无异常,肝内胆管及门静脉分支未见明显异常。胆囊壁增厚,轮廓不清,胆囊内见不规则高密度灶,大小约 2cm×2cm。胆总管显示欠清。胰实质未见异常密度灶,主胰管不扩张(图 2-16)。

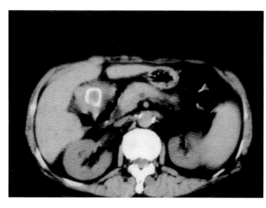

图 2-16 CT:胆囊内结石

心脏彩超:二尖瓣人工瓣膜置换术后,AO 28mm,LA 28mm,LV:DM 48mm,SM 31mm,PA 21mm,RA 30mm,RV 28mm,IVS 10mm,LVPW 9.8mm,RVOT 22mm。左心房增大,余房室大小正常。三尖瓣金属瓣位置固定,余瓣膜成分清晰,启闭自如。房室间隔连续,室间隔及右室后壁不厚,运动协调异向。主肺动脉内径及位置关系正常。

心包及心包腔未见明显异常声像。M:二尖瓣金属瓣呈"城墙样"改变。CDFI:房室间隔未见过隔血流。各瓣膜口血流测值如下。

MV:呈单峰 1.30m/s,TV:0.07m/s,二尖瓣、三尖瓣收缩期未见明显反流信号,PV:1.39m/s,AV:2.13m/s。

心功能:EF 67%,FS 35%。

诊断:二尖瓣人工瓣膜位置固定、左心房增大、主动脉瓣血流增快。

胃镜检查:胃窦大弯侧见直径 1.5cm 瘘口,有鲜红色血性液体流出,周围黏膜明显充血水肿。幽门圆,开闭好,球部形态正常,黏膜未见异常。

结论:胆道胃瘘出血,非萎缩性胃炎。

【入院诊断】 结石性慢性胆囊炎;并胆囊、胃窦瘘;胃窦瘘出血;失血性贫血、冠心病、心功能Ⅲ级、心房颤动、二尖瓣置换术后、高血压病(Ⅲ级,极高危组)、糖尿病 2 型。

【拟施手术】 剖腹探查、胆囊切除、胃瘘修补术。

【手术过程】

1. 一个结石性慢性胆囊炎并胆囊胃瘘,合并冠心病、高血压、糖尿病等严重疾病,二尖瓣置换术后,是手术还是非手术,的确难以把握,为此,请笔者会诊。

笔者意见如下:

(1)诊断明确。

(2)有明确的手术指征,而且宜尽早进行。

(3)手术方式初定为"胆囊切除,胃瘘修补"。

(4)手术的危险性极大,手术难度也大,这是事实,但应注意以下几个问题:①在众多的疾病中,最关键的是胆道胃瘘并出血,而且经过内科处理无效,这是主要矛盾。而高血压、心房颤动、冠心病、糖尿病已多年,二尖瓣置换了 6 年,没有胆囊胃瘘出血前,生活基本自理;②虽然置换二尖瓣后长期服用华法林,但近 2 周已换用低分子右旋糖酐,而且凝血功能正常;③病人坚决要求手术,家属亦充分理解,做好一切意外的准备。

2. 体位、切口、探查。平仰卧位,右上腹反 L 形切口入腹。无腹水,肝色泽棕红,表面光整,肝叶比例、形态无失调,肝质地软,无结石感、结节感。胆囊约 3cm×3cm×3cm,壁厚质韧,与胃幽门环小弯侧粘连、融合,形成内瘘,瘘管内径约 1cm。胃体肥大、壁厚,十二指肠球部变形。

3. 笔者完成以下手术。

(1)分离胆囊胃粘连,离断胆囊胃瘘管(图 2-17),胆囊内未见胆石,积血凝块约 10ml,胃瘘口未见活动性出血。

(2)紧贴胆囊壁游离胆囊,显现胆总管、肝总管,结扎胆囊管、胆囊动脉,以电刀于浆膜下游离切除胆囊。

(3)游离胃大弯,显现幽门环前壁,做胃瘘修补(图 2-18)。

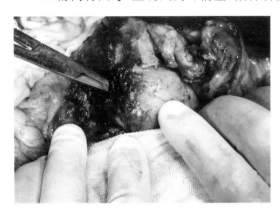

图 2-17　断离胆囊胃瘘管

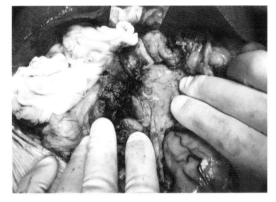

图 2-18　修补胃瘘

(4)距幽门环 1.5cm,以圆针丝线做胃的 U 形交锁缝扎"断胃"。

(5)提空肠与胃大弯侧胃做胃空肠吻合,吻合口内径约 8cm,于胃前壁放置 14 号长臂 T 形管,长臂放入十二指肠。

4. 清点器械、敷料无误,逐层关腹。

手术历时 3h,失血量约 100ml,术中生命体征平稳,送返 ICU。

【术后诊断】　同入院诊断。

【实施手术】　胆囊切除,幽门环瘘修补,胃隔断,胃空肠吻合术。

【术　　后】　第 1 天,心房颤动、心力衰竭,心内科做对症处理,迅速好转。胰岛素调节血糖,配合使用胸腺素。

第 2 天,配合使用低分子右旋糖酐。

第 3 天,体温正常,肛门排气。

……

术后未出血,未出现血管栓塞性疾病,血糖控制良好,伤口甲级愈合,第 10 天康愈出院。

【点　　评】

1. 失误　拟做胆囊次全切、胃瘘修补,欠妥。

2. 纠误　本例的手术方式是理想的选择,因为:

(1)胆囊已完整切除。

(2)胆囊胃瘘胃瘘口刚好在幽门环上,如果不做胃隔离、胃空肠吻合,术后会发生幽门梗阻,再手术难免,那时局面就被动了。

(3)实践证明,本患者可以承受本手术。

3. 外科手术技术要点

(1)胆囊切除:①游离胆囊、胃瘘,紧贴胆囊壁,"弃车保帅";②于十二指肠上缘、肝十二指肠韧带右前方显露胆总管、肝总管,结扎、切断胆囊管、胆囊动脉;③电刀于胆囊壁内切削、剥离胆囊。

(2)幽门环上胃瘘的处理:①以1号丝线全层、间断修补瘘口,外以邻近的网膜粘贴覆盖。②胃隔离:于幽门环上1.5cm处缝扎、隔离胃;胃空肠吻合口在胃体大弯侧后壁;长臂T形管做胃造口。

(3)多科有机配合、协作。

病例4:82岁,结石性胆囊炎并急性梗阻性化脓性胆管炎,血小板减少,急症施胆囊切除、T形管引流

患者,男,82岁。

右上腹痛、发热15d,黄疸2d。

15d前,突起右上腹剧痛,伴发热,就诊于外院,诊为"结石性胆囊炎、败血症""高血压""冠心病",经予抗感染、输液等治疗后,于2d前症状缓解出院。但出院不到10h,又发右上腹痛,出现黄疸,而转来我院。

患"高血压"(165/100mmHg)"冠心病"已10年,长期服用阿司匹林(100mg/d)。

T38.6℃,P 119次/分,R 24次/分,BP 18.1/12kPa(136/90mmHg)。

神清,皮肤、巩膜轻度黄染。右肺背部可闻细湿啰音。心律齐。腹平,右上腹壁紧张,明显压痛、反跳痛,可及胆囊,约3cm×2cm大小,右肝区叩击示右上腹疼痛。无胃振水音,无腹移动性浊音。

WBC 5.2×10⁹/L,N 0.82,PLT 35×10⁹/L,TBIL 56 μmol/L,DBIL 24.2 μmol/L,AST 242U/L,ALT 200U/L,γ-GT 481U/L,ALP 560U/L,TP 68g/L,ALB 39g/L,PT 14s,TT 13s,APTT 45s。

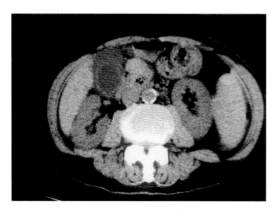

图 2-19 胆囊黏膜中断

CT(2014年9月2日,):肝轮廓清,表面光整,形态、比例无失调。肝内胆管不扩张,无胆石、积气。胆囊胀大,壁厚约1cm,胆囊底部黏膜中断,胆囊内见胆石。胆总管不扩张,未见胆石(图2-19)。

【入院诊断】 结石性胆囊炎;并胆总管结石、AOSC;局限性腹膜炎、盘状肺炎(右)、继发性血小板减少、高血压(Ⅲ级)、冠心病。

【拟施手术】 继续非手术治疗或做经皮肝胆囊穿刺置管。

【手术过程】

1. 主管医生认为,经过入院后治疗,患者腹痛缓解,血象不高,长期服用阿司匹林,又患高血压、冠心病,血小板少,APTT延长,拟继续非手术治疗或做经皮肝胆囊穿刺置管。

笔者查询病史、体格检查、阅读血清生化及影像资料,认为应立即手术治疗,胆囊切除、胆总管探查、T形管引流。

2. 会诊后立即完成各项术前准备,送手术室急症手术。

3. 体位、切口、探查:平仰卧位,右上腹反L形切口。入腹探查见右上腹胆囊周围积浑浊脓性腹水200ml,胆囊充血、水肿,张力大,壁增厚,颈部示局灶性坏死(图2-20)。胆总管外径约1.3cm。胰质软。肝色泽正常。脾不大。

4. 先后结扎胆囊动脉、胆囊管,浆膜下剥离胆囊。剖开胆囊,囊壁厚约1cm,局灶坏死,胆囊内胆石约18颗,直径0.3～0.4cm,胆汁墨绿色,脓性(图2-21)。

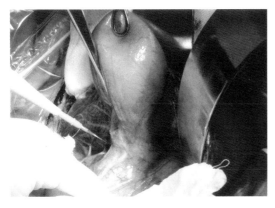

图 2-20　胆囊颈部坏死

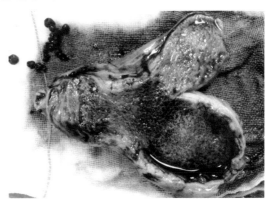

图 2-21　胆囊剖开

5. 穿刺胆总管获脓性胆汁,送细菌培养及药物敏感试验。

6.“四边法”切开胆总管,取出胆石3颗,性状与胆囊结石相符(图2-22)。胆总管远端通过3号胆道扩张器,放置14号T形管,测试无胆漏。

7. 关腹。以“三合一液”冲洗术野,清点器械、敷料无误,逐层关腹。

手术历时1h,失血量约10ml,生命体征平稳,安返ICU。

【术后诊断】　同入院诊断。

【实施手术】　胆囊切除,胆总管切开取石、探查,T形管引流。

【术　后】　无出血、心肺功能不全等并发症。第3天肛门排气,进食流质。伤口甲级愈合。

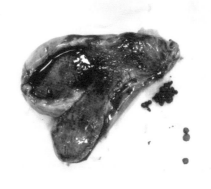

图 2-22　胆总管结石

【点　评】　本例82岁,多种疾病并存,系极高危病人,最终经手术治疗,康愈出院。

1. 失误　病后所就诊的各医院没有及时确定手术切除胆囊、胆总管探查,直至来到我院ICU后,拟做经皮肝胆囊穿刺引流。

2. 纠误　胆囊切除、胆总管探查是唯一正确的选择,其理由如下。

(1)病史中突发右上腹痛、发热15d,提示多为胆囊嵌顿,此后出现黄疸,提示胆囊结石坠入胆总管。

（2）经过非手术治疗(抗生素、输液等)15d,右上腹腹膜炎体征明显,而且 N 0.82,PLT 35×10⁹/L,说明病变在加重。

（3）患者这次入院,CT 片示胆囊内多发细小颗粒状结石,最易排石坠入胆总管。

（4）患者肝功能检查 TBIL 56 μmol/L,DBIL 24.2 μmol/L,AST,ALT,γ-GT,ALP 显著升高,提示胆道急性梗阻,肝功能损害,必须尽快有效地解除胆道梗阻。

（5）患者 2d 前症状缓解出院,不到 10h 胆道梗阻而再次入院,如果这次不很好地解除胆道梗阻,类似情况难免再发生。

（6）目前腹痛暂时缓解,与胆囊壁坏死相关。

（7）患者右上腹局限性腹膜炎,提示病变在加重。

（8）肺的病变与结石性胆囊炎相关,后者为因,前者为果。

（9）胆道的梗阻、感染,增加对心脏的损害。

（10）继发性血小板减少,与胆道感染相关。

（11）经皮肝胆囊穿刺置管难以达到有效的胆道减压。

（12）长期服用阿司匹林对外科手术有影响,术后亦可能创面渗血,但当前患者凝血功能尚可,皮肤静脉穿刺点没有流血不止的现象,因此服用阿司匹林不能视为本例的手术绝对禁忌。

3. 外科手术技术要点　本例手术虽简单,但应注意以下几点。

（1）手术宜简不宜繁,宜快不宜慢。

（2）多用电凝或双极电凝分离粘连。

（3）结扎、切断胆囊动脉、胆囊管,浆膜下移除胆囊。

（4）"四边法"切开胆总管。

病例 5:慢性结石性胆囊炎急性发作、胆囊管开口异位、胆总管结石,施胆囊切除、胆总管探查、T 形管引流术

患者,女,71 岁。

间发右上腹痛 18 年,加重并发热 7d。

10 年前,B 超检查发现"胆囊结石",由于其爱人因"胆囊疾病"在某院手术后死亡,故拒绝手术。近日腹痛难忍。

T37.5℃,P 89 次/分,R 20 次/分,BP 14.4/9.3kPa(108/70mmHg)。

神清合作,皮肤、巩膜轻度黄染。心、肺无明显异常。腹平,浅静脉不曲张,右上腹壁较紧张,明显压痛、反跳痛。右肝浊音界正常,叩击右肝区示右上腹痛。脾、肝、胆囊未及。无胃振水音,腹水征(-)。右腰背部无抬举痛,四肢正常。

WBC13.5×10⁹/L,N 0.89,PLT 127×10⁹/L,TBIL 49.8 μmol/L,DBIL 41 μmol/L,AST 128U/L,ALT 97U/L,CA19-9 58kU/L。

B 超:胆囊 14.7cm×5cm,壁厚 0.5cm,胆囊内见多个结石光团。胆总管内径约 1cm,其内可见结石光团。

CT:胆囊胀大,壁厚 1～0.5cm,其内可见胆石。肝总管不清,胆总管远段内径约 1cm。肝、胰未见异常。

【入院诊断】　结石性胆囊炎；并：胆囊癌；胆总管结石、AOSC。

【拟施手术】　胆囊、胆总管双造口。

【手术过程】

1. 主管医生考虑该患者的特殊情况，请笔者会诊。按习惯查询病史、体格检查、阅读影像资料（见前述），意见如下。

（1）诊断：结石性慢性胆囊炎急性发作，并：胆囊颈部结石嵌顿、胆囊积脓；胆总管结石、AOSC；右上腹局限性腹膜炎。

（2）处理：胆囊切除、胆总管探查、T形管引流。时间上正好是患者选择的时间，满足患者精神、心理的要求。

2. 会诊后，做好术前准备，送手术室手术。

（1）体位、切口、探查：平仰卧位，做右肋缘下切口入腹。右上腹胆囊周围积黄色浑浊腹水约120ml，胆囊约15cm×4cm，明显充血水肿，张力大。胆囊管盘曲覆盖在肝总管、胆总管前方。胆囊三角示明显充血，解剖结构不清。十二指肠与胆囊体、胆囊管致密粘连（图2-23）。见此情况，主管医生认为"难以排除胆囊癌，做胆囊造口算了"，并请笔者洗手上台。

（2）笔者上台后完成以下手术：①做胆囊底戳孔，吸取脓性胆汁200ml。②手指钝性分离胆囊与十二指肠粘连，并离断十二指肠与胆囊管粘连，显露胆总管上段，外径约1cm，同时发现胆囊颈部一直径约1cm的结石嵌顿且压迫肝总管前方（图2-23）。③"四边法"切开胆总管，长度约1cm，取石钳取出其内胆石3枚，各约绿豆大小。④沟通温氏孔，放置Pringle止血带。

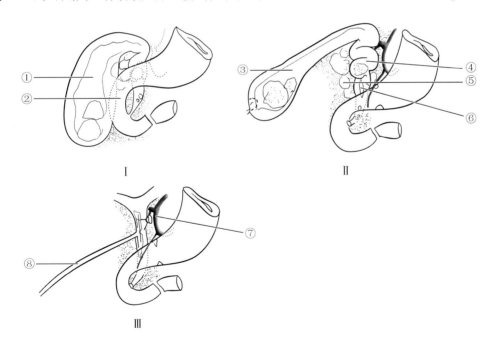

Ⅰ　　　　　　　　　　　　Ⅱ

Ⅲ

图 2-23　手术

Ⅰ. 术中所见；Ⅱ. 胆囊减压、十二指肠球分离后；Ⅲ. 胆囊切除、胆总管引流

①胆囊；②十二指肠；③胆囊减压后；④胆囊管；⑤淋巴结；⑥胆总管切开；⑦肝固有动脉；⑧T形管

⑤显露肝固有动脉、肝左右动脉、胆囊动脉,结扎、切断胆囊动脉。⑥切除胆囊。以导尿管插入肝总管、右肝管作引导,经胆囊管左侧与肝总管间隙沟通,推挤胆囊管结石入胆囊,距肝总管约0.5cm缝扎、切断胆囊管,以电刀于胆囊浆膜下剥离胆囊。⑦延长胆总管切口至肝总管。于肝总管右侧剥离、移除一肿大淋巴结,送病检。⑧纤维胆道镜察看肝外、内胆管,未见肿瘤及胆石,放置 14 号 T 形管(图 2-23)。

(3)逐层关腹:以"三合一液"冲洗清洁术野,测试 T 形管无胆漏、出血,清点器械、敷料无误,逐层关腹。手术历时 2h,失血量约 10ml,生命体征平稳,安返病房。

病理切片报告:未见癌。

【术后诊断】 结石性慢性胆囊炎急性发作;并:胆囊颈部结石嵌顿、胆囊积脓;胆总管结石、AOSC;右上腹局限性腹膜炎、胆囊管异位开口于肝总管左前方。

【实施手术】 胆囊切除,胆总管切开探查,T 形管引流术。

【术　后】 恢复平顺。

【点　评】

1. 失误

(1)原主管医生对该病例的诊断至少是不够全面、不够准确的。

(2)原拟施手术不当。

2. 纠误

(1)这个病例没有胆囊癌的依据

①病史支持为结石性慢性胆囊炎。

②体格检查右上腹局限性腹膜炎,胆囊明显触痛。

③WBC↑,N↑。

④CT 示胆囊壁均匀增厚。

⑤病人梗阻性黄疸与胆总管结石相关,不是胆囊癌累及肝总管所致。

⑥术中快速切片报告为"炎症",未见"癌"。

(2)胆囊切除、胆总管探查是理想的选择。

3. 外科手术技术要点

(1)本例胆囊切除的困难在哪里?

①胆囊慢性炎症时间长达 18 年。

②胆囊大,胆囊壁厚,明显充血水肿。

③胆囊管结石嵌顿,胆囊管开口异位,而且覆盖、粘连在肝总管、第一肝门后方。

④十二指肠与肝总管粘连,并覆盖在胆囊管前方。

⑤胆囊三角根本看不见,局部呈"冷冻一片"。

⑥胆管内径仅 1cm,而且深藏于十二指肠球部后。

⑦肝十二指肠韧带右侧串珠状肿大淋巴结,增加了胆总管显露的难度。

⑧胆囊管炎症水肿,分离易出血,易损伤肝总管。

⑨肝圆韧带途径、胆囊床途径无法用在本例。

⑩胆囊动脉难以显露。

(2)胆囊切除,笔者对本例胆囊切除采用了以下方法。

①策略:先显露、切开胆总管,而后切除胆囊。

②胆囊减压,腾出供手术的空间。

③离断胆囊与十二指肠粘连,显现胆总管、肝总管。

④循肝固有动脉、肝右动脉找到胆囊动脉,予以结扎、切断。

⑤"四边法"切开胆总管,插入长弯钳做肝总管、右肝管指引。

⑥沟通胆囊管与肝总管间隙,挤胆囊管嵌顿的胆石入胆囊,缝扎、切断胆囊管。

⑦Pringle 止血带阻断入肝血流 7min,以电刀于浆膜下移除胆囊。

(3)本例虽无癌性淋巴结,但胆囊太大,予以切除。

第二节　医源性近段胆管损伤

由于外科手术所致胆囊管、胆总管上段、肝总管及左右肝管口的损伤,均定为医源性近段胆管损伤。医源性近段胆管损伤多为胆囊切除所致,其发生率为 0.1%～0.3%,其实际情况严重得多。医源性近段胆管损伤将给病人带来不同程度的伤害,重者可致命,是当前医疗纠纷的重要原因。医源性近段胆管损伤的占医源性胆管损伤的 85% 左右,1990－2014 年湖南省人民医院收治各类医源性近段胆管损伤达 451 例,而且发生率呈增长趋势,请同仁务必重视。

一、诊断

1. 症状　胆囊切除术后表现以下症状。

(1)黄疸:可呈进行性与日俱增,亦可浅黄疸,前者与胆管完全扎或夹闭相关,后者与胆漏、胆汁溢入腹膜腔有关。

(2)腹痛:与胆汁漏入腹膜腔、胆汁性腹膜炎相关。

(3)腹胀:与胆囊切除后滥用广谱抗生素,胆汁漏入腹膜腔,呈非典型性胆汁性腹膜炎相关。

(4)腹内出血:面色苍白,脉率增快,血压下降,Hb 下降。

2. 体检

(1)黄疸,胆汁性腹膜炎以右上腹为显。

(2)腹胀满,腹水征(＋)。

(3)腹膜腔穿刺获胆汁或不凝固血液。

3. 血象、肝功能

(1)WBC↑,N↑,Hb↓。

(2)TBIL↑,DBIL↑,AST↑,ALT↑。

4. 影像学检查

(1)B 超:胆总管连续性中断,损伤以上胆管扩张,腹膜腔积液。

(2)CT:近段胆管显示不清,损伤以上胆管扩张,腹膜腔积液,以右肝周为显。

(3)MRCP:损伤以上胆管扩张,近段胆管缺失或狭窄,远段胆管纤细。

(4)ERCP:损伤以上胆管显示扩张,造影剂不入远段胆管。

5. 术中　一级肝门区胆漏或可见一级肝门右侧异常"胆管喇叭口"。

6. 医源性近段胆管损伤的诊断,值得注意的几个问题

(1)胆囊切除后出现梗阻性黄疸,首先应考虑医源性近段胆管损伤,除外黄疸型肝炎。

(2)胆囊切除后出现腹水,首先考虑胆漏,除外肝硬化腹水。

（3）医源性近段胆管损伤,可合并十二指肠灼伤、穿孔,出现相应的症状、体征及影像学改变。

（4）腹腔镜胆囊切除致医源性近段胆管损伤的发生率比开腹胆囊切除高得多,而且常常一级肝门区胆管呈"焦土一块"。

（5）胆囊切除后高位 AOSC,肝内胆管扩张,肝门胆管狭窄。病史中,胆囊切除历时长,术中输血,医生惊恐,告之胆管变异、Mirizzi 综合征者,应考虑医源性近段胆管损伤。

（6）医源性近段胆管损伤后胆管狭窄可并发胆汁性肝硬化、肝门静脉高压症,出现相应的症状、体征。

（7）医源性近段胆管损伤Ⅵ型,可出现右肝缺血、坏死、肝脓肿,表现相应的症状、体征及影像学表现。

7. 医源性近段胆管损伤分型　笔者主张分 6 型(表 2-1,图 2-24)。

表 2-1　医源性近段胆管损伤分型

分型	胆管损伤部位
Ⅰ	胆管裂伤
Ⅱ	残留胆囊漏、出血
Ⅲ	肝门隆突以下胆管损伤
Ⅳ	肝门隆突以上左右肝管损伤
Ⅴ	胆管变异、胆管损伤
Ⅵ	胆管损伤合并血管损伤(门静脉、肝动脉)

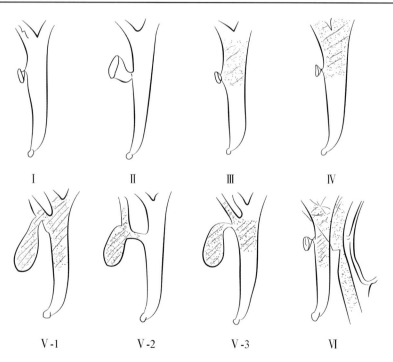

图 2-24　医源性近段胆管损伤分型

二、治疗

医源性近段胆管损伤后,应积极、及时、正确处理,使之对病人的损害降低到最低限度。

1. 几个观点

(1)尽量保护胆管,而不是损毁胆管。

(2)术中发现处理比术后处理好。

(3)专科医生处理比非专科处理好。

(4)用微创外科技巧修复胆管。

2. 手术时机　损伤以上胆管扩张,直径>0.8cm;寒战、发热不是手术禁忌;一级肝门脓肿不宜做胆道修复。

3. 手术方式　手术方式与医源性近段胆管损伤分型相匹配(表 2-2):

表 2-2　医源性近段胆管损伤手术方式

分型	手术方式
Ⅰ	修补、T 形管引流
Ⅱ	残留胆囊切除
Ⅲ	胆管端-端吻合术或肝胆管盆式鲁氏 Y 形吻合术
Ⅳ	胆管外引流或肝胆管盆式鲁氏 Y 形吻合术
Ⅴ	夹心 T 形管引流、胆管修复
Ⅵ	复杂肝、胆道手术
	肝叶切除
	门静脉修补、肝动脉修复
	肝移植
	……

典型病例

病例 1:医源性近段胆管损伤Ⅵ型,并门静脉栓塞、非典型胆汁性腹膜炎

患者,女,42 岁。

胆囊切除术后腹部剧痛 11d,无寒战、高热及黄疸。

11d 前,诊断为"结石性胆囊炎"在某医院施"电视腹腔镜胆囊切除",手术历时 3h,术中未输血。术后剧烈右上腹痛,腹腔引流管流出暗褐色液体 300ml,诊为"腹内出血"。第 2 天再次入腹,"胆囊动脉出血",予以缝扎止血,仍放置腹腔引流管,关腹。术中输浓缩红细胞 4U,手术历时 3h。

第 2 次手术后仍然剧烈腹痛,以右上腹为显。CT 示腹膜腔液体积聚,腹穿未获液体。予以镇痛,颅痛定 2~6/d。于术后第 4 天转住某市中心医院,发现腹壁切口裂开,漏出胆汁,给予擦药,另置管持续负压吸引,褐色液体 300ml/d,腹痛仍无缓解,拟做鼻胆引流,未成。并继续打止痛针,腹腔引流管无液体引出,至今日转来我院。手术前后先后使用头孢曲松钠、头孢

吡肟。间歇肛门排气,小便量少。

T 37.1℃,P 122 次/分,R 22 次/分,BP 16/10kPa(120/75mmHg)。

神清合作,皮肤、巩膜轻度黄染。心律齐,无杂音。双肺呼吸音清。腹胀满,原为右肋缘下切口,中段裂开,溢出胆汁。全腹肌稍紧张,压痛、反跳痛以上腹为显。右肝浊音界正常,叩击右肝区示右上腹痛剧。腹水征(+)。右侧腰背部抬举痛明显。

右下腹穿刺获脓性胆汁。

WBC 11.61×10⁹/L,N 0.81,PLT 311×10⁹/L,Hb 98g/L,TBIL 54 μmol/L,DBIL 28.7 μmol/L,AST 99U/L,ALT 86U/L。

CT(2011 年 9 月 13 日,某县人民医院):肝轮廓清,肝内外胆管不扩张,无胆石。胆囊不大,壁不厚,无胆石。肝门静脉显影不清。

CT(2011 年 10 月 3 日,某市中心医院):肝膈间积液,肝轮廓清,肝内胆管不扩张,未见积气。胆囊已切除。肝外胆管未见。肝门静脉显示密度增高,密度增厚影直径约 1.1cm,长约 4.5cm(图 2-25)。肝内肝门静脉未见显影,胆囊处见钛夹。

CT(2011 年 10 月 6 日,):腹腔见大量液体,肝内胆管不扩张,肝门静脉密度明显增强,肝门静脉仍然密度增高(图 2-26)。

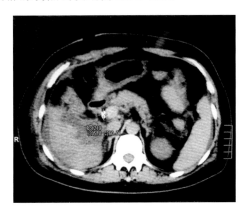

图 2-25 胆囊已切除

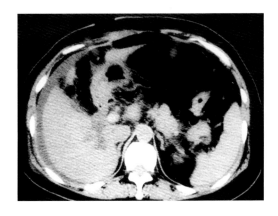

图 2-26 CT:肝内胆管不扩张

【入院诊断】 医源性近段胆管损伤Ⅵ型;并:出血;非典型性弥漫性胆汁腹膜炎、低蛋白血症、右肝后叶血供障碍。

【拟施手术】 剖腹探查,胆道外引流。

【手术过程】 医源性胆道损伤已 11d,是否急症手术、做什么手术?值班医生请笔者急会诊。此时已是第 1 次手术后第 12 天。

1. 笔者认为诊断基本明确,应立即手术挽救生命。手术方案如下。

(1)清创腹膜腔,胆道外引流。

(2)清创腹膜腔,胆道外引流,右半肝切除。

(3)清创腹膜腔,胆道外引流,右半肝切除,肝门静脉节段性切除吻合或肝门静脉血栓清除、修补。

2. 于会诊后 1h,备血,预防性使用抗生素[亚胺培南-西司他汀钠(泰能、替硝唑)],行急症手术、全身麻醉、屋顶式切口入腹。

（1）腹内积聚脓性胆汁 2000ml，大网膜肠管浆膜被胆汁染成墨绿色，右膈下少许血凝块。见肝门隆突平面以下肝外胆管已被切除，左右肝管被 4 根 4 号线缝扎，针眼溢胆汁。肝门静脉呈索状，右侧壁多根丝线线结。肝右动脉切断、结扎。

（2）吸出腹内胆汁、血块，以生理盐水简单冲洗腹膜腔，拆除左右肝管口缝扎丝线，敞开左右肝管口，其内径分别为 0.3cm、0.35cm。胆管壁薄、极脆，易撕裂。胆管口坏死。

（3）安置好 Pringle 止血带，拆除肝门静脉右侧缝扎线，显示肝门静脉右侧壁缺口（图 2-27），直径约 0.5cm。见肝门静脉内血栓，破口处不出血。用直角弯钳伸入肝门静脉内夹出血栓后，大量血从破口涌出，立即指压局部，以 4-0 Prolene 线予以横行修补，而止血（图 2-28）。

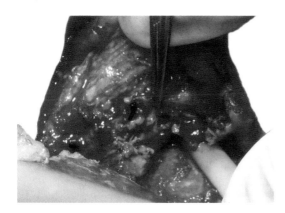

图 2-27　门静脉右侧壁缺口

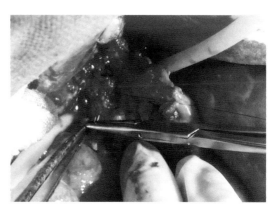

图 2-28　修补静脉

（4）术者觉胆道处理困难，要求笔者上台。笔者完成以下手术：①取直径 0.2cm 硅胶管 2 根，分别插入左、右肝管，以 4/0 微乔线分别缝扎、固定（图 2-29）；②做右侧腹壁戳孔，紧贴后腹膜将放置于温氏孔处的乳胶管水平位经右侧腹壁戳孔引出；③用明胶海绵片、滴医用创面封闭胶，做成瓦片状覆盖，粘贴在一级肝门上（图 2-30），外面再以带蒂大网膜覆盖，使之成"窑洞状"，洞口朝右侧，以使漏出的胆汁经乳胶管引出；④挽出全部小肠，以 8000ml 10％浓度聚维酮碘液、生理盐水冲洗腹膜腔后，还纳肠管。

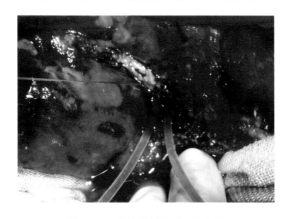

图 2-29　硅胶管插入左、右肝管

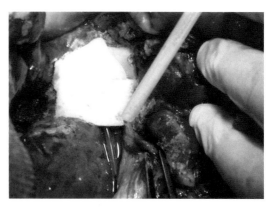

图 2-30　明胶海绵片

(5)清点敷料、器械无误,逐层关腹。

【术后诊断】 医源性近段胆管损伤Ⅵ型,胆道术后;并:出血;肝门静脉血栓形成,肝右动脉切断、结扎;胆漏,并非典型性弥漫性胆汁性腹膜炎;低蛋白血症、右肝血供障碍(未坏死)

【实施手术】 窑洞式胆道外引流;肝门静脉血栓取出、修补;腹膜腔清创。

【术　　后】 配合使用低分子右旋糖酐、亚胺培南-西司他汀钠 1g/d,2d。胆管引流墨绿色胆汁 400ml/d,温氏孔右侧腹腔引流管引流液 150ml/d,无血。

术后无发热、出血、肝肾功能不全,术后多次 B 超,肝门静脉血流通畅。恢复平顺。

术后 4 个月,来院施"脾切除、脾肾分流、肝胆管盆式鲁氏 Y 形吻合术"。

随访 1 年,健康。

【点　　评】 截至今日,笔者收治的 385 例医源性近段胆管损伤,Ⅵ型、肝门静脉撕裂缝闭、血栓形成、肝右动脉结扎切断,这是首例,并救治成功。

1. 失误

(1)医源性近段胆管损伤Ⅵ型,同时致肝门静脉撕裂扎闭、肝门静脉血栓形成及肝右动脉切断、结扎。

(2)第二次手术,入腹止血,却把肝门静脉缝闭,同时令人费解的是胆管损伤,竟未处理。

(3)当病人术后剧烈腹痛,不查清原因,大量地使用镇痛药,最多一天达 6 次。

(4)当病人腹腔引流管停止引出液体,而腹痛剧烈,致病人生不如死,CT 发现腹内积液,切口裂开,漏出胆汁、血液,还企图做鼻胆引流。

(5)由于考虑胆漏存在,又并发出血,使用广谱抗生素长达 11d(头孢曲松钠、头孢吡肟),致使非典型胆汁性腹膜炎。

(6)当病人剧烈腹痛,引流管无液体流出,CT 揭示腹内积液,未行腹腔穿刺。

(7)当病人已感"生不如死""剧烈腹痛",要求转院时,原主管医生不同意。

(8)第 2 次因腹内出血而再次进腹,明显是肝门静脉撕裂,手术记录上写的是"胆囊动脉出血"。

(9)肝门静脉破裂,用丝线缝扎,致肝门静脉扎闭。

2. 纠误

(1)诊断应该是:医源性近段胆管损伤Ⅵ型;并:肝门静脉血栓形成;肝右动脉切断、结扎;非典型性弥漫性胆汁性腹膜炎。

(2)首要目的是挽救生命。窑洞式胆道外引流;肝门静脉血栓取出、修补。

3. 外科手术技术要点

(1)肝门静脉血栓取出

①游离十二指肠、胰头,握胰头在术者手中,便于控制出血。

②安置 Pringle 止血带。

③肝门静脉内血栓宜用取石钳或血管钳夹取。

④血栓取出后,应先放血约 100ml,以冲出残存血栓。

(2)"窑洞式"胆道外引流

①左右肝管内放置硅胶管,用薇乔线固定。

②外用明胶海绵片盖被一级肝门,再用大网膜粘贴,造成一个"窑洞",洞口朝向右侧肝下

间隙,以使漏出的胆汁向右侧肝肾夹角流淌。

③左右肝管内的硅胶引流管从"窑洞口"引出。

④"窑洞口"放置乳胶引流管一根,水平位经右侧腹壁戳孔,伴随左右肝管内硅胶引流管一并引出腹膜腔。

病例 2:医源性近段胆管损伤Ⅵ型,Braun 吻合后寒战、发热 6 个月

患者,男,65 岁。

胆囊切除后间发寒战、发热 6 个月。

6 个月前,在某院诊为"结石性胆囊炎",施行"开腹胆囊切除术"。术后发现胆道损伤,左右肝管内径各约 0.3cm,壁薄,再次施"胆肠引流术"。

术后腹痛、发热,诊为"胆漏""胆汁性腹膜炎""胆源性肝脓疡",在 B 超引导下做"腹腔引流""经皮肝脓肿穿刺置管引流",配合使用抗生素等处理,腹膜炎体征好转而拔管。而肝脓肿引流管留置至今,每日引流量 5~100ml,有时为胆汁,有时为黄色脓液。寒战、发热持续至今,其发热与引流液量的多少无明显关联。由于觉进一步处理棘手,而请笔者去该院会诊。

T 36.5℃,P 86 次/分,R 20 次/分,BP 20/11.9kPa(150/89mmHg)。

皮肤、巩膜无黄染。心律齐,双肺呼吸音清。腹平,浅静脉不曲张,右肋缘下切口瘢痕一条。腹壁软,肝、脾未扪及,剑突右下方压痛。无胃振水音,腹水征(一)。双腰背部无抬举痛。右肝脓肿引流管见约 10ml 引流液,黄色、浑浊。

WBC 6.8×10⁹/L,N 0.68,PLT 223×10⁹/L,TBIL 25.1 μmol/L,DBIL 17.5 μmol/L,TP 69g/L,ALB 35.6g/L,BS 10.5mmol/L,BUN 4.1mmol/L。

MRCP:一级肝门以上胆管轻度扩张,左肝管内径约 0.8cm,右肝前叶胆管内径约 0.5cm,与一脓肿相连,脓肿约 3cm×3cm,其内无引流导管。右肝后叶胆管内径约 0.4cm。胆总管远段可见。胰管不扩张。左肝肥大,右肝萎缩。脾不大。

【入院诊断】　胆囊结石、胆囊切除后并胆道损伤、胆源性肝脓肿、反流性胆管炎,合并:高血压、糖尿病。

【拟施手术】　肝胆管盆式鲁氏 Y 形吻合术。

【手术过程】

1. 笔者认为:当前这个病人的主要问题在一级肝门狭窄,肝脓肿应与一级肝门相通。这次处理的关键在于一级肝门狭窄的解开。其理由是:长达 6 个月的寒战、发热、无波动黄疸,说明胆道通,但不畅。肝内胆管积气是反流性胆管炎的佐证,左肝管结石加重胆管炎。由于一级肝门狭窄,致使右肝脓肿,并长久不愈。

这个病人不能再等待,梗阻以上的胆管不可能再扩张,胆道感染、寒战、发热不是手术禁忌。

这次手术困难很大,其难点在于:6 个月前的胆肠吻合是在术中发现胆管腔小、壁薄,吻合口不会满意;术后并发胆漏、胆汁性腹膜炎、一级肝门周粘连;术后胆源性肝脓肿、经皮肝脓肿引流,肝不好翻转显露;医源性胆道损伤多合并右肝血管损伤、右肝萎缩、左肝肥大,一级肝门难以显露。

检查时发现右上腹仍有明显压痛,说明肝脏面、一级肝门周炎症明显,分离粘连易出血。

这次手术的方式为肝胆管盆式鲁氏 Y 形吻合术,原经皮肝脓肿引流管保留。

2. 会诊后,全身麻醉,右上腹反 L 形切口入腹,做肝胆管盆式鲁氏 Y 形吻合术。

(1)入腹,无腹水。肝周广泛粘连,一级肝门处呈脐底样,肝色泽棕红,左肝肥大、右肝萎缩。一级肝门内陷,原为 Braun 胆肠吻合,输入肠管未做结扎。十二指肠球部位于胆肠吻合口后方,亦与一级肝门致密粘连,经皮肝脓肿引流管入 S_8 肝膈面(图 2-31)。

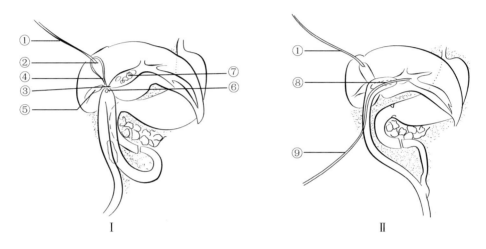

图 2-31 手术

Ⅰ. 上次手术;Ⅱ. 本次手术

①经皮肝脓肿引流管;②肝脓肿;③左肝管口狭窄;④右肝前叶胆管狭窄;⑤右肝后叶胆管狭窄;⑥胆肠吻合口;⑦结石;⑧肝胆管盆;⑨12 号 T 形管

(2)保护好经皮肝脓肿引流管,分离肝膈粘连,膈下填塞纱布垫,托出右肝。

(3)离断肝脏面粘连,显露 Braun 桥襻及胆肠吻合口,距吻合口 1cm 断桥襻空肠,见吻合口丝线结石一枚,约 0.3cm×0.4cm×0.3cm,予以拆除。见胆汁不停从肝门涌出,但未见肝内胆管口。

(4)显露肝圆韧带、肝方叶基部及左肝管,"四边法"切开左肝管及左肝管口,长约 2cm,见左肝管内径约 0.8cm,左肝管口内径约 0.3cm,取出其内胆石,约黄豆大小。胆汁呈脓性、墨绿色。

见右肝管口约 0.3cm,以胆道扩张器逐渐扩大至 0.6cm 大小。右前叶胆管、右后叶胆管流出脓性胆汁。经原经皮肝脓肿引流管注生理盐水冲洗,见脓块流出,继而以 10% 浓度聚维酮碘液、生理盐水冲洗至流出清亮液体。

(5)剔除残留的原桥襻空肠的残壁,稍做整形,组成肝胆管盆。

(6)游离桥襻空肠襻予以切除,做结肠后肝胆管盆式鲁氏 Y 形吻合术。放置 12 号 T 形管,经桥襻空肠入肝内胆管,测试无胆漏。

(7)清点敷料、器械无误,放置右膈下、温氏孔右侧乳胶管各一根,逐层关腹。

手术历时 4.5h,失血量约 50ml,生命体征平稳,安返病房。

【术后诊断】 医源性近段胆道损伤Ⅵ型,胆肠 Braun 吻合术后;并:反流性胆管炎;胆源性肝脓肿,经皮肝脓肿置管引流;左肝管内结石、左肝肥大、右肝萎缩、胆汁性肝硬化;合并:高血压、糖尿病。

【实施手术】 肝胆管盆式鲁氏 Y 形吻合术。

【术　后】 无胆漏、出血,原症状缓解。经皮肝脓肿引流液 20ml/d,为墨绿色胆汁。第15 天夹管,无不适。1 个月后出院。

【点　评】

1. 失误

(1)胆囊切除致医源性近段胆管损伤Ⅵ型。

(2)Braun 吻合,致使肠内容物直接入肝内胆管。

(3)胆道损伤、Braun 吻合,长达 6 个月进食后寒战、发热,错误地认为是肝脓肿所致。

2. 纠误

(1)通过手术探查,明确诊断,证明首次手术做 Braun 吻合,如果当时加做输入襻的结扎可能会好些。

(2)这次解除左肝管口、右肝前叶胆管狭窄是关键,做盆式鲁氏 Y 形吻合术是理想的选择。

3. 外科手术技术要点

(1)胆肠吻合口以上左右肝管口狭窄的解除:①手术切口够大,托出右肝,显露充分;②沿肝圆韧带途径切开左肝管;③直视下扩大右肝前后叶胆管口,解除狭窄。

(2)右肝 S_8 脓肿的处理:①解除右前叶胆管狭窄;②借助经皮肝脓肿引流管。

(3)鲁氏 Y 形吻合术桥襻空肠的制备:①切除粘连、瘢痕样的原 Braun 桥襻空肠;②经横结肠肝曲系膜戳孔引入肝下间隙,使之与十二指肠同步、平行;③桥襻空肠的长度约 35cm。

(4)肝胆管盆与桥襻空肠吻合:①以 4-0 薇乔线做肝胆管盆与桥襻空肠吻合口后壁连续、外翻缝合。②以 4-0 薇乔线做吻合口前壁的间断、外翻缝合。③放置 12 号 T 形管做吻合口以上肝内胆管引流,以防胆漏。T 形管剪成犁形,横臂插入左肝管,并用薇乔线固定,以防脱落。

病例 3:医源性近段胆管损伤并胆汁性腹膜炎 20d,一期施肝胆管盆式鲁氏 Y 形吻合术

患者,女,23 岁。

胆囊切除后腹胀痛 20d。

20d 前,因"结石性胆囊炎"在某医院做"电视腹腔镜胆囊切除"。手术历时 1.5h,手术"顺利"。

术后第 15 天,腹部胀痛难忍,诊断为"胆道损伤",转至该市另一医院,诊为"胆道损伤、腹膜炎",嘱需"分期手术"。遭患者家属拒绝,于今日转来我院。病程中使用头孢哌酮等抗生素。

T 38℃,P 98 次/分,R 37 次/分,BP 14.7/8kPa(110/60mmHg)。

神清,痛苦面容,巩膜轻度黄染,不停呻吟。无发绀,端坐呼吸。双肺呼吸音粗糙。腹胀如足月妊娠大小,腹肌紧张,明显压痛、反跳痛,但以右上腹更为明显。肝、脾未及,腹水征明显,

叩击右肝区腹痛加重。腰背部抬举痛存在。双下肢无水肿，活动自如。

WBC 11.26 × 10⁹/L，N 0.81，PLT 475 × 10⁹/L，Hb 123g/L，TBIL 68.6 μmol/L，DBIL 45.7 μmol/L，AMY 73.8U/L，AST 84U/L，ALT 61U/L，BUN 1.7mmol/L，BS 6.2mmol/L。

CT：右肝膈间大量液体积聚，肝被挤压、推移至左腹，肝轮廓清，肝内胆管不扩张，无胆石及胆管积气。胆囊及肝外胆管不清（图 2-32）。

MRCP：见肝内胆管不扩张，右肝管缺如，左肝管及右肝后叶胆管内径仅 0.3cm 左右（图 2-33）。

腹腔穿刺：获墨绿色浑浊胆汁。

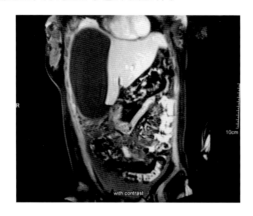

图 2-32　CT：右膈下积液

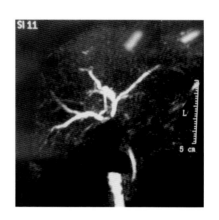

图 2-33　MRCP：肝总管缺乏

【入院诊断】　医源性胆道损伤并胆汁性腹膜炎。

【拟施手术】　胆道外引流、腹膜腔引流。

【手术过程】

1. 入院后，即在床旁做腹腔穿刺置管，引流出胆汁样腹水 3600ml/10h，病人觉腹胀痛明显缓解，总算是"睡了一觉"。

2. 第二日早笔者查询病史、体格检查、阅读影像及血清生化资料。

T 38.1℃，P 132 次/分，R 34 次/分，BP 14.7/8.7kPa（110/65mmHg）。

皮肤、巩膜轻度黄染。下腹及左侧腹较软，剑突右下、右上腹腹肌紧张，拒压痛。右肝区叩击痛明显，腹部移动性浊音不明显。腹腔引流液为墨绿色胆汁，引流袋内积胆汁 200ml，袋底有脓渣。

组织该病房医生讨论。笔者意见如下。

（1）首先应立即手术，理由是：① 虽然腹痛缓解，但病情在恶化：长期使用广谱抗生素仍然发热，P 132 次/分；右肝区叩击痛十分明显；右上腹肌紧张；WBC↑，N↑。②本例胆汁性弥漫性腹膜炎，全腹胀满，腹膜腔各间隙存在胆汁，如果还不处理、清创腹膜腔，将形成腹腔多发脓肿，处理困难，病程长，耗资多。③在广谱抗生素使用后中毒症状仍重，可能导致二重感染，鲍曼不动杆菌、超级细菌将接踵而来。④虽然导管引流胆汁达 3800ml，但每小时引流液在减少，近 1h 仅 20ml，说明流出的是清水，还有大量的渣流不出。⑤患者的胆管细，仅 0.3cm，那是胆漏所致，目前也不可能胀大。人的左右肝管平均直径为 0.5～0.7cm，行胆肠内引流是有希望的。⑥患者年轻，心肺肾功能健全，可以承受手术。但若再延搁，多次手术难免，将毁掉这个病人的一生。⑦大家讲的困难、危险是客观的,也是大家的共识,原书本上也是这么讲的。但由于外科手术技术的进步,有时要采取"超常规""反常规"的手段,往往能获得成功,最大限度减少病人的损失,而这个病例是有可能的。其理由是目前下腹部较软,说明空肠、回肠较好,取桥襻空肠问题不大。

(2)手术方式:清创腹膜腔。手术方式有两种,一是胆道外引流,二是胆肠鲁氏 Y 形吻合术。立即施行第二种方案。

3. 会诊后,完善各项术前准备,急症、全身麻醉、右肋缘下切口入腹。

(1)入腹后吸出脓样胆汁 3000ml(图 2-34),腹膜被胆汁染色,最深的部位在一级肝门,几乎呈黑色。

胆总管远断端被 3 枚钛夹夹闭。

肝总管断端外径约 0.3cm,位于肝圆韧带基部的左侧,可插入大弯钳,进达左肝外叶胆管。右肝后叶胆管内径约 0.8cm。

(2)挽出小肠(图 2-35),腾空腹膜腔,以 8000ml 10%浓度聚维酮碘液、生理盐水冲洗腹膜腔后,还纳肠管。

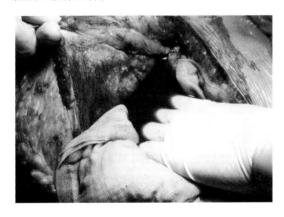

图 2-34　脓性胆汁

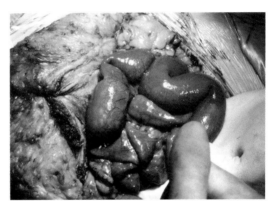

图 2-35　挽出小肠

(3)"四边法"切开残存肝总管及左肝管,组成肝胆管盆,使其内径达 1.5cm,胆管质地尚好(图 2-36)。以 50%葡萄糖液纱布湿敷一级肝门,以及拟做桥襻空肠的肠管 30min。

(4)距屈氏韧带 20cm 横断空肠,提取桥襻空肠长度 35cm,经结肠肝曲系膜戳孔,达右肝下间隙。做肝胆管盆式鲁氏 Y 形吻合术,左肝管内放置 12 号犁形管,直臂经桥襻空肠戳孔引出。

(5)清点敷料、器械无误,逐层关腹。

手术历时 3h,失血量约 100ml,术中生命体征平稳,送 ICU。

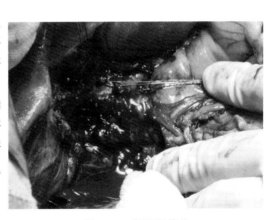

图 2-36　做肝胆管盆

【术后诊断】 医源性近段胆管损伤Ⅲ型,并:胆漏、弥漫性胆汁性腹膜炎,腹腔穿刺引流后。

【实施手术】 腹膜腔清创、肝胆管盆式鲁氏Y形吻合术。

【术 后】 术后第1天、第2天低热。第3天体温正常,无胆漏、出血、腹腔脓肿等并发症,恢复平顺。

【点 评】 医源性胆道损伤后延搁20d,致使弥漫性胆汁性腹膜炎,腹膜腔胆汁6800ml,危及生命,令人痛心。

1.失误

(1)胆囊切除致医源性近段胆管损伤。

(2)术后没有认真、严密观察,发生了胆漏、胆汁性腹膜炎,原主管医生还不清楚,说"术后腹胀痛是正常现象",并要患者出院。

(3)发现腹膜炎后还在"非手术治疗"。

(4)住入我院后,一部分医生还错误地认为腹腔穿刺效果好。

2.纠误 急症腹膜腔清创、肝胆管盆式是理想的选择。

3.外科手术技术要点

(1)胆肠吻合的要素,关键在于:①胆管具有韧性,或者说针感好,就是说胆管不像"豆腐",也不像低分化腺癌,受得起针线缝合;②肠管血供好。

(2)桥襻空肠系膜松弛,保证胆肠吻合口无张力。

(3)做胆管引流,防止胆漏。

病例4:医源性近段胆管损伤Ⅴ型,胆漏13d,做右肝前叶胆管与残留胆囊管吻合、夹心T形管胆管引流

患者,男,66岁。

胆囊切除后腹痛13d,黄疸6d。

13d前诊为"结石性胆囊炎",在当地医院行"电视腹腔镜胆囊切除",术后一直腹痛,部位不定,但以右上腹为主。曾认为是肠粘连,予以解痉,效果不佳。至近几天腹痛难以忍受,6d前出现黄疸、小便黄色。术后无高热,第3天开始肛门排便排气,未解白陶土色大便。

2年前做过前列腺切除。要求笔者急会诊。

查:T 37.5℃,P 84次/分,R 32次/分,BP 16/9.3kPa(120/70mmHg)。

神清合作,紧张。皮肤、巩膜轻度黄染。双肺未闻及啰音。心律齐。右上腹稍胀满,4个腹腔港口无流血、溢胆。右上腹肌紧张,明显压痛、反跳痛。肝未能触及,脾不大。下腹软。肝浊音界存在,肝区叩击痛明显。腹无移动性浊音。双腰背部无抬举痛,双下肢无异常。

WBC10.4×10^9/L,N 0.88,Hb 125g/L,TBIL 27.3 μmol/L,DBIL 17.5 μmol/L,AST 55U/L,ALT 48U/L,AMY 110U/L。

B超:胆囊已切除,肝内外胆管不扩张,未见胆石。

CT平扫(2014年6月29日,某民营医院):肝轮廓清,形态、比例无失衡。肝内外胆管不扩张,无胆石。一级肝门右侧见多枚钛夹。胆囊窝及右膈下见液体积聚,胆囊已切除,膈下无游离气体。脾不大,左侧上腹及双下腹无液体积聚。

【入院诊断】　医源性近段胆管损伤,并:胆漏,胆汁性腹膜炎(非典型性、局限性)。

【拟施手术】　据情而取,以胆管修复、T 形管引流可能性大。

【手术过程】

1. 体位、切口、探查。平仰卧位,做右上腹反 L 形切口(图 2-37)。入腹后,分离肝膈间及右肝,胆囊窝脓肿吸出脓性胆汁约 600ml。以"三合一液"冲洗、浸泡腹膜腔。发现右肝前叶胆管残端流出胆汁。胆囊管残端长约 1cm,被 5 枚钛夹夹闭。胆囊已切除。肝十二指肠韧带充血水肿明显。

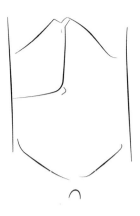

图 2-37　切口

2. 确定为医源性近段胆管损伤Ⅴ型(图 2-38)。剥离肝十二指肠韧带充血水肿浆膜,显露胆总管、肝总管,穿刺胆总管获胆汁,"四边法"予以切开。探查发现:①切开的是伪肝总管,壁厚 0.3cm,内径为 0.7cm。经探查发现胆总管远端通畅、无胆石,以 3 号胆道扩张器插入胆管,发现左肝管、左肝后叶胆管健存。②右肝管缺如,右肝前叶胆管切断,近肝侧残端平右肝脏面,未见右肝前叶胆道远肝侧。③胆囊管残端存在,外径约 0.6cm,长约 1.5cm,残端被 3 枚钛夹夹闭。④残留胆囊管周多个肿大淋巴结,胆囊管通畅。

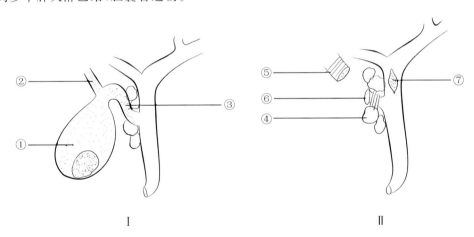

Ⅰ　　　　　　　　　　　　　　　　　　Ⅱ

图 2-38　胆道损伤情况

Ⅰ.原手术胆囊切除前(右肝管缺如,右肝前叶胆管入胆囊);Ⅱ.原手术胆囊切除后
①胆囊、胆囊结石;② 右肝前叶胆管汇入胆囊;③ 胆囊管;④胆囊管周肿大淋巴结;
⑤ 右肝前叶胆管灼伤、坏死;⑥胆囊管残端;⑦ 伪肝总管切口

3. 右肝前叶胆管与胆囊管端-端吻合,放置 12 号夹心 T 形管。

(1)去除残端胆囊管钛夹。

(2)去除右肝前叶胆管坏死组织。

(3)清除胆囊管周肿大淋巴结。

(4)5-0 薇乔线缝扎胆管吻合口后壁 4 针。

(5)"猪尾巴"导管插入右肝前叶胆管内,经 12 号 T 形管插入 T 形管直臂(图 2-39),用 4-0 薇乔线固定于 T 形管横臂上。

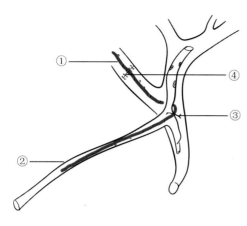

图 2-39 夹心 T 形管

①"猪尾巴"管；② 12 号 T 形管；③薇乔线固定"猪尾巴"管；④ 右肝前叶胆管、胆囊管吻合口

（6）薇乔线关闭胆管切口,注水测试无胆漏。

4. 清点器械、敷料无误,放置右膈下间隙乳胶引流管 1 根,逐层关腹。

手术历时 3.5h,失血量约 100ml,生命体征平稳。

【术后诊断】 医源性近段胆管损伤 V 型,并:胆漏、腹腔脓肿。

【实施手术】 右肝前叶胆管-胆囊管吻合,夹心 T 形管引流,腹腔脓肿清创。

【术 后】 无胆漏、出血、腹腔脓肿,经 T 形管引流墨绿色胆汁 350～250ml/d,第 3 天肛门排气排便,恢复平顺。

【点 评】

1. 失误

（1）诊断:本例患者电视腹腔镜胆囊切除术后腹痛,部位不定,不发热,每天肛门排便排气,术后第 6 天出现黄疸（轻度）,未解白陶土色大便,CT 未见肝内外胆管扩张,加之原主管医生坚定地认为:"术中清清楚楚看清了胆总管、肝总管、胆囊管,不会损伤胆管。"

（2）治疗:①首次手术致医源性近段胆管损伤 V 型;②出现腹痛后,按"肠粘连"治疗。

2. 纠误

（1）诊断:仔细分析,应该考虑医源性胆道损伤并发胆漏、胆汁性腹膜炎。其理由在于以下几点。

①电视腹腔镜胆囊切除后,首先右上腹痛,而后右下腹痛、左下腹痛,与胆漏、胆汁刺激腹膜有关。

②术后第 6 天出现轻度黄疸,胆管不扩张,应该与胆汁漏入腹膜腔、胆色素吸收有关。

③CT 示胆囊床、右膈下液体积聚,与胆漏、胆汁积聚相关。

④再次手术所见右肝管缺如、右肝前叶胆管切断、漏胆、胆囊管残留,说明右肝前叶胆管开口入胆囊,是一种较为少见的胆管变异。从 1990 年至今,笔者收治的 451 例医源性近段胆管损伤中,类似本例情况者约 10 例,占全组的 2.2%。原主管医生缺乏经验,没有辨清胆囊管、胆总管、肝总管、右肝管、左肝管,误将"伪肝总管"当成肝总管、右肝后叶胆管当成右肝管。

⑤胆囊切除后,黄疸、胆管不扩张,应想到胆漏的存在,而胆囊切除后黄疸、胆管扩张,多为肝总管、胆总管切断、扎闭,本例属于前者。

⑥笔者检查发现患者 R 32 次/分,P 84 次/分（原为心动过缓,40～42 次/分）,右上腹腹膜炎体征明显,提示胆漏存在。

（2）治疗:①胆囊切除一定要遵守"辨、切、辨"三字程序,脑子里要有右肝管缺如的概念。②立即剖腹探查。从近期效果而言,做右肝前叶胆管-胆囊管残端吻合、夹心 T 形管引流是对的。

3. 外科手术技术要点 本例再次手术,笔者注意了以下几点。

（1）剔除毁损的胆管坏死组织。

（2）清除残留胆囊管周的淋巴结。

（3）右膈下填塞盐水纱布垫,下移右肝,缩短右肝前叶胆管与残留胆管的距离。

（4）放置夹心 T 形管，"心"是"猪尾巴"管，以引流右肝前叶胆管及左肝管，防止胆漏。

（5）胆管修复缝线宜用薇乔线。

（6）肝圆韧带、大网膜粘贴覆盖胆管切口及右肝前叶胆管与残留胆囊管吻合口。

病例 5：医源性近段胆管损伤、肝总管狭窄、肝总管十二指肠瘘 10 年，再手术十二指肠破裂

患者，男，42 岁。

胆囊切除术后，反复心窝部疼痛、发热 10 年，加重 1 个月。

10 年前，诊为"胆囊结石"在某医院做"胆囊切除、T 形管引流"，历时 5h。

1 个月前，诊为"肝胆管结石"在外院做"鼻胆引流"。

T36.3℃，P 78 次/分，R 21 次/分，BP 18/10.7kPa(135/80mmHg)。

皮肤、巩膜无黄染。心、肺无明显异常。腹平，右上腹经腹直肌切口瘢痕，剑突右下方压痛，肝、脾未扪及，右肝区叩击痛明显。无胃振水音，腹水征（－）。鼻胆引流管引出墨绿色胆汁。

WBC7.9×10⁹/L，N 0.83，PLT 128×10⁹/L，AST 79.4U/L，ALT 180U/L，TBIL 20.7 μmol/L，DBIL 14.1 μmol/L，CHE 6432U/L，PA 280mg/L，C12 正常。

MRCP：肝内胆管扩张，胆管许多结节状充盈缺损。肝总管狭窄。胆囊未见。主胰管不扩张（图 2-40）。

【入院诊断】　肝内胆管结石、鼻胆引流后、胆囊切除术后。

【拟施手术】　肝胆管盆式鲁氏 Y 形吻合术。

【手术过程】

1. 高压氧舱治疗 15d。

2. 体位、切口、探查。平仰卧位，右上腹反 L 形切口。十二指肠球部与肝门胼胝底样粘连。肝色泽棕红，质较硬。脾不大。胃腔不大，壁不厚。

3. 离断粘连，显露左右肝管口遇挫。电刀分离十二指肠与肝总管粘连，切开肝总管，见右肝管口、左肝管口及肝总管后壁、右肝管，显现鼻胆引流管及胆石，此间见十二指肠破裂（图 2-41）。主管医师感觉进一步手术困难，请笔者上台。

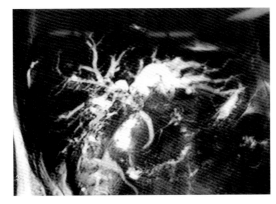

图 2-40　MRCP：肝内胆管扩张

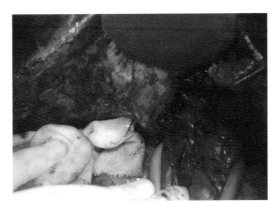

图 2-41　十二指肠破裂

4. 笔者完成以下手术

(1)延长腹壁切口,右膈下填塞纱布垫,托出右肝。

(2)切断肝桥,显露肝方叶基部,剔除左肝管前的瘢痕组织。"四边法"沿肝圆韧带途径、胆囊床途径切开左肝管、右肝管,长度约 3cm,组成肝胆管盆。直视下拔除鼻胆管,拆除丝线结,逐一清除各肝内胆管结石(图 2-42)。

(3)探查原胆总管未切断,远段积胆石,予以夹出,胆总管远端能通过 5 号胆道扩张器头。

(4)发现肝总管十二指肠内瘘,瘘口直径约 0.3cm。

(5)剥离十二指肠球部后壁,使其与胆总管中、上段分离,横断胆总管,远端予以缝闭。十二指肠破口长约 2cm,距幽门环约 2cm(图 2-43)。经十二指肠破口做胃造口,放置 14 号长臂 T 形管,长臂入十二指肠。

(6)以 4-0 Prolene 线横行、连续、全层、内翻缝闭十二指肠破口,外以 4/0 薇乔线做间断"褥式"浆肌层包埋(图 2-44),再以大网膜粘贴覆盖(图 2-45)。

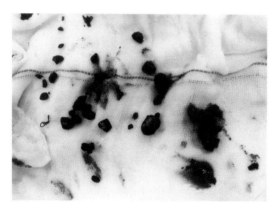

图 2-42　胆石

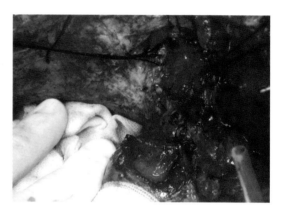

图 2-43　十二指肠破口长约 2cm

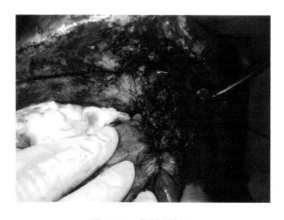

图 2-44　浆肌层包埋

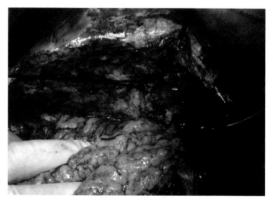

图 2-45　大网膜覆盖

5. 提取桥襻空肠。做肝胆管盆式鲁氏 Y 形吻合术,桥襻空肠长 35cm。结肠后移于右肝下间隙,同步缝合 10cm。胆管内未放 T 形管。

6.关腹,放置右肝下间隙乳胶管引流。

手术历时 3h,安返回房。

【术后诊断】　医源性近段胆管损伤(Ⅲ型)、鼻胆引流后;S:全肝;St:HCD;A:/;C:高位 AOSC;十二指肠肝总管瘘、医源性十二指肠破裂。

【实施手术】　肝胆管盆式鲁氏 Y 形吻合术、十二指肠修补、胃造口、长臂 T 形管引流。

【术　后】　无胆漏、十二指肠漏、出血等并发症,复查 CT 无胆石残留,恢复平顺。

【点　评】　本例系胆囊结石,在一所乡镇医院施行胆囊切除,致医源性近段胆管损伤,反复高位胆管炎、胆管内结石长达 10 年。本次手术获得较好的近期效果。

1.失误

(1)10 年前胆囊切除致医源性近段胆管损伤,其理由如下。

①10 年前"胆囊切除"历时 5h,而且做了"T 形管引流"。

②术后反复发作"高位胆管炎"。

③本次术中见肝总管、右肝管丝线结。

(2)十二指肠肝总管瘘可能与 T 形管放置不当相关。

(3)本次手术

①分离粘连致十二指肠破裂。

②主管医生显露左右肝管方法不当,没有掌握入肝的肝圆韧带途径、胆囊床途径。

③发现十二指肠破裂后,主管医生企图仅做原位修补,是十分危险的。

2.纠误

(1)胆囊切除应严格遵守"辨、切、辨"三字程序。

(2)正确放置胆总管 T 形管:①T 形管直臂经肝总管或胆总管右侧壁戳孔引出,直臂水平位贴近腹后壁出腹腔;②或者以大网膜贴紧隔开,保护十二指肠,防 T 形管直臂直接压迫十二指肠;③T 形管直臂所经过腹壁戳孔应稍大些,以使 T 形管直臂自然在腹壁戳孔里滑动。

(3)十二指肠破裂修补(图 2-46):①充分游离破口上、下十二指肠至正常肠壁;②横行缝合关闭十二指肠破口;③做胃造口,放置长臂 T 形管。

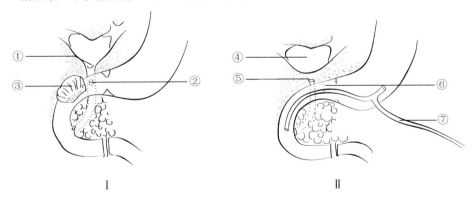

图 2-46　手术

Ⅰ.胆道十二指肠整复前;Ⅱ.胆道十二指肠整复后

①肝总管口;②十二指肠肝总管瘘口;③十二指肠破口;④肝胆管盆;⑤胆总管残端;

⑥十二指肠修补;⑦长臂 T 形管

3. 外科手术技术要点

(1)沿肝圆韧带途径切开左肝管,沿胆囊床途径切开右肝管。

(2)十二指肠与肝、肝总管的分离,宜用剪刀锐性剪开,"弃车保帅","帅"指十二指肠。

(3)十二指肠破口超过十二指肠周径 1/2 以上者,宜做胃隔离。

(4)胃造口、长臂 T 形管放置,起到胃十二指肠双重减压引流作用,比用 T 形管做十二指肠造口好。胃壁戳孔以胆道扩张器顶起胃壁,用电凝做胆道扩张器尖部灼孔,而不是胃壁切开。戳孔处用可吸收微乔线做"荷包"缝合。

病例 6:医源性近段胆管损伤Ⅳ型,胆肠鲁氏 Y 形吻合术后反复高位急性梗阻性化脓性胆管炎,再施左肝外叶切除、多发憩室桥襻切除、肝胆管盆式鲁氏 Y 形吻合术

患者,女,63 岁。

胆囊切除后反复寒战、发热 1 年,加重 5d。

1 年前,因"胆囊结石"在某院施"腹腔镜胆囊切除",第 2 天从腹腔引流管流出胆汁 1000ml,并出现"弥漫性腹膜炎"。术后第 8 天,入住另一医院施"胆肠内引流术",此次术后第 3 天并发"上消化道出血",再入腹发现"空肠憩室出血",予以止血(方法不详)。此后反复寒战、发热,每月 1~3 次。

T39.5℃,P 79 次/分,R 20 次/分,BP 16/9.6kPa(120/72mmHg)。

皮肤、巩膜无黄染。心律齐,双肺呼吸音清。腹平,浅静脉不曲张,见多条手术切口瘢痕。腹壁软,肝、脾未扣及,剑突右下方压痛,叩击右肝区示心窝部疼痛。腹水征(一)。

WBC10.04×10⁹/L,N 0.86,PLT 178×10⁹/L,Hb 13.5g/L,TBIL 17.9 μmol/L,DBIL 8.4 μmol/L,ALB 41.4g/L,TP 69.3g/L,AST 37.3U/L,ALT 24.7U/L,CHE 8864U/L,PA 142mg/L,CA19-9 263.5kU/L。

CT(2014 年 8 月 16 日):

平扫:右肝轮廓清,表面光整,肝内胆管不扩张、无胆石。左肝轮廓不清,肝内胆管囊状扩张、积气。脾大 7 个肋单元。胰不大(图 2-47)。

增强扫描(门静脉期):左肝内胆管扩张、积气,肝十二指肠韧带无静脉曲张(图 2-48)。

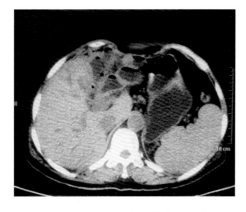

图 2-47 CT:左肝内胆管囊样扩张

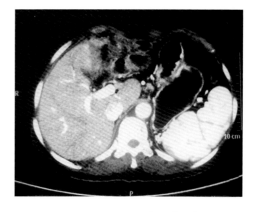

图 2-48 CT:左肝内胆管积气

MRCP(2014年6月24日,广东某院):示左肝管缺如,右肝内胆管不扩张,右肝管内径约0.5cm,左肝外叶胆管口狭窄,左肝外叶胆管内径约0.7cm,肝外胆管未见显示(图2-49)。

【入院诊断】　医源性近段胆管损伤Ⅵ型、胆肠鲁氏Y形吻合术后;并:高位AOSC,左肝内胆管积脓、左肝外叶胆管狭窄、胆汁性肝硬化。

【拟施手术】　肝胆管盆式鲁氏Y形吻合术。

【手术过程】

1. 体位、切口、探查。平仰卧位,右上腹反L形切口(图2-50)。以电刀经左剑肋间切开皮肤,经腹白线达脐右侧,向右横切腹壁。入腹探查,无腹

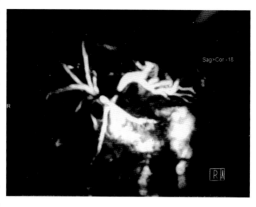

图2-49　MRCP:肝内胆管不扩张

水,腹膜上无癌性结节。右肝色泽棕红,左肝纤维萎缩、硬化(图2-51),未扪及胆石。左肝膈间炎性粘连。原为胆肠鲁氏Y形吻合术,桥襻空肠长50cm,胆肠吻合口以上盲襻长度约20cm,桥襻空肠近段约20个大小不等憩室(图2-52,图2-55),胆肠吻合口长2cm。发现空肠系膜脂肪瘤,约6cm×5cm×6cm大小。

2. 切除左肝外叶

(1)游离桥襻空肠,沟通温氏孔,安置Pringle止血带。

(2)游离左肝外叶,阻断入肝血流15min,"微榨法"切除左肝外叶,经左肝断面左肝外叶胆管插入胆道扩张器达左肝管,反复注水测试左肝外叶胆管通畅。

3. 组成肝胆管盆

(1)游离桥襻空肠,发现桥襻空肠盲段长25cm,多个大小不等憩室。

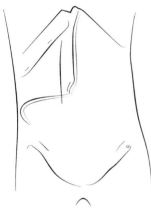

图2-50　切口

(2)离断原胆肠吻合口,切除桥襻空肠近段20cm(图2-53)。

(3)"四边法"切开左肝管,组成肝胆管盆(图2-55Ⅱ)。

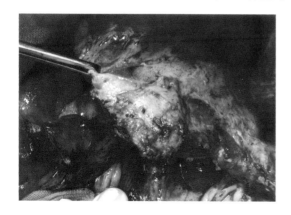

图2-51　左肝内纤维瘢痕样

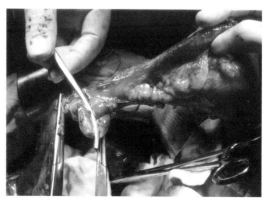

图2-52　憩室

4. 切除空肠系膜脂肪瘤,约 5cm×4cm×5cm

5. 施行肝胆管盆式鲁氏 Y 形吻合术

(1)做横结肠肝曲系膜戳孔,能容 3 横指。

(2)移桥襻空肠经横结肠肝曲系膜孔达右肝下间隙。

(3)做肝胆管盆与桥襻空肠吻合,吻合口直径约 3cm,未做肝内胆管置管引流(图 2-54)。缝线用 4-0 Prolene 线。

6. 以"三合一液"冲洗术野。清点器械、敷料无误,逐层关腹。

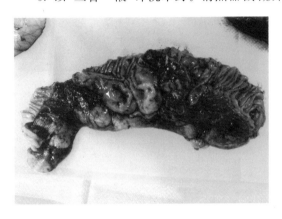

图 2-53 切除桥襻空肠 图 2-54 肝胆管盆

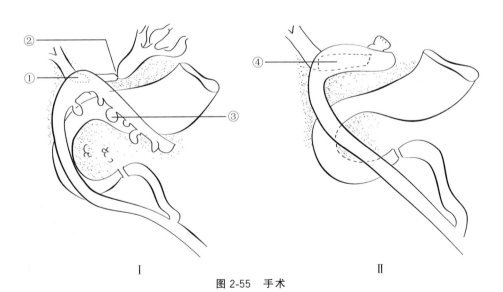

Ⅰ   Ⅱ

图 2-55 手术

Ⅰ. 原手术方式;Ⅱ. 本次手术方式

①右肝管-空肠吻合口;②左肝外叶胆管狭窄;③空肠憩室;④肝胆管盆

手术历时 3h 20min,失血量约 100ml,术中生命体征正常,安返回房。

【术后诊断】 医源性近段胆管损伤Ⅵ型、桥襻空肠多发憩室、胆肠鲁氏 Y 形吻合术后,并:高位 AOSC,左肝外叶萎缩、纤维化,右肝肥大,左肝外叶胆管口狭窄、左肝外叶胆管积脓、胆汁性肝硬化、空肠系膜脂肪瘤。

【实施手术】　左肝外叶切除、桥襻空肠近心段切除、肝胆管盆式鲁氏 Y 形吻合术、空肠系膜脂肪瘤摘除。

【术　　后】　无胆漏、膈下脓肿、出血等并发症,恢复平顺。

【点　　评】　医源性近段胆管损伤后常右肝受累,如右肝萎缩、坏死、肝脓肿等,而本例都表现在左肝外叶,甚为少见。

1. 失误

(1)首次手术:①医源性近段胆管损伤Ⅳ型;②并胆漏、弥漫性胆汁性腹膜炎。

(2)第二次手术胆肠鲁氏 Y 形吻合术:①桥襻空肠盲段太长,而且这一段多发憩室;②胆肠吻合口吻合在右肝管,左肝管未做处理;③术后并发盲段憩室、肠管出血。

(3)本次手术拟施手术方案错误:①病人第二次手术后长期寒战、发热的原因,可能与左肝外叶胆管狭窄、左肝外叶胆管感染及桥襻盲段空肠多发憩室相关,仅切开左肝管是徒劳的;②原不打算将桥襻空肠改自横结肠肝曲移行于右肝下间隙。

2. 纠误

(1)诊断应予以纠正。

(2)胆囊切除不是小手术,而是充满潜在危险的手术,重视胆囊切除,遵循"辨、切、辨"三字程序,防止医源性胆道损伤。

(3)本次"实施手术"符合逻辑。

3. 外科手术技术要点

(1)正确确定手术策略

①病人术后主要表现是寒战、发热,没有黄疸,说明引起症状的原因是高位胆道的梗阻、感染,病变在左肝外叶,而不是胆肠吻合口。

②术后 CT 片示左肝管"缺如",从一个管状狭窄的胆管入手,难以解决左肝外叶胆管狭窄。

③左肝外叶纤维萎缩、脓肿,是病肝、无用的肝,必须切除。右肝肥大、质量好,可以承受左肝外叶切除。

(2)左肝外叶切除,应以左肝外叶胆管狭窄处为断肝平面,为此,常需在镰状韧带的右侧切除部分左肝内叶,不要残留病灶肝。

(3)本例胆肠吻合采用 4/0 Prolene 线做连续、外翻缝合,以减轻吻合口的炎症反应,保障吻合口通畅。

病例 7:医源性近段胆管损伤Ⅲ型后 16 年,胆肠内引流术后并肝胆管结石

患者,女,38 岁。

复发寒战、发热、黄疸 3 个月。

16 年前(1998 年),因"胆囊切除"致"医源性近段胆管损伤",做"胆肠鲁氏 Y 形吻合术"。

5 年前,诊为"肝胆管结石"在某院施"左半肝切除、胆肠鲁氏 Y 形吻合术"。

7 个月前,因"肝胆管结石"在当地医院做"桥襻空肠切开取石"。

2003 年、2012 年先后在外院做"剖宫产"。

T 36.5℃,P 80 次/分,R 20 次/分,BP 14.7/8.7kPa(110/65mmHg)。

皮肤、巩膜轻度黄染。心、肺无明显异常。腹平、软,无浅静脉曲张,见多条手术切口瘢痕,剑突右下方深压痛,肝、脾未扪及,叩击右肝区示心窝部疼痛。腹水征(一)。脊柱、四肢无异常。

WBC4.01×10⁹/L,N 0.57,PLT 90×10⁹/L,TBIL 37.5 μmol/L,DBIL 26.7 μmol/L,TP 60.8g/L,ALB 39.6g/L,AST 154.47U/L,ALT 134U/L,ALP 935U/L,PA 108mg/L,CHE 5242U/L,乙型肝炎(一)。

CT(2014 年 11 月 5 日,湖南省人民医院):肝轮廓清,表面光整,左半肝已切除,右肝后叶、S_1肝肥大,右肝前叶萎缩。左肝内胆管扩张,充满胆石。一级肝门移位于胸骨后,显示右肝管、胆肠吻合口狭窄。胆囊及肝外胆管未见显示(图 2-56)。脾大 10 个肋单元。冠状面显示右肝后叶胆管扩张至 S_6 肝终末(图 2-57)。

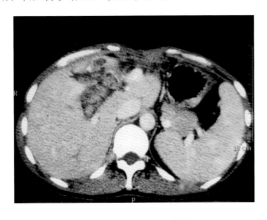
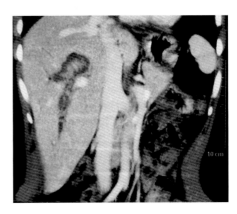

图 2-56　一级肝门移位　　　　　　　　图 2-57　CT:右肝后叶胆管扩张、延长

【入院诊断】　肝胆管结石、多次胆道术后(左半肝切除,胆肠鲁氏 Y 形吻合术)。

【拟施手术】　肝胆管盆式鲁氏 Y 形吻合术。

【手术过程】

1. 体位、切口、探查。平仰卧位,经原右上腹反 L 形切口入腹(图 2-58)。无腹水,大网膜、横结肠与腹壁、肝脏面广泛粘连,右肝膈呈膜化粘连。肝色泽棕红,左半肝已切除,右肝后叶、S_1肝肥大,右肝后叶肥大,右肝前叶萎缩。一级肝门移位于胸骨后。原为胆肠鲁氏 Y 形吻合术,桥襻空肠长 50cm,位于结肠后。

2. 离断原胆肠吻合口,显露右肝管口狭窄

(1)游离桥襻空肠,切断原胆肠吻合口,示吻合口内径约 1cm,内壁光整,无线结石。

(2)右肝管口狭窄,内径约 1cm。

进一步处理,原术者感到困惑,请笔者洗手上台。

3. 解除右肝管、右肝前叶胆管狭窄(图 2-59)

(1)沟通温氏孔,安置 Pringle 止血带。

(2)阻断入肝血流 13min,"四边法"切开右肝管口及右肝前叶胆管口和胆管。

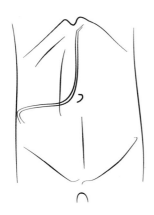

图 2-58　切口

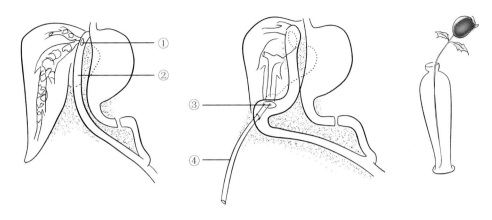

图 2-59　手术

①胆肠吻合口狭窄;②桥襻空肠;③S_6肝胆管与桥襻空肠吻合口;④T 形管

（3）直视下逐一清除右肝内各胆管结石,并配合用"三合一液"冲洗清洁胆管。

4. 部分切除 S_6 肝(图 2-60)。

（1）阻断入肝血流 10min。

（2）"微榨法"切除部分 S_6 肝(约 5cm×3cm 大小)。

（3）敞开 S_6 肝胆管残端,内径约 0.7cm。经此插入胆石刮匙与右肝管沟通,清除 S_6 肝胆管结石,以"三合一液"冲洗清洁。

5. 双口胆肠鲁氏 Y 形吻合术。

（1）松解、游离原桥襻空肠。

（2）14 号 T 形管放置于右肝后叶下胆管(见图 2-59)。

（3）以 4/0 Prolene 线先后做右肝胆管盆桥襻空肠吻合、S_6 肝胆管桥襻空肠吻合,T 形管直臂经桥襻空肠戳孔引出。注水测试无胆漏、出血。

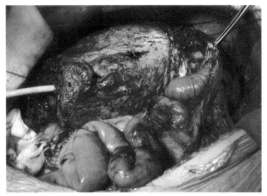

图 2-60　部分切除 S_6 肝

6. 关腹。手术历时 5h,失血量约 200ml。术中生命体征平稳,安返回房。

【术后诊断】 医源性近段胆管损伤Ⅲ型、胆肠鲁氏 Y 形吻合术后;并残留肝胆管结石;S:S_5,S_6,S_7,S_9;St:RHD,RABD,RPBD,吻合口;A:/;C:肝肥大萎缩征(右肝后叶、S_1 肝肥大,右肝前叶萎缩);胆汁性肝硬化、肝门静脉高压症;高位 AOSC。

【实施手术】 肝内胆管结石清除,胆管空肠双口鲁氏 Y 形吻合术(立交桥式胆肠鲁氏 Y 形吻合术)。

【术　　后】 无胆漏、出血等并发症,恢复平顺。复查 CT 无残石。

【点　　评】 本例由于胆囊结石施胆囊切除致医源性近段胆管损伤Ⅲ型,先后施左半肝切除、胆肠鲁氏 Y 形吻合术等,由于 S_1 肝肥大、右肝前叶萎缩,造成一级肝门移位至胸骨后,给外科手术带来许多困难,提出了新的挑战,产生了一种新的理念、新的手术方式。

1. 失误

(1)首次手术,胆囊切除致医源性近段胆管损伤。

(2)第三次手术(2014年4月),术后肝内大量胆石,反复高位AOSC,说明这次手术无用。

(3)这次手术原拟经第一肝门切开取石,做肝胆管盆式鲁氏Y形吻合术,其结果不会优于第三次手术。

2. 纠误

(1)遵循"辨、切、辨"三字程序,防止医源性胆道损伤的发生。

(2)本次胆管空肠双口鲁氏Y形吻合术是理想的选择。其理由在于:

①由于肝形态、比例失调,一级肝门移行于胸骨后,加之右肝管口狭窄,整个的肝内胆管像一个直立的小口花瓶(见图2-59),胆汁淤积胆道梗阻感染,而迅速形成大量的胆石。笔者称此为"花瓶效应"。

②如果这次手术再次切开右肝管、右肝前后叶胆管,形成肝胆管盆,肝仍然是一个"花瓶",手术结果必然令人沮丧。

③本例肝移植尚无指征。

④部分切除S_6肝,显露S_6肝胆管,引流S_6肝胆管及S_7肝胆管,等于一个没有瓶底和瓶口的"花瓶",以便胆汁引流。

⑤本次手术给右肝造了2个胆汁流出道,一个是肝胆管盆,另一个是S_6肝胆管。

3. 外科手术技术要点

(1)S_6肝切除:阻断入肝血流,"微榨法"断肝,注意保护好右肝后叶下段胆管,残端用4/0薇乔线三点牵开。

(2)S_6肝胆管T形管放置:经肝断面残端胆管插入3号胆道扩张器头,达右肝管,借此引出一根4号丝线,再借助丝线将T形管直臂经一级肝门引出S_6肝胆管。T形管宜用12号。

(3)肝胆管盆的建立:①"四边法"切开右肝管、右肝后叶上段胆管;②以4/0薇乔线拼合邻近胆管切缘,组成肝胆管盆,直径达3cm。

(4)胆管空肠双口鲁氏Y形吻合术:①充分游离原桥襻空肠,使胆肠吻合口无张力;②T形管直臂应经肝胆管盆牵入右肝后叶胆管,横臂剪短,放置于右肝后叶胆管膨大处,横臂断端不压迫胆管壁;③吻合线宜用4-0 Prolene线。

病例8:1岁2个月医源性胆管损伤一例

患者,女,1岁2个月。

腹胀65d,解白陶土色大便40d。

65d前(2014年11月3日),诊为"食管裂孔疝",在某院施"腹腔镜食管裂孔疝修补术""Nissen术"(胃折叠术)。术后患儿腹胀、发热,诊为"胆囊自发穿孔,胆汁性腹膜炎",做"腹膜腔穿刺置管引流胆汁",并辅以抗生素治疗。

40d前(2014年11月28日),在该院做"胆囊造口",术后第2天解白陶土色大便,持续至今。主管医生嘱"胆道闭锁,择期再手术"。转来我院。

术前未解过白陶土色大便。

T 36.9℃,P 120 次/分,R 30 次/分,BP 11.7/7.5kPa(88/56mmHg),WT 8kg。

皮肤、巩膜无黄染。心律齐,无杂音。双肺未闻及啰音。腹稍胀,见胃肠型及蠕动波形。右上腹见胆道引流管(图 2-61)流墨绿色胆汁,无恶臭。右肋缘下切口瘢痕一条,长约 6cm。腹壁软,肝在右肋缘下 1cm,质软。胆囊未扪及,脾不大。无胃振水音,无腹水征。脊柱、四肢无畸形。

WBC8.98×10⁹/L,N 0.19,L 65%,PLT 652×10⁹/L,Hb 101g/L,TP 63.1g/L,ALB 43.3g/L,AST 117.43U/L,ALT 126.2U/L,TBIL 9.4 μmol/L,DBIL 5.9 μmol/L,PA 194mg/L,CHE 7098U/L。

经 T 形管胆道造影(2015 年 1 月 8 日):显示胆囊与肝总管相通,胆总管上段少许残留,肝总管以上胆管稍扩张,肝总管内径约 0.7cm,肝内胆管无积气、无胆石,亦未见造影剂入肠道,无胆漏征象(图 2-62)。

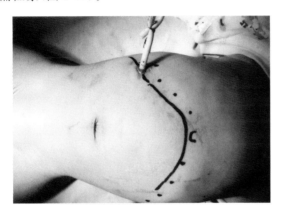

图 2-61 胆道引流管

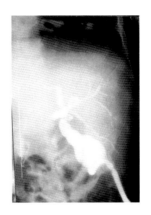

图 2-62 经 T 管胆道造影

【入院诊断】 医源性近段胆管损伤Ⅲ型？并胆漏、胆汁性腹膜炎,腹腔穿刺引流术后、不全粘连性肠梗阻、食管裂孔疝,腹腔镜修补、Nissen 术后。

【拟施手术】 胆囊切除、肝胆管盆式鲁氏 Y 形吻合术。

【手术过程】

1. 体位、切口、探查。平仰卧位,"屋顶式"切口。无腹水。肝色泽、大小、质地正常。胆囊周围与十二指肠、横结肠呈炎性粘连。胆囊充血、水肿,壁稍厚,一根 T 形管插入胆囊底(图 2-63),其内未扪及胆石,胆囊上未见修补痕迹。肝总管外径约 0.8cm,胆总管未见。横结肠以下腹膜腔少许粘连带,而横结肠上腹膜腔粘连较多,均为膜性粘连,无腹膜腔脓肿。

2. 显露肝十二指肠韧带

(1)离断肝脏面及肠曲间粘连,显露胃十二指肠、肝十二指肠韧带。

(2)于肝方叶基部显现左肝管、肝总管及胆囊管,肝总管壁稍厚,具有囊性感。胆囊三角区解剖不清。

(3)沟通温氏孔,放置 Pringle 止血带。

3. 切开肝总管,未见胆总管中下段

(1)穿刺肝总管获胆汁。

(2)"四边法"切开肝总管,肝总管壁厚 0.1cm,内径约 0.6cm,肝管通畅。

（3）延长切开肝总管末段，胆总管长度约 0.5cm，完全闭塞。于十二指肠上缘寻找，未见胆总管的任何痕迹，只在十二指肠上缘找到一个 4 号丝线结。

4. 切除胆囊。结扎胆囊管、胆囊动脉，浆膜下剥离、切除胆囊（图 2-64），胆囊无任何损伤、坏死、瘢痕征象。

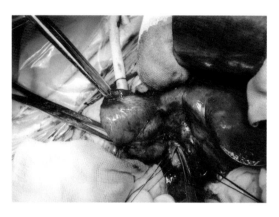
图 2-63　切除胆囊

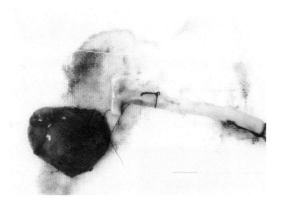
图 2-64　胆囊 T 管

5. 提取桥襻空肠，施行肝胆管盆式鲁氏 Y 形吻合术（图 2-65）

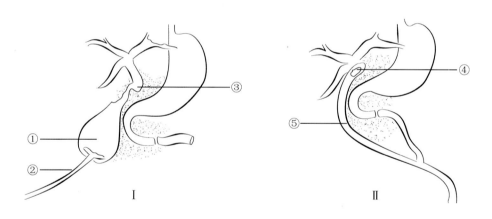

图 2-65　手术

Ⅰ. 本次术前；Ⅱ. 本次手术

①胆囊；②胆囊造口管；③胆总管残余；④肝胆管盆；⑤桥襻空肠

（1）修整肝总管断端，组成肝胆管盆（图 2-66），内径约 1.3cm。

（2）切取桥襻空肠 35cm，经结肠肝曲系膜戳孔，引至右肝下间隙，完成肝胆管盆式鲁氏 Y 形吻合术。

6. 关腹。未放置胆道引流管及腹腔引流管。

手术历时 2h，失血量约 10ml，术中生命体征平稳，安返回房。

【术后诊断】　医源性近段胆管损伤Ⅲ型，并：胆漏、胆汁性腹膜炎，腹腔穿刺置管引流术后,不完全粘连性肠梗阻,腹腔镜食管裂孔疝修补、Nissen 术后。

【实施手术】　胆囊切除,粘连松解,肝胆管盆式鲁氏 Y 形吻合术。

【术　后】　术后无胆漏、胆道出血等并发症,第二天肛门排气、排便(黄色),第 10 天出院。

【点　评】　本患儿年龄仅 1 岁 2 个月,医源性近段胆管损伤Ⅲ型,是笔者收治的年龄最小的医源性胆道损伤患者。

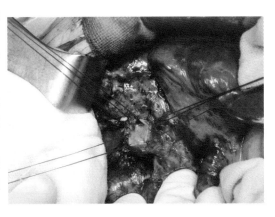

图 2-66　肝胆管盆

1. 失误

(1)腹腔镜食管裂孔疝修补、Nissen 术致医源性近段胆管损伤,诊断的理由如下。

①术前患儿大便颜色正常,出生后无黄疸史。

②腹腔镜食管裂孔疝修补、Nissen 术后,胆汁性腹膜炎。

③胆囊造口后解白陶土色大便。

④经 T 形管胆道造影,未见胆总管。

⑤术中未见胆总管上、中段的任何痕迹,仅见相当于胆总管十二指肠段处一个 4 号丝线结。

至于做腹腔镜食管裂孔疝修补、Nissen 手术怎么损伤了胆囊或胆总管,确实费解。

(2)当发现首次手术后弥漫性胆汁性腹膜炎,仅做腹膜腔穿刺置管引流,延搁 25d,才做胆囊造口,主管医生嘱"胆道闭锁"。

2. 纠误　尽早施肝胆管盆式鲁氏 Y 形吻合术,是较为理想的选择。

3. 外科手术技术要点

(1)切除胆囊,宜先切开肝总管后再切除胆囊。

(2)肝胆管盆式鲁氏 Y 形吻合术:①本例胆管只需切开到肝总管,无须继续切开到左右肝管;②桥襻空肠经结肠后与十二指肠同步、平行,桥襻系膜充分松弛;③肝胆管盆与桥襻空肠吻合宜用 5-0 Prolene 线连续、外翻缝合。

第三节　胆　囊　癌

胆囊癌是一种常见病,占消化道恶性肿瘤的第 5 位,女性与男性患者的比例为 2:1,平均年龄为 57 岁,60%合并胆囊结石。

一、病因

病因尚不明,但与以下因素相关。

1. 胆囊结石。文献报道,胆囊癌合并胆囊结石的发生率为 50%~70%。

2. 胆囊壁钙化(瓷化胆囊)。

3. 胆囊息肉样变,包括胆囊腺瘤、胆囊腺肌增生症。

4. Mirizzi 综合征。

5. 胆总管囊肿。

6. 胰胆管汇合部异常。

7. 溃疡性结肠炎。

8. 其他,雌激素、伤寒、副伤寒、地理环境因素、遗传因素、过度肥胖、分子生物学机制等。

二、病理

1. **大体病理**　胆囊癌多发生在胆囊底、胆囊颈部,按其大体形态分为浸润型(占 70%~80%)、结节型(占 15%)、胶质型(占 5%)和混合型。

2. **胆囊癌的病理**　以腺癌最多,占 70%~90%。

3. **转移**　胆囊癌恶性程度高,进展迅速,其转移途径有以下几种。

(1)局部浸润和腹腔扩散。局部浸润以肝受累常见,约占全部转移的 60% 以上。

(2)淋巴转移:①胆囊三角内胆囊颈淋巴结;②胆囊管周围、胆管中上段淋巴结;③胰头周围、十二指肠后上方、腹主动脉和下腔静脉周围淋巴结。

(3)血行转移。晚期可发生肝转移、肺转移。

(4)沿神经蔓延。一般局限于胆囊壁内。

(5)胆管内扩散。胆管腔内扩散,常见于乳头状癌。

4. **病理分期**　周期抗癌联盟,1995 年公布了胆囊癌的 TNM 分期标准(表 2-3)。

表 2-3　胆囊癌的 TNM 分期

TNM 分期	T	N	M
0	T_1S	N_0	M_0
I	T_1	N_0	M_0
II	T_2	N_0	M_0
III	T_1 或 T_2 或 T_3	N_0 或 N_1	M_0
IVa	T_4	N_0 或 N_1	M_0
IVb	任何 T	N_2 或任何 N	M_1

三、诊断

(一)临床表现

症状、体征:

1. 慢性胆囊炎症状。

2. 急性胆囊炎症状。

3. 梗阻性黄疸。

4. 右上腹胀大胆囊。

5. 其他:肝大、消瘦、腹水、贫血等。

（二）影像学检查

目前常用的是 B 超、CT 及 MRI。

1. B 超 准确率 74%～80%。

2. CT 主要表现如下。

（1）胆囊壁局限或整体增厚（胆囊壁厚薄不均）。

（2）胆囊腔内有软组织块，增强扫描后强化。

（3）胆石。

3. 实验室检查 CA19-9↑CEA↑。

四、治疗

治疗分手术治疗和非手术治疗两种，外科治疗为首选。

（一）手术治疗

1. 根治性切除：TNM 分期 0 期、1 期。

2. 扩大根治术：中晚期。手术范围包括清扫肝十二指肠韧带淋巴结、胰十二指肠后上淋巴结、腹腔动脉干周围淋巴结、腹主动脉下腔静脉淋巴结；肝中叶、扩大右半肝或肝三叶切除。

（二）非手术治疗

非手术治疗如放射治疗、化学治疗等。

典型病例

病例 1：瓷化胆囊恶变，误诊为"胆囊结石"，延搁诊治

患者，女，73 岁。

反复右上腹痛 4 年，再发伴尿黄 4d。

4 年前，右上腹隐痛，B 超检查发现胆囊结石、壁毛糙，拒绝手术。

4d 前，复发伴尿黄、皮肤瘙痒、腰背疼痛而来住院。

T 36.7℃，P 80 次/分，R 21 次/分，BP 13.1/7.7kPa(98/58mmHg)。

皮肤、巩膜轻度黄染。心、肺无明显异常。腹平、软，肝、脾未扪及，胆囊未触及，Murphy 征（一），叩击右肝区示心窝部不适。胃振水音（一），腹无移动性浊音。

WBC4.45×10⁹/L，N 0.70，Hb 130g/L，PLT 122×10⁹/L，TBIL 108.8 μmol/L，DBIL 81.9 μmol/L，AST 308.16U/L，ALT 417.5U/L，TP 71.5g/L，ALB 44.7g/L，PA 132mg/L，CHE 8058U/L，CA19-9 465U/ml，CEA 315ng/ml。

B 超（当地医院）：肝轮廓清，表面光滑，肝内光点稍粗，实质回声分布均匀。肝内胆管走向清晰。胆囊内径正常，壁毛糙，透声差，未探及正常胆汁透声暗区，仅见一 2.4cm×1.6cm 的光带回声，后伴声影。胆总管上段内径约 1cm，管壁回声可。考虑：胆囊结石、胆囊炎。

CT：胆囊体积不大，胆囊壁不均匀增厚，显示高密度环（图 2-67），局部形成软组织肿块，与肝分界不清。增强扫描后胆囊壁不均匀强化，向上段侵犯肝门胆管区，边界不清晰。肝内胆管明显扩张，呈"软藤状"改变，于肝门区截断。胆总管未见明显扩张（图 2-68）。

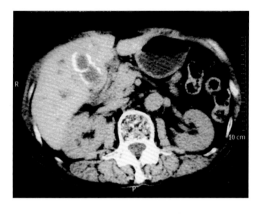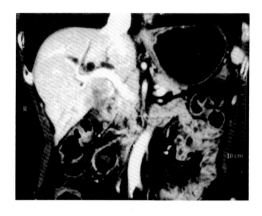

图 2-67　CT:瓷化胆囊　　　　　　　　　图 2-68　CT:胆囊壁不均匀强化

【入院诊断】　梗阻性黄疸查因:胆囊癌并肝门部侵犯转移,结石性胆囊炎。

【拟施手术】　剖腹探查,胆肠鲁氏 Y 形吻合术。

【手术过程】

1. 入院诊断笔者查询病史、体格检查、阅读影像资料,诊断慢性胆囊炎、瓷化胆囊恶性变,累及肝总管及邻近肝。

治疗:胆囊癌根治术。积极完善术前准备,择期手术。

2. 体位、切口、探查。平仰卧位,右上腹反 L 形切口入腹。无腹水。淤胆肝,表面未见癌性结节。胆囊约 3.5cm×5cm 大小,色白、质硬。肝总管外径约 1.5cm,呈索状。肝十二指肠韧带右侧淋巴结肿大,质较硬,较大的约 1cm×1.5cm。十二指肠、胃未见异常。胰头不大,质地软。

3. 剔除肝十二指肠韧带右侧淋巴结,安置 Pringle 止血带

(1)用双极电凝剔除肝十二指肠韧带右侧淋巴结。

(2)沟通温氏孔,安置 Pringle 止血带。

4. 于十二指肠上缘横断胆总管。显露肝门静脉,游离胆总管、肝总管,达肝门隆突平面。

5. 移除胆囊及部分肝

(1)电刀切开胆囊体部前壁,质地坚硬如石,像"椰子壳"一样。胆囊内无胆石(图 2-69)。

(2)阻断入肝血流 18min,控制中心静脉压 0.2kPa(2cmH_2O)。

(3)距胆囊"肿块"1cm,用"微榨法"分离"胆囊肿块",整块移除胆囊"肿块"及肝外胆管,肝总管横断在肝门隆突平面(图 2-70)。

6. 做胆肠鲁氏 Y 形吻合术。

(1)提取桥襻空肠长约 35cm,横结肠后位。

(2)以 4-0 薇乔线做胆肠吻合,做空肠与桥襻空肠吻合,同步缝合 10cm。

7. 关腹清点器械、敷料无误,逐层关腹。

手术历时 2.5h,失血量约 30ml。术中生命体征平稳,安返回房。

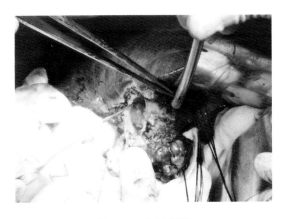

图 2-69 切开胆囊

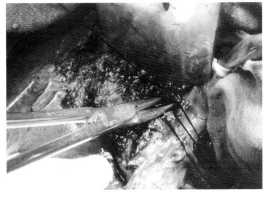

图 2-70 横断肝总管

【术后诊断】 同笔者术前诊断。

【实施手术】 胆囊癌根治术。

【术　　后】 无胆漏、出血,黄疸逐渐消退,皮痒消失,恢复平顺。

病检报告:瓷化胆囊恶性变。

【点　　评】

1. 失误

(1)患者惧怕手术,延搁手术。

(2)术前当地医院误将“瓷化胆囊壁”作为“胆囊结石”。

(3)术前拟施手术方式欠妥。

2. 纠误

(1)加强农村基层卫生人员的培训。增强对瓷化胆囊的认识。

(2)本例据术中情况,施行“胆囊癌根治性切除”,应该比较切合实际的手段。

3. 外科手术技术要点　从某种意义上讲,本例还应该属于“姑息性”的切除。本例手术笔者注意了以下几点。

(1)本例系瓷化胆囊,像椰子壳一样。先切开胆囊底体,有助于把握切肝的范围。

(2)控制中心静脉压,配合 Pringle 止血带阻断入肝血流,有利于清晰的劈离肝。

(3)桥襻空肠放置结肠后位,注意与十二指肠同步、平行。

病例2:胆囊癌,胆囊切除后发现肝门胆管、十二指肠、横结肠转移,施胆肠鲁氏Y形吻合术

患者,男,69岁。

皮肤黄染、白陶土色大便1个月。

15个月前,诊为“胆囊结石、胆囊炎”在某医院施“胆囊切除、胆总管探查、T形管引流术”。术后病检报告为“胆囊癌”。

T 36.3℃,P 65次/分,R 20次/分,BP 17.6/9.6kPa(132/72mmHg)。

皮肤、巩膜中度黄染。心、肺无明显异常。腹平,右上腹腹直肌切口一条,浅静脉不曲张。腹壁软,肝、脾未扪及,剑突右下方压痛,肝浊音界正常,叩击右肝区无不适。无胃振水音,腹无

移动性浊音。

WBC7.5×10⁹/L,N 0.61,PLT 221×10⁹/L,TBIL 264 μmol/L,DBIL 204.9 μmol/L,AST 26.7U/L,ALT 35.5U/L,TP 58.6g/L,ALB 39.4g/L,PA 152mg/L,CHE 4886U/L,CA19-9 396kU/L,CEA 141ng/ml。

MRCP(2014 年 12 月 3 日,湖南省人民医院):显示肝总管狭窄,肝内胆管明显扩张,胆总管纤细,肝内胆管无结石、无积气。胆囊未见。主胰管不扩张。

【入院诊断】 胆囊癌、胆囊切除后、并肝门胆管转移。

【拟施手术】 肝门胆管癌根治性切除。

【手术过程】

1. 体位、切口、探查。平仰卧位,延长原切口呈 S 形(图 2-71)入腹。探查发现,无腹水、腹膜上无癌性结节。肝呈淤胆肝,表面光整,未及癌结节。胆囊已切除。十二指肠球部与一级肝门致密粘连。结肠与胆囊床呈胼胝样粘连。肝总管、左肝管、右肝管质地较硬,呈索状。肝尾叶质硬。肝十二指肠韧带、腹腔动脉干淋巴结肿大,质坚硬。

2. 十二指肠、结肠病检报告。结肠示异形腺体非典型性增生,十二指肠倾向高分化胆管细胞癌。此时主管医生觉得显露肝内胆管困难,下一步处理感到困难,请笔者洗手上台。笔者查询病史、阅读 MRCP 片后,洗手上台,完成以下手术:

(1)术中探查发现:胆管癌累及范围已达左右肝管口,肝动脉穿入胆管肿瘤中,肝门静脉壁厚、硬,肝尾叶受累。示术中所见肝门胆管癌已超过Ⅱ型,"肝尾叶受累,肝动脉、肝门静脉受累,结肠、十二指肠球部受累",患者年龄 69 岁。其一,手术无意义,其二耐受不了扩大根治术,只能姑息。

(2)左右肝管切开:①安置 Pringle 止血带。②阻断入肝血流 5min,钳夹、切除肝方叶,显露 S₄₋ᵦ肝胆管残端,内径约 0.3cm。③经 S₄₋ᵦ肝胆管插入胆道扩张器达左肝内叶肝管做引导,"四边法"切开,循肝圆韧带途径切开左肝管,进而延长切开肝总管、胆总管(图 2-72)。④直

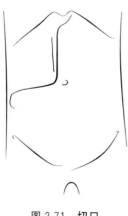

图 2-71 切口

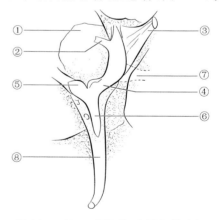

图 2-72 经 S₄₋ᵦ肝胆管、肝圆韧带途径
①肝方叶断面;②S₄₋ᵦ肝胆管;③肝圆韧带;④左肝管;⑤右肝管;⑥肝总管;⑦左肝外叶胆管;⑧胆总管

视下沿胆囊床途径切开右肝管,右肝管口壁较厚,约 0.3cm,内径约 0.4cm。右肝管内径约 1.3cm,壁变薄。⑤胆总管远端顺利通过 5 号胆道扩张器。

3. 做胆肠鲁氏 Y 形吻合术。提取桥襻空肠,完成胆肠鲁氏 Y 形吻合术。胆肠吻合用 4-0 Prolene 线做连续缝合,胆管内放置 12 号 T 形管,桥襻空肠结肠后,长约 35cm。经 T 形管注水测试无胆漏。

4. 关腹。手术历时 4h,失血量约 150ml,术中生命体征平稳,安返回房。

病理切片:胆管腺癌(高分化)。

【术后诊断】　胆囊癌、胆囊切除术后、并肝门胆管转移、十二指肠转移、横结肠转移。

【实施手术】　胆肠鲁氏 Y 形吻合术(姑息性手术)。

【术　后】　黄疸逐渐消退,术后第 10 天复查肝功能,TBIL 65 μmol/L,DBIL 42 μmol/L。无胆漏、出血等并发症。

【点　评】　本例胆囊结石、胆囊炎并胆囊癌,施胆囊切除后并肝门胆管、十二指肠、横结肠转移,施行胆肠鲁氏 Y 形吻合术,改善了生活质量,延长了生存时间。

1. 失误

(1)胆囊癌、胆囊切除后,没有得到及时、正确的医务咨询、指导,延误诊治。

(2)术前没有详细、清楚的影像资料,没有查清胆管癌涉及肝门静脉、肝动脉及邻近器官的情况,可谓诊断不明,手术方案不切实际。

(3)其他非手术治疗,如介入治疗,没有考虑。

(4)这次开腹发现肝门"冷冻一块",主管医生强行分离,造成十分困难的局面。

(5)主管医生只注意肝门胆管局部情况,没有全面了解患者的全身情况。

2. 纠误

(1)对于肝门胆管癌,一定要了解胆管、肝门静脉、动脉、淋巴及邻近器官受累的情况,以及全身情况,评估是否能根治。何况本例是胆囊癌胆囊切除术后的病人。

(2)本例如果选择导管介入,创伤小,可能更适合些。

(3)当术中见到肝门"冷冻一块",提示已丧失根治手术的价值,应该终止手术,关腹。

(4)术中采用显露 S_{4-b} 肝胆管,经肝圆韧带途径切开左右肝管,完成胆肠鲁氏 Y 形吻合术,是解决当时困境的一种有效的手段。

3. 外科手术技术要点　入肝的途径(即肝内胆管的显露)很多,然而本例的肝内胆管如何显露确实是一个难题,肝内胆管的显露、切开是本例姑息性手术的关键。

本例采取 S_{4-b} 肝胆管显露,经肝圆韧带途径,获得较好的效果。操作时注意以下几点。

(1)横断肝桥,敞开左右肝管。

(2)"微榨法"切除肝方叶,显露 S_{4-b} 肝胆管。

(3)以胆道扩张器或止血钳插入 S_{4-b} 肝胆管残端达左肝内叶胆管做引导,"四边法"切开 S_{4-b} 肝胆管、左肝内叶胆管、左肝管、肝总管及右肝管。

(4)切开胆管过程中配合使用 Pringle 止血带,胆管切缘用 4/0 或 5/0 无损伤缝线。

病例 3:结石性胆囊炎,Mirizzi 综合征Ⅱ,误诊为"胆囊癌",拟施根治术

患者,女,68 岁。

皮肤黄染、尿黄 2 个月,无腹痛,无寒战、发热。

2 型糖尿病 18 年。

T37.6℃,P 93 次/分,R 21 次/分,BP 15.2/7.5kPa(114/56mmHg)。

神清合作,中度黄疸。心律齐,右肺背部呼吸音粗糙。腹部平坦,无浅静脉曲张。腹壁软,肝、胆囊及脾未扪及,剑突右下方压痛,Murphy 征(+),叩击右肝区示心窝部疼痛。无胃振水音,腹无移动性浊音。双下肢轻度凹陷性水肿。

WBC12.5×10⁹/L,N 0.87,PLT 394×10⁹/L,Hb 86g/L,TBIL 206.2 μmol/L,DBIL 150.1 μmol/L,TP 55g/L,ALB 22.9g/L,AST 86.4U/L,ALT 64.8U/L,BUN 2.87mmol/L,GLU 22mmol/L,Na 130.6mmol/L,Cl 93.2mmol/L,K 2.64mmol/L,PA 127mg/L,CHE 2353U/L,ALP 1628 U/L,γ-GT 1187.3U/L,CA19-9 619.22kU/L,CA125 171.11kU/L。

MRCP:肝内外胆管扩张,胆总管充填胆石,胆囊未见显示(图 2-73)。

CT:肝轮廓清,表面光整。肝内胆管轻度扩张,肝外胆管充填胆石。胆囊约 3cm×4cm,壁厚薄不均,胆囊内亦可见胆石。

【入院诊断】 胆囊结石并胆囊癌、累及肝总管、胆总管结石并 AOSC,水电解质酸碱失衡、2 型糖尿病。

【拟施手术】 胆囊癌根治术。

【手术过程】

1. 体位、切口、探查。平仰卧位,右上腹反 L 形切口入腹。黄色清亮腹水约 800ml。淤胆肝,表面光整。胆囊约 3cm×4cm 大小,覆盖在肝总管前方,色白、质地硬。胆总管外径约 1.1cm,质硬,结石感明显。肝十二指肠韧带右侧可及数个肿大淋巴结,质中等硬度。大网膜粘连、包裹胆囊。

2. 次全切除胆囊,快速切片报告,胆囊炎。

(1)分离胆囊的粘连网膜,显露胆囊,致胆囊破裂。

(2)显露胆囊过程中撕裂胆囊体,脓性液体、胆石涌出,并胆囊壁破口出血。立即次全切除胆囊,发现胆囊与肝总管内瘘,瘘口约 1.5cm。

(3)循瘘口上、下延长切开肝总管、胆总管,清除其内胆石,此时又将胆总管撕裂(图 2-74)。未见胆囊、胆管肿瘤。立即送胆囊壁做快速切片。主管医生感觉处理困难,请笔者洗手上台。

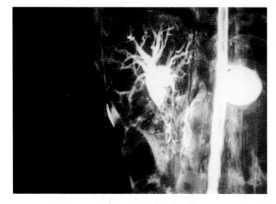

图 2-73 MRCP:胆总管充填结石

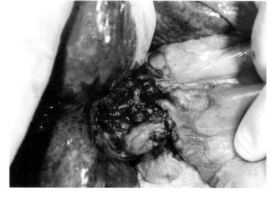

图 2-74 胆总管撕裂

3. 笔者完成以下手术。

(1)边洗手边查询病史,然后察看 MRCP,CT 片。上台后扪触残留胆囊壁,不支持胆囊癌,并发现胆总管狭窄、撕裂,符合"结石性慢性胆囊炎,Mirizzi 综合征 Ⅱ"(图 2-75)。胆囊壁快速切片:胆囊炎。

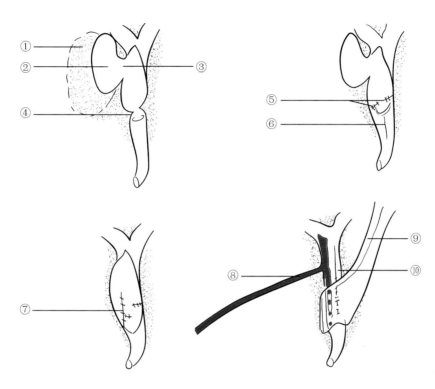

图 2-75　手术

①切除胆囊部分;②残留胆囊;③胆囊管肝总管瘘;④肝总管撕裂;⑤修补胆总管;⑥胆总管纵切口;⑦胆囊壁与胆总管拼合;⑧T 形管;⑨肝圆韧带;⑩肝总管、胆总管切口缝闭

(2)修补胆总管,以 5-0 Prolene 线修补胆总管(图 2-75⑤)。

(3)胆囊管与胆总管拼合。①纵行切开胆总管前壁;②游离胆囊管;③以 4-0 Prolene 线连续缝合胆囊管下切缘与胆总管右切缘(图 2-76,图 2-75⑦)。

(4)于肝总管右后壁戳孔引出 12 号 T 形管直臂,放置 12 号 T 形管,以 4-0 Prolene 线连续缝闭胆管切口,注水反复测试无胆漏(图 2-77)。

(5)游离肝圆韧带,粘贴覆盖胆总管壁裂伤修补处(图 2-78)。

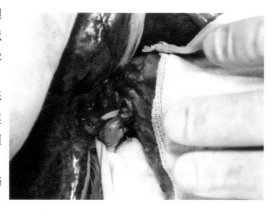

图 2-76　整修胆管壁

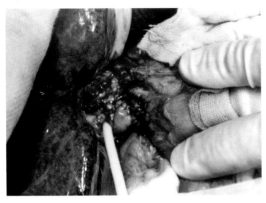

图 2-77　无胆漏

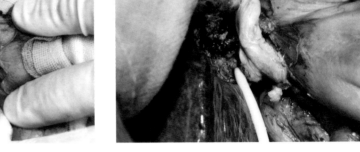

图 2-78　肝圆韧带覆盖

4. 关腹。手术历时 2h 35min,失血量约 30ml。

【术后诊断】　结石性慢性胆囊炎、Mirizzi 综合征 Ⅱ,并:胆总管、胆道感染、水电解质失衡、低蛋白血症、医源性胆总管损伤、2 型糖尿病。

【实施手术】　胆囊切除,胆总管探查,修补,T 形管引流术。

【术　后】　无胆漏、出血、肝肾综合征等并发症,恢复尚平顺。黄疸逐渐消退。

病理切片报告:胆囊炎。

【点　评】

1. 失误

(1)诊断错误,误诊为"胆囊癌"。其误诊的原因:①无痛性进行性加深黄疸;②CA19-9↑,CA125↑;③CT 显示胆囊壁厚薄不均。

(2)拟施手术错误,原拟施胆囊癌根治术。

(3)手术时机欠妥,术前水电解质失衡、低蛋白血症,血糖高达 22mmol/L,没有经过充分的纠正、控制。

(4)手术粗糙,致医源性胆总管撕裂伤。

2. 纠误

(1)应做术前准备,把握好手术时机。

①纠正水电解质失衡。

②调控血糖<8mmol/L,纠正低蛋白血症。

③可以先做鼻胆引流。

(2)思路应开阔些,做好鉴别诊断,应该考虑"结石性胆囊炎"。

(3)施行胆囊切除、肝总管修补、T 形管引流是理想的选择。

(4)胆道手术以"细""精""艺"为特征,防止造成医源性胆道损伤。

3. 外科手术技术要点

(1)先切开胆总管、肝总管,再切胆囊,以防止类似病例被动局面的发生。

(2)胆总管修补:①以胆囊壁修补胆管缺损为宜;②缝线以 5-0 或 4-0 Prolene 线连续缝合;③T 形管的目的在于引流、防漏,宜小勿大。

（3）防止胆漏的措施：①按上述方法修补胆管；②T形管直臂水平位引出；③胆管浆膜化；④肝圆韧带粘贴、覆盖胆管裂伤修补处。

第四节　胆总管结石

胆总管结石是常见的胆石病，其发生率仅次于胆囊结石，是当前危害人们健康的主要杀手。

一、诊断

（一）症状

突发右上腹疼痛，伴以寒战、发热、黄疸，称为夏科征，病情进一步发展将出现休克、精神症状，谓 Reynolds 五联征。

夏科征及 Reynolds 五联征出现，均为急性梗阻性化脓性胆管炎（AOSC）。

（二）体征

T↑，P↑，R↑，BP↓。

黄疸，右上腹壁紧张，剑突右下方压痛，叩击右肝区示心窝部疼痛。

（三）实验室检查

WBC↑，N↑，PLT↓，TBIL↑，DBIL↑，AST↑，ALT↑。

（四）影像学检查

B 超：胆总管扩张，胆石强光团伴声影。

ERCP：胆管扩张，结石。

CT：胆总管扩张，高密度结石。

MRCP：胆树扩张，胆总管结石。

（五）在胆总管结石的诊断时，应注意以下几点

1. 胆总管结石可来源于胆囊或肝内胆管，亦可原发于胆总管，多数胆总管结石继发于胆囊，因此，胆总管结石一定要注意胆囊或肝内胆管结石。原发性胆总管结石见胆道寄生虫（蛔虫、华支睾吸虫、姜片虫）或十二指肠乳头旁憩室胆总管囊状扩张、反流性胆管炎等，因此胆总管结石要认真查因，并注意出现相应疾病的症状体征。

2. 胆总管结石的性质，可能是胆色素性结石、胆固醇性结石、混合性结石，因此，CT 片未见胆石，而 B 超有胆石，应以 B 超为依据，并应进一步做 MRCP，ERCP 检查。

3. 胆总管结石常并发胰腺炎，并出现相应的症状体征，AMP↑。

4. 老年人胆总管结石常并存胆总管或壶腹癌，胆总管结石小，胆管扩张明显或胆总管 T 形管引流后胆汁流量大，不能夹管，应考虑胆总管恶性梗阻存在，并应与胆肠胰汇合处其他疾病鉴别（表 2-4）。

表 2-4 胆总管结石的鉴别诊断

	胆总管结石	十二指肠乳头旁憩室	十二指肠乳头癌	壶腹癌	胆道蛔虫
夏科征	√	—			
胰胆综合征	—	√	—	—	—
十二指肠镜	—	见憩室	乳头癌块	—	蛔虫
MRCP	结石	胆管扩张憩室	胆、胰管轻度扩张	胆、胰管明显扩张	蛔虫
钡剂	—	见憩室	十二指肠降部内侧充盈缺损	—	

二、治疗

(一)外科治疗原则

胆总管结石出现夏科征、Reynolds 五联征,应尽早胆道减压。

(二)胆道减压的方法

胆道减压的方法包括开腹胆总管切开探查 T 形管引流;腹腔镜胆总管切开、探查,T 形管引流;鼻胆引流;经皮肝穿刺胆道引流(PTCD)。目前大多数医院均施开腹胆总管减压引流。

(三)胆总管远端结石嵌顿的处理

胆总管远端结石嵌顿的处理易致医源性远段胆管损伤,取石应细心、轻巧,纤维胆道镜加碎石是安全的方法,少数病人需做经十二指肠乳头切开取石。

(四)胆总管结石治疗时应注意以下几个问题

1. 全面掌握病人的全身状况,严格把握各种胆道减压的方法、指征,酌情恰当地选择。

2. 胆道感染、AOSC,继发性血小板减少,甚至 TT,APTT,PP 延长,不是胆道减压的禁忌。通常一旦胆道减压、感染控制,血小板将逐渐提升。

3. 休克将继脉率增快而出现,胆道减压宜选择在休克前进行。休克也不是胆道减压的禁忌,一旦胆道减压血压将迅速回升。

4. 鼻胆引流、PTCD 导管易被脓、泥沙堵塞,应动态观察每小时流量的变化,切不可一劳永逸!

典型病例

病例 1:胆总管结石、急性梗阻性化脓性胆管炎,胆总管探查,拉钩致肝破裂、失血性休克

患者,女,43 岁。

胆总管探查术后腹痛、心悸 2d。

2d 前诊为"胆总管结石、AOSC",在某县医院全身麻醉、经右上腹直肌切口,做"胆总管探查、T 形管引流、腹腔引流管引流"。"手术顺利,失血仅 30ml"。

术后经右肝下腹腔引流管流出暗红色血液 150ml 后停止,但腹痛依旧,血压靠多巴胺维持。

T 37.8℃,P 88 次/分,R 24 次/分,BP 11.2/6.3kPa(84/47mmHg,多巴胺升压)。

神志清楚,皮肤、巩膜轻度黄染。左侧肺背部可闻及湿啰音。腹稍胀,经右上腹腹直肌切口,无肠型,腹肌稍紧张,压痛、反跳痛以右上腹为显。腹水征明显,右肝浊音界存在,叩击右肝区示右上腹痛明显。双腰背部无抬举痛。T 形管流出墨绿色胆汁,无血和泥沙。腹腔引流管于右前腹壁引出,一侧孔外露,为血凝块堵塞(图 2-79)。右下腹引流袋为暗红色血液,但导管不通。

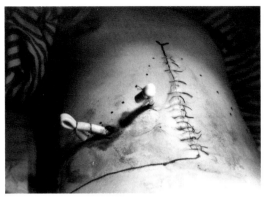

图 2-79　腹腔引流管、T 管

WBC 25.6×10⁹/L,N 0.87,Hb 60g/L,PLT 11×10⁹/L,TBIL 31 μmol/L,DBIL 19 μmol/L,AST 153U/L,ALT 190U/L,CHE 2361U/L,PA 71.9mg/L。

PT 14s,TT 16s,APTT 40s。

CT:腹膜腔大量液体积聚。肝轮廓清,肝叶段比例无明显失调,左肝外叶可见少量胆石(图 2-80)。胆总管内径约 1.3cm,未见胆石。胆囊未见。右肾周及膈下未见气体。胰管不扩张(图 2-81)。

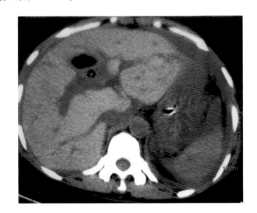

图 2-80　腹膜腔大量积液

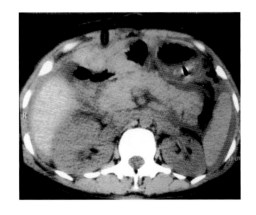

图 2-81　CT:右肾周积气

左下腹腔穿刺,获不凝固血液 2ml。

【入院诊断】　胆总管结石、AOSC,继发性血小板减少、胆总管探查、T 形管引流、腹腔引流术后,并:腹内出血,原因待查(大网膜、肝破裂?),贫血、失血性休克。

【拟施手术】　腹膜腔清创,肝破裂大网膜粘贴,腹膜腔引流。

【手术过程】　笔者决定立即手术,1h 后完善术前准备,急症,全身麻醉,右上腹反 L 形切口。

1. 延长原腹直肌切口,使成反 L 形(图 2-82)。

2. 吸出腹膜腔积血 1600ml,以 5000ml 生理盐水和 10% 浓度聚维酮碘液清洗腹膜腔。

3. 发现一级肝门右侧肝破裂,大量明胶海绵填塞,未见活动性出血(图 2-83)。腹膜腔引

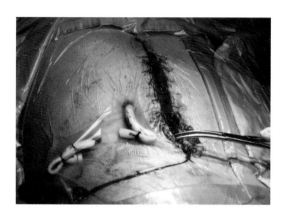

图 2-82 切口

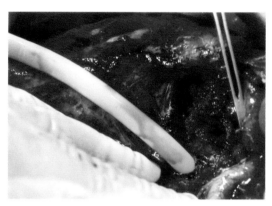

图 2-83 右肝破裂

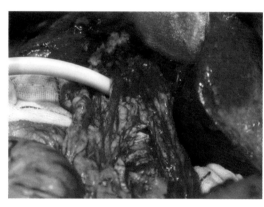

图 2-84 大网膜覆盖

流管前后垂直立位,被血凝块堵塞不通,右下腹引流管亦被血块堵塞。T 形管直臂引出处无胆漏。拔除腹腔引流管。安置 Pringle 止血带,轻轻移去明胶海绵,仅留一层紧贴肝破裂处的明胶海绵,取带蒂大网膜,粘贴覆盖肝破裂处(图 2-84)。

4. T 形管直臂经原 T 形管引流管引出,右肝下引流管经右侧腹壁另戳孔水平引出。

5. 逐层关腹,在手术室观察 40min,未见腹内出血。P 72/min、BP 14.1/9.3kPa(106/70mmHg,未用多巴胺)、SpO_2 1.0。送返 ICU。

【术后诊断】 胆总管结石、AOSC,继发性血小板减少、胆道休克、胆总管探查、T 形管引流、腹腔引流术后,并:医源性肝破裂、失血性休克、贫血、肺部感染(左肺)。

【实施手术】 腹膜腔清创、肝破裂大网膜粘贴、腹膜腔引流管置换。

【术　后】 术后配合胸腺素、基因重组人生长激素、奥美拉唑、亚胺培南-西司他汀钠等处理,恢复平顺,未再出血,左肺啰音消失。

【点　评】

1. 失误

(1)这个病例治疗中的最大的失误在于胆总管探查致病人肝破裂、失血性休克。其原因:①病人肥胖,因右上腹直肌切口,术野深在,显露不好;②由于术野显露不好,用 S 拉钩强行牵拉,致使一级肝门破裂、出血。

(2)术中所见,这个病例肝门右侧大量明胶海绵填塞,说明当时失血量不少,由于患者胆道休克,情况不佳。为了不死在手术台上,压了明胶海绵"止血"后,立即关腹。

(3)当腹腔引流管引流血液 150ml 后终止,而血压下降、血红蛋白仅 60g/L,认为腹内出血终止。没有去认真做腹部检查,复查 B 超、CT、腹腔穿刺,寻找出血原因。

(4)来我院后 CT 示腹内大量液体,腹腔穿刺、置管,放出血液 800ml,不敢再放。值班医师请示副主任:"凝血功能不好,不能手术。"血液科会诊意见:"血液系统生理性疾病,做骨髓检查。"

该患者输液穿刺针眼不出血、皮肤切口不出血,TT,APTT,PT 检查均正常,哪里有凝血功能异常的依据?

胆道感染继发血小板减少是胆道严重感染的指征。

(5)术后患者休克的主要原因:胆道感染、失血,两者都有可能,但从再次手术止血后立即撤除升压药(多巴胺),说明原主管医生对术后休克的主要原因判定错误。

(6)放腹腔引流管的错误:①本例放置温氏孔右侧引流管,主要在于引流,防肝下间隙脓肿。而其放置的位置为前垂直立位,不便于引流。②引流管的侧孔裸露在腹壁外。③腹腔引流管被血块堵塞,误认为腹内出血停止。

(7)没有及时剖腹止血:本病例术后腹腔引流管流出血液、Hb 60g/L、血压下降、休克,而一味使用升压药,不及时剖腹。

(8)前次手术方式值得商榷,左肝外叶结石,而引流仅在胆总管。

2. 纠误

(1)前次手术,如果能施左肝外叶切除、T 形管引流,应该比单纯胆总管引流好些,我想在有条件的医院是可行的。

(2)前次手术切口错误,术野显露不好,不能强行用 S 拉钩牵拉。

(3)前次手术中已致医源性肝破裂,处理方法不当。应当延长切口,充分暴露找到出血的原因、部位,认真处理、正确止血。

(4)术后腹腔引流管引流血液 150ml 后终止,而血压不好,Hb 60g/L,作为手术主刀医生,明知术中肝破裂失血达 500ml,应当首先考虑肝破裂出血。

(5)正确放置腹腔引流管,放置于右肝下间隙,水平低位引出为宜。

腹腔引流管引流血液突然终止,应全面分析病情,想到血凝块堵塞的存在。

3. 外科手术技术要点

(1)挽出小肠,清洗腹膜腔,逐个检查腹内器官。

(2)带蒂大网膜粘贴、覆盖肝破裂处。

(3)温氏孔右侧乳胶引流管水平位、低位引出。

病例 2:肝胆管结石、呼吸困难、急性梗阻性化脓性胆管炎,格里森鞘高压综合征,腹腔置管引流后

患者,女,69 岁。

反复右上腹痛 40 年,复发加重 6 个月,呼吸困难 19d。

起病后住某三甲医院,诊为"肝胆管结石",予以抗生素等治疗无效。

T 39.3℃,P 140 次/分,R 40 次/分,BP 15.2/9.6kPa(114/72mmHg)。

神清合作,痛苦面容。右肺呼吸音明显降低,可闻少许细湿啰音。心律齐。腹部胀满,浅静脉不曲张,无胃肠型。且腹肌紧张,压痛、反跳痛以右上为显,肝、脾未扪及,Murphy 征(＋)。右肝浊音界正常范围,叩击右肝区示右上腹明显疼痛。腹水征明显。双腰背部无抬举痛,双下肢无水肿。

WBC12. 96×10⁹/L，N 0. 88，PLT 167×10⁹/L，TBIL 21. 5 μmol/L，DBIL 15 μmol/L，ALT 18. 2U/L，AST 25U/L，TP 48. 5g/L，ALB 24. 2g/L，PA 152mg/L，CHE 1437U/L，Cl2（－）。

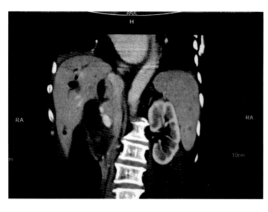

图 2-85　胆总管结石

胸部 X 线片：右侧胸膜腔大量积液。

CT：肝轮廓清，表面光整。肝内外胆管显著扩张。胆总管内径约 3.5cm，充满胆石（图 2-85）。胆囊胀大。肝内胆管无积气。腹膜腔隙较多液体积聚。脾稍大。胰不大，胰管不扩张。

【入院诊断】　肝胆管结石、S：CBD，LHD；St：CBD，A：/；C：AOSC；胆囊炎、胆汁性腹膜炎（胆道穿孔？）低蛋白血症、胸膜腔积液、右下肺肺炎、呼吸窘迫综合征。

【拟施手术】　胆囊切除、T 形管引流、腹膜腔清创、右胸腔引流术。

【手术过程】

1. 入院后，主管医生及 ICU 值班医生考虑肝胆管结石、呼吸困难、呼吸窘迫综合征、低蛋白血症，立即予以面罩给氧，并做腹腔穿刺置管引流，引流液浑浊黄色，850ml/d。患者呼吸改善，SpO₂ 0.92，腹痛有所缓解。于入院后 24h 请笔者查房。

2. 笔者了解病史、做体格检查、阅读 X 线胸片及腹部 CT，右腹腔穿刺为浑浊黄色液体，然后组织相关医生讨论。笔者认为："目前诊断明确，应立即手术。"

3. 于笔者查房后 1h，全身麻醉，右上腹反 L 形切口入腹。

（1）腹膜腔积黄色浑浊液体 4000ml，胆囊、胃表面被附大量脓苔（图 2-86）。分离肠曲粘连，挽出肠管，腹膜腔以 7000ml 生理盐水、10％浓度聚维酮碘液冲洗，还纳肠管入腹膜腔。

（2）胆囊约 16cm×8cm，张力大，壁明显充血、水肿，局灶坏死。立即做胆囊造口，吸出脓性胆汁约 350ml，夹带胆泥。胆囊管开口于胆总管左侧，未见穿孔，覆盖在肝总管前方。顺逆结合切除胆囊（图 2-87）。

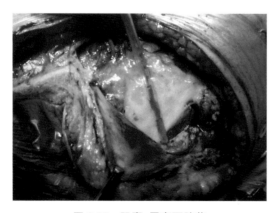

图 2-86　胆囊、胃表面脓苔

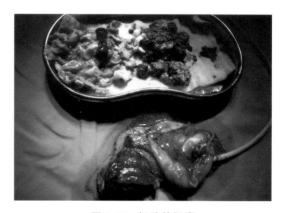

图 2-87　切除的胆囊

（3）"四边法"切开胆总管，取出肝外胆管及左肝管内胆石，胆石黄色，呈泥块样，量约 50g。胆总管远端能通过 8 号胆道扩张器，放置 20 号 T 形管，缝闭胆管切口（图 2-88）。

（4）清点器械、敷料无误，逐层关腹。

4. 胸腔外科医生做右胸膜穿刺置管，引出黄色浑浊液体 800ml。

5. 手术历时 1h，失血量约 100ml。术毕时，P 102/min，SpO$_2$ 1.0，BP 18.7/10.7kPa（140/80mmHg），安返 ICU。

【术后诊断】 肝胆管结石；S：CBD，LHD；St：CBD；A：/；C：①AOSC，胆道高压；并：格里森鞘高压综合征；肝门静脉高压、腹水。②胆囊坏死。③胆汁性腹膜炎（胆汁渗漏）、麻痹性肠梗阻。④低蛋白血症。⑤反应性胸膜炎、胸腔积液（右）。⑥右下肺炎、呼吸窘迫综合征。

【实施手术】 胆总管切开取石，T 形管引流，胆囊切除、腹膜腔清创、胸腔穿刺置管引流。

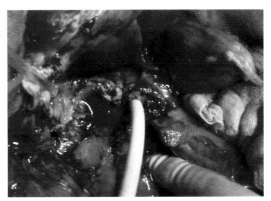

图 2-88 T 管

【术　后】 术后 BP，T，R，P 均正常，T 形管引流墨绿色胆汁 200～250ml/d，无腹腔脓肿、消化道出血、胆漏、腹水等并发症，于术后第 15 天带 T 形管出院。

【点　评】

1. 失误

（1）诊断：这个病例的关键在于胆总管结石、AOSC，胆道高压致格里森鞘高压综合征，由此产生一系列并发症（图 2-89）。

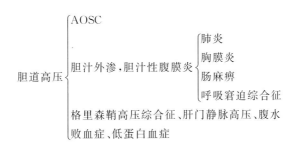

图 2-89 胆道高压并发症

（2）治疗：只注意治其标。呼吸困难，给予面罩给氧；腹水，给予穿刺置管引流。

2. 纠误

（1）诊断：明确本病例的主要矛盾在于"胆道高压"，这是病根，这是主要矛盾。

（2）治疗：必须立即胆道减压，而且是开腹胆道减压，这是挽救生命的措施。

①本例胆管梗阻的原因是胆石，是胆管塞得满满的胆石、胆泥及脓样的胆汁，不可能通过鼻胆引流、PTCD 达到快速有效的胆道减压，只有开腹胆道减压。

②弥漫性胆汁性腹膜炎不可能通过一根导管引流腹膜腔各间隙的脓液。

③呼吸困难只有腹膜腔清创，同时胸膜腔引流才能解决。

④病人可以承受开腹胆道减压手术。

3. 外科手术技术要点　胆道高压一旦解除，一切问题将迎刃而解，因此，外科手术应快、准、简。

(1)腹膜腔清创:挽出小肠,腾空腹膜腔,以大量生理盐水冲洗腹膜腔,冲洗液量一般为10 000ml左右。

(2)胆囊切除:由于胆囊太大,影响胆总管显露、切开,故:①先做胆囊戳孔,减压胆囊;②结扎胆囊管、胆囊动脉,浆膜下迅速剥离胆囊。

(3)胆总管减压:①"四边法"切开胆总管;②以电凝切开胆总管。

(4)创面的炎性渗血宜用热盐水垫湿敷。

病例3:肝胆管结石、多器官衰竭,急症胆总管探查、引流,获救

患者,男,64岁。

反复右上腹痛、畏寒、发热4年,复发伴黄疸3d。

10年前,诊为"肝胆管结石"在某市医院做"胆囊切除、胆总管T形管引流术"。

7年前(2005年),又因"肝胆管结石"在原医院做"胆总管探查取石、T形管引流术"。

T 36.8℃,P 90次/分,R 23次/分,BP 14/9.9kPa(105/74mmHg)。

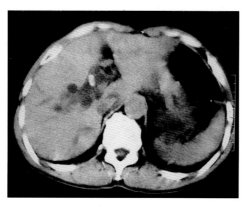

图2-90 CT:左肝管内结石

神清合作,皮肤、巩膜轻度黄染。心律齐,双肺可闻及湿啰音。腹平,浅静脉不曲张。腹壁软,剑突右下方压痛,肝、脾未扪及。腹水征(一)。

WBC 25.2×10⁹/L,N 0.90,PLT 7×10⁹/L,TBIL 68.8 μmol/L,DBIL 21.8 μmol/L,TP 52.3g/L,ALB 32g/L,ALT 309U/L,AST 347U/L。

CT(2012年8月10日):肝内外胆管扩张,左肝管内见一高密度结石(图2-90)。

入住某医院后诊为"肝胆管结石、AOSC",经过输液、抗生素等处理3d后,呼吸困难,BP39.7℃,血压下降,尿少,而转来我院ICU。

【入院诊断】 肝胆管结石、并AOSC,呼吸衰竭、心力衰竭、肾衰竭。

【拟施手术】 胆总管探查、T形管引流术。

【手术过程】

1. 入住ICU后,呼吸困难,血压10.7/8kPa(80/60mmHg)。立即予以吸氧、输液、多巴胺、抗生素等处理,并急做相关检查。

血常规(2012年8月12日4时20分,湖南省人民医院):WBC 30.83×10⁹/L,N 0.90,PLT 6×10⁹/L,凝血功能见表2-5。

表2-5 凝血功能

时间	TT(s)	PT(s)	APTT(s)
4:20/8－12/2012	38.8	19.7	95.7
10:37/8－12/2012	15.8	13.2	52.7

此间先后请相关科室会诊。

P 137 次/分，R 51 次/分，BP 10.8/6.7kPa(81/50mmHg)。神清合作。皮肤、巩膜轻度黄染，无紫癜、瘀斑，端坐，呼吸困难，不停咳嗽，夹血血性泡沫痰。心律齐，双肺湿啰音，少许哮鸣。腹部稍胀，右上腹肌紧张，剑突右下方明显压痛。肝浊音界存在，叩击右肝区示心窝部剧痛。腹水征(－)。双腰背部无抬举痛，脊柱、四肢无畸形。各静脉穿刺处无出血不止征象。

TBIL 97.3 μmol/L，DBIL 78.4 μmol/L，BUN 14.7mmol/L。SpO$_2$ 0.81。

血气分析：pH 7.4，PO$_2$ 8.1kPa(61mmHg)，PCO$_2$ 3.7kPa(28mmHg)。

笔者认为：

当前主要矛盾是胆道感染、胆道高压，这是病源。

处理：立即剖腹胆道减压，才能有 1% 的希望。

立即复查凝血功能(结果见前)，查肌钙蛋白、肌红蛋白、肌酸激酶、肌酸激酶同工酶、乳酸脱氧酶等。

凝血功能检查仅供参考，相隔 6h 2 次检查相差太大。临床的表现，手术时创面渗血不止的可能性太小。对此，应准备血小板、康舒宁、浓缩红细胞等备用。

术前抗生素应用"亚胺培南"。

术后可用"胸腺素"1.6mg，皮下注射，每 8 小时 1 次。

术后可配合使用基因重组人生长激素，做好营养疗法，并准备血液净化。

2. 体位、切口、探查。于笔者查房后 1h 急症入手术室，患者端坐，不能平卧，麻醉师于病人坐位做麻醉诱导后平卧，仅 1s 完成气管插管。

3. 迅速离断肝脏面粘连，经肝圆韧带途径"单刀直入"肝总管，"四边法"予以切开，胆汁水柱高达 15cm，胆汁呈墨绿色浑浊脓性，大量胆砂。取出左肝管、胆总管结石。胆总管内径约 1.8cm，壁厚约 0.2cm，远端能通过 6 号胆道扩张器。放置 18 号 T 形管，直臂经胆总管右侧壁引出，缝闭胆总管切口，测试无胆漏。

4. 清点器械、敷料无误，逐层关腹。送返 ICU。

手术历时 1h 10min，失血量约 50ml。手术开始及术毕时生命体征的变化见表 2-6。

表 2-6　手术开始及术毕时生命体征的变化

时间	SpO$_2$	HR(次/分)	BP(mmHg)
4:20/8－12/2012	0.71	156	81/50
10:37/8－12/2012	0.97	97	83/50

【术后诊断】　肝胆管结石；S:LHD,CBD；St:CBD；A:/；C:AOSC，胆道休克；心力衰竭、呼吸衰竭、肾功能不全、凝血功能不全、继发性血小板减少。

【实施手术】　胆总管探查、取石，T 形管引流。

【术　后】　第 1 天，笔者查房：气管插管，连接呼吸机，HR 118 次/分，BP 11.6/7.2kPa(87/54mmHg)，SpO$_2$ 0.81(纯氧)，黄疸轻，眼球肿胀，四肢肿胀，双肺湿啰音，左侧腹软，T 形管流墨绿色胆汁 240ml/14h，尿量 200ml/14h，pH 7.42，PCO$_2$ 3.7kPa(28mmHg)，PO$_2$ 6.1kPa(46mmHg)，肌钙蛋白、心肌酶检查符合心力衰竭、呼吸衰竭、肾衰竭。

呼吸内科医生:使用肌松药下将呼吸机 PEEP 升至 16,而 SpO_2 降至 0.76。

当时,笔者考虑当前主要矛盾是肾衰竭,水不能排出,全身水肿,自然肺、心均肿胀,必须立即非肝素化血液净化、脱水,消除炎性介质。

第 2 天,经过 15h 非肝素化血液净化,脱水 5600ml(其中尿液达 1270ml),HR 96 次/分,BP 15.2/10.7kPa(114/80mmHg),SpO_2 0.96,眼睑、四肢皮肤水肿明显消退。

嘱:继续非肝素化血液净化。

第 3 天,眼睑、四肢皮肤水肿消退,HR 87 次/分,BP 16.5/10.7kPa(124/80mmHg),SpO_2 0.97,尿液 2250ml,BUN 9.6mmol/L,血清钾 3.64 mmol/L。

【点　评】 这个病人奇迹般地救活了,令人振奋,令人难忘。

1. 失误

(1)原医院延误诊治 3d,严重违反 AOSC 治疗原则,给后续治疗带来极大困难,差点完全丧失救治时机。

(2)病人来到我院后,虽然请了许多相关科室"会诊",由于分科太细,结论是"难"、"险"。

2. 纠误

(1)急症胆道减压是唯一的救命的选择。

(2)术后第二天,血液净化,完全控制了病情。

3. 外科手术技术要点

(1)这次手术是简单的,但是十分危险。笔者注意了以下几点。

①先切个小切口,看是否出血不止,如没有再延长切口。

②单刀直入,显露胆总管。

③"四边法"切开胆总管,迅速放置 T 形管。

(2)这次手术能顺利进行,与麻醉师熟练的技巧相关:1s 插管成功,就这 1s 创造了手术的基础。

(3)本例术后第 2 天,肾衰竭、心力衰竭、呼吸衰竭、凝血功能不全,采用非肝素化血液净化,15h 脱水 5600ml,立竿见影,病情好转。

病例 4:妊娠 28 周,并胆总管结石、急性梗阻性化脓性胆管炎,差点母子双亡

患者,女,28 岁。

停经 28 周,右上腹疼痛、恶心、呕吐 4d,无寒战、发热。经当地县医院诊为"宫内妊娠,胆总管结石"。经输液、抗感染治疗无效,于 2011 年 12 月 31 日 21 点直接住入我院肝胆 ICU。

10 年前(2001 年),住入湖南省人民医院,诊为"胆石 AOSC",施急症"胆总管 T 形管引流术"。

T 37.6℃,P 110 次/分,R 20 次/分,BP 12/6.7kPa(90/50mmHg)。

(原体格检查记录)无胃肠型及蠕动波,无腹壁静脉曲张。右上腹无压痛,无反跳痛,无肌紧张,Murphy 征(一)。全腹未扪及包块。脾肋下未及。右侧肋缘下 1cm 可触及增大之肝,边缘圆钝,质软。肝区叩诊肝上浊音界为右锁骨中线第 5 肋间。移动性浊音阴性。无胃振水音,

听诊肠鸣音无异常。

2011 年 12 月 31 日 21 时:WBC 11.8×10⁹/L,N 0.91。

B 超(2012 年 1 月 1 日 2:00):肝内胆管扩张、多发结石、胆囊胀大。

【入院诊断】　宫内妊娠(27 周)、肝胆管结石、胆道感染。

【拟施手术】　胆总管切开取石、T 形管引流术。

【手术过程】　入院后右上腹剧痛叫喊。总住院医生、值班医生考虑为"胆结石致胆总管梗阻",而急做十二指肠纤维内镜,镜下见十二指肠乳头一胆石嵌顿,而以导管顶推胆石,结石突然落入十二指肠,大量脓性胆汁涌出,而置入鼻胆管。患者顿感腹痛消失,送返 ICU。

回 ICU 后不到 1h,患者突然高热 40℃,血压下降至 6.7/2.7kPa(50/20mmHg)。予以吸氧、输液、亚胺培南,并用多巴胺升压。5h 后患者自觉舒适,无腹痛,T 37℃,P 100 次/分,R 20 次/分,但 BP 9.3/5.3kPa(70/40mmHg)。尿量约 1500ml/5h。

1. 值班总住院医师向笔者介绍病情。

笔者嘱请产科医生注意胎儿,立即做 CT。

笔者到达 ICU,立即查询病史、体格检查,查阅了病历,发现入院记录不准确。笔者改写了主诉、现病史(见前面)及体格检查(见后文)。

T 37.3℃,P 134 次/分,R 21 次/分,BP 9.3kPa/4.7kPa(70mmHg/35mmHg)。

神清合作,皮肤、巩膜无明显黄染。心律齐,无杂音。双肺呼吸音清。中下腹明显隆起,无胃肠型,右上腹肌紧张,明显压痛,尤以剑突右下方为甚。肝、胆囊及脾不大,Murphy 征(＋)。右肝浊音界于锁骨中线上第 5 肋间,右肝区明显叩击痛。

宫底位于脐上 4 横指,胎动存在,胎心 170 次/分。

鼻胆管无引流液流出已 5h。

2012 年 1 月 1 日上午 7 时,WBC 2.8×10⁹/L,N 0.86。

2. CT 平扫(2012 年 1 月 1 日 9:28)见肝轮廓清,表面光整。肝内胆管轻度扩张,积气,胆总管内径约 1.5cm,多个胆石,鼻胆管位于胆总管。胆囊胀大、积气,未见胆石。膈下无气体。腹膜腔无液体积聚。胎儿位宫内。

3. 听取大家意见后,笔者意见如下。

(1)诊断:宫内妊娠 28 周,胎儿可能宫内窒息?

胆总管结石并 AOSC。

(2)处理:立即手术,先做胆道减压、T 形管引流,必要时胆囊造口。

请产科医生急会诊,做好剖宫取胎的准备。

通知新生儿科,做好早产儿的救治。

通知麻醉科主任做麻醉。

重做血常规。

(3)10min 后血象结果:WBC 14.5×10⁹/L,N 0.93。

4. 完善相关术前准备,与家属耐心谈话,终于在会诊后 2.5h 急症送手术室。

5. 患者入手术室后血压一度降至 6.8/5.3kPa(51/40mmHg),心率升至 120/min,胎心降至 101/min。

此间立即予以碳酸氢钠、气管插管,连呼吸机,续用多巴胺等处理。

监护仪显示 T 波倒置,急做心电图,提示心肌缺血征象。

尿量 50ml/h,胎心复至 126 次/分。

6. 立即取原右上腹反 L 形切口入腹,见胆总管外径达 1.6cm,可及胆石。胆囊胀大,约 8cm×5cm,无明显充血、水肿、坏死。无腹水。

穿刺胆总管为脓,"四边法"予以切开,吸出脓性胆汁约 50ml,取出胆总管内胆石。

手术过程中电灼伤胆囊体部,压挤胆囊约 100ml 脓汁溢出,故予以切除胆囊。

放置 16 号 T 形管,直臂经胆总管右侧壁引出,4/0 薇乔线连续关闭胆总管,测试胆总管通畅,无血,胆汁呈黄色。

清点器械、敷料无误,放置温氏孔右侧引流管,逐层关腹。

7. 手术历时 1h 45min,失血量约 100ml。

术毕时心率 104 次/分,BP 15.2kPa/9.3kPa(114mmHg/70mmHg),SpO_2 0.98,胎心率 136 次/分,带气管导管入 ICU。

【术后诊断】 胆总管结石,并:AOSC,胆囊积脓,合并:宫内妊娠 29 周。

【实施手术】 胆囊切除,胆总管探查、取石,T 形管引流。

【术　后】 术后 13h 拔除气管导管,SpO_2 0.97~0.98,心率 101 次/分,BP 14.9/9.3kPa (112/70mmHg),胎心 136 次/分。

神志清楚,自觉胎动好。

术后 24h,胃管引出咖啡色液体约 700ml,T 形管少许血性胆汁,心率 124 次/分。考虑为应激性出血,给予奥美拉唑、中药等处理,情况好转。

【点　评】

1. 失误

(1)正确的诊断来源于"望、闻、问、切""望、触、叩、听",然而,主管医生从病史到体格检查全对不上号。①孕妇,原主诉里却没提"停经";②右上腹腹膜炎明显,却写的右上腹无压痛、无反跳痛;③子宫底在脐上 4 横指,体检中未提。

(2)B超:明明肝内没有结石,却写有肝内胆管扩张、结石。

(3)入住 ICU 后 10h(2012 年 1 月 1 日 7:00),WBC $2.8×10^9$/L,N 0.86,而同日 11:00 WBC $14.5×10^9$/L,N 0.93。显然血象结果使人置疑。

(4)孕妇 AOSC,胆道休克,产科会诊的医生嘱"每天测 1 次胎心"。

(5)当患者在 ICU 经过一系列处理:十二指肠纤维内镜、鼻胆引流、输液、抗生素、升压药物(多巴胺)等,经过近 10h 的观察,血压仍只有 9.3/5.3kPa(70/40mmHg),我们一些医生还认为可继续观察。

造成这种失误的原因在于:

①病人经过十二指肠纤维内镜、放置鼻胆管引流后,自觉腹痛缓解,又无高热、又无黄疸,腹膜炎体征"好转",具有十分强烈的欺骗性。

②总住院医生在内镜室十二指肠纤维内镜检查时,亲眼看见胆总管结石落入十二指肠,脓性胆汁涌出,腹痛立即缓解,使总住院医师坚信病人的情况必然"好起来"。

③B超报告肝胆管多发结石,致使值班医生认为"最好先非手术,创造条件,再治肝胆管结石"。

2. 纠误 尽力救治母子两条命,及早胆总管探查、取石、T 形管引流是唯一的、正确的选择。

3. 外科手术技术要点

(1)本例通过鼻胆引流、升压药物等处理后,血压仍在 9.3/5.3kPa(70/40mmHg),说明胆道的梗阻、炎症没有解决。

(2)由于广谱抗生素的使用,使得 AOSC 不典型。临床医生应注意:①心率快,而血压正常,常是休克的前期表现;②血小板减少是严重胆道感染的有力指标;③黄疸不明显、体温不高、休克血压,是急症胆道减压的指征。

(3)笔者给该病例查房时是胆道减压的最好时机

①病人当时体温不高,呼吸尚好,心率不太快,胎心尚可,是手术的最好时机。

②一旦血压再下降,结局难以控制。

③当病人的情况进一步恶化、神志不清、血压再降、SpO_2↓、胎心加快>160 次/分、宫内窒息时再手术,就会非常被动。

④CT 片提示胆道结石、梗阻的部位,可以手术,不是手术难得做成,或者进不到肝总管。

⑤继续观察:鼻胆管已被脓块、胆泥堵塞;胆总管内多个胆石,而且很大,胆管口的结石脱落,其后的胆石随即梗死胆管;经过抗生素、输液等处理已长达 12h,血压对多巴胺不敏感;右上腹的腹膜炎体征存在,肝区叩痛明显;CT 片提示肝内外胆管扩张、积气,胆囊胀大、积气,说明胆道梗阻没有解除;胎儿已有宫内窒息的表现,不能再等待。

(4)单刀直入,直接胆总管切开、减压。

病例 5:胆总管结石、急性梗阻性化脓性胆管炎,"大量腹水",诊为肝硬化腹水,延搁手术 15d

患者,女,61 岁。

间发右上腹痛 3 年,复发、发热、气促 15d。

3 年前 B 超诊为"胆囊结石"。

15d 前突然右上腹剧烈疼痛,伴以畏寒、发热,在当地乡镇医院诊为"胆囊炎",予以输液、抗生素、镇痛,连续 2d 症状未缓解,而转入当地县人民医院。仍然输液、抗生素处理,每天晚上腹痛剧烈,给予哌替啶注射每晚 2 次,持续 13d,腹部胀满加重并感气促,要求转来我院 ICU。在当地县人民医院先后 2 次 CT,均诊为胆总管结石,首次 CT 无腹水,相距 13d 后大量腹水,诊为"肝硬化腹水"。近 2d 尿量少。

既往无"肝炎""肝硬化肝门静脉高压症"病史,有"高血压""慢性支气管炎""冠心病"病史。

T37.6℃,P 132 次/分,R 30 次/分,BP 10.9/7.5kPa(82/56mmHg)。

神志清楚,皮肤、巩膜无明显黄染。双肺呼吸音粗糙,可闻及啰音。心律齐,无杂音。腹部胀满,右上腹壁紧张,明显压痛、反跳痛,未扪及胆囊、肝及脾,右肝浊音界正常,叩击右肝区示右上腹痛。左侧腹及下腹部软,腹水征(+),肠鸣音弱。双腰背部无明显抬举痛,双下肢无异常。

WBC12.24×10^9/L,N 0.92,PLT 219×10^9/L,TBIL 50.8 μmol/L,DBIL 35.4 μmol/L,TP 54.8g/L,ALB 33.2g/L,AST 25.6U/L,ALT 8.1U/L,γ-GT 504.4U/L,ALP 474.01U/

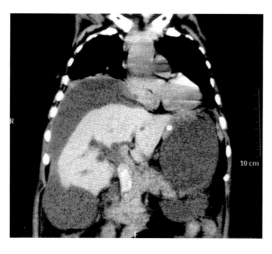

图 2-91　CT:胆总管结石

L，PA　22.3mg/L，CHE　5483U/L，BUN 13.5mmol/L，PT 14s，AMY 248U/L。

腹腔穿刺获淡墨绿色液，无黏液丝，TBIL 166.8 μmol/L，DBIL 67.6 μmol/L，淀粉酶 123U/L。

CT:腹内见大量腹水，肝轮廓清。肝内胆管中度扩张，无胆石、积液。胆囊胀大，壁稍厚，胆囊内未见胆石。

冠状面示肝外胆管内径达 1.8cm，积较多胆石(图 2-91)。

【入院诊断】　胆总管结石、AOSC，急性胰腺炎(胆源性)、呼吸窘迫综合征、肺炎、右肺癌? 慢性胆囊炎、肝硬化腹水、冠心病、心功能Ⅲ级，高血压病Ⅱ级。

【拟施手术】　胆总管 T 形管引流(目前无手术条件)。

【手术过程】

1. 入住 ICU 16h，主管医生介绍了病情，住 ICU 后曾请肝胆外科、消化内科会诊。

由消化内科医生施行鼻胆引流成功，引出墨绿色胆汁 100ml。经过鼻胆引流已 10h，患者情况不见好转，血压下降，靠去甲肾上腺素维持，腹胀更加明显，呼吸迫促。

笔者察看病人、体格检查后诊断:胆总管结石、AOSC，并:Glisson 鞘高压综合征、胆道高压、胆汁渗漏，致:非典型性弥漫性胆汁性腹膜炎、腹膜室膈高压征、肺功能不全、心功能不全、肾功能不全、高血压、冠心病、慢性支气管炎。

治疗:立即行胆总管探查、T 形管引流、腹膜腔引流。

2. 笔者查房后，送手术室急症手术。

(1)体位、切口、探查:平仰卧位，右上腹反 L 形切口。腹膜腔积脓性胆汁 6000ml。胆囊 10cm×4cm×3cm，张力大。胆总管外径 1.8cm，可扪及胆石。未见肝内外胆管及胆囊坏死、穿孔。腹膜明显充血水肿(图 2-92)。

(2)吸出腹膜腔脓性胆汁，"三合一液"10 000ml 冲洗腹膜腔。

(3)"四边法"切开胆总管，取出胆石(图 2-93)，胆总管远端通过 5 号胆道扩张器。

(4)顺逆结合切除胆囊(图 2-93)。

(5)胆总管内放置 18 号 T 形管，分别于右膈下、温氏孔右侧、盆腔、小网膜囊内、右结肠旁沟内放置乳胶引流管各 1 根。

(6)关腹。手术历时 2h，失血量约 200ml，术毕时 P 114 次/分、BP 12/9.3kPa(90/70mmHg)，安返 ICU。

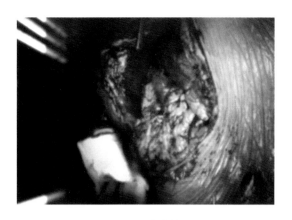

图 2-92　腹膜充血

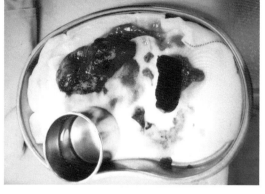

图 2-93　胆囊标本

【术后诊断】　同笔者术前诊断。

【实施手术】　胆总管切开取石,T 形管引流,胆囊切除。

【术　后】　无胆漏、腹腔脓肿、出血等并发症,肺、心、肾功能逐渐好转,腹腔引流管无腹水引出,肝肾功能检查正常。

【点　评】

1. 失误

(1)诊断失误

①误诊为胰腺炎。

②误诊为肝硬化失代偿期,大量腹水。

③误诊为肺炎、肺癌。

④没有认识"腹膜室膈高压征"。

⑤没有认识非典型性腹膜炎。

⑥没有认识 Glisson 鞘高压综合征。

⑦忽略了一个最简单快捷的诊断手段"腹腔穿刺"。

(2)治疗失误

①违背了 AOSC 应首先有效地胆道减压引流的原则,并延搁 15d。

②不去除腹痛的病因,长期使用哌替啶达 13d。

③长期使用广谱抗生素,致非典型性腹膜炎。

④不解除胆道梗阻,做腹膜腔穿刺置管,无用。

⑤腹膜腔 6000ml 脓性胆汁,做鼻胆引流,无用。

2. 纠误

(1)本例的诊断,关键是肝胆管结石、AOSC,由此引起 Glisson 鞘高压综合征、腹膜室膈高压征。

①本例胆总管结石、AOSC 是明确的。

②术前没有肝硬化,肝门静脉高压病史及征象。病后首次 CT 无腹水,时隔 12d 再次 CT 大量腹水;腹腔液是渗出液(胆汁),不是漏出液;肝功能基本正常;胆道手术有效减压引流后,腹水消失。

③诊断本例 Glisson 鞘高压综合征的依据:胆总管结石、胆道梗阻、高压、胆汁外渗,而不

是胆道穿孔;胆道有效减压后,腹水消失;本例无肝硬化、肝门静脉高压病史。

④腹膜室膈高压征存在。依据:突然大量"腹水"、腹胀,"球状腹";气促,呼吸 30 次/分,双肺细湿啰音;心率 132 次/分,BP 10.9/7.5kPa(82/56mmHg);尿量少。

(2)本例大量"腹水的原因,不是肝硬化腹水。

①胆道高压、胆汁外渗。

②Glisson 鞘高压综合征。

③非典型性胆汁性腹膜炎,腹膜回吸液体障碍。

(3)本例完全不是肝功能失代偿期,而且肝功能基本正常,目前肝功能的评估主要是Chile-Pugh(见第一章 表 1-5)。

根据 Chile-Pugh 肝功能分级,本例营养状况良好,无肝性脑病,TBIL 稍高,PT,凝血酶原比率正常,腹水虽大量但为渗出液,因此本例肝功能基本正常。

(4)急症开腹胆总管探查、取石、T 形管引流、腹膜腔清创是本例治疗的关键。

3. 外科手术技术要点

(1)"三合一液"彻底清创腹膜腔。

(2)单刀直入首先胆道减压。

4. 本例具有很强的"欺骗性"

(1)胆总管结石,黄疸不深,使人忽视 AOSC 存在。

(2)肝形态、比例失常,肝浸泡在腹水里,又有胆总管结石,腹腔穿刺抽出液为清水,而且量大(6000ml),使人一下想到是肝硬化腹水、肝功能"失代偿期"。

(3)非典型性弥漫性胆汁性腹膜炎,双下腹腹壁无明显腹膜炎体征,使人一下想到是"肝硬化腹水""无外科手术指征"。

(4)由于既往有"慢性支气管炎""冠心病""高血压"病史,使人易想到"肺部炎症""冠心病",而忽略了腹膜室膈高压征及 Glisson 鞘高压综合征。

第五节　医源性远段胆管损伤

医源性远段胆管损伤指医疗行为过程中致胆总管胰腺段和十二指肠壁内段的损伤。由于其损伤的部位处于胆胰肠汇合部,其治疗十分棘手,预后比医源性近段胆管损伤更加令人忧虑。

医源性远段胆管损伤发生于多种手术,以胆总管探查取石最多,如:胆总管探查、取石;Oddis 括约肌切开(EST);十二指肠乳头旁憩室切除;胰管结石Ⅰ型,结石取出;十二指肠乳头腺瘤切除。

一、诊断

(一)病史

有胆胰肠汇合处手术史。

(二)症状

医源性远段胆管损伤常累及胰管、十二指肠,致使临床症状复杂。

右腰背部疼痛、腹胀甚至阴囊、大腿肿痛,与胆汁、十二指肠液、胰液漏入腹膜后相关;腹痛,从右上腹延及全腹,或延及左上腹、左腰背部;呕血、便血;畏寒、发热。

（三）体征

T↑,P↑。

右腰背部抬举痛或腹壁紧张,压痛、反跳痛以右上腹为显。胰体部区域压痛,左腰背部抬举痛,与并发胰腺炎相关。

右肝浊音界缩小,与十二指肠穿通、膈下游离气体相关。

阴囊红肿、大腿红肿与胆汁、十二指肠液、胰液沿腹膜后漫延相关。

（四）术中胆总管远段穿通伤的判别

1. 刮匙或取石器械进入腹膜腔或腹膜后间隙。

2. 向胆总管远段注液,见液漏入腹膜腔或自十二指肠降部内侧流出。

3. 向胆总管远段注气,见气泡逸至腹膜后或横结肠系膜。

4. 纤维胆道镜检查见胆总管远段破口、假道。

（五）血象、血清生化检查

WBC↑,N%↑,Hb↓,AMY↑。

（六）腹膜腔或脓肿穿刺

如果十二指肠液漏入腹膜腔,腹腔穿刺或获消化液或胆汁。如果右肾周脓肿或髂窝脓肿,做局部穿刺可获脓液。

（七）CT

见膈下游离气体;右肾周、胰大肌前方、髂窝积液,右肾周气体积聚。

二、治疗

（一）内科治疗

输液、抗生素、胰酶抑制剂等。

（二）术中发现的处理

经胆总管放置长臂 T 形管,胃造口或胃隔离。

（三）术后发现的外科处理

脓肿切开引流或 U 形管引流;胆总管结扎、T 形管引流;胃隔离、胃空肠吻合。

典型病例

病例 1:医源性远段胆管损伤,并巨大腹膜后脓肿、阴囊脓肿

患者,男,44 岁。

胆道探查后右腹痛、发热 21d,伴阴囊肿痛、白陶土色大便 13d。

21d 前(2013 年 3 月 13 日),因右上腹痛、寒战、发热、黄疸(TBIL 245 μmol/L,DBIL 196 μmol/L)诊为"结石性胆囊炎、胆总管结石、AOSC"在某医院施"开腹胆囊切除、胆总管切开取石、T 形管引流术",手术历时 3h。术后右侧腹痛剧烈、发热,T 形管引流胆汁 300～500ml/d。仍然腹痛、发热,每日输液、抗生素治疗,但症状不缓解。至 13d 前,阴囊肿痛,解白陶土色大便,每天打止痛针 1～3 次。腹胀痛逐渐加重,难以忍受,当地医院诊为"十二指肠穿孔、低蛋白血症"而转住某医院,该院亦觉治疗棘手,而转来我院。

T 38.5℃,P 115 次/分,R 24 次/分,BP 14.1/7.5kPa(106/56mmHg)。

神清合作,皮肤、巩膜中度黄染。心律齐,双肺呼吸音清。右腹隆起、胀满,无胃肠型。右侧腹壁稍紧,可扪及包块,上至右肋缘下,下到右髂窝、耻骨联合上,占据半个腹部,局部压痛,以右髂窝为甚,似有囊性感。右侧腰背肌肉紧张,抬举痛明显。右肝浊音界存在,叩击右肝区示右上腹痛。肝、脾未及。无胃振水音,腹水征(一),肠鸣音存在。

右侧腹股沟及阴囊胀大,阴囊直径约 10cm(图 2-94),触痛明显。脊柱、四肢无异常。

WBC 31.32×10⁹/L,N 0.93,PLT 223×10⁹/L,Hb 63g/L,TBIL 251 μmol/L,DBIL 180 μmol/L,TP 51g/L,ALB 26g/L,ALT 41U/L,AST 59U/L。

右髂窝穿刺获脓性胆汁。

经 T 形管胆道造影(2012 年 3 月 18 日):肝内外胆管轻度扩张,未见胆石、积气,未见胆总管 T 形管瘘口胆漏,胆总管远段纤细,未见造影剂入十二指肠(图 2-95)。

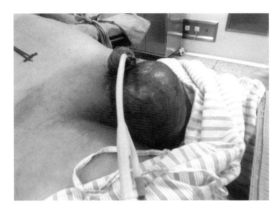

图 2-94　阴囊肿大

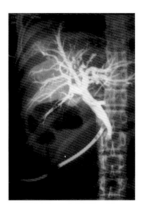

图 2-95　T 管造影,未见造影剂入十二指肠

CT(2012 年 4 月 2 日,湖南省人民医院):(增强扫描,静脉期)肝轮廓清,表面光整,肝内胆管未见明显扩张,无胆石、无积气。胆囊未见,胆总管内径约 1.3cm。温氏孔右侧无液体积聚,膈下未见气体,十二指肠降部后方至右髂窝及右侧腹壁肌内见大量液体积聚,上下径约 22cm、左右径约 16cm,下缘达盆腔(图 2-96)。右侧腹壁增厚,呈蜂窝组织样改变(图 2-97)。脾大约 8 个肋单元。

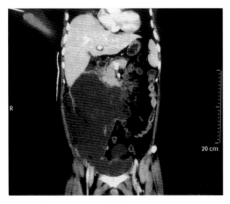

图 2-96　CT:腹膜后脓肿

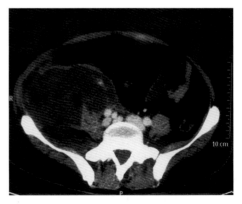

图 2-97　CT:右髂窝脓肿

【入院诊断】　医源性胆管损伤、十二指肠穿孔，并腹膜腔巨大脓肿、阴囊脓肿（右侧）。

【拟施手术】　腹膜后脓肿、阴囊脓肿切开、引流，胃隔离术。

【手术过程】

1. 入院后立即给予输液、抗生素（亚胺培南-西司他汀钠）等处理，腹痛稍缓解，但阴囊肿大加重。5h后请笔者急会诊。

（1）诊断：胆囊、胆总管结石，AOSC，毛细胆管炎，肝功能不全（低蛋白血症）。

胆囊切除、胆总管探查致医源性远段胆管损伤、胆漏。并巨大腹膜后脓肿，含：右肾周、髂窝、盆腔、阴囊脓肿、并穿孔坏死？右侧腹壁肌脓肿、坏死，并低蛋白血症、败血症。

（2）处理：立即行腹膜后脓肿清创、引流，阴囊引流，胆总管中段结扎，肝总管T形管引流，胃造口或胃空肠吻合、胃窦隔断。

（3）要注意的几个问题：①这次主要是挽救生命，黄疸不一定缓解；②睾丸可能坏死；③这次命救到后，可能还要手术，如胆肠鲁氏Y形吻合术；④切口可能较长时间流脓；⑤阴囊引流由泌尿外科进行。

2. 1h后，急症，全身麻醉，经腹直肌切口。

（1）笔者15min后到达手术室，见主管医生的切口为右侧经腹直肌切口（图2-98，图2-99），立即改切口为右肋缘原切口、右腹股沟切口（图2-98，图2-100）。

（2）泌尿外科医生做右侧阴囊多刀切开，放出脓液约100ml，并留置4根乳胶管引流，分别固定（图2-101）。

（3）做右下腹倒八字切口，切开腹壁肌层后，推开腹膜，钝性分开髂窝、腰大肌前、右侧腹壁脓腔，吸出脓液约1500ml，夹出约500g坏死组织（图2-102），以聚维酮碘液、生理盐水4000ml冲洗，暂搁。

（4）经原右肋缘下切口入腹，右肝下间隙未见脓液，十二指肠前壁未见穿孔，胆总管T形管周少许胆汁外溢。

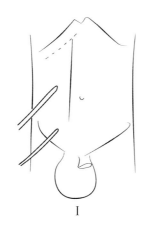
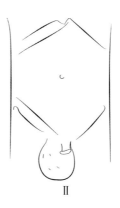

图2-98　手术切口

Ⅰ.原设计切口；Ⅱ.实际切口

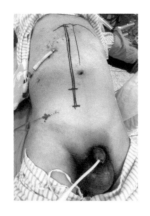

图 2-99 切口示意

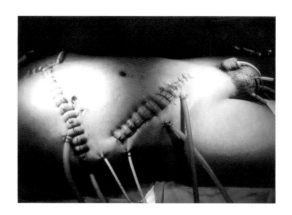

图 2-100 切口

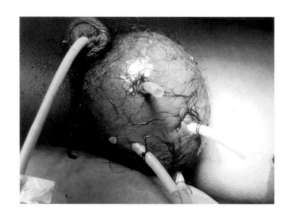

图 2-101 阴囊引流

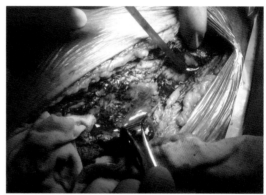

图 2-102 脓肿清创

（5）十二指肠后腹膜呈灰褐色，做后腹膜切开，游离十二指肠，见大量脓样胆汁样液体涌出，约500ml，该脓腔与右肾周、腰大肌前、髂窝脓腔相通（图 2-103）。继续以 10％浓度聚维酮碘液、生理盐水 8000ml 冲洗清除坏死组织（图 2-104）。

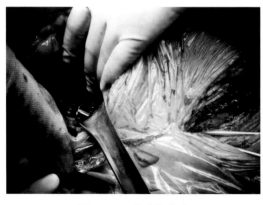

图 2-103 腹膜的脓腔

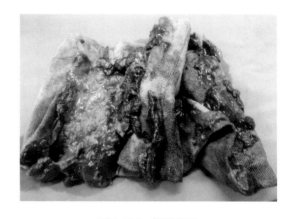

图 2-104 坏死组织

反复检查无十二指肠穿孔征象。

（6）于腹膜后脓腔放置 2 根平行的 U 形管，经由右髂窝、腰大肌前、十二指肠后达右肝下间隙，暂搁。

（7）拔出 T 形管，显露胆总管，由于局部明显炎症、水肿，在胆总管上段腔内以 4 号丝线缝闭胆总管（图 2-105）。放 14 号 T 形管于肝总管，T 形管直臂经肝总管右侧壁戳孔引出，测试无胆漏。

（8）距幽门环 10cm 做胃戳孔，内径约 0.2cm，放置 14 号 T 形管，"双荷包"缝合。

（9）清点器械、敷料无误，测试腹膜后脓肿

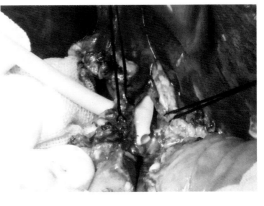

图 2-105　胆总管扩张

各引流管位置，引流均满意，逐层关腹。手术历时 3.5h，失血量约 100ml。术毕时，心率、血压、SpO$_2$ 均正常。吸引出腹膜后脓液总量 3000ml，坏死组织量约 500g。

【术后诊断】　同笔者术前诊断。

【实施手术】　右侧腹膜后脓肿清创，双 U 形管引流；胆总管中段缝闭，肝总管 T 形管引流，胃造口；阴囊脓肿切开、引流。

【术　　后】　术后无出血、胆漏、胃漏等并发症，黄疸逐渐消退，低蛋白血症逐渐得到纠正。术后 70d 出院。术后 4 个月，笔者应邀去当地医院做肝胆管盆式鲁氏 Y 形吻合术。

随访至今，健康。

【点　　评】　作为胆囊切除、胆总管探查致医源性远段胆管损伤 I 型，并发如此严重的腹膜后脓肿，甚至阴囊脓肿，实属罕见。

1. 失误

（1）胆囊切除、胆总管探查致医源性远段胆管损伤 I 型，一度误认为十二指肠穿通。

（2）当出现后腹膜严重感染、脓肿形成、右侧阴囊肿胀时，当地医院认为是低蛋白血症所致。

（3）错误地用脓肿穿刺置管继续治疗。

（4）这次手术主管医生手术切口设计错误。

2. 纠误

（1）本例是医源性远段胆管损伤 I 型，不是十二指肠穿孔。理由在于：①术后每日肛门排气，有时排便；②CT 检查膈下无游离气体；③首次术后经 T 形管胆道造影，造影剂不入十二指肠，远段胆管纤细；④巨大腹膜后脓肿，其内无气体；⑤右髂窝部穿刺获脓性胆汁；⑥第二次术中右肝下间隙无液体积聚，十二指肠无穿孔，脓液为脓样胆汁，无食物。

（2）阴囊肿大，不是低蛋白血症所致，而是阴囊脓肿。

（3）右髂窝部脓肿是腹膜后巨大脓肿的一部分，确能通过置管引流治愈。然而引流导管纤细，其内径仅 0.1cm，只能引流清液，不可能引流出脓块及 500g 坏死组织。

（4）腹膜后脓肿清创、双 U 形管引流、胆总管隔断、肝总管 T 形管引流、胃造口、阴囊脓肿切开引流是理想的选择。理由在于：①胆总管隔断，阻止胆汁继续流入腹膜后，这是"截流工程"；②胃造口，其目的之一是日后胆汁外倒转；③腹膜后双 U 形管放置，有效地引流脓腔，确保引流效果。实际证明是一种有效的治疗手段。

（5）这次手术主管医生所设计的切口是错误的，其理由在于：腹膜后脓肿，特别是延及髂窝

部,应经腹股沟切口,在腹膜外做,不经过腹膜腔、不污染腹膜腔是最理想的。而经腹直肌切口必经腹膜腔,将严重污染腹膜腔,是十分错误的。

3. 外科手术技术要点

(1)腹膜后脓肿清创、引流:①经腹膜腔外引流、清创,用大量 10% 浓度聚维酮碘液及生理盐水冲洗脓腔;②双 U 形管引流脓腔,术后即可循环清洗。

(2)胆总管隔断、引流:①胆总管内缝扎、隔断。②肝总管引流,其 T 形管直臂经肝总管右壁戳孔引出,4-0 Prolene 线关闭胆管切口。

病例 2:内镜十二指肠乳头切开术致壶腹周围损伤,右肾周脓肿形成后

患者,女,46 岁。

内镜十二指肠乳头切开术后腹痛、高热 40h。

40h 前诊为"胆总管结石",在我院消化内科做内镜十二指肠乳头切开术(EST),Oddis 括约肌切开点在 11 点位,切开的长度 0.4cm,未见出血,取出胆总管结石一颗,直径约 0.4cm,圆形。术后即感右侧上腹及腰背部剧痛,伴以高热(39.7℃),HR 108 次/分。EST 的主刀医生认为"没问题",而放置鼻胆管,引出液体约 30ml,白色浑浊,但腹痛无缓解,反而加重。复查 CT,膈下无气体,右膈下及肝肾夹角处液体积聚,而转请笔者紧急会诊。EST 后尿少,未解大便。

T 39.7℃,P 147 次/分,R 30 次/分,BP 17.1/10kPa(128/75mmHg)。

皮肤、巩膜轻度黄染。心律齐,双肺未闻及啰音。腹部明显胀满,全腹肌紧张,压痛、反跳痛在中上腹为显。肝浊音界存在,脾未及。腹水征(一),肠鸣音弱。右侧腰背部抬举痛明显,脊柱、四肢无畸形。

WBC 7.7×10⁹/L,N 0.74,PLT 135×10⁹/L,Hb 120g/L,AMY 792U/L,BS 7.0mmol/L,TBIL 80.6 μmol/L,DBIL 38.6 μmol/L,ALT 628U/L,AST 828.7U/L。

CT:EST 前(2012 年 8 月 6 日,湖南省人民医院),肝、脾、胰、肝肾夹角、右肾周脂肪囊轮廓清晰(图 2-106)。腹膜无液体积聚。胆总管内径约 1cm,其胰腺段示一直径约 0.4cm 结石。肝内胆管不扩张,无胆石,无积气。

EST 后(2012 年 8 月 8 日,湖南省人民医院):膈下无游离气体,肝膈间、肝肾夹角、右肾周液体积聚,尤以右肾周为甚。胰轮廓尚清。胆总管内积气(图 2-107)。

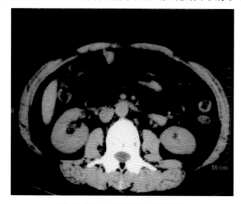
图 2-106 CT:EST 前正常

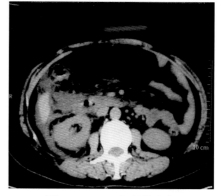
图 2-107 CT:胆总管积气

【入院诊断】　胆总管结石、内镜十二指肠乳头切开(EST)后并弥漫性腹膜炎。

【拟施手术】　剖腹探查。

【手术过程】

1. 笔者查询上述病情,体格检查,阅读 EST 前后 CT 片,组织相关医生紧急会诊。

(1)诊断:患者原为胆总管结石,40h 前 EST 取出胆石,但一直腹痛、高热、腹胀,右侧腹膜炎存在,右腰背部抬举痛明显,CT 片示右肾周、肝肾夹角液体积聚,符合:医源性壶腹周围损伤、十二指肠壁破裂、胆总管远端后壁破裂、创伤性胰腺炎、并肾周脓肿、右肝下间隙脓肿。

(2)处理:立即手术,不能再观察,无须做 CT,以免延搁时间。

手术方式可能为:脓肿清创、引流,胆总管 T 形管引流、上段缝闭,胃隔离(断)、胃空肠吻合、胃造口术(图 2-108)。

2. 会诊后完善相关术前准备,急症,全身麻醉,右上腹反 L 形切口入腹,探查:腹内广泛膜性粘连,腹膜腔积浑浊脓性液体约 300ml,浆膜明显充血、水肿。右肝下间隙、右肾周形成一炎性包块,约 15cm×10cm×10cm(图 2-109)。

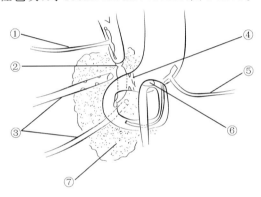

图 2-108　**手术**
①T 形管;②结扎胆总管;③脓肿引流管;
④胃隔离 U 形缝扎线;⑤胃造口管;⑥胃空肠吻
合口;⑦右肾周、肝门间隙脓肿

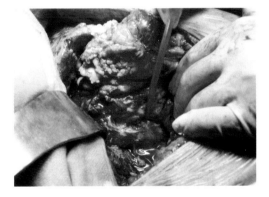

图 2-109　**右肾周炎性包块**

3. 离断腹壁、肝脏面粘连,显露胰头十二指肠,游离十二指肠胰头,敞开右肝下及右肾周脓肿,放出脓液 600ml。见十二指肠降部内侧壁与胰头间不停涌出浑浊液体,但无法发现瘘口的具体部位,胰头后方亦未见十二指肠、胆道的破孔。局部脓腔以 10% 浓度聚维酮碘液、生理盐水冲洗后,放置乳胶管 2 根水平位经右侧腹壁引出。

4. "四边法"切开胆总管,内径约 1.3cm,胆管壁厚约 0.5cm,缝扎胆总管,14 号 T 形管放置于肝总管,T 形管直臂经肝总管右侧壁戳孔引出。

5. 离断胃结肠韧带,以 7 号圆针丝线做幽门环上 1cm 横行 U 形交锁,做胃隔断。

6. 做胃空肠吻合,做胃造口,引流管置入输入空肠襻(图 2-110)。

7. 清点器械、敷料无误,逐层关腹。术中 HR 144～157 次/分,血压 16/9.3kPa(120/70mmHg)。手术历时 2.5h,失血量约 200ml,送 ICU。

【术后诊断】　同笔者术前诊断。

【实施手术】　腹膜后脓肿引流、胆总管 T 形管引流、胃隔离术。

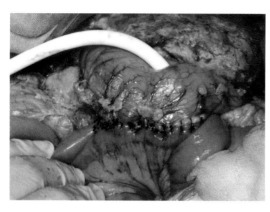

图 2-110 胃造瘘

【术　后】　术后第一天体温降至 37.2℃，P 110 次/分，处于逐渐恢复过程。

【点　评】

1. 失误

（1）EST 致壶腹周围损伤，并右肾周及右肝下间隙脓肿及弥漫性腹膜炎。

（2）当时已经产生严重并发症，还错误地认为是胰腺炎所致，企图采用鼻胆引流，事后炎症反应加重，还错误地希望继续鼻胆引流，延搁外科手术救治时间。

（3）当右肾周脓肿、右肝下脓肿已十分明确，而且明显与 EST 相关，部分医生还试图再观察 1d。

2. 纠误　立即开腹手术，脓肿清创、胆管远段结扎、T 形管引流、胃隔离术是救命之举。

3. 外科手术技术要点

（1）脓肿的处理：①紧贴侧腹壁钝性敞开脓肿；②清除坏死组织，以 10% 聚维酮碘液、生理盐水彻底冲洗清洁脓腔；③放置乳胶管引流，紧贴后腹膜，低位、水平引出。

（2）胆总管处理：①"四边法"切开胆总管；②以薇乔线缝扎胆总管，以阻断胆汁进入十二指肠；③经肝总管右侧壁放置 T 形管。

（3）胃隔离：①游离胃大弯，清楚看见幽门环；②距幽门近侧 1cm，以 7 号圆针丝线做间断 U 形交锁缝扎；③胃空肠吻合；④胃造口管入十二指肠。

病例 3：医源性远段胆管损伤，长臂 T 形管放置

患者，女，70 岁。

突起右上腹痛、发热 5d。

T 37.8℃，P 98 次/分，R 22 次/分，BP 20/11.7kPa(150/88mmHg)。

皮肤、巩膜轻度黄染。心律齐，双肺呼吸音清。腹平，浅静脉不曲张。腹壁软，可及胆囊约 3cm×2cm，明显触痛。剑突右下方压痛，肝、脾未及。右肝浊音界正常，叩击右肝区示心窝部、右上腹疼痛。无胃振水音，腹水征（一），肠鸣音正常。双腰背部无抬举痛，脊柱、四肢正常。

WBC 26.8×10⁹/L，N 0.90，PLT 291×10⁹/L，BUN 3.1mmol/L，AMY 41U/L，TBIL 25.4 μmol/L，DBIL 13.8 μmol/L，TP 65g/L，ALB 34.8g/L。

CT 报告（2013 年 2 月 7 日）：肝形态大小正常，实质未见异常密度化，肝、脾 CT 值之比倒置，肝内外胆管不扩张，胆囊较大，壁厚。

意见：脂肪肝、胆囊炎。

【入院诊断】　急性胆囊炎，并胆总管结石，AOSC。

【拟施手术】　胆囊切除、胆总管探查、T 形管引流术。

【手术过程】

1. 急症，全身麻醉，经右上腹腹直肌切口。

无腹水。胆囊肿大,约 12cm×4cm,充血水肿,胆囊壁厚、张力大,呈局灶坏死,胆囊三角解剖关系不清。胆总管外径约 1.1cm,未清楚扪及胆石。胰头不大,十二指肠乳头不清。肝色泽正常,表面光整,形态、比例无失调。脾不大。胃及结肠无明显异常。

结扎胆囊动脉,次全切除胆囊。切开胆总管,探查胆总管未及胆石,插入胆道镜见到一米粒大小胆石,未能夹出。此间觉十二指肠穿通,故切开十二指肠降部,拟做十二指肠乳头切开取石,但未见乳头。主管医生觉进一步处理困难,而打电话给笔者要求紧急会诊。

2. 笔者听取主管医生的病情介绍及手术情况介绍,阅读 CT 片,见到胆总管胰腺段一结石约 0.15cm×0.15cm,其旁一憩室影,胆囊较大,壁厚约 0.5cm,胆囊内未见到结石。

病人仰卧在手术床上,切口为经腹直肌切口,填塞了被胆汁浸染的盐水纱布垫。心电监护仪上示 HR 87 次/分,BP 17.3/10.7kPa(130/80mmHg),SpO$_2$ 0.99。随即更换切口敷料,重新消毒铺单,S 形拉钩拉开切口,见胆总管切口长约 1cm,十二指肠降部切开,黏膜外翻、水肿,残留胆囊管长约 3cm,残存胆囊床胆囊壁约 3cm×2cm,黏膜未做灼伤处理,术野深在。

笔者完成以下手术:

(1)延长切口呈反 L 形,安放腹部自动牵开器,右膈下填塞盐水纱布垫,托出右肝,以 10% 浓度聚维酮碘液、生理盐水冲洗右上腹局部。

(2)以纤维胆道镜做胆道检查,见胆总管远段憩室,CT 片所示胆石的大小与此相符。胆总管憩室以远一破口深达十二指肠壁内,碰触后出血,以生理盐水冲洗憩室,胆石冲出,予以夹出。

(3)以 3 号胆道扩张器经胆总管插入,敞开十二指肠降部,直视下将胆道扩张器头经十二指肠乳头穿出,借此将一根 4 号丝线经十二指肠乳头达胆总管切口引出。

(4)经胆总管切口借助 4 号丝线将 12 号 T 形管长臂引入十二指肠,T 形管直臂经胆总管右侧戳孔引出。

(5)直视下切除过长的胆囊管,浆膜下剥离残留胆囊黏膜。

(6)以 50% 葡萄糖液湿敷十二指肠切口,用 4-0 微乔线缝闭胆总管切口。

(7)以 1 号圆针丝线全层、间断缝闭十二指肠切口,外以 5-0 无损伤线做切口"荷包式""褥式"缝合。经长臂 T 形管注水测试,无胆漏、肠漏(图 2-111)。

3. 主管医生放置右肝下间隙乳胶管引流,清点器械、敷料无误,逐层关腹。结束手术时已是凌晨 5:00。

整个手术历时 8h,失血量 310ml(前阶段失血 300ml,后阶段失血量约 10ml),术中生命体征平稳,送返 ICU。

【术后诊断】　结石性急性胆囊炎、并胆总管远段憩室结石、AOSC,施胆囊切除、胆总管探查术后、医源性远段胆管损伤、胆囊壁残留、残留胆囊管过长。

【实施手术】　残留胆囊管、胆囊切除,胆总管探查、取石,长臂 T 形管放置。

【术　　后】　无胆漏、十二指肠漏、创伤性胰腺炎、消化道出血等并发症,恢复平顺。

第 14 天经长臂 T 形管胆管造影:胆总管通畅,无胆石残留。伤口拆线,甲级愈合。

【点　　评】

1. 失误

(1)诊断:术前没有考虑胆总管远段憩室。

(2)治疗:①胆总管探查致医源性远段胆管损伤。②外科手术技术失误:切口不当,术野深

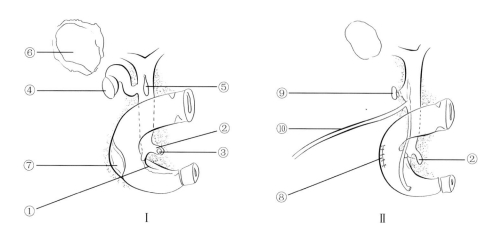

图 2-111 手术

Ⅰ.原医院主管医生手术后;Ⅱ.笔者的手术处理

①十二指肠壁内穿通;②憩室;③结石;④残留胆囊管;⑤胆总管切口;⑥残留胆囊壁;

⑦十二指肠切口;⑧十二指肠修补;⑨胆囊管残端;⑩长臂 T 形管

在,显露不良;纤维胆道镜检查、取石技术尚待提高。③缺乏医源性远段胆管损伤处理的经验。

2.纠误

(1)正确的诊断,见上述术后诊断。

(2)术后恢复的情况,说明采用现行的手术方式是理想的。

3.外科手术技术要点

(1)切口的选择:一个急性胆囊炎、胆总管结石、胆总管憩室患者做胆囊切除、胆总管探查,宜择右肋缘下切口或右上腹反 L 形切口。

(2)变浅手术野,笔者注意了以下几点:①延长切口;②右膈下填塞盐水纱布垫,托出右肝。

(3)长臂 T 形管的放置,应注意以下几点:①用丝线引长臂 T 形管之长臂经胆总管到达十二指肠;②T 形管宜细不宜粗,一般用 12 号长臂 T 形管;③先关闭胆管切口,而后缝闭十二指肠;④术后配合使用生长抑素。

(4)十二指肠切口黏膜外翻、黏膜水肿的处理:①用热的 50% 的葡萄糖液湿敷,使局部脱水消肿;②全层、间断、内翻缝合;③放置经胆总管的长臂 T 形管或做胃造口,导管经幽门环入十二指肠;④配合使用胰酶抑制药。

病例 4:医源性远段胆管损伤、十二指肠损伤 3 年后,施胃隔离、胃空肠吻合、胆肠鲁氏 Y 形吻合术

患者,男,58 岁。

胆囊切除后上腹痛 3 年,伴发热、波动性黄疸 3 个月。

3 年前(2011 年 4 月),因"结石性胆囊炎、胆囊十二指肠瘘"在外院施"胆囊切除、胆总管探查、十二指肠瘘修补术",手术历时 6h,输注浓缩红细胞 4U。此后反复发作"胰腺炎"。

T36.5℃,P 85 次/分,R 18 次/分,BP 12.7/8.7kPa(95/65mmHg)。

皮肤、巩膜无黄染。心律齐,双肺呼吸音清。腹平,右上腹经腹直肌切口瘢痕 1 条。腹壁软,肝、脾未扪及,剑突右下方压痛,叩击右肝区示心窝部痛。无胃振水音。右腰背部无抬举痛。

WBC10.2×10⁹/L,N 0.88,PLT 307×10⁹/L,TP 52.9g/L,ALB 34.7g/L,TBIL 13.2 μmol/L,DBIL 9.2 μmol/L,AST 46.4U/L,ALT 92.2U/L,AMY 56.9U/L,PA 199g/L,C12 正常。

CT(2014 年 7 月 22 日,湖南省人民医院):肝轮廓清,表面光整。肝内外胆管扩张,胆总管内径约 1.5cm,未见胆石、积气。胆囊未见。脾大 6 个肋单元。胰头不大,主胰管不扩张(图 2-112)。

MRCP(2014 年 7 月 18 日,某医院):肝内外胆管中度扩张,胆总管末段狭窄,胰管内径约 0.25cm(图 2-113)。

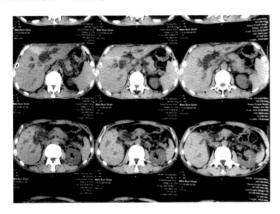

图 2-112　CT:肝内外胆管扩张

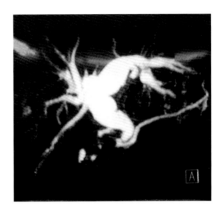

图 2-113　MRCP:胆囊末端狭窄

【入院诊断】　壶腹癌。

【拟施手术】　胰头十二指肠切除术。

【手术过程】

1. 诊断　主管医生觉诊断尚不确定,术前请笔者查房。经查询病史、体格检查(见前面)、阅读血清生化资料、CT 及 MRCP 片后,嘱:要高度怀疑医源性远段胆管损伤,不支持壶腹癌。

2. 体位、切口、探查　择期,全身麻醉,平仰卧位,延长原经腹直肌切口呈反 L 形。入腹,离断粘连,显露肝脏面、胃、十二指肠球部。

(1)一级肝门右侧与十二指肠球部前壁致密粘连,局部形成一"石块"样硬块,约 3cm×2cm×1.5cm 大小。

(2)胆囊未见。

(3)胆总管外径约 1.6cm,肝总管前壁见肝右动脉横跨。

(4)胃壁肥厚,胃腔稍大,未见肿块。

(5)胰头稍硬,未见肿块。十二指肠乳头不大,未及肿块。

3. 胆总管切开

(1)游离十二指肠球部上缘,辨清肝右动脉,显露胆总管,沟通温氏孔,安置 Pringle 止血带。

（2）"四边法"切开胆总管,刮匙搔刮胆总管远段,获黄色胆泥约 3g,胆总管远端能通过 3 号胆道扩张器头。

（3）左右肝管口无狭窄,肝内胆管无胆石。

4. 探查确定十二指肠"穿孔"

（1）以剪刀游离十二指肠球部硬块,其内全是"胶块",坚硬如石,予以清除。发现十二指肠"穿孔",仅一层薄薄的黏膜与十二指肠腔相隔,经此处注入生理盐水 50ml,入"肠腔"。

（2）距幽门环 6cm 胃大弯处戳孔,经此插入 8 号胆道扩张器头经过幽门环,自然从十二指肠球部破溃处穿出（图 2-114）。

5. 消化道重建（图 2-115）

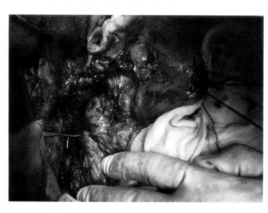

图 2-114　十二指肠球部破溃

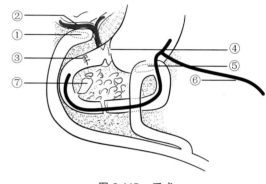

图 2-115　手术

①胆肠吻合口;②肝右动脉;③十二指肠瘘修补;④胃隔离缝合;⑤胃空肠吻合口;⑥长臂 T 形管;⑦胆总管远段

（1）横断胆总管,缝闭胆总管远侧断端。

（2）切断胃结肠韧带,游离胃大弯,显现幽门环,以 7 号圆针丝线距幽门环 1cm "U"形缝闭幽门。

（3）做十二指肠球部瘘口修补,第一层以 4-0 薇乔线做瘘孔缘的全层、间断缝合 4 针,外用 4-0 Prolene 线做浆肌层包埋。

（4）距屈氏韧带 20cm 做胃空肠吻合,顺蠕动。做胃造口,14 号长臂 T 形管作引流管,其长臂入输入肠襻。

（5）距胃肠吻合口 20cm 横断空肠,做胆肠鲁氏 Y 形吻合,空肠-桥襻空肠同步缝合 10cm。胆道未放置 T 形管。

6. 逐层关腹

【术后诊断】　医源性远段胆管损伤、十二指肠不全梗阻、十二指肠瘘。

【实施手术】　胃隔离、胃空肠吻合、胆肠鲁氏 Y 形吻合术、十二指肠瘘修补。

【术　后】　恢复平顺,随访 3 个月症状消失。

【点　评】

1. 失误

（1）3 年前,第一次"胆囊切除"。推测当时诊断可能是"胆囊结石并十二指肠瘘",切除胆囊的过程中做十二指肠修补,涂了大量的"胶",行胆总管探查致远端胆管损伤。其理由如下。

①一个胆囊切除、胆总管探查、十二指肠瘘修补,竟花了 6h,输浓缩红细胞 4U,提示胆道损伤、十二指肠损伤。

②术后多次出现"胰腺炎"。

③术前影像资料提示胆道梗阻的平面在胆总管远端,没有胆石、肿瘤的征象。

④术前 C12 正常,如果是胆道恶性梗阻,术后 3 年了,随着"肿瘤"逐渐长大,胆道梗阻趋完全,而本例为波动性黄疸。

⑤错误地使用"胶"。

⑥本次手术亦未发现胆总管远端、十二指肠乳头肿瘤。

(2)本次错误地诊为壶腹癌,拟施胰头十二指肠切除。

2. 纠误

(1)第一次胆囊切除并发医源性胆总管远端及十二指肠损伤。

①胆囊切除应严格遵守"辨、切、辨"三字程序。

②十二指肠瘘口的修补应注意:仅将瘘口间断、内翻缝合,无须做切缘切除;第一层缝合后,再做浆肌层包埋;如果要用医用胶,应以滴为单位,不可多用。

(2)本次的诊断与治疗

①诊断:医源性远段胆管损伤、十二指肠损伤、不完全梗阻。

②治疗:胃隔离、胃空肠吻合、胆肠鲁氏 Y 形吻合术。

③务必要认真查询病史、体格检查、自己阅片。

3. 外科手术技术要点

(1)外科手术策略:宜先切开胆总管,而后分离十二指肠与胆总管的粘连、修补十二指肠瘘、胃隔离、胃空肠吻合、胆肠鲁氏 Y 形吻合术。

(2)胆总管切开:先扪诊肝总管、胆总管,辨清肝右动脉,"四边法"切开胆总管,以免将肝右动脉切破、切断而大出血。

(3)横断胆总管:从十二指肠上缘、胆总管右侧开始横切,然后紧贴胆总管后壁沟通胆总管,予以横断。

(4)确定十二指肠瘘:本例做胃窦戳孔,插入胆道扩张器,通达幽门环,探查发现瘘口,而确定十二指肠瘘。

第六节　先天性胆管囊状扩张症

先天性胆管囊状扩张症是常见的胆管畸形,约 2/3 发生于婴幼儿,其癌变发生率达 25.9%,为癌前病变。湖南省人民医院 1990－2012 年收治各类先天性胆管囊状扩张症 360 例,年龄最小的 28d,最大的 66 岁。一例,女性,7 个月,体重 6.5kg,囊肿液量达 3kg,成功地切除囊肿,施行肝胆管盆式内引流。随访 17 年,健康。

一、诊断

(一)症状

1. 右上腹痛。

2. 黄疸,出现率约 70%,具有波动性。

(二)体检

右上腹囊性肿块。

(三)血象、肝功能

TBIL↑,DBIL↑。

(四)影像学检查

1. B 超:示胆管囊状扩张。

2. CT:胆管囊状扩张。

3. MRCP:胆管囊状扩张。

(五)诊断

先天性胆管囊状扩张症的诊断,应注意以下几点。

1. 先天性胆管囊状扩张常并发胆管结石,一旦继发胆道感染,可表现为 AOSC。

2. 如果囊状巨大,腹部膨隆,可顶推抬高膈肌压迫肺,致患者呼吸困难,不能平卧。亦可推移压迫胃肠,产生相应症状、体征。

3. 婴幼儿若黄疸持久不退,以致阴黄,肝脾大,提示并发肝硬化、肝门静脉高压。

4. 成年人先天性胆管囊状扩张,如果黄疸持久,或者施行囊肿次全切、胆肠内引流后,黄疸、胸背部疼痛,CA19-9↑,CT 示囊肿壁厚薄不均,应注意囊肿恶变。

5. 先天性胆管囊肿次全切除,胆肠鲁氏 Y 形吻合术后,出现黄疸持久、MRCP,胆肠吻合口狭窄、残缺不齐、C A19-9↑,应考虑残存囊肿壁恶性变。

(六)先天性胆管囊肿分型

笔者习惯分 5 型(图 2-116),临床上Ⅰ型占 95%,第 5 型(Ⅴ型)又称 Caroli 病。

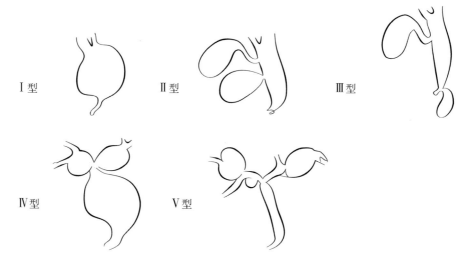

Ⅰ型　　　　　Ⅱ型　　　　　Ⅲ型

Ⅳ型　　　　　Ⅴ型

图 2-116　先天性胆管囊肿分型

二、治疗

1. 原则。彻底切除囊肿,近肝门端不留"喇叭",远端不留"酒杯",据情灵活施术。

2. 手术方式。囊肿切除,肝胆管盆式鲁氏 Y 形吻合术;囊肿外引流术;肝叶段切除术;憩室型囊肿切除,胆总管 T 形管引流术;肝叶段切除加肝胆管盆式鲁氏 Y 形吻合术;胰头十二指肠切除术。

以前所用的囊肿空肠鲁氏 Y 形吻合术、囊肿十二指肠吻合术现已不用。

3. 囊肿切除,肝胆管盆式鲁氏 Y 形吻合术目前多数开腹进行,部分医院已用腹腔镜或"达芬奇"进行。

4. 婴幼儿施行囊肿切除宜用腹横切口,并严密止血,细心操作。

典型病例

病例 1:胆管囊状扩张症 Ⅰ 型,误做左肝外叶切除 Longmire 术,3 年后再施囊状切除、肝胆管盆式鲁氏 Y 形吻合术

患者,男,45 岁。

间发右上腹痛,伴寒热 13 年,复发伴皮肤黄染 30d。

1997 年 6 月,诊为"胆囊炎、胆总管结石",在当地医院施"胆囊切除、胆总管探查、T 形管引流术",术后仍然右上腹痛、高热、皮肤黄染。

于术后第 17 天(1997 年 7 月 23 日)诊为"高位 AOSC"再次"胆总管探查、T 形管引流术"。术后并发"十二指肠漏""胆漏""腹壁切口感染、裂开",持续高热、寒战、黄疸。

于第 2 次手术后 2 个月,转某医院,做"左肝外叶切除、左肝外叶胆管-桥襻空肠吻合(Longmire 术)"(图 2-117)。术后腹痛逐渐缓解,但仍反复寒战、高热,经常住院。

2001 年 4 月,诊为"腹壁切口疝"在某医院施"腹壁疝修补术"。

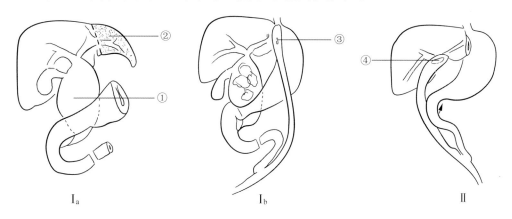

图 2-117 手术

Ⅰ. 第 2 次手术(左肝外叶切除、Longmire 术);Ⅱ. 第 3 次手术(肝胆管盆式鲁氏 Y 形吻合术)
①胆管囊肿;②左肝外叶切除;③左肝外叶胆管-空肠吻合口;④肝胆管盆

患糖尿病 3 年。

T 37.4℃,P 92 次/分,R 24 次/分,BP 13.3/10.7kPa(100/80mmHg)。

皮肤、巩膜轻度黄染。腹平,见多条陈旧性手术切口瘢痕,右上腹经腹直肌切口见一可复性包块,约 2cm×3cm,浅静脉不曲张。腹壁软,剑突右下方深压痛。肝浊音界正常,叩击右肝区示心窝部不适。腹水征(一)。双腰背部抬举痛。

WBC 4.78×10⁹/L，N 0.63，PLT 428×10⁹/L，TBIL 70.96 μmol/L，DBIL 46.03 μmol/L，TP 58.4g/L，ALB 36.9g/L，AST 117U/L，ALT 141U/L，PA 185mg/L，CHE 4279U/L，ICG 8.7％，C12（－）。

B超：胆总管扩张、结石。

CT：肝轮廓清，表面光整，左肝外叶未见显示。肝内外胆管扩张，胆总管内径约1.8cm，可见椭圆形胆石。肝内胆管未见积气及高密度结石。

【入院诊断】 先天性胆管囊状扩张症Ⅰ型，左肝外叶切除、胆肠鲁氏Y形吻合术后，并：胆总管结石。

【拟施手术】 囊肿切除，肝胆管盆式鲁氏Y形吻合术。

【手术过程】

1. 于2010年10月，全身麻醉，取右上腹反L形切口。入腹分离粘连，发现：

（1）原为左肝断面胆管与空肠吻合（Longmire术），吻合口已完全闭合，桥襻空肠长约60cm，结肠前位。

（2）胆总管直径约2cm，其内充满胆石，远端约针尖大小。一级肝门无狭窄，肝内胆管中度扩张，充填胆泥、胆沙。

（3）肝色泽棕红，左肝外叶已切除，肝质地中等，无结石感、结节感。

2. 离断原左肝管与桥襻空肠吻合，游离桥襻空肠。

3. 切除囊状扩张胆管，近肝门端组成肝胆管盆，内径约1.5cm。

4. 做结肠肝曲系膜戳孔，引桥襻空肠于右肝下间隙，做肝胆管盆与桥襻空肠吻合，吻合口用4/0薇乔线做连续、外翻缝合，未放置引流管。

5. 清点器械、敷料无误，逐层关腹。未放置腹腔引流管。腹壁切口疝一并予以修补（图2-117）。

【术后诊断】 先天性胆管囊状扩张症Ⅰ型，左肝外叶切除、Longmire术后，并：胆总管结石、胆道感染。

【实施手术】 囊肿切除、肝胆管盆式鲁氏Y形吻合术，腹壁切口疝修补。

【术　后】 术后恢复平顺，无膈下感染、胆漏、出血性胃炎等并发症。

【点　评】

1. 失误 本例胆管囊状扩张Ⅰ型，于1997年一年中先后做过胆囊切除、胆总管探查、左肝外叶切除、Longmire术，症状未能缓解，而再次手术。返过头来看，过去的手术失误很多。

第一次手术"胆囊切除，胆总管探查，T形管引流"，其最大的错误在于违背了胆管囊状扩张症的外科治疗基本原则"彻底切除"。

第二次手术"再次胆总管探查，T形管引流"，还是没有切除囊状扩张的胆管，还并发十二指肠漏、胆漏、切口感染裂开。

第三次手术"切除左肝，Longmire术"，与第二次手术相距太近，局部条件不好，可以说是被迫做Longmire术。但回过头来看，既然肝门局部条件不好，其胆道感染可采用PTCD，以使其渡过高位AOSC，对病人是有利些。而且Longmire术后仍长期胆道感染、吻合口闭塞、胆总管结石，说明第三次手术的时机不当，手术方式不妥。

2. 纠误 先天性胆管囊状扩张症Ⅰ型是癌前病变，病灶在胆总管。本次手术克服了一系列困难，彻底切除囊状扩张胆总管，是理想的选择。

3. 外科手术技术要点

(1)认真的术前准备：①高压氧舱治疗 10d；②护肝、营养治疗，配合胸腺素、基因重组人生长激素；③肠道准备。

(2)切除胆总管囊肿：①切开胆总管，先清除胆石；②直视下肝门隆突下横断肝总管；③辨清肝门静脉，紧贴囊肿壁剥离囊肿。

(3)肝胆管盆式鲁氏 Y 形吻合术：①游离桥襻空肠，切除近端瘢痕样的空肠约 10cm，保护好系膜血管弓；②经横结肠系膜戳孔，引桥襻空肠于右肝下间隙，使之与十二指肠平行、同步；③4/0 薇乔线做胆肠吻合口连续、外翻缝合。

病例 2：先天性胆管囊状扩张症，术中大出血

患者，女，46 岁。

间发右上腹痛、胀 20 年，伴畏寒、发热 10d。

否认"黄疸""胆石病""胰腺炎"史。

T 37.9℃，P 89 次/分，R 18 次/分，BP 14.7/10.7kPa(110/80mmHg)。

皮肤、巩膜无黄染。心、肺无明显异常。右上腹稍隆起，浅静脉不曲张。腹壁软，右上腹隆起处可扪及一囊性包块，约 4cm×10cm，局部触痛，无活动性。肝、胆囊及脾未扪及。无胃振水音，腹水征(一)。

WBC $9.78×10^9$/L，N 0.86，PLT $221×10^9$/L，TBIL 31.5 μmol/L，DBIL 27.3 μmol/L，AST 62U/L，ALT 50U/L，PA 221mg/L，BS 6.1mmol/L，BUN 4.38mmol/L，C12(一)，AMY 124U/L。

MRCP：肝外胆管囊样扩张，内径约 8cm，上下长约 10cm。肝内胆管无扩张。胆囊不大。胰管不扩张(图 2-118)。

【入院诊断】 胆管囊状扩张症 I 型并感染。

【拟施手术】 囊肿切除，胆肠鲁氏 Y 形吻合术。

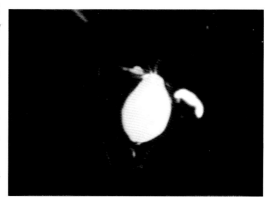

图 2-118 MRCP：胆管囊状扩张

【手术过程】 入院后经抗生素、输液等治疗，自觉症状缓解，体温正常，择期，全身麻醉，右上腹反 L 形切口。

1. 纵行切开囊肿前壁，钳夹、结扎、横断囊肿上段，结果肝门静脉右侧淋巴结、囊肿远段残端猛烈出血，量约 1800ml，脉率 97 次/分，血压 13.3/9.3kPa(100/70mmHg)，立即局部大针 7 号线缝扎，仍出血，结扎胃十二指肠动脉，出血量减少，但囊肿远段残端仍出血，再次以长针 Prolene 线连同十二指肠部分壁一并缝扎而止血。术者觉进一步处理困难，请笔者急会诊。

2. 5min 后笔者确定施行胰头十二指肠切除。

3. 游离胰头十二指肠，顺利通过胰头沟与肠系膜上静脉、肝门静脉间隙。

4. 笔者完成以下手术。

(1)先后断空肠、胃及胰颈,显露门静脉、肠系膜上静脉,发现原肝门静脉右侧出血,原因主要是肝十二指肠韧带右后肿大淋巴结破裂。

(2)显露肠系膜上动脉,切开血管鞘,于其右侧钳夹、离断胰纤维板,移除胰十二指肠标本。术野显示肝门静脉、肠系膜上静脉、肝固有动脉完好(图2-119)。

胰十二指肠标本示:胰腺段囊肿内无出血,十二指肠降段已与胰腺缝扎在一起(图2-120)。

5. 原术者再洗手上台,完成胰肠吻合、胆肠吻合及胃肠吻合,常规放置胆道T形管、胰导管及右肝下引流管,就近经腹壁戳孔引出。清点敷料、器械无误,逐层关腹。

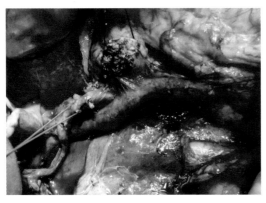
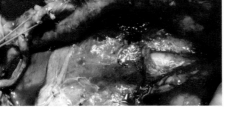

图 2-119　切除胰头十二指肠后术野　　　　　　　　图 2-120　标本

【术后诊断】　先天性胆管囊状扩张症Ⅰ型并感染。

【实施手术】　胰头十二指肠切除术。

【术　后】　病理切片报告:胆管囊状扩张症。

术后无胆漏、胰漏、胃漏,无肝、肾功能不全,恢复平顺。

【点　评】　这个病例囊肿横断致大出血(1800ml),经胰头十二指肠切除,挽救了病人的生命,有许多问题值得反思和总结。

1. 失误　横断胆总管致大出血,甚至造成十分被动的局面。

(1)出血的部位:①肝十二指肠韧带淋巴结破裂;②囊肿残端出血;③慌忙止血过程中十二指肠壁撕裂。

(2)出血的原因:①钝性剥离囊肿撕裂淋巴结致首先出血,而后因急切止血致邻近器官组织损伤,加重出血;②由于囊肿长期梗阻、感染,致使周围粘连、静脉曲张、淋巴结肿大,易于出血。

2. 纠误

(1)做好术前准备,认真选择手术时机。

(2)急行胰头十二指肠切除是上策。

3. 外科手术技术要点　实际上是止血、救命的过程。

(1)手捏囊肿残端,血管艾利钳夹、缝扎、止血,初步控制效果不佳。

(2)结扎胃十二指肠动脉,出血减少,但仍出血。

(3)大针7号丝线缝扎捆绑囊肿残端、胰十二指肠,暂时控制出血。

(4)胰十二指肠切除是唯一的选择,其理由在于:①残存囊肿的胰腺段存在,有恶变之虑,残端仍可能出血;②胰腺管是否在捆绑止血时损伤;③十二指肠已破裂,消化道梗阻、肠漏、出血难免。

病例 3:肝胆管结石、胆总管囊状扩张,已行 4 次胆道手术,症状依旧

患者,女,61 岁。

反复上腹部胀痛 38 年,复发伴畏寒、发热 10d。

38 年前(1974 年),诊为"胆囊及肝胆管结石"在某医院施"胆囊切除术"。

25 年前,诊为"肝胆管结石",在某医院施"胆总管探查、T 形管引流术"。

18 年前,诊为"肝胆管结石",再在某医院施"胆总管探查、T 形管引流术"。

10 年前,诊为"肝胆管结石",在某医院施"胆肠内引流"(胆总管十二指肠吻合术)。

T 36.4℃,P 88 次/分,R 20 次/分,BP 14.4/9.1kPa(108/68mmHg)。

皮肤、巩膜无黄染。心、肺无明显异常。腹平,右上腹反 L 形切口瘢痕,经右上腹直肌切口瘢痕各 1 条,无浅静脉曲张。腹壁软,肝、脾未扪及,未触及胆囊,Murphy 征(+),剑突右下方压痛明显。无胃振水音,腹水征(-)。双侧腰背部无抬举痛。

WBC 13.93×10^9/L,N 0.83,PLT 140×10^9/L,TBIL 14.0 μmol/L,DBIL 6.5 μmol/L,TP 63g/L,ALB 36.5g/L,AST 43U/L,ALT 35U/L,PA 178mg/L,CHE 4365U/L,C12(-)。

CT 报告:肝内胆管多发结石,桥襻结石(图 2-121)。

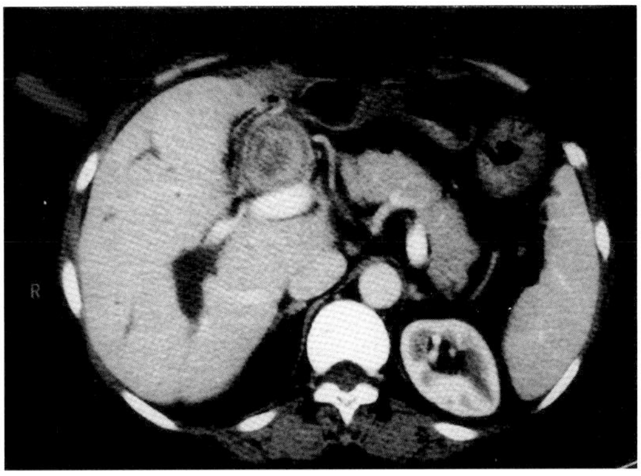

【入院诊断】 肝胆管结石、胆总管十二指肠吻合术后并桥襻结石。

图 2-121 CT:桥襻结石

【拟施手术】 桥襻空肠切开取石。

【手术过程】

1. 入院给予抗炎、输液等处理后症状缓解,择期,全身麻醉,取原右上腹反 L 形切口入腹。腹内广泛致密粘连,不慎致"小肠"破裂、结肠浆膜撕裂。请笔者会诊。

2. 笔者认为:

(1)本例为残留肝胆管结石,不是桥襻结石,是胆总管结石。

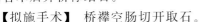

S:S_2,S_3,S_4,CBD。St:CBD,LLBD。

(2)笔者分离肝周及肠曲粘连,找到屈氏韧带,发现:①原为十二指肠、胆囊鲁氏 Y 形吻合(图 2-122,图 2-123)。本次术中致桥襻空肠破裂,横结肠浆膜肌层撕裂,剥离面积约 3cm×1cm。②为胆总管巨大结石,约 4cm×3cm×3cm。③左肝纤维萎缩,多发结石,左肝外叶修长,粘连紧贴于脾上极。④胆囊仍存留,约 5cm×3cm 大小,胆囊壁厚约 0.4cm,胆囊内积气,无胆石,胆囊管口位于胆总管前壁。

(3)笔者完成以下手术:①结扎胆囊动脉、胆囊管,游离胆囊,离断胆囊与桥襻空肠吻合口,其内径约 0.5cm(图 2-124)。移去胆囊。②"四边法"切开胆总管、肝总管,清除其内胆石(图 2-125)。胆总管壁厚约 0.3cm,胆总管远端通过 3 号胆道扩张器,左右肝管口无狭窄,左肝

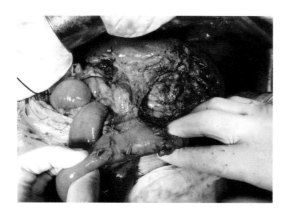

图 2-122　原术式为十二指肠、胆囊、空肠鲁氏吻合

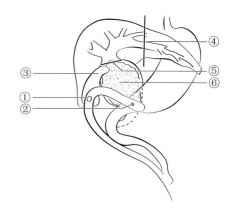

图 2-123　手术
①胆囊-桥襻空肠吻合口；②桥襻空肠覆盖十二指肠；③胆囊；④左肝切肝线；⑤切断胆总管线；⑥胆总管巨大结石

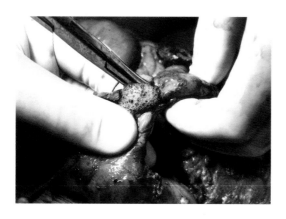

图 2-124　离断胆囊与桥襻空肠吻合

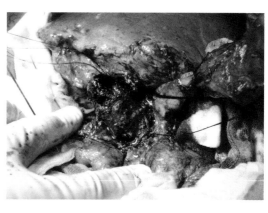

图 2-125　切开肝外胆管

外叶胆管口内径约 0.4cm，左肝外叶上下段胆管内大量胆石。③离断桥襻空肠与十二指肠球部胼胝样粘连，未见十二指肠与桥襻空肠瘘口或吻合口，游离桥襻空肠。④Pringle 止血带阻断入肝血流约 15min，快速钳夹、切断左肝，而后离断左肝三角韧带，移去左肝外叶。经左肝断面胆管口与左肝管沟通，以 4/0 薇乔线缝闭左肝断面胆管口，测试无胆漏。⑤于肝门隆突处"四边法"横断肝总管。紧贴囊肿壁游离，距囊肿远端 1cm 横断，远端予以缝闭，近端组成肝胆管盆。⑥以原桥襻空肠之近端侧与肝胆管盆吻合（图 2-126）。

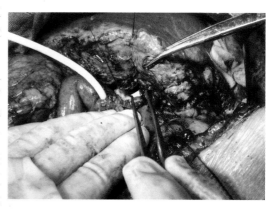

图 2-126　肝胆管盆

（4）清点敷料、器械无误，逐层关腹。手术历时 4.5h，失血量约 100ml，生命体征平稳，送 ICU。

【术后诊断】　胆管囊状扩张症Ⅰ型，胆囊-空肠鲁氏 Y 形吻合术后并肝胆管结石；$S_1 S_2$，S_3，S_1，CBD；St:LLBD,CBD;A:胆总管囊状扩张；C:肝肥大萎缩征（右肝、尾叶肥大，左肝外叶肥大，左肝内叶萎缩）；AOSC;胆汁性肝硬化；医源性十二指肠破裂（陈旧性）、桥襻破裂、横结肠浆肌层破裂。

【实施手术】　胆囊、左肝外叶切除，囊肿切除，破裂肠管修补，肝胆管盆式鲁氏 Y 形吻合术。

【术　后】　无胆漏、出血、膈下脓肿等并发症，恢复平顺。

【点　评】

1. 失误

（1）诊断不确切：①作为肝胆管结石，诊断不确切；②作为胆总管囊状扩张，病程长达 30 年，未能明确；③本次术前误诊为桥襻结石。

（2）违背外科治疗原则：①违背胆管囊状扩张症根治性切除的原则；②违背肝胆管结石的外科治疗"24 字原则"；③违背了胆肠鲁氏 Y 形吻合术的原则，本例胆肠吻合口同时做在胆囊、十二指肠上，没有做在胆总管上。

（3）医源性损伤：①第 4 次手术可能致十二指肠破裂，无法收场，只好切取桥襻空肠修补。其根据：第 4 次手术做胆囊空肠吻合；这次手术未见到十二指肠空肠吻合口，只见十二指肠球部前壁瘢痕。②本次手术致桥襻空肠破裂，结肠浆膜撕脱。

（4）病史不明长达 10 年。

（5）本次术前误诊为桥襻结石，拟做桥襻结石切取。

2. 纠误

（1）诊断，见术后诊断。

（2）选择本次手术方式，最适合本病例的目前状况。这里需说明的是，为什么不做囊肿完全切除，是否违背了囊状扩张症手术治疗的原则？彻底切除囊肿是胆管囊状扩张症的治疗原则，然而本例只做了次全切除，其理由是：长达 32 年的囊状扩张胆管，反复胆道梗阻、感染，致使囊肿胰腺段与胰腺融合，没有间隙，如果强行剥离势必引起术中大出血及胰腺的损伤，术后胰漏。

3. 外科手术技术要点

（1）严重肠粘连松解：①从屈氏韧带或回盲瓣开始；②多用锐性切削。

（2）左肝外叶切除：①阻断入肝血流；②先于肝镰状韧带左侧断肝，再切断左肝三角韧带，以免损伤脾。

（3）肝总管（囊状扩张胆管上段）横断：①阻断入肝血流，切开胆总管，取出胆石；②移除胆囊；③"四边法"横断囊肿。

（4）桥襻空肠与十二指肠球部粘连的处理：①先横断局部肠管；②辨清十二指肠球部前壁，锐性剔除空肠黏膜。

（5）桥襻空肠与胆管吻合：①切除毁损的桥襻空肠近段；②以薇乔线做胆管空肠连续、外翻缝合。

病例 4:胆管囊状扩张症,肝外囊肿切除、胆肠间置术后 29 年,施右肝三联、尾叶切除,胆肠鲁氏 Y 形吻合术

患者,女,40 岁。

体检发现肝内胆管占位病变 4d。

29 年前(1987 年),因"胆管囊状扩张症"在外院做"囊肿切除、胆管十二指肠间置术"。

T36.7℃,P 80 次/分,R 20 次/分,BP 15.1/10.9kPa(112/82mmHg)。

皮肤、巩膜无黄染。心、肺无明显异常。腹平,浅静脉不曲张,陈旧性右上腹直肌切口瘢痕长 13cm。腹壁软,肝、脾未扪及,剑突右下方压痛,右肝区叩击无明显不适。腹无移动性浊音。

血象正常,CA19-9 47.03kU/L,肝肾功能正常。

MRI:肝内胆管不同程序扩张、扭曲。右肝内胆管囊状扩张,内径 3.2cm,管壁厚,局部见结节灶,增强后不均匀强化。左肝内胆管见短 T_1 及短 T_2 信号灶。胆总管不清,呈胆肠吻合术后改变。胆囊不清(图 2-127,图 2-128)。

MRCP:肝内胆管显著扩张,胆管信号不均匀。胆总管不清(图 2-129)。

CT:显示肝门静脉右干癌栓,累及肝门静脉右干基部,肝左动脉受胆管癌累及。

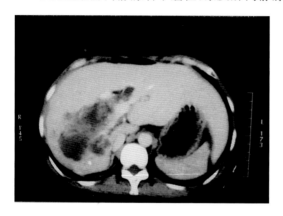

图 2-127　MRI:右肝内胆管囊状扩张

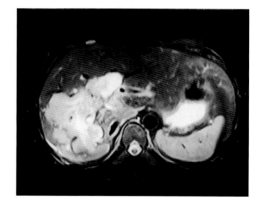

图 2-128　MRI:右肝内胆管囊状扩张

【入院诊断】　胆管囊状扩张症Ⅲ型,囊肿切除、胆肠鲁氏 Y 形吻合术后;并:囊肿恶变、肝门静脉右支癌栓、肝左动脉起始处受累及。

【拟施手术】　右肝三联、全尾叶切除,肝胆管盆式鲁氏 Y 形吻合术。

【手术过程】

1. 术中困难。右肝内胆管显著扩张,挤压推移肝左静脉,并给离断入尾叶的肝门静脉支带来不便。肝左动脉难以显露、保护。肝门静脉需节段性切除重建。29 年前曾做过肝外胆管切除、胆管十二指肠间置空肠术,给肝固有动脉、肝门静脉脉络化增加了困难。

2. 体位、切口、探查。平仰卧位,上腹 Y 字形切口(图 2-130)。电刀切开剑突与左肋缘间皮肤,经原经腹直肌切口瘢痕达脐右上方右拐横切,再于脐上 3cm 做左腹横切口。无腹水,腹膜上无癌性结节,原确为胆管十二指肠间置术,间置空肠桥襻约 10cm。肝总管外径达 3cm,左肝外叶肥大,未见癌结节。

3. 脉络化肝门静脉、肝固有动脉、肝左动脉

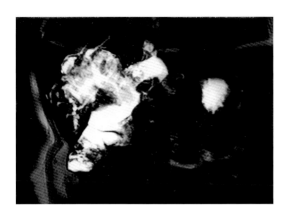

图 2-129　MRCP：肝内胆管囊状扩张

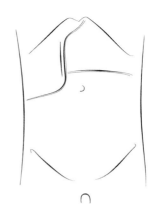

图 2-130　切口

（1）离断肝周粘连、镰状韧带，显露一级肝门及间置空肠桥襻，切断胆肠吻合口，见右肝管内充满癌块，肝管壁厚达 0.3cm（图 2-131）。

（2）脉络化肝总动脉、腹腔动脉干，结扎、切断肝右动脉（图 2-132）。

（3）脉络化肝门静脉、肝门静脉左内支（图 2-133），结扎、切断肝门静脉 S_1 肝支、S_{4-b} 肝支。

（4）于肝门静脉左支的后方，循肝固有动脉，仔细解剖、游离肝左动脉（图 2-134）。

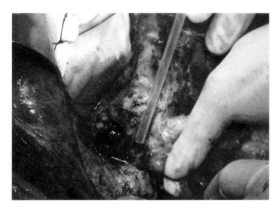

图 2-131　右肝管充满癌组织

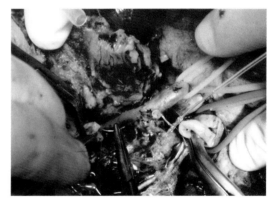

图 2-132　切断肝右动脉

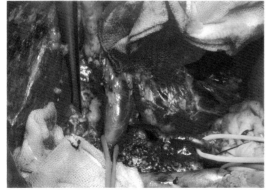

图 2-133　脉络化门静脉

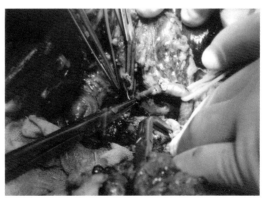

图 2-134　游离肝左动脉

4.肝门静脉节段切除、重建(图 2-135)

(1)2 把肝门静脉钳先后分别夹肝门静脉及肝门静脉左支。

(2)4 号丝线结扎肝门静脉右干起始部。

(3)先后切断肝门静脉、肝门静脉左支。

(4)6-0 Prolene 线做肝门静脉与肝门静脉左支端-端吻合(图 2-136)。

吻合口无狭窄,肝门静脉血流通畅、无血栓(图 2-137)。

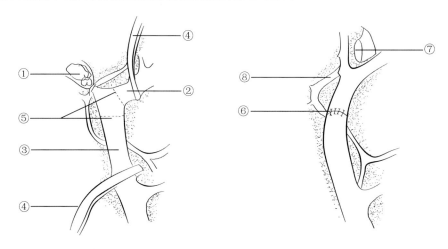

图 2-135 节段性肝门静脉切除、吻合

①肝门静脉右支;②肝门静脉左支;③肝门静脉;④肝门静脉钳;⑤拟切断线;
⑥肝门静脉与肝门静脉左支吻合口;⑦左肝外叶胆管;⑧肝左动脉

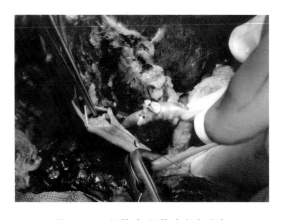

图 2-136 门静脉-门静脉左支吻合

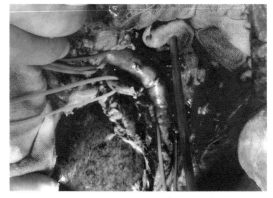

图 2-137 吻合通畅

5.断肝,移去右肝三联及全尾叶

(1)控制中心静脉压 0.2kPa(2cmH$_2$O),血管夹分别阻断肝门静脉、肝固有动脉,"15min+5min"模式控制入肝血流。

(2)于肝镰状韧带右侧"微榨法"配合双极电凝、钛夹逐渐断肝,上面达肝左静脉、肝中静脉根部、腔静脉(图 2-138)。

（3）距右肝管口2cm正常胆管处，以双极电凝横断右肝管（图2-139），显示右肝管癌块充塞胆管腔。

（4）肝左静脉腹面离断左肝后纵沟的右侧，分离S_1与S_4肝。

（5）以7号丝线缝扎S_1肝，向右前方牵引S_1肝，离断左侧肝短静脉及右侧肝短静脉，显露肝后腔静脉（图2-140）。

（6）以肝门静脉钳先后钳夹、切断肝中静脉、肝右静脉，以5-0 Prolene线缝闭此两静脉残端。

（7）以电刀迅速离断右冠状韧带、肝肾韧带，整块移除右肝三联及全尾叶（图2-141）。术野清楚显示左肝断面平整，无胆漏、出血，肝左静脉搏动良好，肝后腔静脉完好（图2-142），左肝管内径约1.8cm，质感良好。

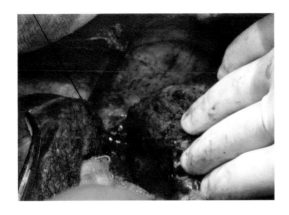

图2-138 肝左静脉、腔静脉

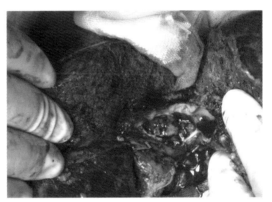

图2-139 断右肝管

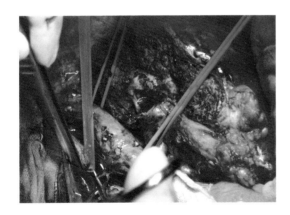

图2-140 肝后腔静脉

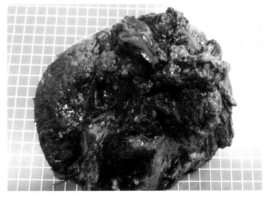

图2-141 标本

6. 胆肠鲁氏Y形吻合重建胆道（图2-143）。

（1）游离原间置空肠，距十二指肠空肠吻合口2cm离断间置空肠。

（2）距屈氏韧带25cm另切取桥襻空肠，做胆肠鲁氏Y形吻合术（图2-144）。

7. 逐层关腹。手术历时5h，失血量约100ml。术中生命体征平稳。

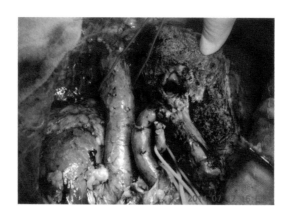

图 2-142　术野

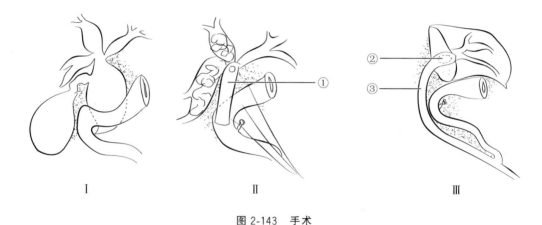

图 2-143　手术

Ⅰ.第一次术前;Ⅱ.第一次间置术后;Ⅲ.本次手术(肝胆管盆式鲁氏 Y 形吻合术)

①间置空肠;②左肝管空肠吻合口;③鲁氏 Y 形吻合桥襻空肠

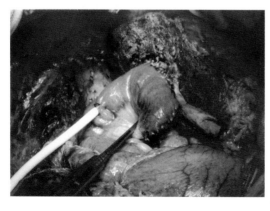

图 2-144　胆肠鲁氏 Y 形吻合

【术后诊断】　胆管囊状扩张症Ⅳ型、囊肿空肠鲁氏 Y 形吻合术后、并囊肿恶变、肝门静脉右支癌栓、肝右动脉起始处受累。

【实施手术】　右肝三联、全尾叶切除,肝胆管盆式鲁氏 Y 形吻合术。

【术　后】　术后恢复平顺。

病理切片:胆管腺癌。

【点　评】　本病例系胆管囊状扩张症Ⅳ型,施行囊肿切除、胆管十二指肠间置空肠术 27 年,并发右肝内胆管癌,再施右肝三联、全尾叶切除,肝胆管盆式鲁氏 Y 形吻合术。手术虽难,但顺利,术后恢复良好,有几点值得总结。

1. 失误

(1)胆管囊状扩张症是一种癌前病症,外科治疗的基本原则是彻底切除囊肿。如果 29 年前做右半肝、肝外胆管切除,可能现在不会出现右肝胆管癌。

(2)胆管十二指肠间置术,其最大的优点是符合胆道生理,不会出现消化性溃疡。笔者在 20 世纪 80 年代到 90 年代先后施行该手术 228 例,但后来发现有的医院施行该术后并发十二指肠漏、出血,而且胆肠鲁氏 Y 形吻合术后更安全、消化性溃疡发生率较少,故而后来做得较少,但对于一些已有消化性溃疡的肝胆管结石需要做胆肠内引流者,还是做胆管十二指肠间置术。

2. 纠误 右肝三联、全尾叶切除是正确的选择。

3. 外科手术技术要点

(1)肝左静脉的显露:①先解剖第二肝门,顺行显露肝左静脉、肝中静脉根部及下腔静脉;②于肝镰状韧带的左侧逆行离断肝,"顺逆结合"显现、保护肝左静脉。

(2)肝左动脉的显露:①循肝固有动脉顺行显露、游离肝左动脉;②离断左肝管,于其后方循肝左动脉切开 Glison 鞘,显露肝左动脉。

(3)肝门静脉-肝门静脉左支端端吻合:①脉络化肝门静脉;②游离、脉络化肝门静脉左支,结扎、切断入 S_1 肝的肝门静脉尾叶支;③充分估计切除肝门静脉、肝门静脉左支的长度,使吻合无张力、不扭转;④6-0 Prolene 线做血管连续、外翻缝合,留血管伸长因子 0.7cm。

病例 5:胆总管囊状扩张症 Ⅲ 型,误诊为十二指肠乳头旁憩室

患者,女,48 岁。

反复右上腹痛、黄疸 20 年,再发伴发热 7d。

41 年前(7 岁),做"阑尾切除"。

21 年前,因胆囊结石,在外院施"胆囊切除"。

曾先后诊为"胆总管结石""胆囊炎""胰腺炎"。

T36.4℃,P 58 次/分,R 21 次/分,BP 14/7.9kPa(105/59mmHg)。

皮肤、巩膜无明显黄染。心律齐,双肺呼吸音清。腹平,浅静脉不曲张,见右上腹腹直肌切口及麦氏切口瘢痕。腹壁软,肝、脾未扪及,剑突右下方轻度压痛。肝浊音界正常,叩击肝区诉心窝部疼痛。无胃振水音,腹无移动性浊音。双腰背部无抬举痛。

WBC7.9×10⁹/L,N 0.73,PLT 145×10⁹/L, Hb 12.8g/L, TBIL 26.5 μmol/L, DBIL 20.1 μmol/L,TP 61g/L,ALB 36.5g/L,AST 45U/L, ALT 40U/L, BS 5.7mmol/L, AMY 71U/L,CA19-9 15kU/L。

MRCP(2014 年 10 月 7 日,湖南省人民医院):胆总管远端囊状扩张,凸出于十二指肠腔 3cm×2cm,胆总管内径约 1.3cm,未见胆石。胰管内径约 0.3cm(图 2-145)。

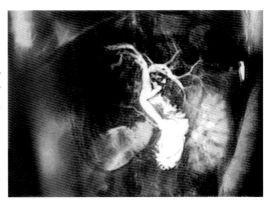

图 2-145 MRCP:胆管憩室样扩张

【入院诊断】 十二指肠乳头旁憩室(憩室内乳头)。

【拟施手术】 十二指肠乳头旁憩室切除术或胃空肠吻合术。

【手术过程】

1. 体位、切口、探查。平仰卧位,右上腹反 L 形切口(图 2-146)。入腹未见腹水,腹膜上未见癌性结节,腹膜腔无明显粘连。肝色泽、大小、形态无明显异常。胆囊已切除。胆总管外径约 1.5cm,未扪及胆石。十二指肠降部较肥大,可扪及肥大的"乳头",约 3cm×2cm 大小,未扪及胆石。胰腺不肿大,但质地较硬。

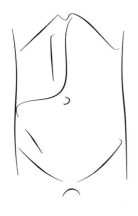

图 2-146　切口

2. 切开十二指肠降段,游离胰头十二指肠,"四边法"切开十二指肠降段。

3. 切除胆管囊肿(图 2-147)。

(1)经胆管切口插入橡胶导尿管达囊肿,经导尿管注水,囊肿膨胀,并见囊肿左下方一孔眼溢水。经此孔插入 3 号胆道扩张器,顺利进入囊肿腔。改变胆道扩张器的方向向左下,进入胰管,清亮胰液涌出,继而顺势插入直径 0.2cm 硅胶管,进深达 0.5cm,并借助 3 号胆道扩张器经乳头引入一根 4 号丝线,将胆管导管经乳头引出。

(2)电刀切开囊肿前壁及乳头前壁,完全敞开囊肿腔。

(3)钳夹、切除囊肿右侧壁,以 5/0 Prolene 线连续缝闭切缘(图 2-148)。

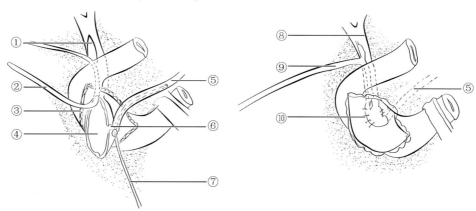

图 2-147　手术

①胆总管切口;②通过胆总管的导管;③十二指肠切开;④囊肿切开;⑤胰管;⑥胆总管远端出口;⑦进入胰管的导管;⑧肝总管;⑨T 形管;⑩囊肿切除后的残缘

(4)注意保护好胰管,钳夹、切除囊肿左侧壁,依上法缝闭囊肿切缘(图 2-149)。

4. 胆总管内放置 12 号 T 形管,T 形管直臂经肝总管右侧壁戳孔引出,以 4 号薇乔线缝闭胆管切口。

5. 胃造口,放置 4 号长臂 T 形管,长臂入十二指肠。

6. 缝闭十二指肠切口。

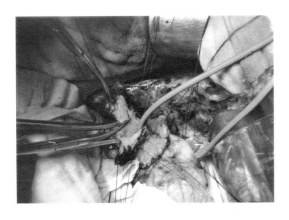

图 2-148　钳夹切除囊肿右侧壁

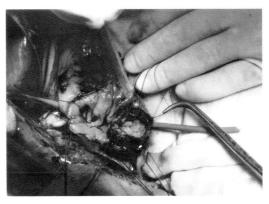

图 2-149　切除囊肿左侧壁

（1）以 4-0 Prolene 线纵行、连续、内翻缝闭十二指肠切口。

（2）以 5-0 薇乔线做浆肌层"褥式"缝合，包闭切口（图 2-150）。

7. 关腹。

【术后诊断】　胆管囊状扩张症Ⅲ型、并胆管炎。

【实施手术】　囊肿切除、胆管 T 形管引流、胃造口、长臂 T 形管放置。

【术　　后】　无胆漏、出血、肠梗阻等并发症，恢复平顺。

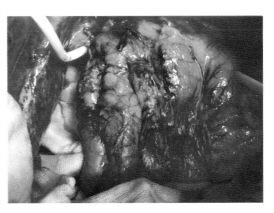

图 2-150　包闭切口

病理切片报告：胆管囊状扩张。

【点　　评】　胆管囊状扩张症并不是少见病。胆管囊状扩张症分 5 型，最常见的是胆管梭形扩张（Ⅰ型），占 85％～90％；最少见的是胆管远端扩张向十二指肠膨出型（Ⅲ型），占 1％，其处理十分危险、十分棘手。本例采用的方法是创造性的，没有见到文献报道。

1. 失误

（1）术前误诊为十二指肠乳头旁憩室。

（2）原拟施十二指肠乳头旁憩室切除或胃空肠吻合、消化道改道。

（3）十二指肠切口太靠近肠系膜缘，而且切口太长。

2. 纠误

（1）本例胆总管囊状扩张症Ⅲ型，其依据在于：①从肉眼所见，囊肿内无肠黏膜，为胆管壁的延续；②十二指肠乳头存在于囊肿的尖部的左侧，胆管胰管共同开口；③本例主要表现为胆管梗阻炎症，胰管无明显病变；④病理切片：胆管囊状扩张。

（2）治疗：手术方式为"胆管囊肿切除"，应是本例的最佳选择。

3. 外科手术技术要点　笔者虽然曾先后施行十二指肠乳头旁憩室切除 150 多例、胆管囊状扩张症囊肿切除 200 多例，但胆管囊状扩张症Ⅲ型采用本法处理尚属第一次。本例手术的核心，也是本例手术的难险之处，是如何保护好胰管。对此，笔者注意了以下几点。

（1）切开十二指肠降部，直视下切开胆管囊肿。

（2）敞开囊肿腔后，直视下找到胆总管出口，进而在"11点位"处切开。

（3）直视下压挤胰体部，显示胰液涌出的地方，确定胰管，并插入导管保护。

（4）先后钳夹、切除囊肿右侧壁、左侧壁，切缘以Prolene线连续缝合。

（5）拔出胰管内导管，胰液仍然通畅流出。

第七节　肝门胆管癌

肝门胆管癌是指发生在胆囊管开口以上的肝外胆管的癌，又称"Klatskin瘤"。

肝门胆管癌占胆管癌的58.4％，其病因不清，但与胆石病、硬化性胆管炎、溃疡性结肠炎、胆管囊状扩张症、寄生虫病等相关。

肝门胆管癌根据大体形态可分为4种类型，绝大部分是分泌黏液的高分化腺癌。硬化性胆管癌、结节型胆管癌、乳头状胆管癌、弥漫浸润性胆管癌。

临床分型：分型的方法很多，目前尚无一种理想的分型，常用的Bismuth分型主要根据肿瘤原发部位划分为4型（图2-151）：

Ⅰ型：位于肝总管。

Ⅱ型：位于左右肝管分叉处。

Ⅲ型：a位于右肝管；b位于左肝管。

Ⅳ型：位于左右双侧肝管。

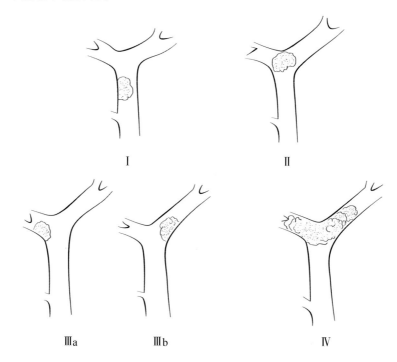

图2-151　肝门胆管癌Bismuth分型

对于肝门胆管癌不仅要知道肿瘤的部位,而且应了解肝门静脉、肝动脉受累的情况,同时肝门胆管癌累及尾叶者达 94.7%,因此,单纯靠肿瘤累及胆管的部位是不妥的。

一、临床表现

(一)症状体征

尿液深黄,皮肤、巩膜黄染无痛性进行性加深,皮肤瘙痒,白陶土色大便。但有些病人首先感觉上腹部不适,饱胀,厌食。有胆石的病人亦可表现为右上腹痛。

体检:可有黄疸,皮肤抓痕,腹水,肝肥大、边缘钝、硬,胆囊未及,脾大。黄疸的出现与肿瘤的部位、胆道梗阻是否完全相关。Bismuth Ⅲ 早期不一定出现黄疸或黄疸不深。

(二)实验室检查

TBIL↑,DBIL↑,GPT↑,ACK↑,γ-GT↑,CA19-9↑,CEA↑,CA 125↑。

(三)影像学检查

影像学检查包括 B 超、CT、MRI、PTC、ERCP 等,外科医生最为关注的是 CT 及 MRI。

二、诊断

根据病史、体检、实验室检查及影像资料,全面综合分析,获得诊断。诊断应该包括以下几个方面:①根据肿瘤的原发部位,按 Bismuth 分型;②肿瘤累及肝门静脉、肝动脉情况;③淋巴结转移、神经组织、脂肪及邻近器官受累及情况。

三、治疗

肝门胆管癌的治疗方法较多,如根治性切除(扩大根治术)、姑息性治疗(T 形管引流、胆肠内引流)、介入治疗(PTCD、鼻胆引流、记忆合金支架网、胆管支架管)、放射治疗、化疗(以氟尿嘧啶、吉西他滨为基础)、肝移植、光动力治疗。

各种治疗方法,只要牢固掌握指征,均有一定作用,但根治性切除仍为肝门胆管癌的首选。这方面应注意的有以下几点。

1. 掌握根治性切除的指征,更应掌握手术的禁忌。肝门胆管癌根治性切除率为66.3%～92%。

(1)笔者认为以下情况不宜手术:①全身情况差,心、肺、肾、肝功能差,不能耐受手术;②双侧肝内转移,左右二级以上胆管、左右肝动脉、双侧肝门静脉干侵犯;③腹膜种植、转移,远处淋巴转移。

(2)"百闻不如一见",开腹后是否做根治性切除,关键在术中的仔细探查,绝不能靠术前的影像资料贸然"根治",以免造成骑虎难下的困境。

2. 做好充分的术前准备,如护肝、TPN 及胸腺素等,术前重度黄疸无须常规减黄。

3. 肝门胆管癌尾叶受累者占 94% 左右,根治性切除应注意同时切除尾叶。

4. 肝门胆管癌Ⅲ型一般做相应侧半肝加尾叶切除,如Ⅲb 做左半肝加全尾切除、Ⅲa 施右半肝加全尾叶切除。

5. 肝门胆管癌血管受累者约占 40%,应酌情处理受累血管。

6. 当肝门胆管癌侵犯邻近器官,如胃、十二指肠、胰腺等,可考虑施行扩大根治术(即肝胆胰联合切除术)。

7. 手术操作应注意整块切除原则。先完成肝十二指肠骨骼化,解剖第一肝门,做相应肝蒂结扎、切断,再经前路劈离肝脏,移去标本。

典型病例

病例 1:肝门胆管癌Ⅱ型,T 形管旁路移植,左肝管空肠引流后 5 个月,施根治术

患者,男,64 岁。

胆肠内引流术后寒战、发热、黄疸 2 个月,加重 10d。

5 个月前右上腹痛、寒战,诊为"肝门胆管癌晚期",在某院择期、全身麻醉、右上腹反 L 形切口,做"胆囊切除、右肝管空肠间 T 形管旁路移植、胆肠内引流术"。术后黄疸一度下降,黄色大便。但 2 个月后畏寒、发热、黄疸,大便白色,又在该院就诊,做"PTCD",症状缓解。近几天再度寒战、发热、黄疸,而来院求治。大便无"血""冻子"。

T 38.3℃,P 88 次/分,R 21 次/分,BP 24.7/12kPa(185/90mmHg)。

皮肤、巩膜轻度黄染。心律齐,双肺无啰音。腹平,浅静脉不曲张。腹壁软,肝、脾未扪及,剑突右下方及右肋缘下压痛,局部饱满。胃振水音(一),腹水征(一)。双腰背部无抬举痛,双下肢无水肿。

WBC 14.3×10⁹/L,N 0.90,PLT 221×10⁹/L,TBIL 135 μmol/L,DBIL 94.9 μmol/L,TP 68g/L,ALB 35.3g/L,BS 6.4mmol/L,BUN 4.7mmol/L,AFP 10.1ng/ml,CA19-9 75.4U/ml。

MRCP(5 个月前,第 1 次手术前):肝内胆管明显扩张,梗阻平面在肝总管,胆囊及胆总管未见显示(图 2-152)。

CT(本次术前):肝轮廓清,表面光整,肝形态、比例无明显失调。肝内胆管扩张,无积气、胆石,梗阻平面依然在肝总管,"狗尾征"(一)、"日晕征"(一),见图 2-153。左肝管示 T 形管一长臂入肠管。无腹水,腹腔动脉干周无肿大淋巴结。

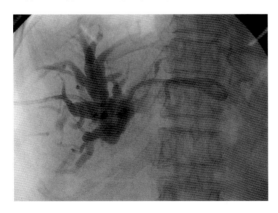

图 2-152　MRCP:肝内胆管扩张

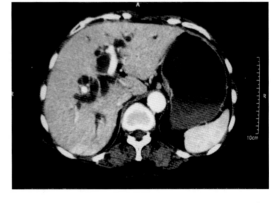

图 2-153　CT:肝内胆管扩张

【入院诊断】 肝门胆管癌Ⅱ型,胆囊切除、T 形管旁路移植,左肝管、空肠内引流术,PTCD 后,并:AOSC,高血压。

【拟施手术】 肝门胆管癌根治术。

【手术过程】 备同型浓缩红细胞、肠道准备等,择期,全身麻醉,原右上腹反 L 形切口,拟做肝门胆管癌根治术(胃窦十二指肠球部切除、结肠肿块楔形切除),见图 2-154。

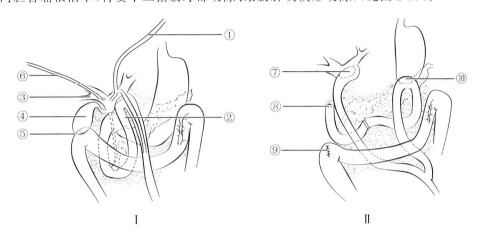

图 2-154　手术

Ⅰ. 第一次手术;Ⅱ. 第二次手术

①长臂 T 形管;②空肠;③扩张的右肝管;④胆囊;⑤结肠胆囊粘连;⑥PTCD 管;⑦肝胆管盆空肠吻合;⑧十二指肠残端;⑨结肠楔形切除;⑩胃空肠吻合口

1. 术中见无腹水,大网膜无鱼肉样结节。淤胆肝,表面光整,未见鱼肉样结节,肝形态、比例无明显失调。胆囊切除,十二指肠球部、横结肠与胆总管、一级肝门粘连成包块,约 5cm×4cm×4cm,局部质地坚韧。空肠与左肝管借助 16 号 T 形管横臂相连,T 形管横臂均为胆石堵塞。PTCD 导管位于右肝管,闭塞,经左肝管插入 10 号胆道扩张器头,能顺利进达右肝管,3 号胆道扩张器头经胆总管切口能进入左右肝管。

门静脉外径约 1.1cm,质地弹性好。肝右动脉穿行于包块中,于肝总管后方进入右肝。腹腔动脉干周及肝十二指肠韧带无明显肿大淋巴结,温氏孔通畅。

2. 分离结肠与一级肝门右侧粘连,未破,见横结肠壁上破块,直径约 1.5cm,厚约 0.8cm。锐性分离十二指肠与肝总管粘连,致十二指肠球部破裂,破口直径约 2cm。

3. 脉络化肝总动脉、胃十二指肠动脉、肝右动脉及肝左动脉(图 2-155)。

4. 游离胃窦部大弯、小弯,距幽门环 5cm 断胃,紧贴胃壁、十二指肠壁游离胃窦及十二指肠球部,于十二指肠破口远侧断十二指肠,移除胃窦及十二指肠球部标本,4-0 Prolene 线缝闭

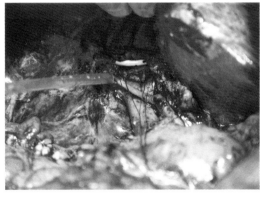

图 2-155　脉络化肝十二指肠韧带

十二指肠残端。

5. 继续脉络化胃十二指肠动脉,显现游离胆总管上中段,切开胆总管中段前壁,3 号胆道扩张器与肝内胆管相连通。横断胆总管中段,显现肝门静脉,牵胆总管向肝门方向,剥离翻转,并脉络化肝右动脉,显现肝门静脉左肝、右肝。

6. 切开左肝管、右肝管,"四边法"切除左右肝管前壁及肝总管、胆总管,近端组成肝胆管盆。

7. 距屈氏韧带 16cm 做胃空肠吻合。距胃肠吻合口 20cm 断空肠,提桥襻空肠,做肝胆管盆与桥襻空肠吻合及空肠桥襻空肠端侧吻合。

8. 楔形切除结肠"肿块"。

9. 清点器械、敷料无误,逐层关腹。

【术后诊断】 肝门胆管癌Ⅱ型、T 形管旁路移植、左肝管、空肠引流术,PTCD 后,AOSC。

【实施手术】 肝门胆管癌根治术(胃窦十二指肠球部切除、结肠肿块楔形切除)

【术　　后】 术后无胆漏、肠漏、出血、膈下脓肿、腹腔脓肿等并发症,恢复平顺。

病理切片:肝门胆管癌(高分化)。

【点　　评】

1. 失误

(1)诊断:本例诊为肝门胆管癌Ⅱ型是准确的。

(2)治疗:这个问题倒有几点值得讨论。

①5 个月前,肝门胆管癌,当时术者称已失去根治机会,而 5 个月后的今天,成功地进行了根治术,原因:当时肝门胆管癌继发感染,炎症渗血严重,无法施行根治术;前期胆道引流为这次手术做了术前准备,创造了再手术的条件。

②有关 T 形管旁路移植与 PTCD。T 形管旁路移植:上次 T 形管旁路移植后反复胆道感染,这次术中见 T 形管完全被胆泥堵塞,说明这种方法对本例失败。PTCD:本例在 T 形管旁路移植后胆道梗阻感染的情况下,采取了 PTCD,术后不到 10d 症状依旧,这次术中见 PTCD导管同样被胆泥堵塞,说明对本例效益不大。

2. 纠误

(1)经过 T 形管旁路移植 5 个月后,患者无腹水,CT 片示胆管梗阻的平面仍然在肝总管,肝内胆管扩张,"狗尾征"(-)、"日晕征"(-),说明胆管癌分化较好。

(2)CT 片示肝门静脉、肝动脉尚好,腹腔动脉干周无转移肿大淋巴结,无腹水,肝功能、Child A 级,有根治性切除的可能。

(3)做好肠道准备,技术上做了充分的准备,根治术可能成功。

(4)入腹后,探查发现左右肝管弹性良好,而且互相通达,确定为肝门胆管癌Ⅱ型。

3. 外科手术技术要点

(1)脉络化肝固有动脉,沟通温氏孔。

(2)分离十二指肠、结肠与一级肝门的致密粘连。

(3)游离胃窦、十二指肠球部,先移去胃窦十二指肠。

(4)切开胆总管中段,予以横断,借此逆行剥离胆囊。

(5)骨骼化肝门静脉、肝左及肝右动脉。

(6)敞开左右胆管,切除肝总管、胆总管上中段,直视下清清楚楚剥离、切除肝总管,建立肝胆管盆。

病例 2：一个诊断为丧失根治性切除的肝门胆管癌Ⅲa病例

患者，男，56岁。

皮肤黄染、瘙痒 2 个月，无腹痛、寒战、发热，大便白陶土色，病后就诊于某些医院，有的说"胆管扩张原因待查"，有的说"胆管癌已丧失手术时机"。

21 年前，因肾结石在某院施手术治疗，方法不详。

T 36.4℃，P 80 次/分，R 20 次/分，BP 19.7/12.4kPa(148/93mmHg)。

中度黄疸（阴黄）。心、肺无明显异常。腹平、软，肝、胆囊及脾未扪及，剑突右下方无压痛。肝浊音界上界于锁骨中线上第 5 肋间，叩击右肝区示心窝部不适。腹水征（－）。脊柱、四肢无异常。

WBC $6.15×10^9$/L，N 0.76，PLT $268×10^9$/L，TBIL 283 μmol/L，DBIL 199 μmol/L，AST 130U/L，ALT 130.3U/L，TP 60.1g/L，ALB 40.8g/L，PA 128mg/L，CHE 4536U/L，C 12（－）。

MRI：肝门区胆管壁增厚，局部见小片状稍长 T_1 及长 T_2 信号灶，累及右肝，增强后逐渐强化。肝内胆管扩张，以右肝明显，呈软藤状。胆囊不大。胆总管下段无扩张。余所示肝实质未见异常信号灶及强化灶。

血管成像：动脉期血管成像未见异常。肝门静脉成像示肝门静脉主干增粗（图 2-156），分支段走行和信号未见明显异常征象。

【入院诊断】　肝门胆管癌Ⅲ型、双肾结石、左肾积水、高血压病。

【拟施手术】　右半肝及 S_1、S_9 肝切除术。

【手术过程】

1. 笔者查询病史、体格检查、阅读 MRI 片，意见：

诊断：符合肝门胆管癌Ⅲa型。

治疗：右半肝＋S_1、S_9 肝切除。其根据：①肝门胆管癌已累及尾叶；②肝动脉、肝门静脉主干及右支、左肝管可以结扎、切断；③患者虽有双肾结石、左肾积水，但肾功能好，高血压可用药物控制。

2. 择期全身麻醉，屋顶式切口入腹。探查：情况与术前诊断情况相符，可以根治性切除。

（1）横断胆总管，做肝门静脉、肝固有动脉、肝总动脉、腹腔动脉脉络化（图 2-157）。结扎、切断肝右动脉，肝门静脉右支套线结扎，结扎、切断入 S_1、S_9 肝的肝门静脉、肝动脉及胆管支。显示左右肝缺血分界线。

（2）离断右侧冠状韧带、肝肾韧带及三角韧带，结扎、切断右侧肝短静脉，显现肝后下腔静脉，做肝右静脉套线。

（3）控制中心静脉压 0.2kPa($2cmH_2O$)，"15min＋5min"模式阻断入肝血流，于左右肝缺血分界线、肝中静脉右侧钳夹、断肝，显现肝中静脉根部，至左肝后纵沟平面（图 2-158）。

（4）离断左肝管，断开左肝后纵沟。结扎、切断门静脉右干起始处。

（5）将左肝外叶向左侧推开，牵右肝向右侧，直视下结扎、切断左侧肝短静脉 6 支，充分显现肝后下腔静脉。

（6）心耳钳钳夹肝右静脉，切断肝右静脉，整块移除右半肝及 S_1、S_9 肝（图 2-159）。左肝断面清楚显示肝中静脉全程，肝断面平整，左肝血供好（图 2-160）。以 4-0 Prolene 线缝闭肝右静脉残端，肝后下腔静脉充盈，搏动良好。

（7）提取桥襻空肠做左肝管-空肠鲁氏 Y 形吻合术。

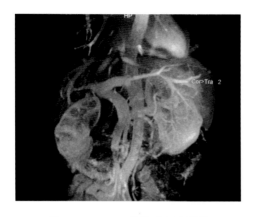

图 2-156　MRV:门静脉主干增粗

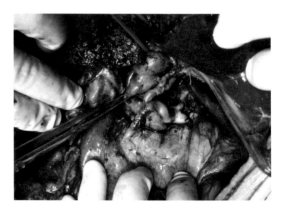

图 2-157　肝十二指肠韧带脉络化

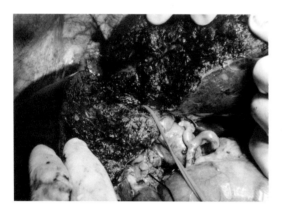

图 2-158　肝断面

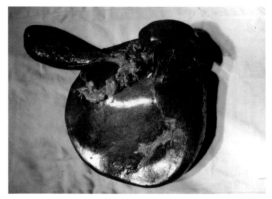

图 2-159　肝标本

　　(8)右膈放置乳胶管引流,清点器械、敷料无误,逐层关腹。手术历时 7h,失血量约 200ml,生命体征平稳,送返 ICU。

　　(9)解剖肝标本,符合肝门胆管癌,累及尾叶(图 2-161)。

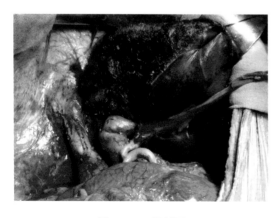

图 2-160　肝断面

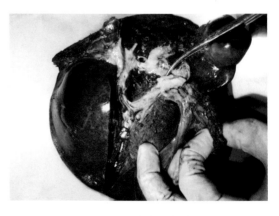

图 2-161　解剖肝标本

【术后诊断】　同入院诊断。

【实施手术】　S_5、S_6、S_7、S_8、S_9、S_1肝切除,胆肠鲁氏Y形吻合术。

【术　　后】　无胆漏、膈下脓肿、出血等并发症,黄疸逐渐消退,术后第15天康愈出院。

病理切片:胆管腺癌,S_9、S_1肝胆管受累(中分化)。

【点　　评】

1. 失误　这个病例的失误在于某些医院的医生诊断及判断肝门胆管癌切除可能性的经验不足,以致延误治疗。

2. 纠误

(1)对于老年人,无痛性黄疸、皮肤瘙痒、白陶土色大便,应首先想到胆道的恶性梗阻。本例是肝门胆管癌Ⅲa型,其依据为:①MRI示胆囊不大,肝内胆管扩张,提示病变在肝门胆管;②右肝内胆管扩张呈软藤状,分布紊乱;③肝门区胆管壁增厚,局部见小片状稍长 T_1、长 T_2 信号灶,累及右肝;④尾叶胆管扩张;⑤无腹水。

其次肝功能示梗阻性黄疸。

(2)本例肝门胆管癌可以根治性切除,其依据是:①术前MRI示肝门静脉、肝动脉未受癌侵犯,左肝管扩张处近肝门隆突,无腹水;②虽有双肾结石、高血压,但肾功能、心功能正常,可以承受手术;③术中探查,左半肝无癌灶、质地可,无腹膜转移癌结节,肝左动脉正常,肝门静脉及其左干良好,左肝管扩张、质地可;④术前肝功能:TP、ALB正常,AST、ALT稍高,PA、CHE正常,无腹水,肝功能Child A级,肾功能正常。

(3)施行解剖性 S_5、S_6、S_7、S_8、S_9、S_1肝切除,胆肠鲁氏Y形吻合术重建是理想的选择。

3. 外科手术技术要点　一个规范的 S_5、S_6、S_7、S_8、S_9、S_1肝切除,笔者体会应注意以下几点。

(1)肝十二指肠韧带脉络化。

(2)结扎肝门静脉右干。结扎、切断肝右动脉,显示左右肝缺血分界线,安置Pringle止血带。

(3)解剖显现第二肝门、肝右静脉与肝中静脉间隙。

(4)经右路结扎、切断右侧肝短静脉,并尽可能显现肝后下腔静脉前面及左侧(注意腔静脉侧的肝短静脉残端一定要缝扎),做肝右静脉套线。离断入 S_1 肝的肝门静脉分支、动脉支。

(5)控制中心静脉压 0.2kPa($2cmH_2O$)。如果用Pringle止血带阻断入肝血流,取"15min＋5min"模式。肝中静脉右侧断肝,达左肝后纵沟平面。

(6)横断左肝管,钳夹、切断肝门静脉右干,离断左肝后纵沟,结扎、切断左侧肝短静脉,达肝中静脉"桥下"。

(7)切断肝右静脉,整块移除右肝及尾叶。钳夹肝右静脉宜用心耳钳,心耳钳安放在与肝右静脉相连续的肝后腔静脉右 1/3 处,肝右静脉近腔静脉侧残端用4-0 Prolene线连续缝闭或用切割闭合器。

病例3:肝门胆管癌Ⅲb型,施左半肝、全尾叶切除,肝门静脉节段切除、吻合,吻合口轻度狭窄、扭曲

患者,男,39岁。

皮肤黄染 1 个月,伴皮肤瘙痒 15d,PTCD 后 25d。

无"乙型肝炎""胆石病"病史。

T36.5℃,P 73 次/分,R 20 次/分,BP 15.9/10.3kPa(119/77mmHg)。

皮肤、巩膜轻度黄染。心、肺无明显异常。腹平、软,浅静脉不曲张,肝、胆囊、脾未触及。肝浊音界正常,腹无移动性浊音。PTCD 导管经右腋中线第 9 肋间引出,引流墨绿色胆汁,无特殊臭味。

WBC5.75×10⁹/L,N 0.51,PLT 223×10⁹/L,TBIL 165 μmol/L,DBIL 113 μmol/L,AST 68U/L,ALT 57U/L,PA 128mg/L,CHE 3153U/L,CA19-9 35kU/L,TP 65g/L,ALB 34g/L。

CT(2014 年 9 月 21 日,湖南省人民医院):一级肝门以上肝内胆管中度扩张。左肝内胆管结构分布紊乱,未见胆石及积气,"狗尾征"(+)。左侧肝门静脉未见显示,肝右动脉细小,肝十二指肠韧带可见肿大淋巴结。未见腹水(图 2-162)。

【入院诊断】 肝门胆管癌Ⅲb。

【拟施手术】 左半肝、全尾叶切除,肝胆管盆式鲁氏 Y 形吻合术,肝门静脉节段性切除吻合。

【手术过程】

1. 体位、切口、探查。平仰卧位,右上腹反 L 形切口。入腹:无腹水,腹膜上未见转移癌结节。左半肝呈鱼肉样改变,质地坚硬。右肝呈淤胆肝,表面光整。胆囊萎缩。肝总管呈硬索状,外径约 1.5cm,延伸至右肝管及二级肝门。右肝管较韧,囊状感不明显。尾叶蒂质硬,与左肝管连成一体。肝门静脉左干及右干起始部质硬,颜色苍白。肝左动脉细小。肝十二指肠韧带及腹腔动脉周可扪及淋巴结,质地较硬。

2. 脉络化肝十二指肠韧带及腹腔动脉干。

(1)于十二指肠上缘横断胆总管,紧贴胆管壁游离胆总管及肝总管、右肝管,剥离胆囊。

(2)先后脉络化腹腔动脉干、肝总动脉、肝固有动脉、肝右动脉,结扎、切断肝左动脉。

(3)脉络化肝门静脉、肝门静脉左干、右干及肝门静脉右前支、右后支,结扎、切断入尾叶肝门静脉支。

3. 劈离左肝,270°显现肝中静脉(图 2-163)。

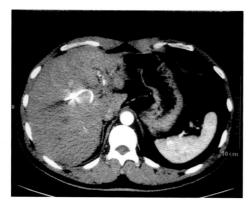

图 2-162 CT:左肝内胆管结构乱

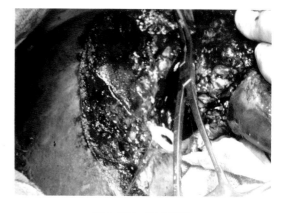

图 2-163 肝中静脉

（1）安置 Pringle 止血带,控制中心静脉压 0.2kPa(2cmH$_2$O)。

（2）"微榨法"配合单、双极电凝劈离左肝,仔细、耐心地结扎、切断入尾叶的静脉支 5 支,显露肝中静脉 270°,直至肝中静脉根部。

4. 离断右肝管,显现右肝前叶、后叶胆管断端。其内径各约 0.5cm,0.35cm。

5. 节段性切除肝门静脉,并端-端吻合。

（1）以心耳钳、肝门静脉钳分别夹持肝门静脉、肝门静脉右干。

（2）先后切断肝门静脉及肝门静脉右干,其长度约 1.5cm(图 2-164)。

（3）以 5-0 Prolene 线做肝门静脉-肝门静脉右干之端-端吻合。吻合口较狭小,并有轻度旋转,但肝门静脉血流通畅,血管弹性好(图 2-165)。

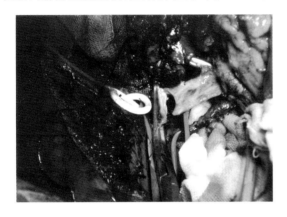
图 2-164　切断门静脉

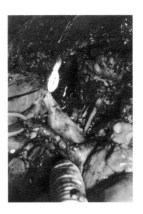
图 2-165　门静脉吻合口

6. 移除左半肝及全尾叶。

（1）离断左肝三角韧带及冠状韧带,显露肝左静脉,肝门静脉钳予以钳夹、切断,残端以 5-0 Prolene 线缝闭。

（2）以丝线缝扎尾叶 2 针,将其向右前方牵拉,离断左右肝短静脉,裸露肝后腔静脉,于肝中静脉腹面整块移除左半肝及全尾叶。

7. 做肝胆管盆式鲁氏 Y 形吻合术。

（1）以 5-0 Prolene 线做右肝前后叶胆管切缘拼合,组成肝胆管盆,直径约 1.3cm(图 2-166)。

（2）提取桥襻空肠,做肝胆管盆式鲁氏 Y 形吻合术。桥襻空肠长 35cm,结肠后位,12 号犁形管放置于右肝后叶胆管,经桥襻空肠戳孔引出。

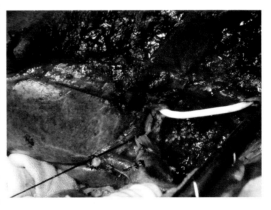
图 2-166　肝胆管盆

8. 重做肝门静脉、肝门静脉右干吻合。反复检查原吻合口,显示吻合口稍狭小,而且扭转,故拆除吻合口缝线,重做吻合。显示吻合口较原宽大,无扭转。

9. 关腹。手术历时 7h,失血量约 100ml。术中生命体征平稳,送返 ICU。

病理切片:右肝管切缘净,右肝后叶胆管中度非典型性增生,左肝管、肝总管癌。

【术后诊断】 肝门胆管癌Ⅲb型,累及肝门静脉、肝左动脉。

【实施手术】 肝门胆管癌根治术、肝门静脉节段性切除吻合术。

【术　后】 无胆漏、肝门静脉血栓、膈下脓肿等并发症,恢复平顺。

【点　评】 本例手术虽是左半肝、全尾叶切除,肝门静脉节段性切除吻合,不是一个创新的手术,但肝中静脉 270°游离、显露是最大的亮点,这个手术进一步说明肝门胆管癌必须切除尾叶,而肝中静脉必须做 270°游离。

1. 失误　本例手术的不足之处,主要在于肝门静脉吻合后显示吻合口轻度狭窄及扭转。

2. 纠误　拆除肝门静脉吻合线,重做肝门静脉吻合。

3. 外科手术技术要点　从外科手术技术的角度来看,本例主要讨论的是如何做肝门静脉吻合。

(1)骨骼化拟切除的肝门静脉,充分估计肝门静脉切除的长度。

(2)放置拟切除的肝门静脉远近端的 2 把钳子应平行,不能扭转。

(3)"二点法"。用 5-0 Prolene 线做连续"褥式"外翻缝合,保证吻合口光整,并留伸长因子约 0.5cm。

(4)以肝素盐水不停地冲洗肝门静脉腔,切忌损伤血管内膜。

(5)力争一次吻合成功。如果吻合口有少许漏血,可以 5-0 Prolene 做局部修补;如果吻合口狭窄或扭曲,影响肝门静脉血流,应立即拆除重新吻合。

病例 4:肝门胆管癌Ⅳ型,并胆道出血,误诊为十二指肠溃疡出血

患者,男,72 岁。

间断呕血、黑粪 3 个月,黄疸,PTCD 后 30d。

2014 年 10 月 7 日,因呕血、黑粪致休克,住入某院消化内科,胃镜检查诊断"球后溃疡",经内科治疗"好转"。

2014 年 11 月 1 日,再度呕血,伴以黄疸,住某医院,经 CT 诊为"肝门胆管癌",认为丧失手术时机,做"左右肝 PTCD",黄疸消退,但仍然便血,而转住我院。

T36.5℃,P 78 次/分,R 20 次/分,BP 17.3/10.7kPa(130/80mmHg)。

皮肤、巩膜轻度黄染。心律齐,双肺呼吸音清。腹平,浅静脉不曲张,左右上腹部各见一根 PTCD 导管,流出墨绿色胆汁。腹壁软,肝、脾、胆囊均未及。剑突右下方无压痛,无胃振水音,右肝区无叩击痛。腹水征(一)。双腰背部无抬举痛,双下肢无水肿。

WBC 7.3×10^9/L,N 0.71,Hb 112g/L,PLT 112×10^9/L,TBIL 48.8 μmol/L,DBIL 32 μmol/L,TP 53g/L,ALB 34g/L,ALT 42U/L,AST 36U/L,PA 205mg/L,CHE 3241U/L,CA19-9 364.18kU/L,CEA 1.97ng/ml.

CT(2015 年 1 月 7 日,湖南省人民医院):平扫:肝轮廓清,表面不平整,肝形态、比例无明显失衡。左肝外叶及右肝后叶胆管见 PTCD 导管各一根。右肝前叶及左肝内叶胆管、尾叶胆管扩张,未见胆石,胆管积气。胆囊及肝外胆管未见。脾不大。未见腹水(图 2-167)。

增强扫描(动脉期):副肝左动脉清晰可见(图 2-168)。

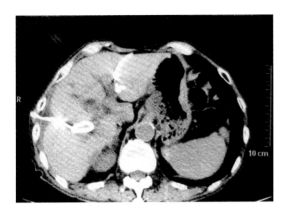

图 2-167　CT、PTCD 导管

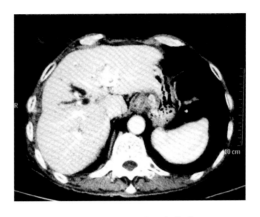

图 2-168　CT:副肝左静脉

增强扫描(静脉期):显示肝中间叶密度较低,S_5、S_8 肝胆管扩张(图 2-169)。肝门静脉左外支、右肝后支清楚。肝门静脉内癌栓。

冠状面显示肝门静脉左干及右前支癌栓(图 2-170)。

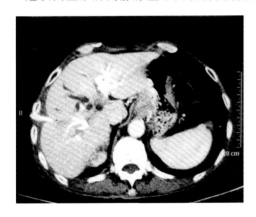

图 2-169　CT:S_5、S_8 胆管扩张

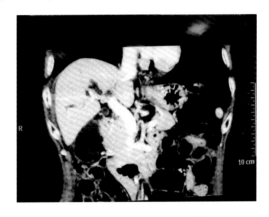

图 2-170　CT:门静脉左干癌栓

【入院诊断】　肝门胆管癌Ⅳ型、左右肝管 PTCD 后,并:肝门静脉左干、右肝前支癌栓,肝左动脉闭塞,副肝左动脉粗大。

【拟施手术】　肝中间叶、全尾叶切除,左肾静脉置换肝门静脉左干,胆肠鲁氏 Y 形吻合术。

【手术过程】

1. 体位、切口、探查。平仰卧位,右上腹反 L 形切口,切除剑突,入腹(图 2-171)。无腹水,大网膜、腹膜上未见癌性结节。淤胆肝,右肝前叶隆起,可扪及肿块,质硬,其大小与 CT 所示一致。胆囊不大。肝总管、右肝前叶胆管质硬,呈索状。肝左动脉入肿块。肝门静脉左干质硬,扪及其内肿块。副肝左动脉粗大(图 2-172),2 根 PTCD 导管分别从左肝外叶、右肝后叶胆管引出(图 2-173)。

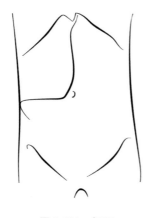

图 2-171　切口

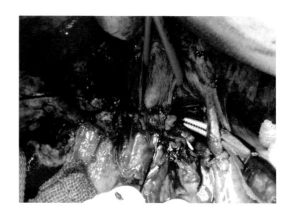

图 2-172　PTC 导管从左肝外叶引出

2. 保留肝右动脉右后支。

(1)脉络化腹腔动脉干、肝总动脉、肝固有动脉,结扎、切断肝左动脉。

(2)游离、显露右肝后叶动脉及右肝前叶动脉根部,结扎、切断右肝前叶动脉,完好保留右肝后叶动脉(图 2-173,图 2-174)。

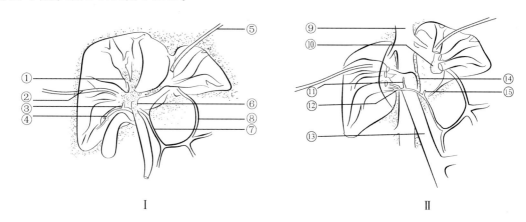

Ⅰ　　　　　　　　　　　　　　　　　　Ⅱ

图 2-173　手术

Ⅰ. 术前,Ⅱ. 右肝前叶、S_{4-b} 肝及全尾叶切除后

①右肝前叶胆管;②右肝后叶 PTCD 导管;③肝右动脉右肝前支;④肝右动脉右肝后支;⑤左肝内叶胆管 PTCD 导管;⑥肝总管;⑦肝固有动脉;⑧副左肝外叶动脉;⑨腔静脉;⑩肝门静脉左外支残端;⑪肝右动脉右肝前支残端;⑫肝右动脉右肝后支;⑬肝门静脉;⑭肝门静脉左干残端;⑮肝左动脉残端

3. 处理肝门静脉。

(1)显露、游离肝门静脉左干及角部。切断肝桥,游离、显露肝门静脉左支矢状部、角部、肝门静脉左干,触及肝门静脉左干壁厚,腔内有癌栓。

(2)游离、显露肝门静脉右干及肝门静脉右前支、右后支。

(3)先后结扎、切断肝门静脉左干末端(图 2-175),残端用 5-0 Prolene 线缝合。

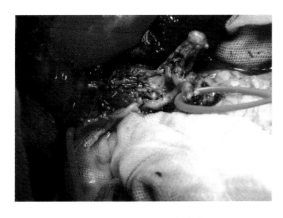

图 2-174　右肝后叶动脉

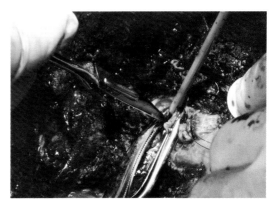

图 2-175　切断门静脉左干

4. 初步处理胆管。

(1)游离胆总管及左、右肝管。

(2)于十二指肠上缘平面横断胆总管,显露肝门静脉,紧贴胆管剥离,先后切断左肝管末段、右肝前叶胆管。

5. 劈离左肝。

(1)控制中心静脉压 $0.1kPa(1cmH_2O)$,血管夹分别夹持肝门静脉、副肝左动脉,"15min+5min"模式控制肝血流。

(2)划定肝预切线,保留 S_{4-a} 肝。

(3)"微榨法"配合单、双极电凝劈离左肝,达肝中静脉根部的右侧,于其腹面离断 Arantius 沟。结扎、切断左侧肝短静脉,显露肝后腔静脉左半侧。肝断面清楚显示 S_{4-a} 肝、左肝外叶部分肝断面及肝中静脉近腔静脉段(图 2-176)。

6. 劈离右肝后叶。

(1)控制中心静脉压 $0.1kPa(1cmH_2O)$,血管夹分别夹持肝门静脉、肝固有动脉,"15min+5min"模式控制入肝血流。结扎、切断肝门静脉右前支(图 2-177)。

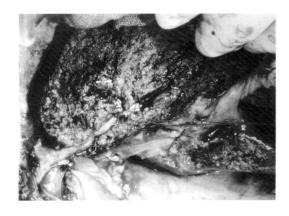

图 2-176　肝断面

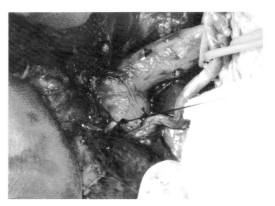

图 2-177　切断门静脉右前支

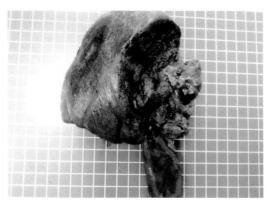

图 2-178 标本

（2）于肝右静脉左侧劈离右肝后叶，达肝右静脉根部。

7. 整块移去右肝前叶、S$_{4-b}$肝及全尾叶肝。

（1）牵拉左肝尾叶，结扎、切断右侧肝短静脉及残留的左侧肝短静脉，裸露肝后下腔静脉。

（2）离断右肝后叶胆管，整块移去右肝前叶、S$_{4-b}$肝及全尾叶肝（图 2-178）。

（3）术野清楚显示左、右肝断面及肝后下腔静脉、右肝蒂、左肝蒂、残留肝血供良好，右肝后叶及左肝断面 6 个胆管口（图 2-179）。

8. 显露、游离左肾静脉。可供切取的长度约 2.5cm，太短，不能供做肝门静脉左干的移植用。观察左肝外叶泌胆汁量、色如常，副左肝外叶动脉搏动良好，故而放弃肝门静脉左干自体左肾静脉移植的设想。

9. 切取桥襻空肠做双口肝胆管盆式鲁氏 Y 形吻合术（图 2-180）。

10. 关腹 手术历时 13h，失血量约 200ml。

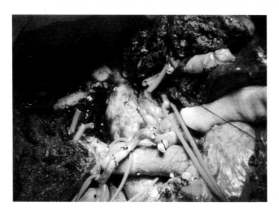

图 2-179 6 个胆管口

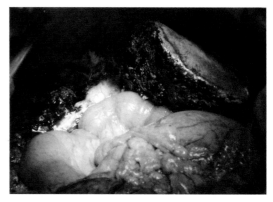

图 2-180 双口肝胆管盆氏鲁氏 Y 形吻合术

【术后诊断】 肝门胆管癌Ⅳ型，左右肝管 PTCD 后，并：肝门静脉左干、右肝前支癌栓，胆道出血。

【实施手术】 右肝前叶、S$_{4-b}$肝及全尾叶切除，肝门静脉左干切除，肝右动脉结扎、切断，肝胆管盆式鲁氏 Y 形吻合术。

【术 后】 无胆漏、出血、膈下脓肿、肝功能不全等并发症，但出现乳糜漏，30d 后逐渐愈好。

病理切片：胆管癌，肝门静脉左干、右肝前支癌栓。

【点 评】 本例手术难度极大，手术成功来之不易。延长了生存，至少说明近期效果好。

1. 失误

（1）原误诊为"溃疡出血"，延误手术治疗。

（2）当发现为肝门胆管癌时，认为丧失手术时机，而做 PTDC。

2．纠误

(1)原消化道出血的原因是胆管癌并出血。

(2)诊断是肝门胆管癌Ⅳ型。

(3)右肝前叶、$S_{4a,b}$肝及全尾叶切除是较为现实的抉择,近期效果好。

3．外科手术技术要点

(1)本例应结扎、切断肝左动脉。理由:①有粗大的副肝左动脉,说明已形成自然的新的动脉供血通道;②肝左动脉已被癌侵犯、闭塞。

(2)本例肝门静脉左支切除后可以不重建。理由:①节段性切除肝门静脉左干后,左肝外叶血供好;②左肝管泌胆汁好。

(3)肝内胆管癌延及肝门胆管,尾叶胆管常被累及,因此本例应同时切除全尾叶。

(4)胆肠通道重建:①把右肝后叶的3根胆管残端拼合成右侧肝胆管盆,将左侧的3个胆管残端拼合组成左肝胆管盆;②做肝胆管盆式双口鲁氏Y形吻合术。

第八节　胆总管下段癌

胆总管下段癌是指胆总管胰腺段癌,是常见的肝胆外科恶性肿瘤之一。近些年来,湖南省人民医院肝胆外科每年收治40例左右,胆管下段癌占肝外胆管癌的20％,以硬化型胆管腺癌常见,约为90％。

一、诊断

在诊断上,一是明确是不是胆管癌,二是辨别切除的可能性及价值。

(一)是不是胆管下段癌

1．症状　55岁左右的人出现无痛性、进行性加深的皮肤、巩膜黄染,皮肤瘙痒,白陶土色大便,酱油色尿,一旦合并感染,可表现右上腹痛、寒战、发热等。

2．体征　黄疸,肝大,无触痛的、肿大的、可活动的胆囊。

3．血象　无感染时,血象正常,TBIL↑,DBIL↑,CA19-9↑。

4．影像学检查

(1)B超:胆总管下段壁厚,低回声团块,中段胆管以上胆树扩张,胆囊胀大,壁厚薄均匀,主胰管不扩张。

(2)MRCP:胆总管下段呈不对称性狭窄,其以上胆管扩张,胆囊胀大,主胰管不扩张。

(3)CT:胆总管胰腺段胆管不清,其上胆管扩张,胆囊胀大,清楚显现肝门静脉、肠系膜上动脉形态。当癌累及肠系膜上静脉、肝门静脉时,可表现出血管变形,阿米巴征(＋),第7,8,14,16,17组淋巴结肿大。

5．在诊断胆总管下段癌时,以下几点值得重视

(1)老年人,胆总管下段癌常合并胆结石,特别是胆管粗大而胆石细小,活动性好,用胆石不能解释黄疸原因者,应考虑胆总管下段癌。

(2)老年人,胆总管结石,施行T形管引流后,日胆汁流量大,不能夹管,仍为白陶土色大便者,亦应考虑胆总管下段癌的可能。

6．鉴别　胆总管下段癌应与胆总管结石、胰导管癌、十二指肠乳头癌、壶腹癌鉴别(表2-7)。

表 2-7 胆总管下段癌的鉴别诊断

	胆总管下段癌	胆总管结石	胰导管癌	十二指肠乳头癌	壶腹癌
腹痛	—	√	—		—
黄疸	√	波动性	—	波动性	√
柏油便、贫血	—	—	—	√	
胆囊胀大	√	—、√			√
MRCP	√	√	—	√	√
胆总管扩张、胰管扩张	—		√	√	√
胆囊肿大	√	√		—、√	√
CT	胆总管下段不清,增强扫描后增强	结石,增强扫描无增强	胰管扩张,胆管不扩张	乳头向十二指肠腔突出	胆总管、胰管扩张
十二指肠纤维内镜	—	—	—	乳头菜花样	—

(二)根治性切除的可能性

辨别切除的可能性,可在术前,亦可在术中,关键在术前,以提高切除率,减少阴性剖腹探查率。

1. 症状　阴黄,腹水征明显,无手术探查指征。

2. 影像学资料

(1)肝转移,腹水征(+),无手术意义。

(2)肝门静脉、肠系膜血管阿米巴征(+),受累及长度>3cm,难切,或手术意义不大。

(3)第 14,16,17 组淋巴结转移,多无手术意义。

(4)此外,术前阅读影像资料时,尚应注意动脉血管的变异,常见的是肝总动脉源于肠系膜上动脉,肝右动脉源于肠系膜上动脉等,其发生率约 15%。术中应提防这些血管的变异,以免损伤肝血供。

二、治疗

根治性切除仍是目前重要的有效手段,根治性切除指胰头十二指肠切除术(Whipple 术)。

(一)手术方式

手术方式分姑息性手术和根治性切除术。

1. 姑息性手术(减黄术)　胆囊、胃吻合术;胆管空肠鲁氏 Y 形吻合术;改良胆管空肠 Braun 吻合术;改良胆囊空肠 Braun 吻合术;胆囊造口;胆总管造口;经皮肝穿刺胆道引流术(PTCD)。

2. 根治性切除术(Whipple 术)

(二)二种常用的手术

1. 改良胆管空肠 Braun 吻合术　见图 2-181。手术应该注意以下几点。

（1）桥襻空肠系膜应延长，充分松弛（图 2-182），经结肠后移入肝下间隙。

（2）胆管切口尽量靠近肝门隆突，做纵切口，空肠做横切口。

（3）胆肠吻合口之输入空肠以 7 号丝线捆扎。

（4）空肠桥襻的输入、输出襻做侧侧吻合，吻合口距胆肠吻合口 30cm。

2. 胰头十二指肠切除术　1935 年，Whipple 等首先报道给一例令特壶腹新生物分两期完成胰头十二指肠整块根治切除（图 2-183）。70 多年来，手术方式发生了巨大的变化（图 2-183），已成为治疗胆、胰、肠汇合处病变的常用且安全的手术。湖南省人民医院 1980－2012 年施行胰头十二指肠切除术 1400 多例，2008 年后每年达 200 多例。输血率 4.6%，手术后并发症仅 10%，手术死亡率 0.5%。胰头十二指肠切除目前多开腹进行，但腹腔镜胰头十二指肠切除逐步发展。

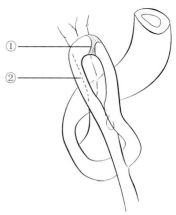

图 2-181　改良 Braun 吻合术
①吻合口输入段捆扎；② 桥襻空肠

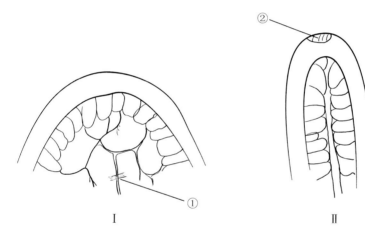

图 2-182　桥襻空肠系膜延长
Ⅰ. 延长前；Ⅱ. 延长后
①切断肠系膜血管处；② 肠吻合口

施行胰头十二指肠切除术有以下几点值得注意。

（1）手术时机：作为胆总管下段癌，均为择期手术，对于十二指肠乳头癌大出血、十二指肠乳头旁憩室大出血、外伤性胰头十二指肠破裂、十二指肠间质瘤大出血亦可急症手术。

（2）切除范围：一般包括胆囊、胆囊管以下的肝外胆管、半胃、十二指肠、胰头、空肠近段 10cm，右侧大网膜及第 7,8,9,12,13,14,16,17 组淋巴结。

胰头十二指肠切除术已广泛用于胆胰肠汇合处各种病变，其切除范围有所改变：①十二指肠乳头腺癌，肝外胆管切断部位可在胆总管上段；②早期的壶腹癌，可以保留幽门以下 2cm 十二指肠；③十二指肠乳头腺癌，可在十二指肠水平段横断；④肠系膜肝门静脉受累者，可切除置换。

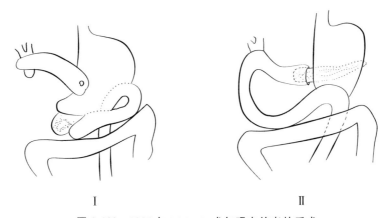

图 2-183　1935 年 Whipple 术与现在笔者的手术
Ⅰ . 1935 年 Whipple 手术；Ⅱ . 现在笔者的胰头十二指肠手术

（3）手术途径：①牵出十二指肠水平段，经右路寻找发现肠系膜上静脉最为便捷；②原则上"过三关"后，考虑进一步做胰头十二指肠手术；③ 笔者习惯脉络化肝十二指肠韧带，先断空肠、胃、胆管、胰颈，于肠系膜上动脉右侧离断胰纤维板，移去胰头十二指肠标本；④亦可先断胆管，辨清肝门静脉、肠系膜上静脉，再断胃、胰颈及空肠水平部，移除标本；⑤有些病例胰头肿块大，与肝门静脉、肠系膜上静脉粘连紧密者，亦可于肝门静脉、肠系膜上静脉的右缘连线的右侧1cm 离断胰腺，移去大块标本，而后直视下以"三套带法"（做肝门静脉、肠系膜上静脉、脾静脉套带）剥离肠系膜上静脉、肝门静脉，移去残留胰腺；⑥肠系膜上动脉优先途径，常给一些胰钩突癌或巨大胰头癌切除带来方便；⑦需做血管处理的病例占 40％左右，有效提高手术切除率。

（4）消化道重建吻合技术：笔者多用 Child 方式重建消化道。具体吻合技术如下。①胰肠吻合：胰肠吻合方法很多，笔者喜欢胰-肠之端-侧吻合，用丝线做间断缝合，胰管内放置硅胶管，经桥襻空肠戳孔引出；②胆肠吻合：胆肠做端-侧吻合，胆管内放置 T 形管引流；③胃肠吻合：多用手工缝合，有条件的病人亦可用吻合器进行。

（5）术后：①配合使用生长抑素；②术后主要并发症为胰漏、胰残端出血、创伤性胰腺炎、应激性胃肠炎，多能非手术治疗而愈；③预后较前明显提高，5 年存活率达 34％。

典型病例

病例 1：胆总管下段癌，累及肝门静脉起始处右后侧，做胰头十二指肠切除术

患者，男，68 岁。

眼黄、尿黄 10d，无腹痛、寒战、发热。

无"糖尿病""胰腺炎"及"胆石病"史。

T 36.5℃，P 60 次/分，R 20 次/分，BP 19.3/9.3kPa(145/70mmHg)。

神清合作，皮肤、巩膜重度黄染（阴黄）。心律齐，无杂音。双肺呼吸音清。腹平，浅静脉不曲张，腹壁软。肝、胆及脾未扪及。Murphy 征（－）。剑突右下方无压痛，右肝浊音界不大，叩击右肝区无腹痛。腹水征（－）。双下肢无水肿。

WBC 8.45×10⁹/L，N 0.66，PLT 185×10⁹/L，TBIL 388.5 μmol/L，DBIL 316.5 μmol/

L，TP 60g/L，ALB 34.3g/L，AST 91.4U/L，ALT 90U/L，PA 222mg/L，CHE 4465U/L，CA19-9 169.5U/ml。

CT(2012 年 1 月 30 日)：肝胆胰平扫、增强未见明显异常。

MRCP(2012 年 2 月 2 日，湖南省人民医院)：胆总管下段缺如，其以上胆树扩张，未见胆石(图 2-184)。胰管不扩张。胆囊未见显影。

【入院诊断】　胆总管下段癌。

【拟施手术】　胰头十二指肠切除术。

【手术过程】

1. 入院第 2 天，对其诊断，笔者了解病史、体格检查、复习生化资料、阅读当地医院 CT 片及我院 MRCP 片。

CT 平扫：肝轮廓清，表面光整，肝叶比例无明显失衡。肝内及肝总管扩张，胆总管上段内径约 1.5cm，胰腺段胆管未见显影。十二指肠乳头较大，约 1cm×0.5cm。胰管不扩张(图 2-185)。

增强扫描(动脉期)：显示十二指肠乳头密度增强(图 2-186)。

增强扫描(静脉期)：显示十二指肠乳头密度增强(图 2-187)。

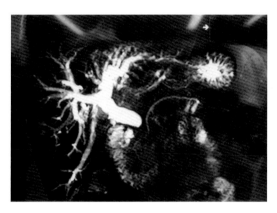

图 2-184　MRCP：胆总管下段缺如

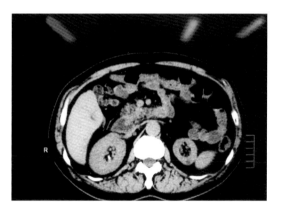

图 2-185　CT：十二指肠乳头增大

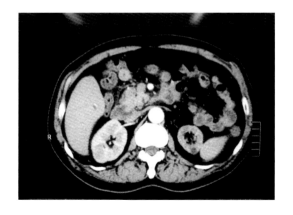

图 2-186　CT：十二指肠乳头密度增强

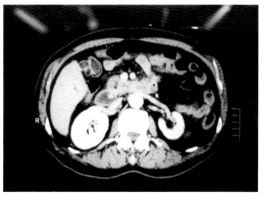

图 2-187　CT：十二指肠乳头密度增强

据上,结合 MRCP,CA19-9↑及无痛性进行性加深黄疸,诊断为胆总管下段癌累及十二指肠乳头。

2. 完善术前各项准备,择期,右中上腹经腹直肌切口,入腹探查。

(1)无腹水,大网膜上无鱼肉样结节。

(2)肝色泽棕红,表面光整,无鱼肉样结节,质地软,无结石感、结节感。

(3)胆总管外径约 1.5cm,壁稍厚。胆囊不大,约 3cm×4cm,壁厚,无胆石。

(4)十二指肠乳头约 1.5cm×0.7cm,质硬。与乳头相连处胰头质硬,呈索状。胰钩突上部质地硬如石。

(5)腹腔动脉干周可扪及较大淋巴结,质地软。

3. 游离胰头十二指肠,显露腔静脉、腹主动脉,右路显现肠系膜上静脉,顺利沟通胰头沟。

4. 断空肠、胃,剥离胆囊,断肝总管,胆汁为无色水样。结扎、切断胃十二指肠动脉,显现门静脉。脉络化腹腔动脉干、肝动脉及肝门静脉。

5. 切断胰颈,胰管内径约 0.2cm,位胰颈中上 1/3 处的后方。

6. 剥离肝门静脉、肠系膜上静脉右后方,辨清肠系膜上动脉,钳夹、切断胰纤维板。首先大部分切除胰头、十二指肠标本。

7. "三套带"切开肠系膜上动脉鞘,于其右侧钳夹、切除残存钩突(图 2-188)肝门静脉起始处右后侧颜色发白,局部壁稍厚,与周围致密纤维性粘连。贴紧肝门静脉壁予以分离。于腹腔动脉干右侧,钳夹、切除纤维结缔组织,脉络化肠系膜上动脉右半侧。

8. 按序做胰肠、胆肠及胃肠吻合,先后分别做胰管、胆管外引流。

9. 清点器械、敷料无误,逐层关腹,送 ICU。手术历时 5h,失血量约 200ml。

解剖标本,示胆总管下段癌(图 2-189)。

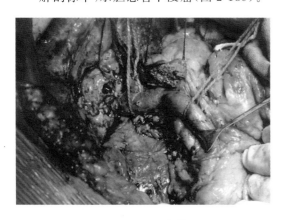 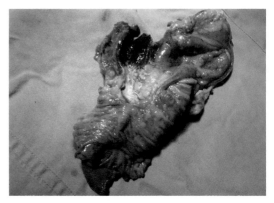

图 2-188　三套带　　　　　　　　　　　图 2-189　标本

【术后诊断】　胆总管下段癌。

【实施手术】　Whipple 术、Child 重建。

【术　后】　病理切片:胆总管下段癌。

无胆漏、胰漏、出血等并发症,恢复平顺。

【点　评】

1. 失误　这个病例的最大失误在于原医院诊断失误,其次为取右腹直肌切口,影响手术操作。

2. 纠误　同样是当地医院的 CT 片子,笔者等很清楚地看到十二指肠乳头肥大,据情综合分析确定为胆总管下段癌。胰头十二指肠切除是本例的理想选择。

3. 外科手术技术要点

(1)本例患者较肥胖,笔者认为如果采取右上腹反 L 形切口或倒 T 字形切口,显露应该好多了。

(2)本例最难的地方在于肝门静脉起始处后方的剥离。笔者注意到以下几点:①先"化整为零",于肠系膜上动脉右侧钳夹、切断,快速移去大部分胰头十二指肠标本;②切开肠系膜上动脉的鞘,于肠系膜上动脉右侧钳夹、切除肠系膜上动脉后方的钩突及纤维板组织;③做好"三套带",紧贴肝门静脉锐性分离,游离肝门静脉,移除腹腔动脉干右侧淋巴结及纤维结缔组织。

病例 2:胆总管中下段癌,肝总动脉源于肠系膜上动脉,施胰头十二指肠切除术

患者,男,69 岁。

右上腹痛 15d,伴黄疸 7d,未解白陶土色大便。

曾在某乡镇医院诊为"胆囊结石、胆总管结石"。

T 36.2℃,P 70 次/分,R 20 次/分,BP 14.7/9.3kPa(110/70mmHg)。

皮肤、巩膜轻度黄染。心、肺无明显异常。腹平,浅静脉不曲张。腹壁软,肝、胆囊及脾未扪及,Murphy 征(一)。肝浊音界正常范围,胃振水音存在,腹水征(一)。双腰背部无抬举痛,脊柱、四肢无异常。

WBC 5.58×10^9/L,N 0.55,PLT 147×10^9/L,TBIL 143.7 μmol/L,DBIL 113.3 μmol/L,TP 72.6g/L,ALB 41.9g/L,ALT 206.7U/L,AST 296.3U/L,BUN 5.7mmol/L,AMY 107.3U/L,CA19-9 <2.00kU/L,CA 242 <1.00kU/L。

B 超:胆总管下段等回声光团,性质待查,胆囊结石。

CT 报告:胆囊结石,肝内外胆管扩张,梗阻平面于胰头上方,原因待查。

【入院诊断】　胆总管下段梗阻,原因待查:癌?

【拟施手术】　胰头十二指肠切除术。

【手术过程】

1. 完善相关术前准备,择期。手术全身麻醉,右上腹反 L 形切口入腹。无腹水。肝色泽深棕色,表面光整,形态、比例无明显失调,质地中等硬度。胆囊稍大,约 7cm×3cm,张力较大。胆总管上段外径约 1.6cm。胰头扪及肿块约 3cm×4cm×3cm,质地硬,活动性好。十二指肠球部肥大,十二指肠降部狭小,乳头处较硬,但扪及胰头、胰体尾部软。未见腹腔动脉干、肝总动脉、脾动脉源于肠系膜上动脉。主管医生对诊断及治疗感到不踏实,请笔者会诊。

平扫:肝轮廓清,表面光整,形态、比例无失衡。胆总管上段以上肝内外胆管明显扩张,左右肝管低位肝外汇合,胆总管中段以下未见。胆囊稍大,可见胆石。胰管约 0.4cm(图 2-190)。

增强扫描(动脉期):未见腹腔动脉干,肝固有动脉经胰头后方、胆管右侧入肝(图 2-191)。

增强扫描,静脉期:肝门静脉、肠系膜上静脉圆润,肿块位于肝门静脉、肠系膜上静脉后方,其间无脂肪间隙(图 2-192)。冠状面胆总管中段、下段见肿块影,其上胆管扩张。胆囊胀大,其内可见高密度胆石。

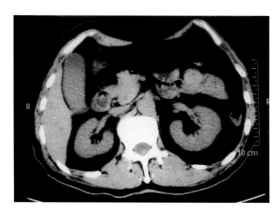

图 2-190　CT:胆囊大

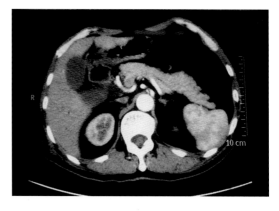

图 2-191　CT:门静脉圆润

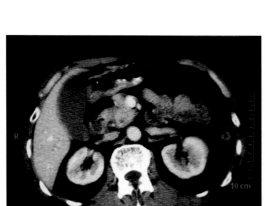

图 2-192　CT:肿块位于门静脉后方

2. 据上,笔者意见如下。

(1)诊断:胆总管中下段癌(合并肝动脉系变异)、肝门静脉转移(肝总动脉源于肠系膜上动脉,行经胆总管右侧,脾动脉源于肠系膜上动脉)。

(2)处理:施行胰头十二指肠切除及肝门静脉切除、人造血管置换。手术可以进行,病人也能承受这一手术。

3. 原主管医生施行以下手术。

(1)游离十二指肠胰头,显露肠系膜上静脉,顺利通过胰头沟。

(2)骨骼化肝总动脉、肝右、肝左动脉、肝门静脉。清除腔静脉、左肾静脉、腹主动脉及膈动脉旁淋巴结。

(3)游离空肠近段 15cm,结扎、切断胃十二指肠动脉,断胃,剥离胆囊。见胆管开口于右肝管,左右肝管低位肝外汇合,横断左、右肝管,向下剥离平胰头上方。"四边法"切断胰颈,胰管内径 0.4cm,全程显现肝门静脉、肠系膜上静脉外科干。肝门静脉壁色白、质硬。

4. 笔者完成以下手术。

(1)剥离肠系膜上静脉外科干及肝门静脉,见肠系膜上静脉、肝门静脉与胰致密粘连,面积约 2cm×0.6cm。先套带,向左前方牵开,显露肠系膜上动脉。

(2)切开肠系膜上动脉鞘,清楚显现肠系膜上动脉右侧,并确定肝总动脉源于肠系膜上动脉根部右侧,脾动脉源于肠系膜上动脉左侧。

(3)横断空肠起始部,于肠系膜上动脉右侧缘钳夹、切断胰纤维板,至胰系膜上动脉根部,整块移除胰头十二指肠及淋巴结标本。术野清楚显示腔静脉、右肾静脉、腹主动脉、右膈动脉、肠系膜上动脉、肝总动脉及肝门静脉、肠系膜上静脉等(图 2-193)。

标本显示胆总管中下段肿瘤、十二指肠球部肥大、十二指肠降部狭窄(图 2-194)。

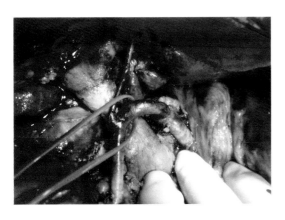

图 2-193　术野显示肝总动脉

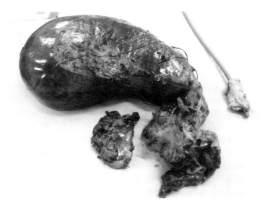

图 2-194　标本

（4）切取右侧大隐静脉长约 15cm，拼合组成"人造肝门静脉"，长约 5cm，直径 1cm（图 2-195）。

（5）做肝门静脉置换：①做肝门静脉近端与人造肝门静脉吻合；②做人造血管与肝门静脉远端吻合（图 2-196）；③放开肝门静脉钳，肝门静脉充盈满意，血流通畅，无血栓形成（图 2-197）。

左右肝管拼合，提空肠做胰肠端侧吻合、胆肠吻合及胃空肠吻合，胆总管内放置 T 形管。

5. 关腹。清点器械、敷料无误，逐层关腹。

手术历时 7h，失血量约 150ml。

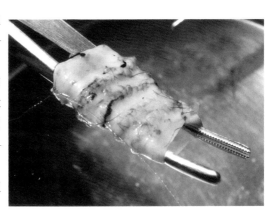

图 2-195　人造血管

【术后诊断】　胆总管中下段癌（肝总动脉源于肠系膜上动脉）、并肝门静脉转移。

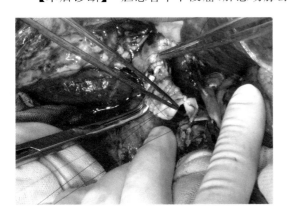

图 2-196　人造血管的静脉吻合

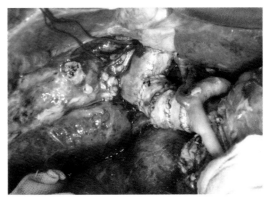

图 2-197　人造血管充盈

【实施手术】　胰头十二指肠切除、节段性肝门静脉切除、"人造血管"置换术。

【术　　后】　无胆漏、胰漏、胃肠吻合口漏及消化道出血，恢复平顺。

【点　评】

1. **失误**　本例诊疗过程中的主要失误在于术前不能准确地诊断为胆总管中下段癌(肝动脉变异)、肝门静脉转移。

2. **纠误**

(1)经过术前的病史、影像学资料及术中所见,确定为胆总管中下段癌。

(2)术前 CT 片提示有肝动脉的变异可能,经过术中的探查,确定肝总动脉、脾动脉源于肠系膜上动脉。

(3)根据术前影像及术中所见,确定胆管癌肝门静脉转移。

3. **外科手术技术要点**

(1)肠系膜上动脉的显露。本例肠系膜上动脉的显露对本手术的成功至关重要。

①仔细、耐心地游离、显现肠系膜上静脉。分离胰肿瘤与肠系膜上静脉的粘连,以锐性切削,配合分离钳分离为妥,保护好肠系膜上静脉。

②利用套线牵开肠系膜上静脉,显现肠系膜上动脉。

③切开肠系膜上动脉的血管鞘,于其右侧直视下离断胰腺纤维板。

④"顺藤摸瓜",顺肠系膜上动脉向上游离、显露肠系膜上动脉起始、肝胆总管及脾动脉,同时清除淋巴结,使共骨骼化。

(2)肝门静脉置换:①人造血管制备:取右小腿大隐静脉,注意结扎细小汇入点,以免移植后漏血;取直径 1cm 玻璃试管,将切取的大隐静脉螺旋样包裹试管;以 5-0 Prolene 线连续、外翻缝合静脉边缘,确保血管内膜光整;人造血管浸泡肝素盐水,备用。②肝门静脉与人造血管吻合。先吻合肝门静脉近端,再吻合远端;"二点法"吻合;吻合线用 5-0 Prolene 线。

(3)拼合左右肝管断端,组成肝胆管盆。

第九节　胆　　瘘

胆囊或胆管与空腔器官、皮肤形成的病理通道,称为胆瘘,是肝胆外科常见的疾病之一,处理有时十分棘手。湖南省人民医院肝胆科 1990－2012 年收治各种胆瘘 600 多例,占肝胆外科手术的 1%。

胆瘘的原因分自发性和医源性两种。自发性胆瘘如胆囊坏死、穿孔,形成胆囊结肠瘘;医源性胆瘘如 T 形管放置不当致胆总管十二指肠瘘。

胆瘘形式多种多样,分胆囊瘘和胆管瘘两类,临床常见的为胆总管十二指肠瘘、胆囊结肠瘘。胆囊瘘包括胆囊结石瘘、胆囊小肠瘘、胆囊胃瘘、胆囊胆管瘘(Mirizzi 综合征Ⅱ型)、胆囊皮肤瘘。胆管瘘包括胆总管十二指肠瘘、支气管胆瘘、胆管胸膜瘘、胆管胃瘘、胆管心包瘘、胆管肾盂瘘、胆管皮肤瘘、胆囊管肝总管瘘(Mirizzi 综合征Ⅱ型)。

一、诊断

(一)病史

胆囊或胆管炎症、梗阻的病史,或肝、胆囊胆道手术史。

(二)症状

由于胆瘘的原因、涉及器官多,致胆瘘症状多种多样。腹痛,发热,以及与胆囊或胆管瘘的器官有关的症状,胆总管十二指肠瘘常表现为反流性胆管炎、支气管胆瘘表现为咳黄色苦味胆汁痰、胆管肾盂瘘表现为小便里夹带蛔虫、胆道皮肤瘘表现为皮肤瘘口流出胆汁等。

(三)体征

胆囊结肠瘘表现右上腹扪及肿大胆囊、局部压痛、叩击右肝区右上腹痛,支气管胆瘘可表现为端坐呼吸。

(四)影像学检查

1. CT　胆管扩张、积气,或胆囊积气,或胆囊结石、胆囊壁增厚,支气管胆瘘可表现为肺纹增粗。

2. 钡剂　钡剂分流入胆树,是胆总管十二指肠瘘的特点。

3. 十二指肠镜检　见十二指肠瘘口溢胆汁或出血。

4. 经腹壁瘘口胆道造影　示瘘管与胆管相连通。

5. 经 T 形管胆道造影　示造影剂分流入胃或十二指肠等。

二、外科治疗

外科治疗总的原则是去除病因,解除胆道梗阻,采取相应的适当方法。胆囊结肠瘘:胆囊切除、结肠瘘修补;胆总管十二指肠瘘:横断胆管,肝胆管盆式鲁氏 Y 形吻合术;支气管胆瘘:解除胆道梗阻,切除病肝;胆管皮肤瘘:解除胆管狭窄,切除病肝,通畅引流……

典型病例

病例 1:结石性胆囊炎、胆囊胃瘘,误诊 8 个月

患者,男,60 岁。

胸闷、气促 8 个月,伴心悸、呕吐 2 个月,否认畏寒、发热及黄疸。曾多次就诊于某医院,诊为"冠心病""快速心房颤动伴室内差异性传导""T 波倒置"等,对症治疗,效果不佳。近 2 个月伴以心悸、呕吐,呕吐物为当日进食之物,量不多。以"扩张型心肌病""心房颤动""冠心病""缺血性心脏病""心功能Ⅲ级"住入我院心内科,CT 检查诊为"胆囊结石并胆囊癌",而转住肝胆外科。病程中大小便正常。

T 36.8℃,P 84 次/分,R 26 次/分,BP 17.3/11.7kPa(130/88mmHg)。

皮肤、巩膜无黄染。心律齐,双肺呼吸音清,未闻及啰音。腹平,浅静脉不曲张,肝、脾未扪及,胆囊不大,Murphy 征(+),剑突右下方压痛。胃无振水音。肝浊音界不大,叩击右肝区示右上腹痛。双腰背无抬举痛。腹水征(-)。

WBC 4.84×10⁹/L,N 0.76,PLT 129×10⁹/L,TBIL 10.6 μmol/L,DBIL 7.3 μmol/L,TP 53.8g/L,ALB 29.9g/L,PA 158.7mg/L,CHE 4446U/L。

心电图:心房颤动伴室内差异性传导,T 波低平,ST 段下移。

钡剂:胃十二指肠未见异常。

CT:胆囊结石、胆囊癌、肝囊肿、胃肿瘤、右肾结石、囊肿。

【入院诊断】　结石性胆囊炎、胆囊癌、扩张型心脏病、心房颤动、心功能Ⅲ级、冠心病、缺血性心脏病、肝囊肿、右肾结石、囊肿。

【拟施手术】 胆囊癌根治术。

【手术过程】 完善术前准备,择期,全身麻醉,右上腹反L形切口入腹。

1. 肝色泽棕红,表面光整,形态、比例无明显失调,肝质地中等,无结石感。胆囊约5cm×3cm,大部分藏于肝内,胆囊壁质地坚硬如石,胆囊底与胃紧密粘连。胃窦大弯侧壁厚约2cm,幽门环不清,胃腔不大,无明显梗阻征象。

2. 分离胆囊与胃、十二指肠球部致密粘连,似见胃壁一"瘘管",但未见与胃相通。纵行切开胆囊,取出其内胆石,清除脓液,切断胆囊管,切除胆囊。

3. 经胆囊管插入胆道镜,未见胆管内结石,胆总管远端通畅。术者觉得进一步处理困难,请笔者洗手上台。

4. 笔者完成以下手术。

(1)经胃窦大弯侧瘘管插入3号胆道扩张器,能进入胃,确定胃瘘管存在。

(2)胃窦前壁切开,伸入手指,通过幽门环,经瘘管插入3号胆道扩张器入胃,确定为胆囊胃瘘,而不是胆囊十二指肠瘘。

(3)做胃瘘口修补,经胃窦切口放入12号T形管,关闭胃切口。

(4)经胆囊管残端插入直角弯钳达胆总管,胆总管右侧壁戳孔,放置12号T形管,直臂经胆总管戳孔引出,缝闭胆囊管残端,测试无胆漏、出血。

(5)切取肝圆韧带,粘贴胆囊窝。

5. 放置腹腔引流管,T形管直臂经右侧腹壁引出。清点器械、敷料无误,逐层关腹。

6. 术中胆囊、胃壁快速切片,报告为"胆囊炎",胃壁为"炎症",未见癌细胞。

【术后诊断】 结石性慢性胆囊炎、胆囊积脓,并:胆囊胃瘘、心房颤动,合并:冠心病、心功能Ⅲ级,肝囊肿、右肾结石、囊肿。

【实施手术】 胆囊切除、胃修补、胆总管T形管引流术。

【术　后】 术后无胆漏、胃漏、幽门梗阻、腹腔脓肿等并发症,原胸闷、气促、心悸症状消失。

【点　评】

1. 失误

(1)曾一度诊为"胆囊癌"。

(2)病后一直因心脏病住入心血管内科,而且长达8个月。

2. 纠误

(1)这个病例是结石性胆囊炎、胆囊胃瘘。

①术后追询病史,符合胆囊炎,右上腹体征支持胆囊炎。胆道急性炎性疾病常并发心律失常。

②术前CT片,胆囊壁均匀增厚,无胆囊癌的特点。

③术中宏观所见,肝色泽正常,无癌性结节,胆囊壁均匀增厚,无癌性的特点,病检为炎症。

④胆囊胃瘘经过术中直视检查确定。

(2)切除胆囊、胆总管造瘘、胃瘘修补是正确的选择。

3. 外科手术技术要点

(1)经胆囊管残端放置T形管。

①扩张胆囊管达5号胆道扩张器大小。

②经胆囊管残端插入3号胆道扩张器达胆总管,以此为引导做胆总管右侧壁戳孔,引入4

号丝线。

③以丝线引 T 形管直臂入胆总管,经戳孔引出。

④修剪 T 形管横臂成蝶状,经 T 形管直臂牵拉,放入胆总管内,仔细扣触、测试 T 形管横臂无折叠、扭曲、T 形管通畅。

(2)胆囊窝腹膜化:本例胆囊窝深在,壁僵硬,如不妥善处理必将致胆囊窝积脓。本例处理上注意了以下几点:①切取肝镰状韧带、肝圆韧带;②借助医用创面封闭胶将肝镰状韧带粘贴、覆盖于胆囊窝。

病例 2:一例巨大胆总管十二指肠瘘引起的思考

患者,女,55 岁。

反复右上腹痛 8 年,伴以间歇寒战、发热、黄疸 5 个月。

2003 年,在某市医院诊为"胆囊结石",做"开腹胆囊切除术"。

2011 年 3 月,因夏科三联征住某市另一医院诊为"肝内胆管结石、胆管炎",急症施"胆总管探查、T 形管引流术"。

病程中未解过白陶土色及柏油样大便。

T 36.2℃,P 65 次/分,R 18 次/分,BP 13.3/8kPa(100/60mmHg)。

皮肤、巩膜无黄染。心、肺无明显异常。腹平,陈旧性右肋缘下切口,T 形管经切口引出,瘘口肉芽外翻,周围分泌物恶臭。腹壁软,肝、脾未扪及,剑突右下方压痛。右肝区浊音界位于锁骨中线上第 6 肋间,叩击右肝区示心窝部疼痛。无胃振水音,腹水征(一)。

经 T 形管引流液墨绿色,含絮状物,恶臭。

WBC 2.78×10^9/L,N 0.60,PLT 56×10^9/L,TP 58.4g/L,ALB 33g/L,TBIL 18.4 μmol/L,DBIL 9.2 μmol/L,PA 151.5mg/L,CHE 4163U/L,CA19-9 14.5U/ml。

经 T 形管胆道造影,造影剂入十二指肠,胆道不显影(图 2-198)。

CT:肝轮廓清,表面光整,左肝肥大、右肝萎缩。左肝内胆管扩张,积大量胆石、气体,"狗尾征"(一)、"日晕征"(一)。肝外胆管不清,胆囊未见显影(图 2-199)。脾大 8 个肋单元。

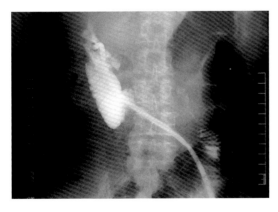

图 2-198　经 T 管胆道造影,造影剂入十二指肠

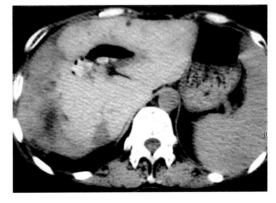

图 2-199　CT:胆管积气

【入院诊断】 肝胆管结石,胆总管 T 形管引流术后

S:S₄,S₂,S₃;St:LHD;A:/;C:胆汁性肝硬化、肝门静脉高压症;胆总管十二指肠瘘、反流性胆管炎;并:AOSC;厌氧菌感染。

【拟施手术】 胆肠鲁氏 Y 形吻合术。

【手术过程】

1. 入院后经抗生素、输液、高压氧舱治疗 12d,择期,右肋缘下切口入腹。

2. 探查无腹水,腹内广泛致密粘连。左肝肥大、右肝萎缩,肝色泽棕红,质地中等。十二指肠球部与一级肝门致密粘连,胆总管与十二指肠内瘘,瘘口直径约 3cm。肝总管狭窄,内径约 0.3cm。左肝管口狭窄,左肝内胆管大量结石。胆总管远端"闭塞"不通。胆囊管外径约 1cm,长 3cm。结肠肝曲、空肠间形成脓肿,约 1cm×1cm×1cm,无肠瘘。

3. 离断肝周粘连十分困难,术者请笔者急洗手上台。

(1)笔者洗手上台,分开十二指肠与胆总管瘘口(图 2-200)。

(2)修补十二指肠瘘口(图 2-201)。

(3)"四边法"切开肝总管前壁,左肝管被"肝方叶"覆盖,切除肝方叶,沿肝圆韧带途径切开左肝管,组成肝胆管盆,内径约 2cm(图 2-202)。直视下清除左肝内各胆管结石,胆色素性,量约 15g。

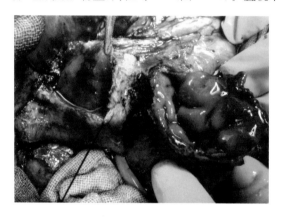

图 2-200 胆总管十二指肠瘘口

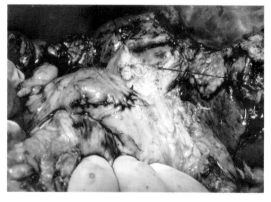

图 2-201 修补十二指肠肠瘘

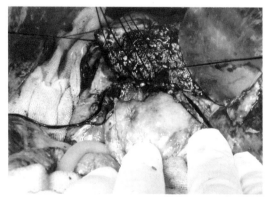

图 2-202 肝胆管盆

(4)清创结肠肝曲与空肠间脓肿,脓液量约 10ml,以聚维酮碘液、生理盐水清洁脓腔。无肠瘘。

(5)切除残留胆囊管。

4. 提取桥襻空肠约 35cm,结肠后做肝胆管盆式鲁氏 Y 形吻合术。

【术后诊断】 医源性近段胆管损伤Ⅵ型;并:肝胆管结石,胆总管探查术后;S:S₂,S₃,S₄,S₁,S₉;St:HCD,RHD;A:/;C:胆汁性肝硬化,肝门静脉高压症;胆总管十二指肠瘘;并:反流性胆管结石;高位 AOSC;厌氧菌感染、残株胆

囊管炎。

【实施手术】　十二指肠瘘修补、残株胆囊管切除、肝方叶切除、肝胆管盆式鲁氏 Y 形吻合术、肠曲间脓肿(结肠与空肠、大网膜)清创。

【术　后】　恢复平顺,无消化道出血、胆漏、胆汁性腹膜炎、厌氧菌败血症等并发症。

【点　评】

1. 失误

(1)首先对诊断置疑

①2003 年确因胆囊结石施胆囊切除,对此无疑。问题是术后多年,变成"肝胆管结石"施行"胆总管探查、T 形管引流",致使怀疑第一次手术致近段胆管损伤Ⅵ型。理由在于:第一次胆囊切除术后,反复腹痛、寒战、发热、黄疸;第 2 次手术因 AOSC 急症做胆总管探查,采用 20号 T 形管,T 形管直臂经胆总管前壁引出;本次术前及术中见到右肝萎缩、左肝肥大,提示胆道损伤合并右肝血管损伤的可能。

②第二次手术不是胆总管十二指肠吻合,而是 T 形管致胆总管十二指肠瘘。理由在于:十二指肠瘘口在十二指肠球部的前壁,而胆总管十二指肠吻合多做在十二指肠球部的后壁;拆开胆总管十二指肠瘘口未见缝线,而肠曲间的脓肿内却见到 4 号丝线结,说明 T 形管致瘘的可能性存在;第二次手术记录明明写的是"胆总管 T 形管引流";前后两次手术胆囊管仍在,而且腹腔脓肿存在,说明当时术者工作不严谨,技术不成熟;第二次手术是在 AOSC 的急症情况下所为,应该以施胆总管 T 形管引流的可能性大;T 形管直臂在胆总管十二指肠瘘口里。

(2)即算是第二次做 T 形管引流或是胆总管十二指肠吻合,也是错误的。

(3)本次手术方式术前考虑欠周到,没有注意腹腔脓肿、残留胆囊管炎。

2. 纠误

(1)通过详细分析病史及本次手术探查,逐渐明确诊断。

(2)十二指肠瘘修补、肝胆管盆式鲁氏 Y 形吻合术、腹腔脓肿清除是理想的选择。

3. 外科手术技术要点

(1)拆开胆总管十二指肠瘘口,直视下辨清肠黏膜与胆管黏膜分界线,此即为胆肠瘘口,以电刀予以拆除。

(2)组成肝胆管盆:①纵行切开肝总管前壁;②切除肝方叶;③沿肝圆韧带途径切开左肝管口及左肝管。

病例 3:胆总管十二指肠瘘的不当处理

患者,男,59 岁。

胆道术后腹痛、发热 8d。

8d 前诊为"胆总管结石、胆总管十二指肠瘘",在某医院施"开腹胆囊切除、十二指肠瘘口切除修补、胆总管 T 形管引流"。

术后即觉腹部剧烈疼痛伴以发热,第 3 天切口流脓,诊为"切口感染",给予抗生素,效果不佳。第 5 天诊为"十二指肠漏、腹膜炎、腹壁脓肿",而再次剖腹,证实为"十二指肠漏",予以"修补、胃造口、腹壁脓肿引流",术后切口流出胆汁,并大量气泡逸出,持续高热(40.3℃)。第一次术后第 8 天转来我院。

术后小便量少,深黄色,有过肛门排气。

既往无"十二指肠溃疡"病史。

T 39.7℃,P 114 次/分,R 26 次/分,BP 17.6/9.1kPa(132/68mmHg)。

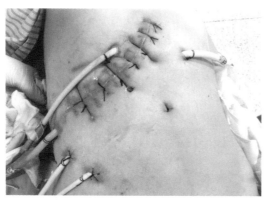

图 2-203 切口

神清合作,皮肤、巩膜轻度黄染,皮肤弹性差,浅静脉萎陷,唇焦舌燥。心律齐。右肺背部呼吸音弱,少许啰音。腹稍胀,右肋缘下切口(图 2-203),切口溢出胆汁、气泡,5 根乳胶引流管分布于右侧腹部及左上腹,右侧腹壁明显肿胀,全腹壁较紧张,压痛、反跳痛以右上腹为显,稍压右上腹大量气液溢出。肝、脾扪诊欠清,右肝浊音界于锁骨中线上第 6 肋间,右肝区明显叩击痛。腹部移动性浊音存在。右腰背部抬举痛明显,脊柱、四肢无明显异常。

WBC 15.92 × 10⁹/L,N 0.83,PLT 364 × 10⁹/L,Hb 104g/L,TBIL 42.3 μmol/L,DBIL 32.3 μmol/L,TP 54.3g/L,ALB 23.3g/L,PA 109.5mg/L,CHE 1250U/L,B-AMY 54.7U/L,BS 5.7mmol/L,BUN 4.15mmol/L。

MRCP(2012 年 6 月 5 日,某医院,术前):示肝内外胆管明显扩张,胆总管内径约 1.8cm,胆总管末端一结石影直径约 1.5cm(图 2-204)。

CT(2012 年 6 月 14 日,某医院,第二次术后):显示一导管入胃,膈下气体存在。胆总管见导管,胆管内积气。肝周液体积聚。右侧腹壁肿胀,液体积聚(图 2-205)。

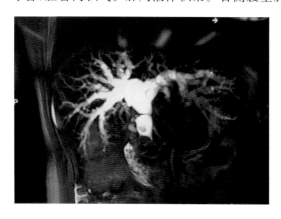

图 2-204 MRCP:胆管末端结石

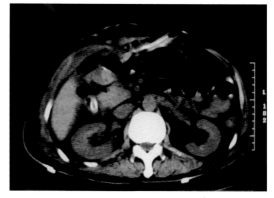

图 2-205 CT:右侧腹壁肿胀

【入院诊断】 十二指肠瘘修补后漏、腹壁脓肿,弥漫性腹膜炎。

【拟施手术】 非手术治疗。

【手术过程】

1. 患者入院后给予输液、切口内加置引流管负压吸引等处理 8h 后,症状无改善,请笔者急会诊。

2. 笔者看法如下。

(1) 诊断问题：胆总管结石、胆总管十二指肠瘘、十二指肠瘘口切除、胃造口、胆总管 T 形管引流术后；并：十二指肠漏、右侧腹壁脓肿、再次十二指肠漏修补；并：十二指肠漏、胆总管漏、弥漫性腹膜炎、败血症、低蛋白血症、右侧腹壁脓肿。

(2) 治疗：立即手术。

手术方式：胃隔离，胃空肠吻合。

十二指肠造口、胆总管再置 T 形管、腹壁脓肿清创、引流。

(3) 跟家属沟通，强调手术的被迫性、危险性、困难性。

3. 笔者会诊后，急症、全身麻醉，原右肋缘下切口延长入腹。

(1) 腹膜腔气体逸出，积胆汁、十二指肠液约 1000ml。右侧腹壁脓肿，脓液量约 200ml，大量坏死组织，原引流管被坏死组织堵塞，脓腔与切口相连通。

胃前壁、十二指肠浆膜明显糜烂、腐蚀、充血、水肿，十二指肠漏口直径约 3cm，胆总管裂开，T 形管脱出，胃造口洞开，漏口约 2cm（图 2-206）。

挽出小肠，以 10％浓度聚维酮碘液、生理盐水 12 000ml 冲洗清洁腹膜腔及腹壁脓腔，术者觉进一步处理困难，请笔者洗手上台。

(2) 笔者完成以下手术：①钳夹、切断、结扎胃结肠韧带，游离胃大弯，敞开小网膜囊，见胃后壁浆膜正常；②辨清幽门环，距幽门环 1cm 以 7 号丝线 U 形交锁缝闭胃，完成胃隔断；③距屈氏韧带 15cm 做胃空肠吻合，做胃后壁大弯侧戳孔（图 2-207），放置 12 号 T 形管，做胃造口，并缝闭胃前壁漏口；④选择十二指肠球部前壁稍正常处戳孔 0.2cm，放置 12 号 T 形管，直视下以 7 号丝线做十二指肠漏修补；⑤拔除原 20 号 T 形管，于肝总管右侧壁戳孔（图 2-208），引出 12 号 T 形管直臂，间断、全层缝闭胆管漏口，测试无胆漏；⑥大网膜粘贴、覆盖胆总管、十二指肠及胃修补处。

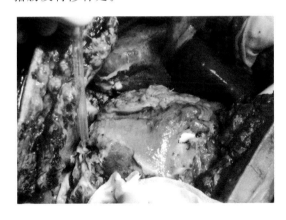

图 2-206　胃漏口

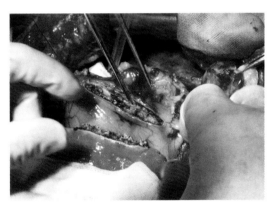

图 2-207　胃空肠吻合

(3) 于右侧腹壁脓腔放置乳胶管 2 根，另戳孔低位引出。

(4) 放置右膈下、右肝下及盆腔乳胶管引流。

(5) 清点器械、敷料无误，全层减张，关闭腹腔。

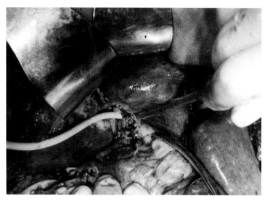

图 2-208　T 管

手术历时 3h,失血量约 50ml,送 ICU。

【术后诊断】　胆总管结石、胆总管十二指肠瘘;十二指肠瘘口切除、胃造口、胆总管 T 形管引流术后;并:十二指肠漏;胃漏、弥漫性腹膜炎(非典型)、右侧腹壁脓肿、败血症、低蛋白血症、失水、酸中毒。

【实施手术】　胃隔离、胃空肠吻合、胃漏口修补、大网膜粘贴;十二指肠造瘘、十二指肠漏口修补、大网膜粘贴;胆总管 T 形管引流、大网膜粘贴;右侧腹壁脓肿引流;腹膜腔清创、引流。

【术　后】　术后第 7 天,右膈下、脾周积液,予以置管引流,引流液淡黄色,量约1200ml。第 3 天后无液体引出,予以拔除。

术后配合使用胸腺素、生长激素、血浆、白蛋白、TPN 等处理,未出现术后疲劳综合征,无胆漏、十二指肠漏及胃肠吻合口漏。第 14 天开始进食,恢复平顺,术后 25d 出院。

嘱:3～5 个月后再来院施再次手术。

【点　评】

1. 失误

(1)首次手术的失误:①胆总管十二指肠瘘做十二指肠瘘口切除,实践证明术式错误;②既做了十二指肠瘘口切除,不做十二指肠造口,实践证明错了;③胆总管造口并发漏,说明技术失误;④胃造口并发胃造口口漏,说明造口的技术不当;⑤腹腔引流管侧孔置于腹壁,致腹壁巨大脓肿。

(2)首次术后病人觉右侧腹部剧痛,主管医生认为术后切口痛,属自然过程,致术后第 5 天切口流胆汁才再次剖腹。

(3)再次手术的失误:①再做十二指肠漏口修补,不做十二指肠造口,不做胃隔离,必定失败;②腹腔引流管原位不动,侧孔仍在腹壁脓肿里。

(4)首次、再次术后不及时、正确处理腹膜炎原因,而是靠抗生素控制,不注意水电解质失衡的纠正,不注意营养治疗,以致水电解质、酸碱失衡,低蛋白血症,非典型性腹膜炎。

(5)来我院后"继续非手术治疗",试图"从漏口插管负压吸引治愈"。

2. 纠误

(1)胆总管结石并胆总管十二指肠瘘,一般的处理方式是横断胆总管,做胆总管空肠鲁氏 Y 形吻合术,不分离瘘管,更不做十二指肠瘘口切除。只有少数瘘管较小的十二指肠球部瘘才能做瘘管离断。

(2)本次手术选择的方式是救命之举。其理由在于:①本例做胃隔离是治疗十二指肠巨大漏口的重要手段;②胃空肠吻合保障早日进食,为康复创造了基础;③十二指肠修补同时做十二指肠造口,是减少再漏的必需手段;④胆总管重做 T 形管引流,是治疗胆总管裂开的必需手段。

(3)本次手术时间是恰当的:①这次手术是被迫在第二次手术的第 3 天,即转入我院 8h 后施行的。②3 个漏,即胆漏、十二指肠漏、胃漏同时存在,已造成组织的自溶(自身消化),不可能自行闭合,继续延搁将失去救治的机会。③弥漫性腹膜炎不可能等待,也不能通过引流管治愈,不能延搁;④腹壁脓肿必须引流,不能延搁。

3. 外科手术技术要点

(1)离断胃结肠韧带,敞开小网膜囊,直视下做胃隔断。在好的胃后壁上做胃空肠吻合、胃造口。

(2)十二指肠漏的处理:①在十二指肠球部较好处戳小孔造口,而不是切开;②直视下全层、间断缝闭漏口;③外粘贴大网膜。

(3)胆总管漏的处理:①肝总管右侧壁戳孔,不是切开;②小号 T 形管,T 形管不是越大越好,而是越大越不好;③外粘贴大网膜。

(4)腹壁脓肿清创、低位乳胶管引流。

病例 4:结石性胆囊炎并胆囊结肠瘘,误做右半结肠切除

患者,男,47 岁。

反复右上腹痛 3 年,加重伴便血 1 个月。

曾经 B 超诊为“胆囊结石胆囊炎”“结肠癌并出血”。

T 37℃,P 75 次/分,R 18 次/分,BP 17.1/10kPa(128/75mmHg)。

贫血貌,皮肤、巩膜无黄染。心、肺无明显异常。腹平,无胃肠型,浅静脉不曲张。腹壁软,肝、脾未及,胆囊区饱满,局部压痛。右肝浊音界正常,叩击右肝区示胆囊区疼痛。无胃振水音,腹水征(-)。双腰背部无抬举痛,脊柱、四肢正常。

WBC 8.7×10⁹/L, N 0.72, PLT 377×10⁹/L, Hb 78g/L, TBIL 8.7 μmol/L, DBIL 5.7 μmol/L,TP 65g/L,ALB 36.8g/L,BUN 3.7mmol/L,BS 4.5mmol/L,CA19-9 35kU/L。

CT 平扫:肝轮廓清,表面光整,肝内外胆管不扩张,未见胆石。胆囊大,轮廓不清,呈一片低密度改变,其内见多个胆石。胰头不大,主胰管不扩张。肾多发囊肿(图 2-209)。

增强扫描(动脉期):胆囊密度增强,壁厚不完整,其内多个胆石,胆囊底体被大网膜包裹(图 2-210)。

增强扫描(静脉期):胆囊轮廓不清,胆囊颈部内有胆石,胆囊颈与腔静脉紧贴(图 2-211)。

冠状面示胆囊肿大、壁厚、密度不均,其颈部、体部似与结肠相连通(图 2-212)。

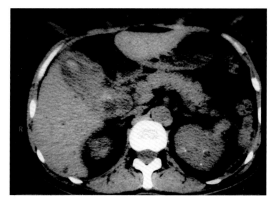

图 2-209　CT:胆囊肿大

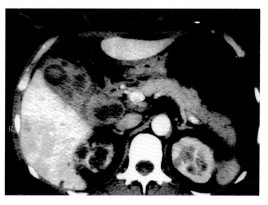

图 2-210　CT:胆囊壁壁厚不完整

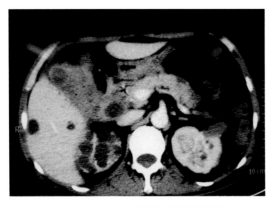

图 2-211　CT:胆囊管与腔静脉紧贴

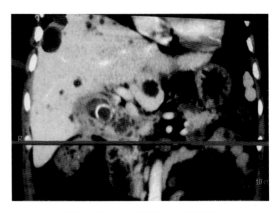

图 2-212　CT:胆囊与结肠紧贴

结肠镜检:示结肠肝曲一瘘口,出血。意见为:憩室出血? 炎症? 肿瘤?

【入院诊断】　结石性胆囊炎,并:胆囊癌;胆囊结肠瘘,并:出血;贫血。

【拟施手术】　胆囊切除、右半结肠切除术。

【手术过程】

1. 完善术前准备,择期,全身麻醉,右上腹反 L 形切口入腹。肝表面光整、色泽正常。胆囊与结肠肝曲粘连,外被大网膜包裹,形成一肿块约 8cm×10cm×10cm,质地坚硬。胆总管不清,温氏孔闭塞。腹腔动脉肝周、胰头后未扪及肿大淋巴结。

分开胆囊与结肠粘连,见胆囊底部一瘘口与结肠相通,瘘口直径约 2cm,瘘管内充填肉芽,易出血。送结肠瘘口组织活检,报告:倾向炎症,不排除癌。

2. 请胃肠外科医生上台,考虑结肠癌可能性大,做右半结肠切除,回结肠端-端吻合。

3. 由于胆囊炎症、水肿、坏死,胆囊床脓肿,胆囊三角解剖结构不清,请笔者洗手上台。

4. 笔者扪触胆囊及肝十二指肠韧带,凭手感及 CT 片不支持胆囊癌。温氏孔确实闭塞,胆总管未清楚显露。

(1)切开胆囊,清除其内胆石、脓液及炎性坏死肉芽组织。

(2)紧贴胆囊壁剥离胆囊(图 2-213),距"肝总管"0.5cm 横断胆囊管。

(3)结扎、切断胆囊动脉,于胆囊黏膜下迅速剥离胆囊,清除胆囊床脓肿,以聚维酮碘液纱布湿敷压迫胆囊床 10min。

(4)于肝十二指肠韧带右前缘显现肝总管、胆总管,穿刺获胆汁后,"四边法"予以切开,胆总管壁厚约 0.3cm,壁内静脉曲张。胆总管内径约 0.8cm,其远端通畅,放置 14 号 T 形管,直臂经胆总管右侧壁戳孔引出,测试无胆漏、出血(图 2-214)。

(5)切取游离脐静脉片,粘贴胆管切口,取大网膜覆盖胆囊床(图 2-215),T 形管直臂经右侧腹壁侧孔引出。

5. 清点器械、敷料无误,逐层关腹。

手术历时 3h,出血量约 150ml,术中生命体征平稳,送 ICU。标本送家属看(图 2-216)。

胆囊快速切片报告:胆囊炎,结肠未见癌细胞。

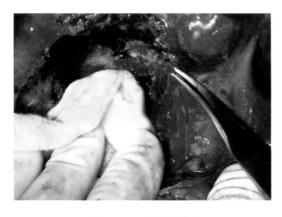

图 2-213　剥离胆囊

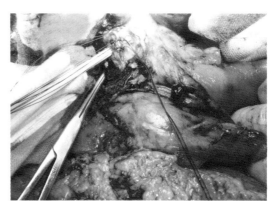

图 2-214　胆总管壁戳孔

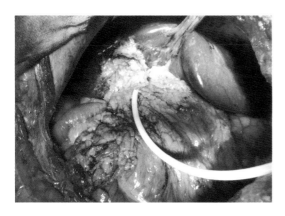

图 2-215　大网膜覆盖

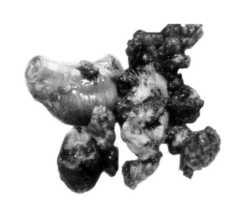

图 2-216　标本

【术后诊断】　结石性慢性胆囊炎,并:胆囊结肠瘘;并:出血;贫血。

【实施手术】　胆囊切除、胆总管 T 形管引流、右半结肠切除术。

【术　　后】　无胆漏、出血、腹腔脓肿等并发症,恢复平顺。

【点　　评】

1. 失误

(1)诊断:术前错误诊断为胆囊癌并胆囊结肠瘘。

(2)处理:①在没有病理学检查的金标准下,误将病人的右半结肠切除;②右半结肠切除后,原拟胆囊造口结束手术。

2. 纠误

(1)诊断:结石性慢性胆囊炎并胆囊结肠瘘,不是胆囊癌。其依据是:①如果是胆囊癌甚至结肠受累形成瘘,为什么右肝管、肝总管、肝没有受到癌的直接浸润转移呢? ②CA19-9 正常;③宏观所见不支持为胆囊癌;④胆囊结肠组织学检查是炎症,不是癌。

(2)治疗:胆囊切除、胆总管探查、结肠瘘修补是理想的选择。

3. 外科手术技术要点

(1)胆囊切除:本例胆囊切除是十分困难的。胆囊切除有易有难,容易做的胆囊"二钳子,二分钟"就可以切下,难的胆囊切除常十分困难。难点在于:①胆囊三角解剖结构不清。②胆总管、肝总管无法辨认,无法切开。③胆囊炎症、水肿、壁厚,胆囊床多发脓肿,而温氏孔闭塞不能上 Pringle 止血带,胆囊动脉、肝固有动脉无法显露。④胆囊壁解剖层次不清。⑤胆囊并发结肠瘘、十二指肠瘘及空肠瘘,局部形成巨大的炎性包块。

胆囊切除困难时有 3 种方法:切开胆总管、肝总管,再切胆囊;逆行胆囊切除;切开胆囊后再切胆囊。

本例胆囊切除,采用切开胆囊,取出其内胆石,结扎胆囊动脉,术者手指伸入胆囊做引导,紧贴胆囊壁进行钝性剥离。

防止术后胆漏及胆囊窝积脓,本例采取了以下方法:①T 形管直臂经胆总管右侧壁戳孔引出,水平位引出腹膜腔;②彻底剔除胆囊床的坏死组织、胆囊壁;③以聚维酮碘液湿敷胆囊床;④外以游离脐静脉片粘贴胆管切口,以大网膜覆盖胆囊床。

病例 5:胆总管十二指肠瘘,并反流性胆管炎、右肝下脓肿,施脓肿引流致医源性复合性腹内脏损伤

患者,男,63 岁。

复发右上腹痛、发热 7d。

1997 年至今(2014 年),因"胆石病"先后施行过"胆囊切除""胆总管探查、T 形管引流"等 4 次手术。

T36.5℃,P 55 次/分,R 20 次/分,BP 13.5/6.9kPa(101/52mmHg)。

神清合作,皮肤、巩膜无黄染。心律齐,双肺呼吸音清。腹平,见右上腹经腹直肌切口瘢痕一条,无胃肠型及蠕动波,无浅静脉曲张。右上腹腹肌紧张,明显压痛,似可扪及包块,肝、脾未扪及。右肝区叩击痛明显,腹无移动性浊音。双侧腰背部无抬举痛。

WBC11.3×10⁹/L,N 0.89,Hb 110g/L,PLT 112×10⁹/L,TBIL 29.1 μmol/L,DBIL 15.6 μmol/L,AST 65U/L,ALT 54U/L,TP 59.5g/L,ALB 27.4g/L。

B超(2014 年 9 月,某医院):肝大小、形态正常,肝内管系结构清楚,肝内胆管广泛扩张,右肝内见数个强光团伴声影。胆总管内径 2.3cm,腔内充填大小不一强光团伴声影。右上腹见一混合性包块,位于肝下缘,约 7.7cm×5.7cm,形态不规则,边界不清,内部回声不均匀,周边可见肠气移动。提示:肝胆管结石,右上腹混合性包块。

电子胃镜(2014 年 9 月,某医院):十二指肠球部变形,黏膜充血、水肿,前壁见 0.4cm×0.6cm 大小溃疡,球脾段稍狭窄。

MRI(2014 年 8 月 27 日,某医院):右上腹腹壁下胆囊窝区见大小约 5.6cm×7cm 的长 T_1 及长 T_2 信号块影,其内信号不均匀,可见多发更长 T_1 及长 T_2 信号影。肿块与邻近肝、肠、腹壁粘连,周围可见少量长 T_1 及长 T_2 信号渗出灶。增强扫描肿块呈不均匀性明显强化,其内呈蜂窝状强化。肝内外胆管扩张,见多发小粒状短 T_2 信号影(图 2-217)。

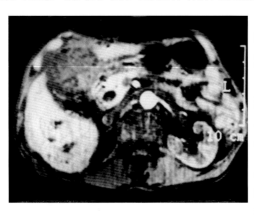

图 2-217　MRI:肿块不均匀强化

【入院诊断】 肝肿块性质待查、肝脓肿? 肝癌? 胆囊切除后、窦性心动过缓。

【拟施手术】 腹腔脓肿引流术。

【手术过程】

1. 入院后,经过输液、抗生素等处理后,择期手术。

2. 体位、切口、探查:平仰卧位,经原腹直肌切口入腹(图 2-218)。无腹水。腹内广泛粘连,右上腹一炎性肿块约 8cm×10cm×9cm 大小。肝色泽、形态、质地无明显异常。

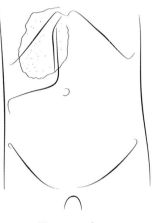

3. 分离右上腹粘连,戳破脓腔,放出脓液约 500ml。继而分离粘连又致胆总管破裂、十二指肠破裂、胃窦破裂、结肠破裂,施行十二指肠球部切除、胃窦修补、结肠修补(图 2-219 I),发现结肠吻合口变黑色,十二指肠降部残端变黑色,胆管无法修补,而急请笔者会诊。

4. 了解病史、阅读血清生化及影像资料、察看术野后笔者意见如下:

诊断:胆总管十二指肠瘘,并:反流性胆管炎;AOSC(肝内外胆管结石);右肝下间隙脓肿,致:医源性十二指肠破裂;医源性结肠破裂、医源性胃破裂、医源性胆总管破裂。

处理:胆总管十二指肠瘘,手术致如此严重的损伤,笔者还是第一次见到。

图 2-218 切口

胃次全切,十二指肠残端切除、修补,节段性结肠切除、吻合,改良胆肠布朗吻合,腹膜腔引流。

5. 笔者完成以下手术(图 2-219 II)。

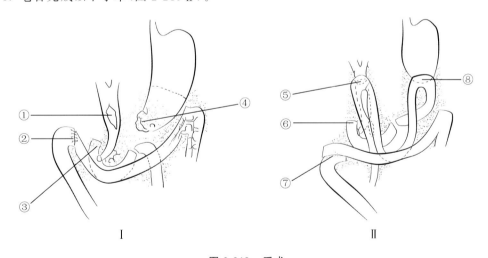

I II

图 2-219 手术

I. 损伤后情况;II. 修复术情况

①胆总管破裂;②横结肠吻合口坏死;③十二指肠残端坏死;④胃窦坏死;⑤胆肠吻合口;⑥十二指肠残端;⑦结肠吻合口;⑧胃肠吻合口

（1）做十二指肠坏死残端切除，以 4-0 Prolene 线缝闭。

（2）做胃窦坏死处切除，胃空肠吻合，胃管放入输入空肠襻。

（3）做坏死结肠切除，侧—侧吻合（图 2-220）。

（4）做胆肠改良布朗吻合（图 2-221）。

（5）以"三合一液"4000ml 冲洗术野，放置右肝下间隙乳胶引流管。

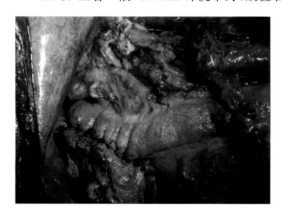

图 2-220　结肠侧-侧吻合

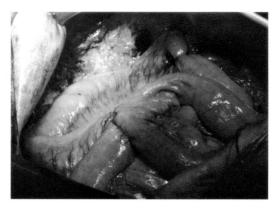

图 2-221　胆肠布朗吻合

6. 关腹。

手术历时 13h，输注浓缩红细胞 6U，术中生命体征尚平稳。

【术后诊断】　胆总管十二指肠瘘，并：反流性胆管炎；AOSC（肝内外胆管结石）；右肝下间隙脓肿，做脓肿引流；并：医源性复合性内脏损伤（胃、十二指肠、胆总管、横结肠）。

【实施手术】　十二指肠球部切除，胃次全切除，横结肠节段性切除、侧侧吻合，胃空肠吻合，胆肠布朗吻合，腹膜腔引流术。

【术　后】　并发轻微十二指肠残端漏，经肠外营养治疗，1 个月后康愈出院。

【点　评】　一个胆总管十二指肠瘘，经过开腹手术造成医源性复合性内脏损伤，十分少见。

1. 失误

（1）既往因胆石病先后 4 次胆道手术，可能致胆总管十二指肠瘘。

（2）本次手术前诊断不清楚，对手术的难度、复杂性估计不足。

（3）本次手术致医源性复合性腹内脏破裂。

2. 纠误

（1）遵守外科手术的原则，如正确放置 T 形管等。

（2）发生复合性内脏损伤后，请专科医院会诊是明智的。

（3）本次手术致医源性复合性内脏损伤，采用的修复方式是准确的。

3. 外科手术技术要点

（1）切除坏死的结肠吻合口，做侧-侧吻合是较安全的。

（2）切除坏死的十二指肠残端，重新关闭，胃管放置到十二指肠腔内。

（3）胃次全切除、胆肠布朗吻合适合本例，也是十分有效的。

（4）术后配合营养治疗。

第三章 胰十二指肠

第一节 胰 腺 癌

1835 年，Bigski 首先报道胰腺癌，目前已是最常见的消化道肿瘤之一，美国每年新发胰腺癌 27 000 人。近年来，湖南省人民医院每年因胰头癌等原因施行胰头十二指肠切除者约 200 例。

胰腺癌病因不清，糖尿病、吸烟与其关系密切，约 80％的胰腺癌表现为糖耐量降低或呈现糖尿病。

胰腺癌 80％的患者年龄为 60－82 岁。

胰腺癌 70％发生于胰头，80％～90％为导管腺癌，其次为浆液性囊腺癌、黏液性囊腺癌。其转移的形式为直接蔓延、淋巴转移、血行转移、沿神经鞘膜蔓延。

日本胰腺癌协会的胰腺癌分期简便、明确（表 3-1）。

表 3-1　日本胰腺癌分期

分期	肿瘤直径	N	S	RP	Pv	淋巴转移
Ⅰ	<2cm	N_0	S_0	RP_0	Pv_0	／
Ⅱ	2.1～4cm	N_1	S_1	RP_1	Pv_1	紧靠肿瘤淋巴转移
Ⅲ	4.1～6cm	N_2	S_2	RP_2	Pv_2	1,2 站淋巴结转移
Ⅳ	>6cm	N_3	S_3	RP_3	Pv_3	1,2,3 站淋巴结转移

注：N. 淋巴结；S. 胰前包膜侵犯；RP. 胰后侵犯；Pv. 肝门静脉侵犯。1 站淋巴结：6,8,12,13,14,17；2 站淋巴结：9,11,12,14,16,18；3 站淋巴结：靠近区域淋巴结

一、诊断

(一)症状

1. 腹部疼痛　10％～30％呈无痛性黄疸。

2. 消瘦　63％～90％出现。

3. 黄疸　85％胰头癌出现。

4. 消化道出血　10％出现。

5. 发热　10％～30％出现。

6. 注意　胰腺癌的部位不同，临床表现症状不一。胰头癌：黄疸（86％），右上腹痛（47.9％），上腹饱胀。胰体尾癌：腹痛（66.9％），腰背痛（33.9％），黄疸（4.8％）。

(二)体征

腹块;肝大、胆囊胀大;腹水。

(三)肿瘤标志物

CA19-9 ↑(出现率 79%)。

(四)影像学资料

B 超;CT(正确率 86%～90%);MRI,MRCP(正确率 84%);TET-CT(正确率 92%);ERCP(正确率 85%)。

(五)在胰腺癌的诊断上应注意以下几点

1. 不明原因左上腹痛,以夜间为主,常端坐不能平卧,应考虑胰体尾部癌的可能。

2. 应特别注意肿块的大小、N、RP、Pv、S,肝门静脉、肠系膜上静脉阿米巴征是否阳性。

3. 首先应明确诊断,与胆总管癌、十二指肠乳头癌、壶腹癌鉴别;其次应判定切除的价值及切除的可能性。

二、治疗

胰腺癌的治疗方法很多,目前首选根治性切除。但由于 85% 的病人就诊时已处晚期,预后不佳,根治性切除术后 1 年、3 年、5 年生存率分别为 54.63%,13.7% 及 9.6%。

(一)手术治疗

1. 胰头十二指肠切除。

2. 胰体尾切除。

3. 全胰切除。

4. 姑息性手术、外引流、内引流。

(二)非手术治疗

1. ^{135}I 粒子置入。

2. 化疗,氟尿嘧啶、吉西他滨。

3. HIFU,冷冻、射频、微波固化。

4. 生物免疫。

5. 中医中药。

典型病例

病例 1:胰头癌,施胆肠鲁氏 Y 形吻合术后 8 个月,再施胰头十二指肠切除术

患者,男,62 岁。

胆肠内引流术后右上腹胀痛 6 个月。

8 个月前,诊为"慢性胆囊炎、梗阻性黄疸"在某市医院做"胆肠内引流术",术后黄疸消退,但感上腹胀痛不适,有时伴以畏寒、发热。先后去到多家医院就诊,诊为"胰头占位病变""已无手术时机",而转来我院。

否认"胆石病""慢性胰腺炎""糖尿病"。

T 37℃,P 74 次/分,R 18 次/分,BP 15.5/9.3kPa(116/70mmHg)。

皮肤、巩膜无黄染。心、肺无明显异常。腹平,浅静脉不曲张,陈旧性右上腹经腹直肌切口瘢痕。腹壁软,肝、脾未扪及,剑突右下方压痛。右肝浊音界不大,叩击右肝区示心窝部疼痛。无胃振水音,腹无移动性浊音。

WBC $4.4×10^9$/L,N 0.54,PLT $209×10^9$/L,BS 8.4mmol/L,BUN 4.61mmol/L,TP 63g/L,ALB 38.3g/L,TBIL 8.15μmol/L,DBIL 4.1μmol/L,PA 172mg/L,CHE 5987U/L,CA19-9 2U/ml。

CT:肝轮廓清,表面光整,肝叶比例无明显失调,肝实质密度均匀。未见胆管扩张,无胆管积气。胆囊未见。胆总管内径约1.3cm,未见胆石。全胰管明显扩张,未见胰石(图3-1)。胰头体积增大,约6cm×5cm×4cm(图3-2)。胰钩突肿大,左侧缘达肠系膜上静脉左侧缘。平扫CT值34Hu,增强后约38Hu。门静脉示阿米巴征(+),受累肝门静脉长度约2cm,被胰头浸润包绕(图3-3),肝总动脉被周围肿大淋巴结包裹。主胰管扩张,内径约0.5cm。无腹水。

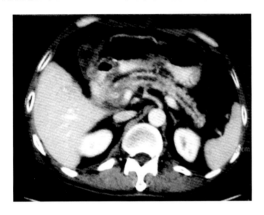

图3-1 CT:胰管扩张

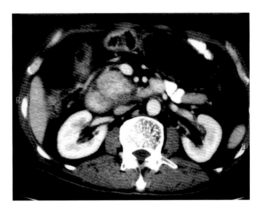

图3-2 CT:胰头增大

【入院诊断】 胰头癌,胆肠鲁氏Y形吻合术后;并:反流性胆管炎。

【拟施手术】 胰头十二指肠切除术。

【手术过程】

1. 体位、切口、探查。平仰卧位,全麻,右上腹反L形切口入腹探查。无腹水,大网膜上未见癌性结节。肝色泽棕红,表面光泽,无鱼肉样结节。原为胆总管十二指肠吻合,桥襻空肠位结肠后,长40cm,胆肠吻合口狭窄。胆总管外径约1.8cm。肝十二指肠韧带左右缘均为肿大淋巴结。肝固有动脉似穿入肿大淋巴结团内。

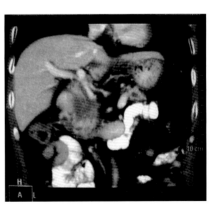

图3-3 CT:肿块累及门静脉

胰头约7cm×5cm×4cm,质地坚硬,与胰后下腔静脉浸润粘连,活动性差。胰钩突肿大,左缘超过肠系膜上血管右后方。胰体尾质地中等硬度。胃十二指肠无明显梗阻征象。胰头沟上缘淋巴结肿大,质地坚硬。胃、十二指肠动脉穿入胰头癌块内。肝门静脉显现困难,扪触欠佳。术者觉根治性切除难度太大,几乎不可能。

2. 离断胆肠吻合口,游离桥襻空肠。

3. 离断十二指肠、胰头与腔静脉粘连,右路显现肠系膜上静脉,未能通过"二关""三关",暂搁。

4. 笔者横断胆总管,显露肝门静脉、肝总动脉、肝固有动脉,于胃、十二指肠动脉起始处断胃、十二指肠动脉,显现肝门静脉,切开肝门静脉鞘,向胰头沟分离,通过"二、三关"。

5. 先后断空肠、断胃,"四边法"断胰颈,显现胰管,内径约 0.4cm。肝门静脉、肠系膜上静脉上段与胰癌融合,其长度与 CT 片提示的一致。

6. 辨清肝门静脉、肠系膜上静脉右侧缘,电刀离断,去除大部分胰头十二指肠。

7. 显露肠系膜上动脉,以圆刀片削除肝门静脉、肠系膜上静脉肿块,整块切除残存的胰钩突组织(图 3-4)。脉络化肝固有动脉、肝总动脉、肝门静脉、肠系膜上静脉外科干(图 3-5)。

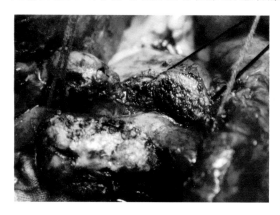
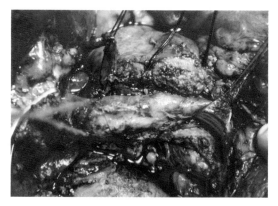

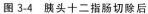

图 3-4　胰头十二指肠切除后　　　　　图 3-5　肝固有动脉、门静脉

8. 切除原桥襻空肠,另提取空肠做桥襻空肠,施胰肠、胆肠及胃肠吻合,放置胆总管 12 号 T 形管、胰引流导管。

9. 清点器械、敷料无误,逐层关腹。

手术历时 10h,失血量约 300ml。

【术后诊断】 同入院诊断。

【实施手术】 胰头癌根治术,胰肠、胆肠及胃肠吻合,T 形管引流术。

【术　后】 术后病理切片:胰头癌(高分化腺癌)。

术后恢复平顺,随访 8 个月,健康。

【点　评】

1. 失误 本例最大的失误在于:本例为胰头癌,但在 8 个月以前,只是知道梗阻性黄疸、胆总管远端不通,没有查明不通的原因,而做胆肠内引流。作为胰头癌,胆道引流后黄疸虽退了,但胰头癌在发展。在术后长达 8 个月的时间,主管医生没有嘱病人去有条件的医院进一步检查。

2. 纠误 "根治"性切除胰头癌是较为现实的选择。

3. 外科手术技术要点

(1)这次手术十分困难,其难度体现在以下几方面:①这次手术时,胰头肿块直径>6cm,胃、十二指肠动脉、肝固有动脉、肝总动脉被癌块包绕,肝门静脉受累长度达2cm;②上次手术致腹内广泛粘连,如胰头与腔静脉、桥襻空肠与胃、结肠间的致密粘连;③胃十二指肠动脉与胰头癌融合,肝门静脉不易显露,致胰头沟与门静脉间难以分离、沟通,即"第三关"难过。

(2)克服重重困难:①断胆总管,显露肝门静脉,切断胃十二指肠动脉,通过"第三关"。②化整为零,分次分步切除胰头十二指肠。③脉络化肝总动脉、肝固有动脉、肝门静脉及肠系膜上静脉、肠系膜上动脉右侧,以刀片削除肝门静脉上的肿块。④胆总管横断的理由:大多数情况下,"三关"未过胆总管不能先断,但本例先断胆总管,基于胆总管远段已闭塞,断胆总管的平面紧贴胆管癌块上缘。⑤削除肝门静脉上的肿块而没有做肝门静脉移植置换。本例打开肝门静脉纤维膜"鞘",在膜下切削,剔除后肝门静脉血流通畅,无梗阻,肝门静脉壁尚光整。

病例 2:90 岁高龄,胰体尾部浆液性囊腺癌破裂出血,腹膜炎,施胰体尾、脾切除

患者,男,90 岁。

间发左上腹痛 2 年,复发全腹痛 3d。

既往"糖尿病""高血压"多年。

这次发病后,当地地区医院诊为"重症胰腺炎",而转来我院。

T 36.4℃,P 94 次/分,R 28 次/分,BP 20.1/12.4kPa(151/93mmHg)。

急性痛苦病容,神清合作,轻度黄染。心律失常,无杂音。双肺呼吸音清。腹稍胀,浅静脉不曲张,全腹壁紧张,压痛、反跳痛以左上腹为显。肝、胆、脾扣诊不满意。腹水征(+)。右肝浊音界存在。双腰背部无抬举痛,脊柱、四肢无异常。

WBC 26.7×10^9/L,N 0.95,PLT 184×10^9/L,Hb 96g/L,B-AMY 374.1U/L,TBIL 32.4 μmol/L,DBIL 20 μmol/L,TP 64g/L,ALB 32g/L,AST 24U/L,ALT 18U/L,BUN 17.9mmol/L,BS 13.4mmol/L,CHE 4419U/L。

CT:胰体尾部示一囊性肿块,约 10cm×6cm×5cm。腹腔内大量液体积聚。胰头不大,胰管不扩张。肝、脾未见异常(图 3-6)。胆囊稍大,未见明显胆石。

【入院诊断】　弥漫性腹膜炎、胆源性胰腺炎?囊腺癌破裂?并:肾功能不全、糖尿病、高血压、心律失常。

【拟施手术】　非手术治疗、腹膜腔穿刺引流。

【手术过程】

1. 平仰卧位,左上腹 L 形切口,入腹。腹内积血性液体 1000ml,小网膜囊内积血块约 300g,见胰体尾部囊性肿块破裂,其大小较 CT 所示略小,囊肿积血块约 100g,囊壁厚薄不均,基底部溃烂(图 3-7)。肝、脾、胃、肠未见异常。据上诊断为"浆液性胰囊腺癌坏死、出血、破裂致弥漫性腹膜炎"。

2. 于结肠上缘切断胃结肠韧带,敞开小网膜囊,辨清腹腔动脉干,于其左侧显现脾动脉,予以结扎、切断。

3. 辨清肠系膜下静脉,切开胰体下缘后腹膜,钝性游离胰体后,显现脾静脉,予以结扎、切断。

4. 沟通胰体后,长弯钳钳夹胰体(图 3-8),以大圆刀片切断胰体,单独缝扎胰管,以 Prolene

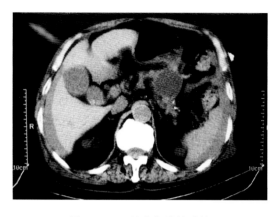

图 3-6 CT:胰体部囊性肿块

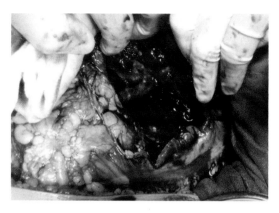

图 3-7 囊肿内血块

线连续缝闭胰的远近端。

5. 直视下游离胰体远段(图 3-9),逐达胰尾部。

6. 钳夹、切断胃短动脉,离断脾结肠韧带、脾肾韧带、脾膈韧带,钝性分离脾蒂,胰尾与右侧会合,整块移除胰体尾及脾。

7. 放置脾窝引流管,清点器械、敷料无误,逐层关腹。

手术历时 3h,带气管导管返回 ICU。

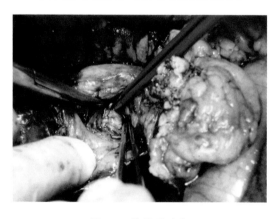

图 3-8 沟通胰头沟

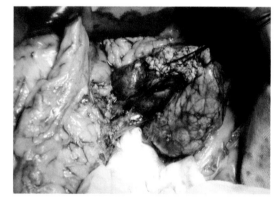

图 3-9 游离胰体远段

【术后诊断】 胰体尾部浆液性囊腺癌破裂出血,并:弥漫性腹膜炎,肾前性肾功能不全、糖尿病、高血压、心律失常、房性期前收缩。

【实施手术】 胰体尾部、脾切除,腹膜腔清创、引流术。

【术　后】 术后无胰漏、出血、腹腔残余脓肿等并发症,肾功能逐渐恢复,血糖能用胰岛素控制,血压尚平稳。

【点　评】 本例 90 岁高龄,胰腺浆液性囊腺癌破裂出血、弥漫性腹膜炎,合并症多,成功地施行胰体尾部切除,康愈出院,确实不容易。

1. 失误

(1)在当地医院曾被误诊为"重症胆源性胰腺炎",入我科诊为"弥漫性腹膜炎",急症手术。

（2）由于高龄、合并症多，值班医生感觉手术风险太大，一度打算"保守治疗"或做"腹膜腔穿刺引流"。

2. 纠误

（1）经过阅读 CT 片及术中探查，确定胰腺囊性浆液性腺癌破裂、出血，并弥漫性腹膜炎。

（2）急症施胰体尾、脾切除是上策。

3. 外科手术技术要点

（1）手术路线：先结扎、切断脾动脉、脾静脉，断胰体部，后迅速剥离脾、胰。

（2）断胰体部：①结扎、切断脾动脉、脾静脉及断胰实质体部；②以剪刀断胰，使胰断面新鲜、易愈合；③单独缝合胰管；④以 4-0 Prolene 线连续缝闭胰断端。

（3）剥离胰体尾及脾：①先断脾结肠韧带，保护好结肠；②断脾肾韧带、脾膈韧带，迅速剥离脾、胰尾，托出脾及胰尾；③紧贴胰尾体剥离胰尾体。

病例3：巨大胰头囊腺癌，施胰头十二指肠切除术

患者，女，39 岁。

发现右上腹肿块 2d，无腹痛、发热、呕吐，大小便正常。

T 36.7℃，P 72 次/分，R 20 次/分，BP 15.2/9.3kPa（114/70mmHg）。

皮肤、巩膜无黄染。心、肺无明显异常。右上腹稍膨隆，陈旧性右上腹反 L 形切口瘢痕，浅静脉不曲张。腹壁软，右上腹可扪及一包块，球形，约 10cm×8cm，质地稍硬，无压痛。肝、脾未扪及，剑突右下方无压痛，叩击右肝区示右上腹剧痛。无胃振水音，腹水征（－）。双腰背部无抬举痛，无叩击痛。双下肢无水肿。

WBC 5.63×10⁹/L，N 0.56，PLT 282×10⁹/L，TBIL 10.1 μmol/L，DBIL 2.7 μmol/L，AST 27U/L，ALT 22.9U/L，CHE 8836U/L，PA 378mg/L，CA12（－）。

CT 平扫：肝轮廓清，表面光整。肝内胆管不扩张，无胆石。胆囊不大，胆总管未见显示。右上腹胰头部见一低密度肿块，约 14cm×10cm×10cm（图 3-10），体尾部清，胰管不扩张，肿块右上见十二指肠黏膜皱襞。

增强扫描（动脉期）：显示肿块密度明显增强，肿块中密度不均（图 3-11）。

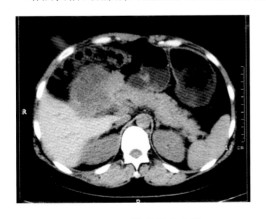

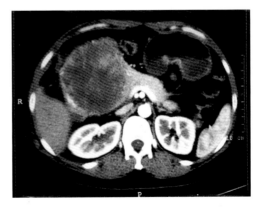

图 3-10　CT：胰头低密度影　　　　　　　　图 3-11　CT：肿块密度不均

增强扫描(静脉期):肿块密度不均降低,肠系膜上动脉、上静脉圆润,肠系膜上静脉一段与肿块右侧紧贴(图3-12)。

CTV(冠状面):肿块位于肠系膜上静脉右侧,将其向左侧推移(图3-13)。

CTA(冠状面):肠系膜上动脉穿入肿块,肝固有动脉被推移到左上方(图3-14)。

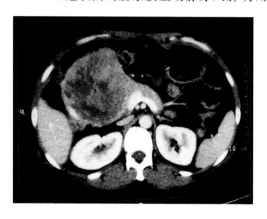

图 3-12 CT:肿块与肠系膜上血管紧贴

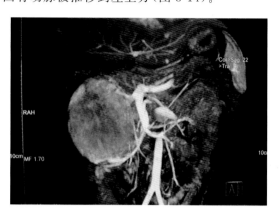

图 3-13 CTV:肠系膜被推移向左

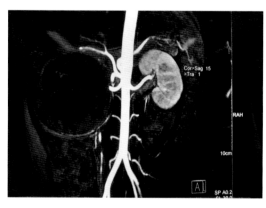

图 3-14 CTA:肠系膜上动脉穿入肿块

【入院诊断】 胰头癌？十二指肠间质瘤？

【拟施手术】 剖腹探查,胰头十二指肠切除？

【手术过程】

1. 完善术前各项准备,择期,右上腹反 L 形切口入腹,探查。

(1)肝色泽、大小、叶段比例未见异常,质地软,无结节感、结石感。胆囊不大,胆总管外径约 1cm。

(2)胰头见一肿块,球形,质地软,约 14cm×10cm×10cm,活动性可,十二指肠包绕肿块,肠壁未及肿块。肠系膜上静脉贴附于肿块左侧。胰体尾部大小正常,质地软。

(3)腹腔动脉干周、肝十二指肠韧带上无肿大淋巴结。

由于肿块过大,显露肝十二指肠韧带困难,主管医生拟放弃手术,请笔者会诊。

2. 笔者完成以下手术。

(1)做十二指肠后腹膜切开,显露腔静脉、腹主动脉。

(2)于横结肠系膜下面切开后腹膜,剥离肿块的左下部,显露肠系膜上静脉,辨清肠系膜上动脉。

(3)横断空肠,移空肠近段至肠系膜上血管的右侧。断胃。

(4)移除胆囊,横断胆总管,显现肝门静脉,钳夹、切断胃十二指肠动脉,手指沟通胰头沟,达胰颈下缘,显现肠系膜上静脉,推开、剥离横结肠系膜。

(5)辨清、确认肠系膜上静脉、肝门静脉的右侧缘,距其右侧 1.5cm 快速钳夹、结扎、断离胰头，移去胰头大部分。

（6）断胰颈，胰管内径 0.3cm，位于胰颈的中上 1/3 交界处后方，结扎、切断胰腺钩突汇入静脉支 3 根，显露游离肝门静脉，于肠系膜上动脉的右侧离断胰纤维板，彻底移除残余胰头（图 3-15）。

3. 提空肠做胰空套入式吻合、胆肠吻合及胃空肠吻合，胰引流管、胆道 T 形管分别引出腹膜腔。

4. 清点器械、敷料无误，逐层关腹。手术历时 6h，失血量约 200ml。

胰十二指肠标本（图 3-16），肿块剖面呈"鱼子酱样"，肿瘤内有囊肿（图 3-17），十二指肠未见肿瘤（图 3-18）。快速切片：腺癌。

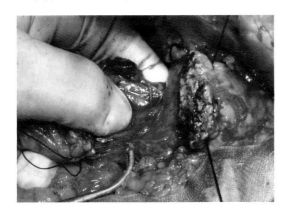

图 3-15　离断胰纤维板

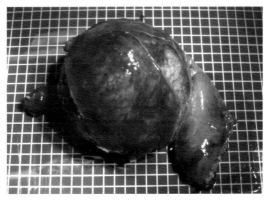

图 3-16　标本

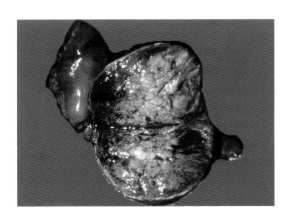

图 3-17　标本横切面

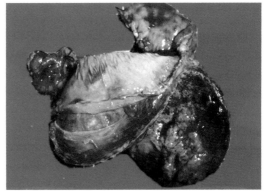

图 3-18　十二指肠内未见肿瘤

【术后诊断】　胰头囊腺癌。

【实施手术】　胰头十二指肠切除、Child 法重建。

【术　　后】　术后无胰漏、胆漏、出血等并发症，恢复平顺。

【点　　评】　这个手术对胰头十二指肠切除术而言是十分困难的，完成这一例手术采取了超常规的途径、超常规的方法。

1. 失误　主管医生拟放弃手术。

2. 纠误　克服重重困难,完成胰头十二指肠切除。

3. 外科手术技术要点

(1)该手术的困难:①肿块大,位于胰头;②十二指肠包绕肿块,肠系膜血管被推移变形;③肝十二指肠韧带处于肝脏面与横结肠之裂隙之间,肿块未切除前无法显露;④肿块可能源于钩突,大部分突出于横结肠系膜以下;⑤显露肝门静脉困难。

(2)平安地切除肿块,顺利地完成胰头十二指肠切除。

①分两步走:第一步,游离肿瘤,切除肿瘤;第二步,切除残胰,完成 Whipple 术。

②游离肿瘤,切除肿瘤:贴近肿瘤,切断入瘤的胰十二指肠动脉。横结肠系膜下先显露肠系膜上静脉和动脉。紧贴肿瘤游离:切开十二指肠右侧后腹膜,通过第一关,显露、游离肿块的右后、右上方;紧贴肿块游离其下方及左侧;断空肠,断胃。距肝门静脉、肠系膜上静脉连线的右侧,紧贴肿瘤快速钳夹,移去肿瘤、胃及十二指肠、空肠近段和部分胰头。

③切除残胰,完成 Whipple 术。移除胆囊,断胆总管、胰十二指肠动脉,顺行沟通胰头沟。断胰颈全程显露肝门静脉、肠系膜上静脉。肠系膜上动脉右侧切除残胰。Child 法重建消化道。

病例 4:胰头十二指肠切除术后并发胰肠吻合口漏、胆肠吻合口漏、空肠漏、弥漫性腹膜炎 12d,再做瘘口修补、腹膜腔引流

患者,男,48 岁。

胰头十二指肠切除后腹痛、发热 12d。

12d 前诊为“十二指肠乳头状癌”,在某院施“胰头十二指肠切除术”。按 Child 方法重建消化道,胰肠吻合为套入式胰肠端-侧吻合,胆总管直径约 1.8cm,放置 T 形管引流;吻合器做胃肠吻合,吻合器经空肠插入胃。手术顺利,历时 4.5h。

术后第 1 天感下腹痛,进而全腹剧痛,伴以高热。继而“休克”,经抗生素、输液、气管切开多种方法抢救,至术后第 5 天,休克得以纠正,继而腹胀。CT 示腹腔大量液体,做腹腔穿刺,腹腔引流管引流大量浑浊黄色液体,腹水淀粉酶达 21 000U/L。切口裂开,每天经切口放入导管,连接负压抽吸 3000ml/d,并做右下腹穿刺置管引流。至术后第 12 天,转来我院,急请笔者会诊下一步如何处理。

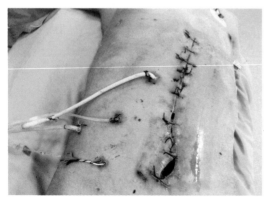

图 3-19　切口感染

T37.7℃,P 77 次/分,R 24 次/分,BP 16/10kPa(120/75mmHg)。

神清合作,皮肤、巩膜无明显黄染。气管切开,已形成堵管,双肺背部可闻痰鸣。腹部平,无肠型、陈旧性上腹白线切口下段裂开,见腹内肠管(图 3-19)。上腹部相当于胰肠吻合口处压痛,稍经压迫后见切口溢出脓液。下腹无压痛,双腰背部无抬举痛,双下肢无水肿。

WBC 11.79×10⁹/L,N 0.91,Hb 98g/L,PLT 75×10⁹/L,TBIL 23.2 μmol/L,DBIL 14.2 μmol/L,TP 50.8g/L,ALB 29.5g/L,

BUN 4.3mmol/L,BS 4.5mmol/L,SpO$_2$ 1.0。

CT(2014 年 9 月 29 日,术后第 5 天):示腹膜腔大量液体积聚,腹膜后间隙清楚,胸骨后少量积气。胰腺导管位于胰管内,胃肠吻合口钉存在完整(图 3-20)。

CT(2014 年 10 月 5 日,湖南省人民医院):腹膜腔胰肠吻合口周仍有液、气积聚,右膈下及腹膜后间隙未见气、液积聚(图 3-21)。

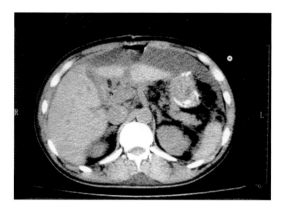

图 3-20　CT:胸骨后积气、积液

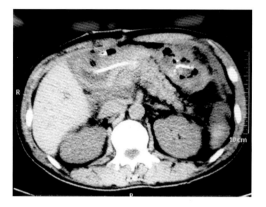

图 3-21　CT:胰肠吻合口周气、液积聚

【入院诊断】　胰十二指肠切除术后,并:胰肠吻合口漏、弥漫性腹膜炎。

【拟施手术】　胰肠吻合口漏修补、腹膜腔引流术。

【手术过程】

1. 立即完善各项术前准备,急送手术室。

2. 体位、切口、探查。平仰卧位,原腹白线切口入腹。见胰肠吻合口漏、胃肠吻合口空肠漏、胆肠吻合裂开。主管医生觉处理困难,请笔者洗手上台。

3. 笔者完成以下手术。

(1)重做胆肠吻合(图 3-22):①稍做肝总管、空肠吻合口局部游离,拆除原吻合线,显露肝总管断端及空肠侧切口;②拔除原 T 形管,缝闭肝总管 T 形管瘘口;③以 4-0 Prolene 线做胆肠吻合口后壁间断、外翻缝合;④于肝总管右侧壁另戳孔引出 14 号 T 形管(图 3-23);⑤同法

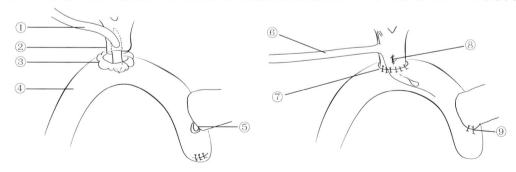

图 3-22　胆肠吻合口重建、胰肠吻合口漏修补

①16 号 T 形管;②肝总管残端;③空肠侧切口;④空肠;⑤胰肠吻合口漏;⑥ 12 号 T 形管;⑦胆肠吻合口;⑧ 原 T 形管瘘口缝闭;⑨ 胰肠吻合口修补

缝闭胆肠吻合口前壁,反复注水测试无胆漏;⑥游离肝圆韧带,粘贴覆盖胆肠吻合口前壁(图3-24)。

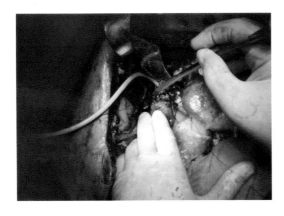

图 3-23 T管放入肝总管

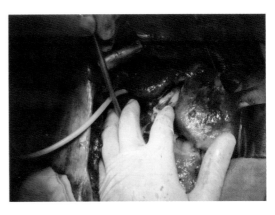

图 3-24 肝圆韧带覆盖胆肠吻合口

(2)修复胰肠吻合口瘘:胰肠吻合口前壁下方一瘘口,直径约1cm,肠黏膜外翻,胰管导管通畅。①以4/0 Prolene线做瘘口处胰、空肠间断缝合2针,使空肠黏膜内翻;②游离一片肠浆膜1.8cm×0.7cm,粘贴覆盖修补处(图3-25)。

(3)修补空肠漏(图3-26)。①拆除原肠瘘口缝线;②以4/0 Prolene线做连续、全层、内翻缝合;③做修补处浆肌层"褥式"缝合包埋。

4. 关腹。

(1)以"三合一液"彻底冲洗术野。

(2)先后放置温氏孔右侧、胰肠吻合处乳胶引流管各1根。

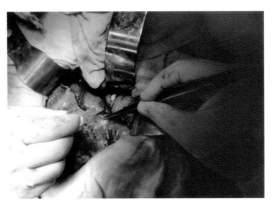

图 3-25 肠浆膜片覆盖吻合口

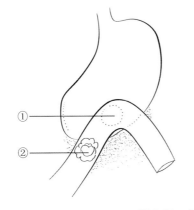

图 3-26 空肠瘘口修补
①胃肠吻合口;②空肠瘘口;③空肠瘘修补后

（3）清点器械、敷料无误，逐层关腹。切口下端放置橡胶管引流。

手术历时 2h，失血量约 50ml，术中生命体征平稳，安返 ICU。

【术后诊断】　十二指肠乳头状腺癌，Whipple 术后；并发：胰肠吻合口漏，胆肠吻合口漏、空肠漏、弥漫性腹膜炎、中毒性休克。

【实施手术】　胆肠吻合重做、胰肠吻合口瘘修补、空肠瘘修补、腹膜腔清创引流。

【术　后】　术后第 5 天出现胆漏，量 100～150ml/d，于术后 20d 胆漏终止。无胰漏、胃肠吻合口漏。术后第 16 天进食流质，伤口愈合。术后第 33 天出院。3 个月后复查，体重增加，T 形管已拔除。

【点　评】　1935 年 Whipple 首先施胰头十二指肠切除，经过同道们几十年的努力，死亡率约为 1%，然而胰漏仍然是致命性的并发症，曾一度高达 20%。但本例胰肠吻合口漏、胆肠吻合口漏、空肠漏同时出现，笔者还是首次碰到。

1. 失误

（1）术后并发胰肠吻合口等 3 种瘘同时出现，而且十分严重。

（2）术后出现腹痛、休克，只是注意对症处理，没有注意腹痛、休克的原因。

（3）出现腹腔大量液体积聚、腹膜炎，没有及时探查腹腔，而是选择腹膜腔穿刺置管引流。

2. 纠误

（1）胰头十二指肠切除术后剧烈腹痛，继而休克，常见的原因是胰肠吻合口漏或腹内出血，显然本例为前者。

（2）胰肠吻合口漏致弥漫性腹膜炎，应积极抓紧在 24h 内处理，拖得越久，手术越难进行，甚至完全失去手术时机。

（3）做胰肠吻合口修补、胆肠吻合口重建、空肠瘘修补、腹膜腔清创是不得已，十分被动的选择。

3. 外科手术技术要点　胰肠吻合口漏、胆肠吻合口完全裂开、空肠漏 3 种同时出现，而且弥漫性腹膜炎长达 12d，显腹膜、皮肤切口消化自溶，胆管壁、肠壁像"豆腐"一样，修补极易失败，甚至补后"烂"得更加厉害，但本病例又不能不"补"。笔者近 10 年间先后遇到胰肠吻合口漏再手术的病例约 21 例，约半数病例获得成功，约 1/4 的病例漏减压局限。病程迁延，终归获救。对于本例笔者采用了以下方法：

（1）胰肠吻合口漏：①缝合：使肠黏膜内翻，而且用 Prolene 线缝合，缝合时以瘘口组织"靠拢"，而不是拉紧"扎死"。②粘补：本例因癌，大网膜已被切除，残留肝圆韧带短缩，达到"无粘补材料可取"的地步，最后削了一片肠浆膜予以粘贴。③局部低位放置乳胶引流管。④配合使用生长抑素、胸腺素等。⑤保持胰引流导管通畅，连接负压吸引。

（2）胆肠吻合口漏：重新用 Prolene 线做胆肠吻合。重新更换 T 形管，直臂从肝总管右侧壁戳孔水平位引出。

（3）空肠瘘：拆除原空肠瘘处"丝线丛"。做瘘口横行缝合，缝合线用 Prolene 线。

病例 5："胰腺导管乳头状瘤伴高级上皮内瘤变"，胰肠吻合后呕吐 3 个月，施胰头十二指肠切除

患者，女，51 岁。

胰管空肠吻合术后呕吐 3 个月。

9个月前,因反复上腹痛、腹泻5年,诊为"慢性胰腺炎、胰管结石",在湘潭某医院施"胰管空肠吻合"。术中发现胰管内径1cm,未见胰石,仅示胰管乳头状肿物。术后病理切片为"胰头导管内管状乳头状肿瘤伴高级上皮内瘤变",而放置胃管。

术后反复呕吐,每日1～6次,量最多达4000ml,不能进食致体重减轻约20kg。就诊多家医院,意见为"胰头癌晚期,无手术价值"。我院诊断为"十二指肠肿瘤"。

T 36.3℃,P 80次/分,R 22次/分,BP 14.7/10.7kPa(110/80mmHg)。

神清合作,恶病质样,皮肤、巩膜无黄染,面色苍白。心律齐,双肺呼吸音清。腹胀满,见胃型及蠕动波形。腹壁软,腹壁静脉不曲张,上腹见陈旧性手术切口瘢痕,肝、胆囊及脾未扪及,剑突右下方压痛,无肝区叩击痛。无腹水,胃振水音明显,肠鸣音弱。双下肢凹陷性水肿。

WBC 5.64 × 10⁹/L, N 0.61, PLT 124 × 10⁹/L, Hb 80g/L, AMY 67.1U/L, GIU 5.67mmol/L,TP 50g/L,ALB 24g/L,TBIL 14.7 μmol/L,DBIL 7.0 μmol/L,AST 5.8U/L,ALT 26U/L,PA 142mg/L,血清 K^+ 2.23mmol/L,血清 Na^+ 130mmol/L。

CT(2014年10月17日):胃扩张,胃大弯入盆腔,梗阻平面在十二指肠。

CT(2014年11月15日,湖南省人民医院)平扫:肝轮廓清,表面光整,肝叶比例正常。肝内外胆管轻度扩张。胆总管内径约1.3cm,未见胆石及积气。胰头大,密度不均,主胰管未见,亦未见胰腺结石。胃壁、胃腔显著扩张(图3-27)。

增强扫描(静脉期):显示胰头大,见多个圆形低密度区。肠系膜上静脉、肝门静脉圆润,肠系膜上动脉清楚(图3-28)。

冠状面示胃壁厚,胃腔扩大,大弯达盆腔(图3-29)。

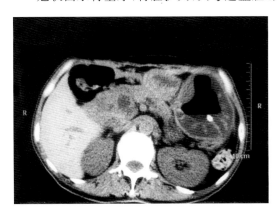

图3-27 CT:肝内胆管轻度扩张

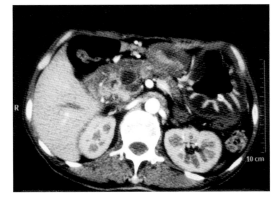

图3-28 CT:胰头多个圆形低密度区

【入院诊断】 胰腺导管内管状乳头状瘤伴高级上皮内瘤变,慢性胰腺炎,胰肠鲁氏Y形吻合术后;并:胃潴留;失水、电解质失衡(低钾、低钠),低蛋白血症、营养不良(重度)、高血压。

【拟施手术】 胃空肠吻合术。

【手术过程】

1. 入院后,纠正失水、低钠低钾。TPN并输注白蛋白,配合使用胸腺素等,10d后病人情况好转,择期手术。

2. 体位、切口、探查。平仰卧位,做中上腹白线切口(图3-30),入腹。无腹水,腹膜上无癌性结节。胃底达盆腔,胃壁肥厚。肝色泽、大小无明显异常。胆囊不大。肝外胆管不扩张,外径约 1.1cm。胰头大,约 5cm×3cm×3cm 大小,活动性尚可,胰头质地硬,胰体、尾呈慢性炎症纤维化改变。十二指肠无肿瘤。原为胰空肠鲁氏 Y 形吻合吻合,桥襻空肠长 15cm(图 3-31)。

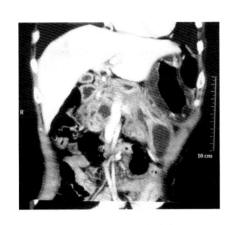

图 3-29　CT:胃腔扩大

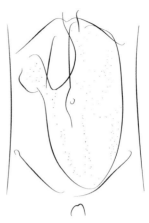

图 3-30　切口

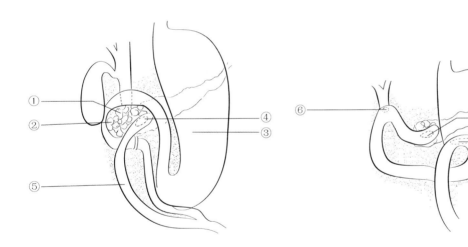

图 3-31　手术

①胰头肿块;②十二指肠腔狭小;③胃潴留;④胰肠吻合口;⑤桥襻空肠;⑥胆肠吻合;⑦胃空肠吻合口

3. 顺利通过"三关",切开十二指肠后腹膜,游离十二指肠胰头,显露腔静脉、腹主动脉。分离横结肠系膜与胰头粘连,经右路显露肠系膜上静脉,沟通胰头沟,胰颈呈一薄片。

4. 结扎、切断胃十二指肠动脉,脉络化腹腔动脉干、肝总动脉、肝门静脉。

5. 断胃,于原空肠与桥襻空肠吻合处断空肠,将空肠移至肠系膜上血管右侧。横断胰颈,远端用 4/0 Prolene 线做连续缝闭。移除胆囊,横断肝总管,肝总管内径约 1cm。

6. 游离肝门静脉、肠系膜上静脉,于肠系膜上动脉右侧钳夹、离断胰纤维板,整块移除胰头十二指肠(图 3-32)。术野清楚显现腹腔动脉干、肝总动脉、肝固有动脉、肠系膜上动脉、腔静脉及腹主动脉(图 3-33)。

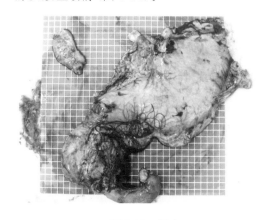

图 3-32　标本

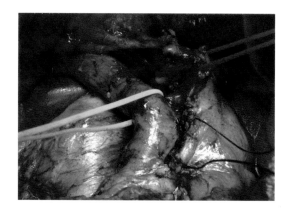

图 3-33　术野示腔静脉

7. 做胆肠、胃空肠吻合(见图 3-31)。

8. 关腹。

手术历时 5h,失血量约 100ml。胰头床放置乳胶引流管一根。

【术后诊断】　同入院诊断。

【实施手术】　胰头十二指肠切除,胆肠、胃肠吻合。

【术　后】　恢复平顺。

病理切片:胰腺导管内管状乳头状瘤伴高级上皮内瘤变。

【点　评】　这个病例的错误在于诊断的失误。

1. 失误

(1)4 个月前将胰导管肿瘤误诊为"胰管结石",术中未见胰石,发现肿瘤,而做"胰肠吻合",手术方法错误。该病例是可根治性切除的病例。

(2)术后出现十二指肠梗阻、顽固性呕吐达 3 个月,当地医院误诊为"胃动力障碍",再次误诊。

(3)由于顽固性呕吐,不能进食,未给予纠正,致水电解质失衡,重度营养不良,差点失去根治性切除的机会。

2. 纠误　及早施胰头十二指肠切除是理想的选择。水电解质平衡的处理是外科医生的一项基本功,单一会手术是治不好病人的。

3. 外科手术技术要点

(1)本例胃壁肥厚、胃腔巨大,以手工断胃和胃肠吻合较为安全。

(2)本例肠系膜上静脉的显露经右路较为方便、快捷。

(3)原胰肠吻合可以利用,无须拆除重做。

第二节　急性胰腺炎

急性胰腺炎是一种最常见的外科急腹症,其病因复杂,但最常见的是胆道疾病、酗酒、高脂血症(表 3-2),而引起急性胰腺炎的根本原因在于胆胰壶腹梗阻、胆汁反流入胰管或胰液分泌增加。

表 3-2 急性胰腺炎的病因

病因	疾病
梗阻因素	▲胆道结石(占 40%)、胆道蛔虫、胆胰肠汇合处肿瘤
毒物、药物	▲乙醇、甲醇、硫唑嘌呤、甲硝唑……
代谢	▲高脂血症、高钙血症
创伤	严重创伤、医源性远段胆管损伤(EST,胆总管探查)
感染	病毒(腮腺炎、EB 病毒……)、支原体
先天性因素	胰腺分隔、染色体显性遗传
血管因素	动脉粥样硬化性栓子
其他因素	妊娠、穿透性消化性溃疡

注:▲ 常见

急性胰腺炎分类:①病理分类:急性水肿性胰腺炎和急性出血坏死性胰腺炎;②病因分类:胆源性胰腺炎、醇性胰腺炎、高脂血症胰腺炎、创伤性胰腺;③临床过程(1992 年亚特兰大分类):轻型急性胰腺炎、重症急性胰腺炎和暴发性胰腺炎。本节重点讨论急性坏死性胰腺炎(重症急性胰腺炎)。

一、诊断

(一)病史
胆石病史、酗酒史、高脂血症史、病毒感染史等。

(二)症状
腹痛,起于中上腹,呈腰带状向背部放射;恶心呕吐;腹胀。

(三)体征
T↑,P↑,R↑,BP↓。

腹胀、腹膜炎以上腹部为显,可扪及上腹肿大胰腺炎症包块,腹水征(+),肠鸣音↓,腰背部抬举痛,Grey-Turner 征、Cullen 征。

原发病因的征象:胆源性急性胰腺炎可表现黄疸、剑突右下方深压痛,病毒性急性胰腺炎可表现口周疱疹等。

并发症的征象:胰周脓肿,假性胰腺囊肿,腹膜室膈高压征(呼吸深快、心率加快、尿量减少),胰瘘,胃肠造口,胰脓肿,大出血,胰源性脑病等。

(四)血象及血清学检查
WBC↑、N%↑、Hb↓、PLT↓、AMY↑、血清钙↓、血清钾↑、TBIL↑、DBIL↑、BS↑、BUN↑、三酰甘油↑、pH↓、PaO$_2$↓。

(五)腹膜腔穿刺
血性液体,腹水淀粉酶↑。

(六)影像学检查
方法很多,如 B 超、CT、MRI、ERCP、PET 等。

CT 是目前常用的手段,其准确率 82.1%,尤其是动态 CT 监察临床价值更大。

提供:胰体积肿大;胰腺的出血、坏死;胰周改变。

(七)在急性胰腺炎的诊断问题上应该注意以下几个问题

1. 诊断程序

(1)是否是急性坏死性胰腺炎？

(2)病因是什么？

(3)出现了什么并发症,有哪些合并症？

(4)就诊时疾病的主要矛盾是什么？

2. 诊断急性坏死性胰腺炎的标准　1992 年 5 月,中华医学会胰腺外科组提出诊断急性坏死性胰腺炎的标准,具备下列 4 项中的 2 项即可诊断。

(1)血、尿淀粉酶＞500U,或虽然降至正常,但病情恶化。

(2)血性腹水,腹水淀粉酶＞150U。

(3)难复性休克,经扩容后仍无法恢复。

(4)B 超或 CT 检查示胰腺肿大,密度不均,胰外有侵犯。

3. 严重程度的判断

(1)目前我国用 APACH Ⅱ评分标准(表 3-3)。

表 3-3　APACH Ⅱ评分系统的急性生理学变量指标

	项目	0分	1分	2分	3分	4分
A	肛温(℃)	36～38.4	38.5～38.9		39～40.9	≥41
	平均动脉压(kPa)	70～109		110～129	130～150	≥160
	心率(次/分)	70～109		110～139	140～179	≥18
	呼吸(次/分)	12～24		25～34	35～49	≥50
	氧合作用	＞70	60～70		55～60	＜55
	(FiO$_2$＜0.5 时,PAO$_2$)					
	pH	7.33～7.49	7.5～7.59	7.25～7.35	7.15～7.24	＜7.15
	血清钠(mmol/L)	130～149	150～154	155～159	160～179	≥180
	血清钾(mmol/L)	3.5～5.4	5.5～5.9		6.0～6.9	≥7
	血清肌酐(mmol/L)	30～45.9	46～49.9	50～59.9		≥60
	(如急性肾衰竭加倍计分)					
	血细胞比容(%)	3～14.9		1～2.9		＜1
	血细胞(×10⁹/L)		15～19.9	20～29.9	≥40	
	15-Glasgow 评分	22～31.9	32～40.9		41～51.9	≥52
	(如无动脉血气分析则测 静脉血 HCO$_3$)					
B	年龄因素评分	＜40 岁	45—54 岁	55—64 岁	65—74 岁	＞75 岁
C	健康状况评分	肝	心血管	呼吸	肾	免疫
		2分[1]　5分[1]	2分[1]　5分[1]	2分[1]　5分[1]	2分[1]　5分[1]	2分[1]　5分[1]

注:APACH Ⅱ评分＝A＋B＋C

[1] 功能衰竭或免疫障碍,采用非手术或急症术者评 5 分,择期手术评 2 分

(2)Bank 高危因素 8 项,仅有一项上述因素者,提示为重症。

①心脏:休克,HR＞130/min,心律失常,心电图改变。

②肺:呼吸困难、啰音,PaO_2＜8kPa(60mmHg),ARDS。

③肾:尿量＜50 ml/h,BUN↑,Cr↑。

④代谢:血钙↓,pH↓,ALB↓。

⑤血液:Hb↓,DIC。

⑥神经系统:烦躁,神志不清,局限性体征。

⑦出血:出血或腹膜腔穿刺为血性。

⑧腹胀:严重肠淤胀,腹水。

(3)肝功能衰竭的判定标准

①血压:低血压,HR≤50/min 或 130/min,平均脉压≤6.4kPa。

②肾:尿量＜50ml/h,BUN≥3.75mmol/L,Cr≥177mmol/L。

③肝:TBIL≥34 μmol/L,SGPT 正常值 2 倍。

④脑:神志模糊,谵妄,昏迷。

⑤胃肠:肠麻痹,呕血,黑粪,出血量＞1000ml,胃镜见黏膜糜烂、溃疡。

⑥血液系统:DIC,APTT↑,PLT 80×10⁹/L,纤维蛋白原＜1.5～2.0g/L。

二、治疗

(一)非手术治疗

胃肠减压;营养治疗;胰酶抑制药,生长抑素、奥曲肽(善宁);生长激素;胸腺素(日达仙);补液,防治休克;合理使用抗生素;腹腔穿刺,置管引流;血液净化;中医中药。

(二)手术治疗

1. 各家对于手术指征意见不一,笔者对以下情况考虑手术治疗:①胆源性胰腺炎,胆管扩张,梗阻性黄疸;②胰周脓肿形成;③胰腺假性囊肿。

2. 手术方法。①胰床松解,腹膜腔清创,U 形管引流;②三造口,即胆道造口、胃造口、空肠造口;③脓肿清创、引流;④假囊腔空肠鲁氏 Y 形吻合术。

典型病例

病例 1:宫内妊娠 36 周,合并胆源性胰腺炎、腹膜炎

患者,女,27 岁。

妊娠 36 周,上腹剧痛 3d。

宫内妊娠 36 周,胎动好,无阴道出血、流液。

3d 前剧烈右上腹痛后左上腹及腰背部痛,伴呕吐,住入某医院妇产科,经输液、抗生素等处理后腹痛不缓解。B 超检查发现"胆囊多发结石",诊为"胆囊结石、胆囊炎",而转住腹部外科,予以解痉、抗生素等处理,仍然腹痛。

T 38.3℃,P 138 次/分,R 42 次/分,BP 14.7/10.7kPa(110/80mmHg)。胎儿心率 186/min。

皮肤、巩膜未见黄染。心律齐,无杂音。双肺呼吸音清。腹部膨隆,宫底于脐上 4 横指,胎动存在。上腹明显压痛、反跳痛存在,以剑突右下方、左上腹为明显。肝、胆囊及脾未触及。左腰背部抬举痛明显。

WBC 25.4×10^9/L,N 0.94,PLT 200×10^9/L,TBIL 45.3 μmol/L,DBIL 29.6 μmol/L,ALT 43U/L,AST 50U/L,TP 65g/L,ALB 35.7g/L,BUN 3.97mmol/L,AMY 115U/L。

没有给患者上氧、心电监护,亦无观察呼吸、心率、胎心的医嘱。

【入院诊断】 宫内妊娠(36 周),合并:胆源性胰腺炎、弥漫性腹膜炎。

【拟施手术】 转院。

【手术过程】

1. 笔者嘱当地主管医生速做 CT 检查。患者步行去 CT 室检查,改为用推车送去检查。CT 检查示胰腺密度不均,周围积液(图 3-34),符合急性胰腺炎表现。

通过上述检诊,笔者认为:结石性胆囊炎,并:胆源性胰腺炎、弥漫性腹膜炎、宫内妊娠 36 周,并:胎儿宫内窒息。应立即手术,先剖宫取胎保胎儿,经皮肝胆囊置管及腹膜腔置管引流,并用生长抑素。

2. 笔者嘱妇产科主任做横切口,腹膜外剖宫产。剖宫产术中患者腹膜腔充满脓液,嘱娩出胎儿,改全麻。

45min 后,剖宫产术毕,2.4kg,男孩。

3. 笔者看切口,才知道是下腹腹白线切口,经腹膜腔剖宫取胎(图 3-35)。立即嘱该院外科医生洗手上台,做右上腹反 L 形切口。

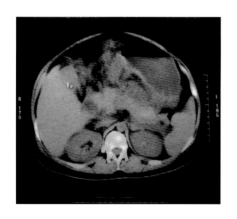

图 3-34　CT:胰密度不均

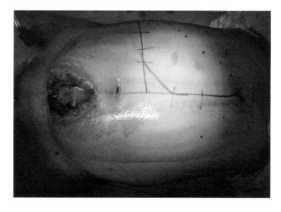

图 3-35　下腹白线切口

入腹后发现腹膜腔积脓性腹水约 800ml,胰腺炎症明显,呈蜂窝织炎性改变,做腹膜腔冲洗,方法不对,约 1h 后,见患者心率达 168 次/分,体温达 38.3℃,情况危急。

4. 笔者立即上台手术。

(1)胆囊稍大,无坏死穿孔。肝十二指肠充血水肿严重。胰腺炎诊断明确。

(2)延长切口,挽出小肠,以 10% 浓度聚维酮碘液、生理盐水 8000ml 冲洗腹腔,还纳小肠入腹腔,做胆囊造口。30min 后心率 140 次/分,体温 37.6℃。

(3)U 形管放置入小网膜囊,右肝下间隙及盆腔分别放置乳胶管各 1 根。

(4)逐层关腹,安返回房。

【术后诊断】 宫内妊娠(36周),胎儿窒息,结石性胆囊炎;合并:胆源性胰腺炎、弥漫性腹膜炎。

【实施手术】 剖宫产、胆囊造口,腹膜腔清创、引流。

【术 后】 笔者一直与该院外科主管医生电话联系,交流治疗意见,并于术后第3天再度去该院随访。此时患者笑容满面,生命体征平稳,肛门已排气。宝宝面色红润,生命体征正常,已能进食乳汁。7个月后去患者家里随访,母子健康。

【点 评】

1. 失误

(1)该病例首诊科室妇产科,诊为宫内妊娠36周、胆囊结石、胆囊炎,24h后而转住普外科。

①患者的腹痛,主要是胆源性胰腺炎、弥漫性腹膜炎,胆囊结石不是腹膜炎的主因。

②妇产科只是凭B超报告是"胆囊结石"就转科,不妥。正确的处理应该是请外科会诊,协商解决母子安危。

③后来胎儿宫内窒息,由外科转回妇产科,做剖宫产,不方便病人。

(2)转入普外后诊治的处理错误:①这样一个高危的孕妇,没有给氧,没有心率、呼吸、胎心的监护,处方是"进食低脂饮食";②主管医生根本就没有检查患者的生命体征、腹部的情况,更没有观察胎儿的情况,只是"胆囊结石、胆囊炎",解痉镇痛;③妊娠合并胆源性胰腺炎、弥漫性腹膜炎,胎儿宫内窒息,还让病人自己走去CT室检查。

(3)辅助科室检查的准确率低:①CT片示胰腺炎很清楚,报告为胰腺正常;②胰腺炎,术前AMY报告正常,术后明显升高,术中所见胰腺也不致于AMY正常,更不会因胰腺坏死致淀粉酶不升。

2. 纠误 立即手术,先剖腹取胎,后清创腹膜腔,引流胆道,别无他策。

3. 外科手术技术要点

(1)先剖宫产,后胆囊造口、腹膜腔清创。

①当时患者心率138次/分、呼吸42次/分、胎心167次/分,提示胎儿已处宫内窒息,母子双危,已不能转院,必须先剖宫产救出胎儿。

②如果母亲的情况继续恶化,必然导致胎死宫内。

③此时胎儿已36周,可以娩出,可以存活。

④如果先做清创腹膜腔及胆道手术,势必对胎儿产生不利影响,而且腹内清创无法彻底进行。

(2)基本技术:①妇产科应做腹膜外剖宫取胎。②外科应该:切口够大,显露充分;挽出肠管,腾空腹膜腔,以大量10%浓度聚维酮碘液、生理盐水冲洗腹膜腔;本例只要做胆囊造口;正确放置U形管及腹腔引流管;调整处方,使用生长抑素、抗生素,有效地治疗胰腺炎、腹膜炎。

病例2:胰周脓肿,做脓肿穿刺、置管引流后

患者,女,46岁。

双侧腰背及下腹痛、高热 20d。

70d 前，在外院诊为"急性胰腺炎"，经生长抑素、抗生素等治疗，好转。至近 20d，双侧腰背部及下腹痛、胀、高热，而转住我院。

T 39.8℃，P 127 次/分，R 26 次/分，BP 17.1/9.3kPa(128/70mmHg)。

神清合作，皮肤、巩膜轻度黄染，苍白。心律齐，双肺呼吸音清。腹胀满，浅静脉不曲张，双侧腹似可扪及腹块，上极达肋缘，下级达髂窝，局部明显触痛。双腰背部抬举痛存在。腹水征(一)。肝、胆囊及脾未扪及，Murphy 征(一)。右肝浊音界存在，叩击右肝区示右上腹疼痛。双下肢无水肿。

WBC 27.3×10⁹/L，N 0.92，PLT 114×10⁹/L，TBIL 13.2 μmol/L，DBIL 8 μmol/L，TP 51g/L，ALB 27g/L，ALT 47U/L，AST 52U/L，AMY 34U/L，BS 6.3mmol/L。

CT：冠状面示双侧腹巨大脓肿，下极达髂窝，上极达膈下(图 3-36)。

【入院诊断】 急性胰腺炎，并：胰周脓肿。

【拟施手术】 穿刺、置管引流。

【手术过程】

1. 主管医生借助肾盂镜做双侧髂窝部穿刺置管，吸出 100ml 脓液，夹出一部分坏死组织，此后经导管引流出脓液 20～50ml/d，仍持续高热。请笔者会诊。

2. 双侧脓腔引流管引流脓液为黄色、恶臭，复习 CT 片，笔者嘱：立即手术。经皮穿刺置管引流是错误的，延误治疗 16d。

在笔者会诊后 1h，急症，全麻，下腹倒八字切口，做双侧脓肿 U 形管引流术，吸出脓液 1300ml，坏死组织 750g。

(1)做右切口，推开腹膜，显露髂窝及腹膜后脓肿，穿刺获脓汁，手指钝性戳开脓肿壁，大量咖啡色恶臭脓液外涌，量约 800ml，扩大脓腔切口，直视下夹出灰色坏死组织约 400g，以 10% 浓度聚维酮碘液、生理盐水及过氧化氢约 4000ml 冲洗、清洁脓腔，暂搁。

(2)做左切口，同法敞开脓腔，吸出牛奶样恶臭脓液 500ml，坏死组织 350g(图 3-37)，以"三合一液"冲洗、清洁脓腔。

(3)左右脓腔内各放 U 形管一根，测试引流通畅，逐层缝合腹壁切口(图 3-38，图 3-39)。

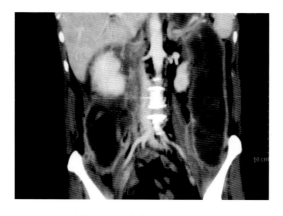

图 3-36　腹膜腔巨大脓腔

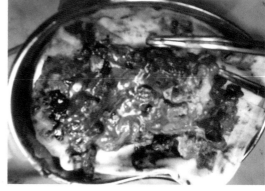

图 3-37　坏死组织

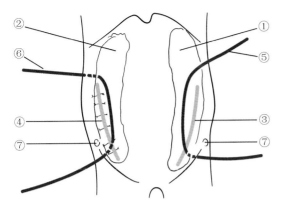

图 3-38　手术　　　　　　　　　图 3-39　腹部切口
①左侧脓肿;②右侧脓肿;③左切口;④右切口;
⑤左 U 形管;⑥右 U 形管;⑦髂前上棘

【术后诊断】　同入院诊断。

【实施手术】　胰周脓肿双 U 形管引流术。

【术　　后】　术毕送返 ICU,调整抗生素为亚胺培南、甲硝唑。术日开始以甲硝唑液、生理盐水 24h 循环灌洗脓腔。

术后第 3 天肛门排气,体温正常,并进饮食。无消化道出血、腹膜炎、脓腔出血等并发症。

第 4 天转普通病房,第 15 天脓液量 20ml/d,B 超复查脓腔消失,改为单管引流。

第 35 天康愈出院。

【点　　评】

1. 失误

(1)本病例关键是处理失误,胰周脓肿如此多的稀粥样脓液及坏死组织,不可能通过一根内径 0.15cm 的导管引出。

(2)胰周脓肿如此之大,并非一天突然形成。

(3)滥用抗生素,致使临床症状不典型、二重感染。

2. 纠误　立即脓肿清创、U 形管引流,调整抗生素。

3. 外科手术技术要点　这里值得讨论的是脓肿清创引流,其核心问题是脓肿清创、坏死组织清除及引流。需注意以下问题:

(1)选择倒八字切口,腹膜外脓肿清创。

(2)直视下充分切开脓肿壁,吸出脓液,夹出腐朽坏死组织。因为病程已达 72d,坏死分界明显,坏死组织呈游离状态,以椭圆钳轻松夹出。

用干纱布压拭脓腔壁,坏死组织及脓块像刚粉上墙壁的石灰泥,稍用纱布压拭便将脓肿壁的坏死组织、脓块擦脱。

(3)冲洗宜用 10% 浓度聚维酮碘液、生理盐水、过氧化氢。

(4)放置 U 形管,注意低位引流。

病例 3：内镜十二指肠乳头切开术（EST）致医源性远段胆管损伤、创伤性急性坏死性胰腺炎、腹膜后巨大脓肿

患者，男，43 岁。

EST 后发热、腰背部痛 9d。

17d 前诊为"结石性慢性胆囊炎、胆囊多发结石"，在某院腹腔镜中转开腹，做"胆囊切除"，8h 后剧烈右上腹痛，做"EST 取石"。近 9d，发热（39.3℃）、腰背部疼痛、AMY 535U/L，诊为"胰腺炎"，而用亚胺培南-西司他汀钠、胰酶抑制药、生长抑素等治疗无效。

T 39.7℃，P 118 次/分，R 24 次/分，BP 13.3/8.5kPa（100/64mmHg）。

皮肤、巩膜无黄染。心律齐，呼吸音清。腹稍胀，右肋缘下切口瘢痕一条，长约 20cm。腹壁较紧，右上腹明显压痛、反跳痛，肝、脾未及。胃振水音（－）。右肝浊音界存在，叩击右肝区示右上腹痛。腹水征（－）。右腰背部明显抬举痛，脊柱、四肢无异常。

WBC 19.66×10⁹/L，N 0.88，PLT 538×10⁹/L，Hb 91g/L，TBIL 13 μmol/L，DBIL 8.1 μmol/L，AST 59.2U/L，ALT 28.9U/L，TP 64g/L，ALB 35g/L。

腹膜腔穿刺：血性液体。淀粉酶：8900U/L。

CT：肝轮廓清，肝内外胆管不扩张，未见胆石、积气。胰肿大，胰头体后、肠系膜根部大量液体积聚，延及右腰大肌前方、右髂窝。未见膈下游离气体（图 3-40）。

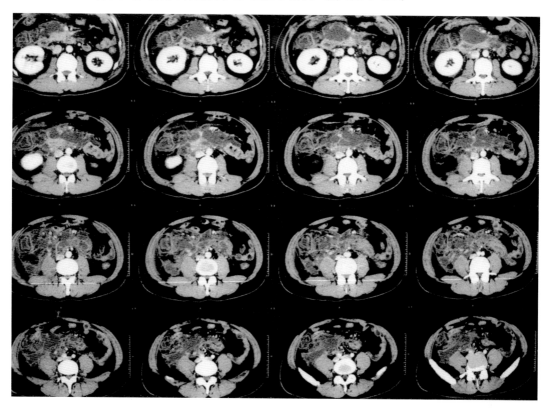

图 3-40　腹膜腔积液

【入院诊断】 EST 后壶腹漏、创伤性胰腺炎。

【拟施手术】 胆总管 T 形管引流,腹膜后脓肿引流。

【手术过程】

1. 笔者看法如下。

(1)诊断:胆囊结石、胆总管结石,胆囊切除、胆总管探查 EST 后;并:医源性远段胆管损伤;并:创伤性急性坏死性胰腺炎、弥漫性腹膜炎;腹膜后脓肿、败血症。

(2)处理:立即手术。手术方式是胆总管 T 形管引流、腹膜后脓肿引流。

2. 急症,全麻,"屋顶式"切口入腹。探查:腹膜腔积血性液体、脓性胆汁约 1800ml,大网膜、胃结肠韧带上大量皂化斑(图 3-41),腹膜充血、水肿。

肝色泽棕红,表面光整,形态、比例无异常。胆囊管未全部切除,残留长约 3cm。胆总管外径约 1cm,未及胆石。

十二指肠处腹膜至肠系膜根部、右侧髂窝后腹膜肿胀,变黑色,大量气液,未见十二指肠穿孔。

游离十二指肠、胰头,见右肾脂肪囊大片坏死、积液及胆汁约 500ml,打开小网膜囊,见大量血性液体。胰体尾肿胀、坏死。

(1)"四边法"切开胆总管,向胆总管远段注水,见液体从十二指肠降部内侧后面溢出,立即放置 2 号长臂 T 形管。

(2)于胰体部下缘切开后腹膜,钝性分离胰体后肠系膜上血管后方、右腰大肌前方达髂窝,另做右髂前上棘内侧后腹膜切开,大量血性液体溢出,此处腹膜后脓腔与胰体部后方脓腔沟通,放置双 U 形管(图 3-42),挽出小肠,以 10% 浓度聚维酮碘液、生理盐水 19 000ml 冲洗腹膜后脓肿及腹膜腔。

(3)T 形管经右侧腹壁戳孔水平位引出,胰头后另外放置乳胶管 1 根,经右侧腹壁戳孔引出。双 U 形管远端经右侧髂前上棘内下方腹壁戳孔引出逐层关腹,近段经腹前壁戳孔引出。反复测试 U 形管及胰头后引流管通畅,清点器械、敷料无误,逐层关腹。

手术历时 2h,失血量约 200ml,生命体征平稳,送返 ICU。

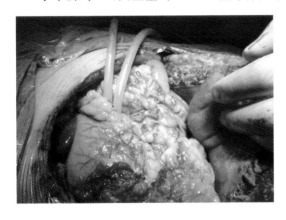

图 3-41 腹膜皂化斑

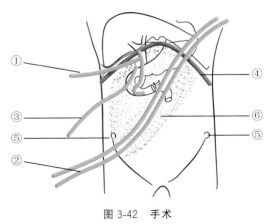

图 3-42 手术
①长臂 T 形管;②双 U 形管;③胰头后引流管;④"屋顶式"切口;⑤髂前上棘;⑥腹膜后脓腔

【术后诊断】 EST 后致医源性远段胆管损伤;并:创伤性急性坏死性胰腺炎、弥漫性腹膜炎;腹膜后脓肿、败血症。

【实施手术】 胆总管长臂 T 形管引流、腹膜后脓肿双 U 形管引流、胰头后引流、腹膜腔清创。

【术 后】

1. 经双 U 形管以 10% 浓度聚维酮碘液、生理盐水 24h 连续灌洗,持续 20d。

2. 配合使用胸腺素、生长抑素,术后第 3 天始用基因重组人生长激素。

3. 术后肠外营养,第 14 天开始肠内营养及肠外营养,伤口拆线,切口甲级愈合。第 20 天停止肠外营养。

4. 第 27 天复查 CT,腹膜后脓肿消失,胰腺大小正常,边界清楚,密度均匀(图 3-43)。第

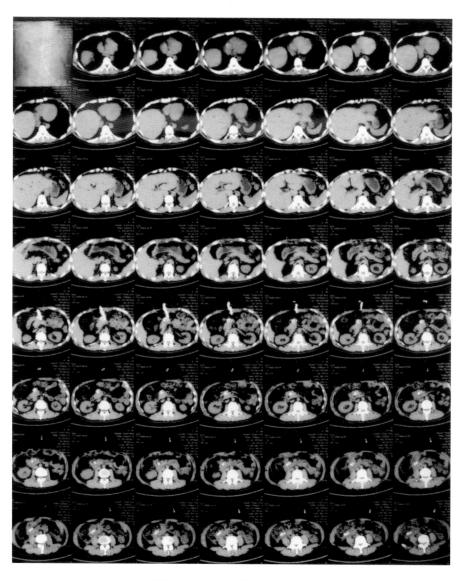

图 3-43　CT:腹膜腔脓肿消失

28 天拔除 U 形管,换置导尿管引流,第 35 天拔除引流管。

5. 第 40 天出院。

【点　评】

1. 失误

(1)EST 致医源性远段胆管损伤、创伤性坏死性急性胰腺炎。

(2)医源性胆道损伤后,未能及时发现,一味强力用抗生素控制,延误治疗 16d,以致腹膜后坏死、巨大脓肿。

(3)首次手术方式错误,单纯做胆囊切除。

(4)胆囊切除后 8h,考虑胆总管结石嵌顿,选择 EST 不妥。

2. 纠误

(1)胆囊多发结石剧烈腹痛,宜做胆囊切除、胆总管探查,腹剧烈疼痛意味着胆石嵌顿,另外常预示胆囊结石坠入胆总管。

(2)胆囊切除后,胆石嵌顿 8h,实践证明,选择再开腹、胆总管探查为宜。

(3)EST 后出现腰背部疼痛、发热,应首先考虑医源性远段胆管损伤,AMY 增高应想到创伤性胰腺炎。

(4)胆总管探查、长臂 T 形管放置、双 U 形管引流后腹腔脓肿,术后经 U 形管 24h 连续灌注 10% 浓度聚维酮碘液、生理盐水是成功的救命之举。

3. 外科手术技术要点

(1)胆总管长臂 T 形管放置应注意:①切开胆总管;②插 3 号胆道扩张器入十二指肠,做十二指肠小戳孔引出胆道扩张器头,借此引 4 号丝线至胆总管,再借此引长臂 T 形管横臂入十二指肠,缝闭胆管切口;③"荷包"缝合关闭十二指肠戳孔。

(2)双 U 形管引流应注意:①脓肿引流的基本原则是引流通畅、低位,但由于腹膜后脓肿坏死组织多,清除不彻底,单管引流管常被坏死组织堵塞,致引流失败。故笔者对巨大腹膜后脓肿多用双 U 形管引流。②为了防止坏死组织堵管和脓液积聚,用 10% 浓度聚维酮碘液、生理盐水 24h 灌洗,减轻中毒症状,促使脓腔早日愈合。

(3)本例创伤性急性坏死性胰腺炎,其根本在于医源性远段胆管损伤、胰管梗阻,其处理的基本措施在于胆道引流、十二指肠减压,并配合施他林。

病例 4:胰腺炎、假性胰腺囊肿,鲁氏 Y 形吻合术后,区域性肝门静脉高压症,施脾切除、门奇断流术

患者,男,49 岁。

间歇左上腹痛 2 年,伴呕血 5 个月。

2012 年 2 月,入住当地县人民医院,诊为"急性胰腺炎"。

2013 年 12 月,诊为"假性胰腺囊肿"在某院做"囊肿空肠鲁氏 Y 形吻合术"。

2014 年 4 月,诊为"食管胃底静脉破裂出血",在某院消化内科做"胃底静脉组织胶注射"。

"糖尿病"史 2 年。

T36.6℃,P 89 次/分,R 20 次/分,BP 16.3/8.1kPa(122/61mmHg)。

皮肤、巩膜无黄染。心、肺无明显异常。腹平,浅静脉不曲张,陈旧性左上腹 L 形切口瘢

痕。腹壁软,脾在左肋缘下可及,肝、胆囊未及,Murphy 征(一),右肝区无叩击痛。无胃振水音,腹水征(一)。双腰背部无抬举痛。

WBC 3.07×10⁹/L,N 0.64,PLT 129×10⁹/L,Hb 79g/L,TBIL 11.1 μmol/L,DBIL 6.6 μmol/L,TP 62.4g/L,ALB 32.7g/L,PA 144mg/L,CHE 3479U/L,BS 8.9mmol/L。

胃镜:胃底大弯侧纡曲扩张静脉。

CT(2014 年 9 月 24 日,湖南省人民医院):肝门静脉呈海绵样变,食管胃底静脉明显曲张(图 3-44)。脾静脉未见显示,脾动脉起始部被低密度组织覆盖(图 3-45)。脾大 9 个肋单元。

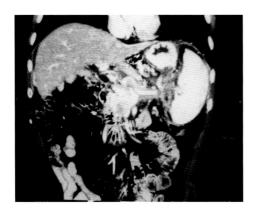
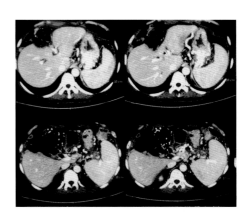

图 3-44　CT:门静脉海绵样变　　　　　　　　图 3-45　CT:脾静脉未见

【入院诊断】　区域性肝门静脉高压、食管胃底静脉曲张、巨脾、2 型糖尿病、十二指肠球部溃疡。

【拟施手术】　脾切除、门奇断流术。

【手术过程】

1. 笔者意见如下。

(1)诊断:慢性胰腺炎,并:假性胰腺囊肿,囊肿空肠鲁氏 Y 形吻合术后;区域性肝门静脉高压,食管胃底静脉曲张、破裂出血,巨脾、2 型糖尿病。

(2)手术:脾切除、门奇断流。

2. 会诊后,做好术前准备,择期手术。配浓缩红细胞 4U,准备血液回收装置等。

3. 体位、切口、探查。平仰卧位,延长原左上腹 L 形切口(图 3-46),入腹。无腹水,大网膜、胃结肠韧带静脉曲张。脾下极平左肋缘,脾胃炎性粘连融合,脾门呈"冰冻一块",无法显露胰尾、脾门。脾膈、脾肾粘连广泛。腹腔动脉干被炎性淋巴结及瘢痕组织厚厚地包埋。(图 3-47)原囊肿与空肠吻合口软,周围被静脉曲张的大网膜盖被。

4. 切除脾

(1)企图显露腹腔动脉干、脾动脉失败。

(2)钳夹、切断、结扎胃结肠韧带,游离胃大弯,显露小网膜囊的一部分,脾上极脏面与胃致密粘连,血管丰富,极易出血,而受阻。由于假性胰腺囊肿,胃体后壁无法显露,游离桥襻空肠达囊肿与空肠吻合口,炎性粘连严重无法进达脾门,而且脾门可及一包块约 3cm×4cm 大小。钳夹、切断、结扎脾结肠韧带,不能到达脾门。

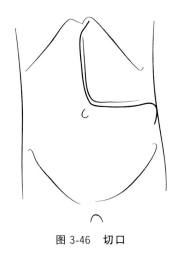

图 3-46　切口

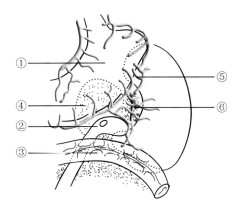

图 3-47　入腹所见脾周粘连情况

①胃；②桥襻空肠；③结肠；④假性胰腺囊肿；⑤脾；⑥脾门脓肿

（3）离断脾膈、脾肾粘连，进而钳夹、切断脾膈韧带、脾肾韧带，托脾于术野。此时，脾门粘连面积已缩小至 5cm×2cm。

（4）辨清胃、结肠、桥襻空肠，以中弯钳钳夹"脾蒂"，迅速予以切断，移除脾（图 3-48）。此间失血量约 300ml。

（5）以 4-0 Prolene 线逐一缝扎、钳夹脾蒂组织，移去止血钳 6 把。

（6）查胃、结肠、桥襻空肠完好，假性胰腺囊肿无穿破。

5. 门奇断流。

（1）游离胃底，钳夹、切断、结扎汇入胃底曲张静脉，最粗的静脉直径达 1cm。

（2）钳夹、切断、结扎食管下段前壁的浆膜及曲张静脉，辨清食管左侧缘，逐一结扎、切断

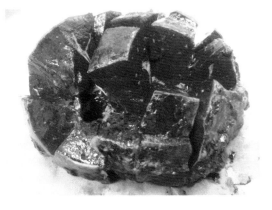

图 3-48　脾标本

汇入食管左侧的静脉支约 5 支，最粗的静脉外径达 0.7cm。显露食管下段左侧及后方。

（3）以组织钳牵开食管下段浆膜右侧叶，逐一结扎、切断汇入食管右侧的静脉支 5 支，显露食管下段的右侧，沟通食管下段后方，安置线带，牵引食管（图 3-49）。

（4）循食管右侧切开胃小弯浆膜，仔细结扎、切断汇入胃小弯静脉支约 6 支，显露胃小弯，最粗的一支静脉直径达 1cm。胃体后壁未能显露。

6. 造口。距幽门环 10cm，于胃大弯侧前壁做胃造口，造口管用 14 号 T 形管（图 3-50）。测试无胃漏、胃内出血。胃造口时，主管医生做 T 形管直臂侧孔，笔者立即将其废除，另取 T 形管造口。

7. 关腹。以"三合一液"冲洗术野，于右膈下放置乳胶管 1 根。胃造口管就近经左上腹壁戳孔引出。清点器械、敷料无误，逐层关腹。

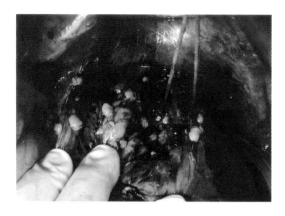

图 3-49　安置食管牵引带

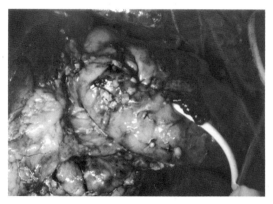

图 3-50　胃造口

　　手术历时 3h,失血量约 450ml,回收血液 400ml,另输浓缩红细胞 1.5U。术毕时生命体征平稳,Hb 81g/L,送返 ICU。

　　【术后诊断】　慢性胰腺炎;并:假性胰腺囊肿,囊肿空肠鲁氏 Y 形吻合术后;区域性肝门静脉高压;食管胃底静脉曲张、破裂出血;巨脾、脾门脓肿、糖尿病、十二指肠球部溃疡。

　　【实施手术】　脾切除、门奇断流、脾门脓肿清创、脾窝引流、胃造口术。

　　【术　　后】　无膈下脓肿、消化道出血、胃漏等并发症,恢复平顺。

　　【点　　评】

　　1. 失误

　　(1)主管医生对各种疾病的关系不明,因此入院诊断不清楚、不全面。

　　(2)开始对切脾的入路错误,处处出血,无从入手。

　　①试图首先显露、结扎脾动脉,失败。

　　②试图离断脾胃粘连,出血,受挫。

　　③试图分离脾结肠间粘连,出血,受挫。

　　④试图显露胰尾、脾蒂,局部"冰冻一块",易出血,受挫。

　　(3)欲做门奇断流,亦感无从入手。

　　①胃小弯肥厚,血管曲张,难以游离胃小弯,更担心损伤拉氏神经。

　　②胃后壁为假性胰腺囊肿壁的一部分,无法从小网膜囊内游离胃小弯。

　　③胃底及食管下段浆膜厚达 1cm,而且静脉曲张,易出血,担心损伤迷走神经干。

　　(4)做胃造口的 T 形管,直臂不剪侧孔。

　　2. 纠误

　　(1)诊断应以"术后诊断"为准,较清楚、明确。

　　(2)切脾宜先离断脾肾、脾膈韧带,托出脾,逐步缩小脾门的粘连范围,辨清胃、结肠、空肠、脾尾,握脾蒂于术者手中,迅速钳夹、切断,移去脾。

　　①术中见脾膈粘连易分离。

　　②术前 CT 及术中见脾肾韧带无曲张静脉。

　　③断脾肾韧带,托出脾,将脾蒂握在术者手中。

　　④贴近脾门,以中弯钳钳夹、切断脾蒂。

（3）"倒行逆施"做门奇断流：①先离断、游离胃底，继而游离、显露食管下段左侧；②切开食管前壁浆膜，显露食管右侧，沟通食管后方，安置线带，牵拉食管；③沿食管前壁逐渐切开贲门右侧胃小弯浆膜，游离胃小弯，紧贴胃壁结扎，切断血管。

3. 外科手术技术要点

（1）脾切除是一种常见手术，多数是先结扎脾动脉，而后离断脾蒂血管，切断脾周韧带，而移除脾。然而本例被迫采用一条十分危险的途径，离断脾周韧带，托出脾，而后快速钳夹脾蒂，移去脾。这种方法应注意：①脾蒂一定要能握在术者手中；②具有脾血回收净化设备；③中弯钳快速钳夹脾蒂。

（2）门奇断流：多数先游离胃大、小弯，而后牵食管向下，游离食管下段 6～10cm。而本例先骨骼化食管下段，而后游离胃小弯。这种方法应注意：①有熟练的门奇断流经验；②安置好食管套带；③紧贴胃小弯、食管壁仔细清楚结扎血管，不能致胃壁或食管壁的损伤；④做胃造口，如选择 T 形管做造口管，直臂千万不能戳孔。

（3）术后一定要配合使用生长抑素，严密观察腹腔引流管及胃造口管引流物。

第三节　外伤性十二指肠、胰损伤

十二指肠呈 C 形包绕胰头，两者关系密切。十二指肠损伤常合并胰头损伤，胰腺的损伤并存十二指肠损伤，其致病原因相似。十二指肠损伤占腹部器官损伤的 3%～5%，而胰腺的损伤占腹部器官损伤的 1%～12%。随着交通、工农业生产的发展，其发生率呈增长趋势。外伤性十二指肠、胰损伤处理十分棘手，胰损伤的死亡率为 20% 左右。

十二指肠、胰腺损伤的原因：①车祸、方向盘顶撞上腹部；②上腹部碾压；③穿通伤；④钝性撞击。

分类：目前十二指肠损伤、胰损伤无世界统一的分类，外伤性十二指肠、胰损伤更无分类的方法（表 3-4 至表 3-6）。

表 3-4　十二指肠损伤 Moore 分类

分级	十二指肠损伤	胰腺损伤
Ⅰ级	挫伤	/
Ⅱ级	破裂、穿孔	/
Ⅲ级	破裂、穿孔	挫伤、血肿
Ⅳ级	破裂、穿孔	严重胰损伤

表 3-5　胰损伤 AAST（美国创伤学会分类法）

分型	胰损伤			
	部位	血肿	裂伤	主胰管损伤
Ⅰ型		小	浅	无
Ⅱ型		大	深	无
Ⅲ型	肠系膜上静脉左侧		裂伤	有
Ⅳ型	肠系膜上静脉右侧累及壶腹		裂伤	有
Ⅴ型	胰头		裂伤（严重）	有

表 3-6　笔者十二指肠、胰损伤分级

分级	十二指肠损伤	胰腺损伤
Ⅰ级	挫伤	无
Ⅱ级	破裂、穿孔	无
Ⅲ级	破裂、穿孔	挫伤、血肿（AAST Ⅰ型、Ⅱ型）
Ⅳ级	破裂、穿孔	严重损伤,主胰管断裂
Ⅳa级		AAST　Ⅲ型
Ⅳb级		AAST　Ⅳ型
Ⅳc级		AAST　Ⅴ型

一、诊断

1. 上腹部外伤史

2. 症状　腹部疼痛、恶心呕吐;腹胀。

3. 体征　随着十二指肠液、胰液的外漏,腹膜炎的症状逐渐明显并加重。

(1)T↑、P↑、R↑、BP↓。

(2)腹胀满。

(3)腹壁紧张,压痛、反跳痛以上腹部为显。

(4)肝浊音界消失或缩小,腹部移动性浊音存在。

(5)肠鸣音减弱或消失。

(6)腰背部抬举痛。

4. 腹膜腔穿刺　获肠液,腹水淀粉酶↑。

5. 血象、血清生化检查　WBC↑,N%↑,Hb↓,AMY↑。

6. 影像学检查

(1)腹部 X 线检查:膈下游离气体。

(2)腹部 CT:膈下气体;十二指肠周、右肾周气液存在,胰腺肿胀、出血、断裂,胰周积液。

二、治疗

(一)内科治疗

输液(输血)、抗生素、纠正失水酸中毒、胰酶抑制剂等。

(二)外科治疗

根据损伤的级别,采取相应的手术方式(表 3-7)。

表 3-7 外伤性十二指肠、胰损伤手术方式

Ⅰ级	无须特殊外科手术
Ⅱ级	十二指肠修补
	空肠十二指肠吻合
	十二指肠憩室化
Ⅲ级	空肠十二指肠吻合
	十二指肠修补 + 小网膜囊引流
	十二指肠憩室化
Ⅳ级	
Ⅳa	扩大远侧胰腺切除
Ⅳb	关闭断端近侧、远侧端与空肠鲁氏Y形吻合术
	或远、近端分别与空肠吻合
	或胃隔离
Ⅳc	胰头十二指肠切除
	或胃隔离

典型病例

病例 1:十二指肠、胰损伤Ⅳb级,小网膜囊引流术后

患者,男,48岁。

腹部外伤后腹痛、发热 14d。

14d前,车祸致胰体尾断裂而就近在当地县人民医院做"胃造口及小网膜囊引流",14h后转入湖南省人民医院。入院后,CT检查发现"胰周液体积聚",在B超引导下做"穿刺置管引流",一根导管置于右肾前,另一根置入脾下极处。术后仍然上腹及右腰背部疼痛,伴以高热(40℃),经用抗生素、"生长抑素"等处理,效果不佳,而请笔者会诊。病程中肛门排便、排气存在,小便草黄色。

T 39.7℃,P 126次/分,R 24次/分,BP 16.5/11.2kPa(124/84mmHg)。

神清合作,皮肤、巩膜轻度黄染。心律齐,右肺背部呼吸音低。腹部稍胀,浅静脉不曲张,未见胃肠型。上腹部腹壁稍紧张,肝、胆囊及脾未及。左上腹及季肋区明显压痛,未及明显肿块。无胃振水音。右肝浊音界正常,叩击右肝区示右上腹部疼痛。腹水征(一)。右腰背部明显抬举痛,双下肢无异常。

WBC 22.7×10⁹/L,N 0.90,PLT 469×10⁹/L,Hb 102g/L,TBIL 36 μmol/L,DBIL 22.7 μmol/L,ALT37.3 U/L,AST 26.7U/L,TP 61g/L,ALB 30g/L,PA 120mg/L,CHE 1471U/L,BS 5.1mmol/L,腹部引流液淀粉酶 12 800U/L。

CT(2012年3月6日,当地医院):胰体部连续性欠清,周围液体积聚(图3-51)。印象:胰体部断裂。

CT(2012年3月16日,湖南省人民医院):增强扫描(静脉期):肝轮廓清,肝内胆管不扩张、无胆石,肝外胆管不扩张。胆囊不大。胰头不大,密度均匀,但边界欠清。胰体部轮廓不

清,小网膜囊内及胰头后大量液体积聚(图 3-52)。

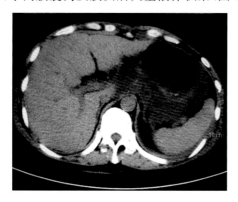

图 3-51 CT:胰界限不清

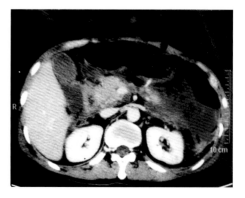

图 3-52 CT:小网膜囊内积液

【入院诊断】 外伤性胰体部损伤,胃造口、小网膜囊引流术后,胰周脓肿。

【拟施手术】 经皮胰周脓肿穿刺、置管引流。

【手术过程】

1. 笔者了解病史、做体格检查、复习血清生化资料及 CT 片后,组织相关医生讨论。笔者看法如下:

(1)目前诊断:十二指肠、胰损伤Ⅳa,小网膜囊引流术后;并:胰周脓肿(胰头及胰体尾部);败血症、创伤性胰腺炎。

(2)处理:①加强胰酶抑制药使用(生长抑素),增强机体免疫力调节(胸腺素)。②立即手术引流脓肿,做胆总管或胆囊造口。如果现在还不引流,日后更为困难,毕竟现在伤后 14d,粘连可以分开,可以达到目的。

2. 笔者会诊后 2h,相关医生做术前准备,全麻,右上腹反 L 形切口入腹。

(1)顺小网膜囊引流管入小网膜囊,胰坏死,局部积脓 500ml,吸出脓液,清除部分坏死组织,切断肝胃韧带。

(2)做十二指肠后腹膜切开,十二指肠、胰头后大量脓液涌出,吸出脓液约 750ml,并见到十二指肠降部后壁穿孔,正处导管放置位置。胰周大量皂化斑,胰头硬、充血、水肿。术者感觉进一步处理棘手,请笔者洗手上台。

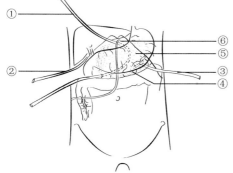

图 3-53 引流管放置位置

①U 形管;②胆总管造口 T 形管;③胃造口 T 形管;④胃结肠韧带;⑤小网膜囊;⑥肝胃韧带

3. 笔者完成以下手术。

(1)以 8000ml 10% 浓度聚维酮碘液、生理盐水冲洗、清洁小网膜囊及胰头后脓腔,放置小网膜囊 U 形管经由胃结肠韧带、小网膜囊、肝胃韧带,做腹前壁戳孔引出(图 3-53)。

(2)修补十二指肠破孔,内径约 0.3cm,外粘贴游离脐静脉片。温氏孔右侧放置乳胶管引流。

(3)原胃造口管为 21 号 T 形管(剪去直臂,图 3-54),瘘口周溢出胃液,予以拔除,并缝闭瘘口。

(4)距幽门环 10cm 于胃前壁戳孔,直径 0.3cm,放置 14 号 T 形管,"双荷包"缝合关闭。

(5)测试 U 形管、温氏孔右侧引流管通畅,位置恰当。

(6)做胆总管造口,引流管为 12 号 T 形管。测试无胆漏。

4. 清点器械、敷料无误,逐层关腹(图 3-55)。此时 T 37.8℃。

手术历时 2.5h,失血量约 100ml,送返 ICU。

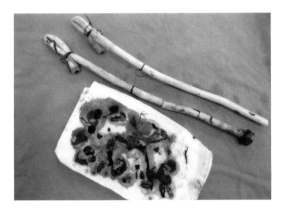

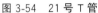

图 3-54　21 号 T 管

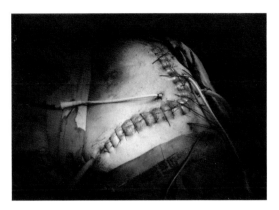

图 3-55　腹部切口

【术后诊断】 十二指肠、胰损伤Ⅳb 级,小网膜囊置管、胃造口术后,胰头周脓肿穿刺置管引流后,并:胰周脓肿,创伤性胰腺炎,十二指肠穿孔,败血症。

【实施手术】 胰周脓肿清创、引流(胰体部小网膜囊 U 形管引流、胰头后乳胶管引流),十二指肠瘘修补,胃造口,胆总管造口。

【术　后】 术后引流管通畅,无发热、出血及十二指肠瘘,恢复平顺。21d 改 U 形管为直引流管,拔除温氏孔右侧引流管。第 25 天带胆总管造口管、小网膜囊内引流管出院。嘱:3～6 个月后再来院进一步诊察。

【点　评】

1. 失误

(1)来院后未能及时诊断胰周脓肿、创伤性胰腺炎。

(2)右胰头后脓肿穿刺致十二指肠穿孔。

(3)原医院第一次手术宜做胰体尾部切除。

(4)转来我院时受伤后仅 14h,未能及时手术做胰体尾部切除,延搁 14d。

(5)来我院后天天发热,未能及时做胰周脓肿引流,延搁治疗。

2. 纠误

(1)此类病人初诊时,如果有条件的话,应及时做胰体尾部切除。

(2)来院后应及时明确诊断,并在 24h 内做胰体尾部切除。

(3)发现胰周脓肿,应尽早开腹清创、引流脓肿。

(4)本次手术做脓肿清创引流、十二指肠修补、胃造口、胆总管造口是理想的选择。

3. 外科手术技术要点

(1)胰周脓肿清创引流,胰体部小网膜囊内脓肿做 U 形管引流,胰头周脓肿乳胶管引流。

(2)十二指肠修补,修补后外用游离脐静脉片粘贴覆盖。

（3）胃造口：原胃造口口周漏，应拔除原引流管，并予以修补。

距幽门环 10cm 做胃造口，其目的在于防胃漏、防十二指肠漏。笔者注意了以下几点：①造口口选址在距幽门环 10cm 的胃前壁；②戳孔细小，能放入 14 号 T 形管；③T 形管一横臂应插入十二指肠；④造口口"双荷包"缝合，防黏膜外翻；⑤T 形管不易脱出。

病例 2：十二指肠、胰损伤Ⅲ级，做十二指肠末端、空肠起始部切除、吻合，胃十二指肠、空肠长臂 T 形管引流

患者，男，54 岁。

坠落伤后腹痛、头痛 24h。

24h 前修屋触电，从 6m 高处坠落，头部先着地，当即觉头痛、腹部剧烈疼痛。就近住入当地医院，诊为"腹部、颅脑复合伤"，做额部皮肤清创缝合止血后转来我院。伤后小便黄色，未解大便。

既往史不详。

T 37.28℃，P 132 次/分，R 25 次/分，BP 17.1/10.7kPa（128/80mmHg）。

头颅无畸形，双眼睑发绀、肿胀，右瞳孔 0.3cm，左瞳孔 0.5cm，左瞳孔对光反射消失。外耳道、鼻无流水、无出血。左眼眶外上方皮肤裂口长 3cm，已做缝合。颈软。

心律齐，双肺呼吸音清。腹部明显胀满，全腹壁紧张，呈板状腹。右肝浊音界消失，腹水征（＋），肠鸣音消失。骨盆挤压试验（－），脊柱、四肢无明显异常。

WBC $2.81×10^9$/L，N 0.68，PLT $154×10^9$/L，Hb 156g/L，TP 73.4g/L，ALB 35.4g/L，TBIL 11.7 μmol/L，DBIL 2.7 μmol/L，CHE 4870U/L，PA 291mg/L，尿淀粉酶 897U/L，BS 9.6mmol/L，BUN 7.9mmol/L。

腹腔穿刺：获墨绿色胆汁性液体。

CT（2012 年 7 月 31 日，湖南省人民医院）：腹膜腔大量液体积聚、膈下大量气体（图 3-56）。肝轮廓清，形态、比例无明显失调，肝内胆管不扩张，肝外胆管欠清。胃轮廓清楚。十二指肠腔稍大，气影存在（图 3-57），未见空肠起始部显影。胰边界清楚、完整（图 3-58）。

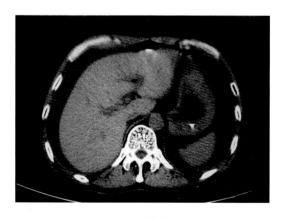

图 3-56　CT：腹膜腔积液

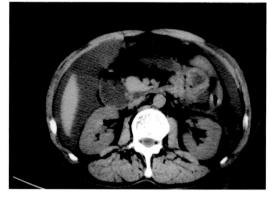

图 3-57　CT：十二指肠扩大

【入院诊断】　头腹复合伤、额部皮肤裂伤、颅骨骨折、外伤性蛛网膜下腔出血、左视神经损伤、弥漫性腹膜炎、十二指肠破裂？

【拟施手术】　胃隔离胃空肠吻合术。

【手术过程】

1. 完善术前准备,急症、全麻,上腹倒 T 字切口入腹腔。探查:腹膜腔积聚浑浊胆汁样液 2400ml,大网膜浆膜明显充血、水肿。肝、胆囊、胃无穿孔,十二指肠末段空肠起始处破裂,损及肠管周径的 3/4,大量消化液不停涌出。其余小肠、结肠无穿孔,切开胃结肠韧带,胰腺肿胀、充血,未见断裂。脾完好。请笔者洗手上台。

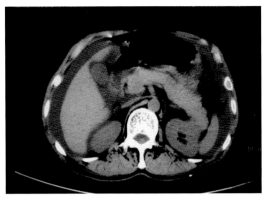

图 3-58　CT:胰边界清

2. 笔者完成以下手术(图 3-59)。

(1)挽出小肠,腾空腹膜腔,以 10% 浓度聚维酮碘液、生理盐水 12 000ml 冲洗腹膜腔,还纳小肠入腹膜腔。

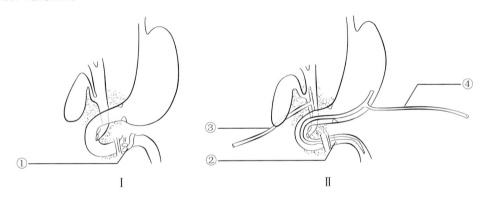

图 3-59　手术

Ⅰ.术中见十二指肠、空肠破损情况;Ⅱ.空肠切除、吻合术后

①十二指肠、空肠破裂处;②空肠十二指肠吻合处;③T 形管;④胃、十二指肠、空肠长臂 T 形管放置

(2)离断屈氏韧带,于肠系膜上血管后游离空肠起始部位及十二指肠末端,钳夹、切断、移除破损肠管 10cm(图 3-60)。

(3)距幽门环 10cm、胃大弯侧前壁戳孔,插入 14 号长臂 T 形管,长臂长约 25cm,经空肠近端引出。

(4)以圆针丝线做十二指肠、空肠后壁的间断、内翻缝合,置 T 形管长臂入吻合口以远之空肠,同法缝闭空肠吻合口前壁。

(5)以 4-0 无损伤缝线做空肠吻合口浆肌层包埋缝合(图 3-61)。

(6)12 号 T 形管置于胆总管,测试无胆漏。

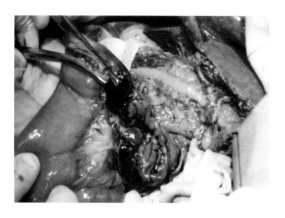
图 3-60　切除破损肠管

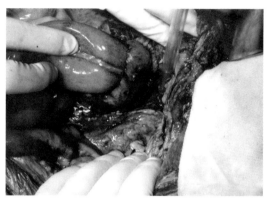
图 3-61　空肠吻合口浆肌层包埋

3. 原术者先后做温氏孔右侧、盆腔及空肠起始处乳胶管放置,就近、低位经腹壁戳孔引出。T 形管、肾造口管就近经腹壁戳孔引出。

清点器械、敷料无误,逐层关腹。

手术历时 2h,失血量约 20ml。术毕时,心率 132/min,血压正常,送返 ICU。

【术后诊断】　头腹复合伤、十二指肠、胰损伤Ⅲ级、弥漫性腹膜炎、头部伤、额部皮肤裂伤、颅骨骨折、外伤性蛛网膜下腔出血、左视神经损伤。

【实施手术】　十二指肠末端、空肠切除吻合术,头皮清创缝合。

【术　　后】　无肠漏、腹腔脓肿、出血等并发症,恢复平顺。

请眼科、脑神经外科处理相应专科问题。

【点　评】

1. 失误

(1)术前曾诊为十二指肠破裂。

(2)原术者拟做胃隔断、胃空肠吻合术。

2. 纠误

(1)诊断:十二指肠、胰损伤Ⅲ级致弥漫性腹膜炎,头部损伤(同入院诊断)。

术前应考虑空肠起始破裂,其依据在于:①外伤后弥漫性腹膜炎;②肝浊音界消失,CT 片示膈下大量游离气体、大量腹膜腔积液,应考虑胃、肠道破裂;③仔细阅读 CT 片示胃壁完整、胃腔积气液,十二指肠稍扩大、积液,而空肠起始处未见肠腔扩张、积气,提示病变在空肠起始处可能性大;④腹膜腔穿刺获绿色胆汁样浑浊、带食物样液体,支持为上消化道穿孔。

(2)处理:胃十二指肠、空肠长臂 T 形管引流,十二指肠末端、空肠切除吻合,胆道 T 形管引流为上策。其理由在于:①本术式对患者创伤最小,并可获较好效果;②如做胃隔离、胃空肠吻合,3～4 个月后尚须再次手术,其安全性确实大些。

3. 外科手术技术要点

(1)腹膜腔清创。注意:①挽出小肠,腾空腹膜腔;②大量 10％浓度聚维酮碘液、生理盐水冲洗。

(2)十二指肠末端、空肠起始部切除。注意:①离断屈氏韧带,尽量游离空肠、十二指肠;②本例肠管损伤破裂超过肠腔的 3/4,而且局部消化、"自溶",必须予以切除,且一定要切到正常肠管。

（3）十二指肠、空肠端-端吻合。注意：①先做空肠系膜缘间断、内翻缝合；②第一层全层、间断、内翻吻合，再做第二层浆肌层包埋。

（4）胃十二指肠、空肠长臂 T 形管引流。注意：①先做胃戳孔；②经胃戳孔插入胃管，从空肠近端引出；③经胃管引 4 号丝线由胃戳孔引出；④借助 4 号丝线将 14 号 T 形管长臂引至空肠。

第四节　胰腺结石

胰腺结石是常见的胰外科疾病之一。湖南省人民医院肝胆科 1990－2012 年收治胰腺结石 150 余例，胰腺结石与慢性胰腺炎紧密相关。

胰腺结石分成主胰管结石和非主胰管结石两类，主胰管结石依其结石的分布分成 3 型。①Ⅰ型，胰头结石；②Ⅱ型，胰体尾部结石；③Ⅲ型，全胰结石。临床上以Ⅰ型较多。

主胰管结石常以胰管而铸形，呈鹿角状，白色，质地坚硬。主胰管结石数量、大小不一，笔者曾收治一例Ⅰ型结石，约 6cm×4cm×5cm 大小，呈鹿角形。

一、诊断

（一）病史
反复发作胰腺炎史、糖尿病史。

（二）症状
上腹部疼痛，放射至腰背部；恶心、呕吐；一旦结石嵌顿胰管、压迫壶腹、胆道梗阻，可出现胆管梗阻、AOSC 和胰腺炎急性发作症状。

（三）体征
胰头区压痛或体部区压痛，腰背部抬举痛；并发胆管炎，可出现黄疸、剑突右下方压痛等。

（四）血象、血清生化检查
并发胆管炎、胰腺炎时，WBC↑，N↑，TBIL↑，DBIL↑，AST↑，ALT↑，AMY↑，BS↑。

（五）影像学检查
1. B 超　胰管扩张，胰结石随体位而移动。

2. CT　胰管扩张，主胰管内高密度结石。

二、治疗

胰管结石外科治疗的原则：清除胰石、通畅引流、切除病灶胰。

主胰管结石的外科手术方式主要为：胰管切开、取石，序贯式胰胃吻合；胰管切开、取石，胰管空肠大口径鲁氏 Y 形吻合术。

病灶胰腺切除，其方式与主胰管结石的分型相关：①Ⅰ型，胰头十二指肠切除（Whipple 术）；保留十二指肠，勺式胰头切除、胰肠鲁氏 Y 形吻合术。②Ⅱ型，胰体尾部切除。③Ⅲ型，全胰切除；病变严重处切除。主胰管结石Ⅰ型，施胰头十二指肠切除常十分困难。

当胰头十二指肠切除后，大部分病人糖尿病有所缓解。

典型病例

病例 1:胰管结石Ⅲ型,术中废止胰头十二指肠切除

患者,女,39 岁。

乏力、巩膜黄 1 个月。

当地人民医院诊为"淤胆型肝炎""胰腺炎"。经对症治疗,黄疸进行性加深,转院。小便浓茶样,大便灰白色。

T36.2℃,P 65 次/分,R 19 次/分,BP 14.1/10.1kPa(106/76mmHg)。

皮肤、巩膜重度黄染。心、肺无明显异常。腹平,浅静脉不曲张。腹软,肝、胆囊、脾未扪及,Murphy 征(-),剑突右下方无明显压痛,胰区无压痛,肝浊音界不大,叩击右肝区示心窝部不适。腹水征(-)。

WBC 5.24 × 10⁹/L, N 0.59, PLT 169 × 10⁹/L, TP 62g/L, ALB 30.1g/L, TBIL 358.55 μmol/L,DBIL 280 μmol/L,CHE 3740U/L,PA 184mg/L,BS 11.3mmol/L,B-AMY 243U/L,CA19-9 49U/ml。

纤维十二指肠镜检:十二指肠乳头旁憩室,直径 1cm,其内无食物残留。

CT(笔者阅片):肝轮廓清,肝形态、比例无明显失调。肝内胆管轻度扩张,未见胆石。胆囊胀大,壁光整。胆总管内径约 2cm,未见胆石。胰头不大,胰管扩张,见多个高密度结石(图 3-62)。胰体尾部胰管充填结石,横径达 1cm(图 3-63)。

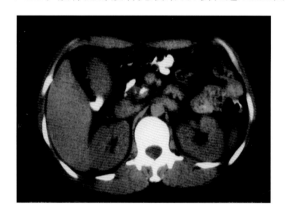

图 3-62　CT:胰管多个结石

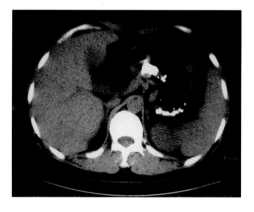

图 3-63　CT:胰体部胰管结石

MRCP:胆总管扩张,远端呈对称性圆锥样,未见胆石。胆囊胀大。体尾部胰管囊状扩张(图 3-64)。

【入院诊断】　胰管结石Ⅲ型,慢性胰腺炎;并:糖尿病;胰体尾萎缩、胰管囊状扩张,十二指肠乳头旁憩室。

【拟施手术】　胰头十二指肠切除术。

【手术过程】　择期,全身麻醉,右上腹反 L 形切口,剖腹探查。

1. 游离胃大弯,敞开小网膜囊,分离横结肠系膜,显露胰头、体、尾。胰头约 3cm×4cm×

3cm 大小,质地硬,胰结石感位于钩突,胰体尾呈一囊管。

游离胰头十二指肠,钩突处结石感明显。

切开胆总管,未见胆石,远端闭塞不通。

此时术者觉手术方案难以确定,请笔者急会诊。

2. 笔者完成以下手术。

(1)"四边法"切开胰体部胰管,并循胰头胰管周"纤维块"切除胰管前胰组织,切缘距十二指肠内侧缘 1cm,做成勺式。取出胰钩突结石困难。

(2)翻转胰头,显露胰钩突后,于结石明显处"四边法"切开胰管,取出胰石。经此与主胰管沟通,3 号胆道扩张器插入十二指肠。以 4 号丝线间断缝闭钩突胰管,外涂医用创面封闭胶 3 滴。

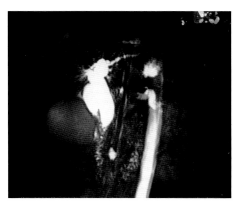

图 3-64　MRCP:胰管扩张

(3)"四边法"切开胆总管,注水测试通畅,但 3 号胆道扩张器不能通过。顺逆结合切除胆囊。

(4)切取桥襻空肠、带蒂空肠襻,先后做胆管空肠吻合、带蒂空肠襻与胰勺边缘吻合,距胆肠吻合口 30cm 做带蒂空肠襻远端桥襻空肠吻合,同步缝合 6cm。距带蒂空肠-桥襻空肠吻合口 15cm 做空肠-桥襻空肠吻合,同步缝合 10cm。

3. 原术者继续完成以下手术。

(1)医用创面封闭胶 5 滴涂于肠胰吻合。

(2)清点器械、敷料无误,逐层关腹。

【术后诊断】　同入院诊断。

【实施手术】　胆肠、胰肠双 Y 吻合术。

【术　　后】　术后配合使用胸腺素、生长抑素、奥美拉唑等,并以胰岛素调控血糖。无胰漏、胆漏、消化道出血等并发症。至术后 2 个月,停用胰岛素,血糖维持在 8mmol/L。

【点　　评】

1. 失误　这个病例的最大失误是原术者手术方式决策的错误。

2. 纠误　手术现场改变手术方式为"胆肠、胰头勺-肠双 Y 吻合术",取得较好的近期效果。

3. 外科手术技术要点

(1)胰头结石的处理:①循胰管、勺式切除胰头,保留十二指肠;②翻转胰头十二指肠,经后路切开胰钩突胰管,取出钩突结石;③与主胰管钩通,与十二指肠钩通,不损伤胆管。

(2)保护胰腺段胆管:①"四边法"切开胆总管;②插入导尿管,做胆管的标示,以保护胰腺段胆管。

(3)桥襻空肠、带蒂空肠均经结肠后达右肝下间隙或胰头勺缘。

(4)配合使用胸腺素、生长抑素、基因重组人生长激素、奥美拉唑,并用胰岛素调控血糖在 8mmol/L 上下。

病例 2:胰管结石误诊为胆总管结石

患者,男,32 岁。

胆道术后上腹胀、呕吐 1 个月。

因黄疸、腹泻 15d,诊为"黄疸型肝炎",经内科治疗无效,CT 检查发现"胆总管结石",诊为"AOSC",在当地医院做"鼻胆引流"10d,黄疸消退。

于 3 个月前(2011 年 9 月 29 日)在某医院择期做"胆肠鲁氏 Y 形吻合术、经十二指肠切开做 Oddis 括约肌成形术",手术历时 10h,输血 6U,胆石仍然没能取出。术后仍然上腹部不适,到近 1 个月,上腹胀,晚上呕吐,为当日食物,而不敢进食。体重从 75kg 降至 52.5kg。转住某医院。大便为脂溢便。

T36.2℃,P 64 次/分,R 19 次/分,BP 12/6.8kPa(90/51mmHg)。

皮肤、巩膜无黄染。心、肺正常。腹平,可见胃型及蠕动波、陈旧性右肋缘下切口瘢痕。腹壁软,肝、脾未扪及,剑突右下方压痛。胃振水音明显,腹水征(一)。右腰背部抬举痛存在。

WBC 5.59×10⁹/L,N 0.47,PLT 232×10⁹/L,Hb 148g/L,TBIL 20.3 μmol/L,DBIL 7.8 μmol/L,TP 57.5g/L,ALB 40.8g/L,BUN 9.17mmol/L,BS 8.68mmol/L,CA19-9 35U/ml。

ERCP(2011 年 9 月 26 日,广东某医院,术前):显示胰管扩张,内径约 0.7cm,梗阻平面位于胰头部胰管,距壶腹约 1cm(图 3-65)。

钡剂(2012 年 1 月 3 日):显示胃潴留、十二指肠狭窄(图 3-66)。

MRCP(2012 年 1 月 9 日):显示胰管扩张,胰管结石(图 3-67)。

CT(2012 年 1 月 10 日)平扫:胰管扩张,胰头处胰管内鹿角状高密度结石。胃潴留,十二指肠降部显示不清(图 3-68)。

增强扫描(动脉期):胃扩张,十二指肠降部未见(图 3-69)。

增强扫描(静脉期):胰管扩张。胆管扩张,内径约 1cm。胃扩张(图 3-70)。

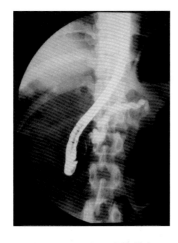 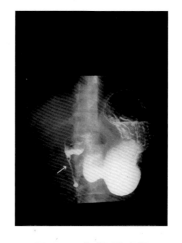 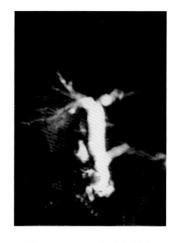

图 3-65　ERCP:胰管扩张　　　图 3-66　钡餐:胃潴留　　　图 3-67　MRCP:胰管扩张

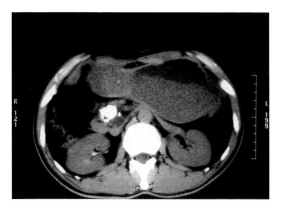

图 3-68　CT:胰管结石

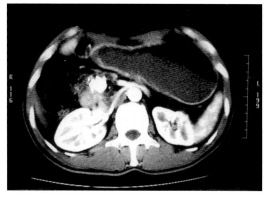

图 3-69　CT:胃扩张

【入院诊断】　胰管结石Ⅰ型,糖尿病;胆肠鲁氏 Y 形吻合术、Oddis 括约肌成形术后;并:胃潴留。

【拟施手术】　剖腹探查,胰管切开取石,胃空肠吻合术。

【手术过程】

1. 完善术前各项准备,择期(2012 年 1 月 15 日),全身麻醉,右上腹反 L 形切口入腹探查。无腹水,腹内广泛粘连,肝脏面与横结肠、十二指肠致密粘连,分离易出血。原为胆肠鲁氏 Y 形吻合,结肠后桥襻空肠长约 50cm。胃腔扩大,胃壁增厚,明显胃潴留,十二指肠瘢痕

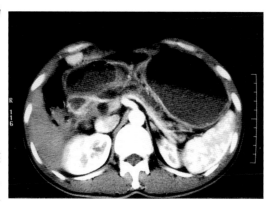

图 3-70　CT:胃扩张

样狭窄。胰头稍大,质地坚硬如石,胰管扩张明显,胰体尾部萎小。

2. 游离桥襻空肠,离断胃结肠韧带,敞开小网膜囊,显现胰头、体、尾部。

3. 穿刺胰颈部胰管,获得清水样胰液(图 3-71)。"四边法"切开胰管,沿胰管向胰头延长胰管切口,显示胰管内胰石。完整取出胰石,白色、鹿角状(图 3-72)。胰管呈勺状(图 3-73)。

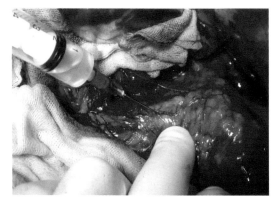

图 3-71　穿刺胰管

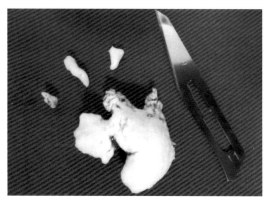

图 3-72　胰石

4. 距原空肠-桥襻空肠吻合口以远 20cm 做胃空肠吻合。

5. 距胃肠吻合口以远 20cm 断空肠,提取空肠远段与胰管吻合(图 3-74)。空肠位于结肠后位,长 30cm。

6. 做空肠与桥襻空肠吻合(图 3-75)。

7. 清点器械、敷料无误,逐层关腹。

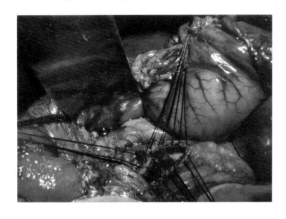

图 3-73　勺状胰管　　　　　　　　　　图 3-74　胰管-空肠吻合

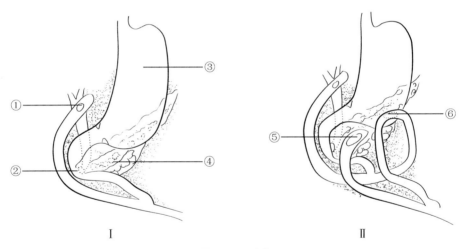

Ⅰ　　　　　　　　　　　　　　Ⅱ

图 3-75　手术

Ⅰ. 第 1 次手术;Ⅱ. 本次手术

①胆肠吻合口;②十二指肠降部狭窄;③胃潴留;④胰管结石;⑤胰肠吻合;⑥胃空肠吻合

【术后诊断】　胰管结石Ⅰ型、糖尿病;胆肠鲁氏 Y 形吻合术、Oddis 括约肌成形术后;并:胃潴留;慢性胰腺炎。

【实施手术】　胰-肠鲁氏 Y 形吻合术、胃空肠吻合术。

【术　　后】　恢复平顺。

【点　　评】　这个病例从诊断到治疗出现一系列错误,1 个月里体重减轻近 22.5kg,差点送命!

1. 失误

(1)在某医院曾误诊为"黄疸型肝炎""胆总管结石"。

(2)在某医院做"胆肠鲁氏 Y 形吻合术""经十二指肠做 Oddis 括约肌成形术",这次手术历时 10h,输血 6U,说明手术进行得十分艰难且危险。

(3)术后并发十二指肠狭窄、胃潴留,显然与医源性十二指肠损伤相关。

2. 纠误

(1)胰管结石 I 型。

(2)慢性胰腺炎并胰功能不全,是胰管结石的原因。反过来,胰管结石加重了胰腺炎。

(3)医源性十二指肠损伤致十二指肠狭窄、胃潴留,做胃空肠吻合。

(4)本例有胰十二指肠切除的指征,但没有胰头十二指肠切除的可能性,选择胰肠鲁氏 Y 形吻合术及胃空肠吻合术。其理由在于:①胰功能不全。②胰体尾部萎缩,仅有的胰功能主要由充满胰石的胰头完成,如果切除胰头将使胰功能终身难以恢复。③本例胰头十二指肠切除太难,不可能切除。胰头周、十二指肠周严重粘连,难以分离。局部渗血严重。如果强行切除,可能会是致命性的结局。

3. 外科手术技术要点

(1)胰肠鲁氏 Y 形吻合术。注意以下几点:①胰管切口应足够长,一般为 6cm 左右;②胰管切缘宜用薇乔线做间断缝合,防术后出血;③胰肠吻合用 Prolene 线做连续缝合,肠切缘宜外翻。

(2)胃空肠吻合。注意以下几点:①胃网膜血管弓内游离胃大弯;②胃切口做在大弯侧后壁,长度一般约 6cm;③胃肠吻合口距幽门环一般为 10cm;④胃肠吻合的缝线多用 4/0 Prolene 线,做连续、内翻缝合;⑤胃肠吻合口完成后,一定要经胃管抽吸胃液,如果胃液鲜红,应考虑可能吻合口出血,必要时应切开重缝。

病例 3:胰管结石Ⅲ型,切开主胰管、背胰管取石,做保留十二指肠勺式胰头切除、胰肠鲁氏 Y 形吻合术

患者,男,29 岁。

反复左上腹痛 6 个月。

胰腺炎病史 6 年。3 年前因"胆囊结石"施"胆囊切除"。

T 36.4℃,P 80 次/分,R 19 次/分,BP 15.3/9.3kPa(115/70mmHg)。

皮肤、巩膜无黄染。心、肺无明显异常。腹平、软,肝、胆囊及脾未扪及,胰区深压痛,胆囊不大,Murphy 征(-),叩击右肝区无不适。无胃振水音,腹水征(-)。左腰背部无抬举痛,双下肢无异常。

WBC 4.35×10⁹/L,N 0.46,PLT 185×10⁹/L,TBIL 13.1 μmol/L,DBIL 8.4 μmol/L,TP 66.6g/L,ALB 48.5g/L,GLU 5mmol/L,AMY 33.7U/L,CA19-9 40U/ml,PA 204mg/L。

CT(2013 年 8 月 1 日,湖南省人民医院):平扫:全胰管布满高密度结石,并胰管扩张,内径达 1cm。胆管不扩张,内径约 1cm(图 3-76)。

CTV:显示胰结石分布全胰管(图 3-77)。

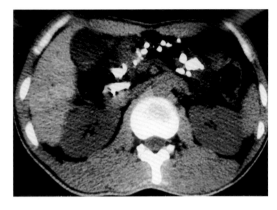
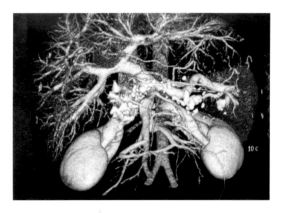

图 3-76　胰结石　　　　　　　　　　　图 3-77　CTV:胰管结石

【入院诊断】　胰管结石Ⅲ型,并:慢性胰腺炎。

【拟施手术】　保留十二指肠勺式胰头切除,胰、胆肠双鲁氏 Y 形吻合术。

【手术过程】

1. 体位、切口、探查。平仰卧位,做右上腹反 L 形切口。入腹探查:无腹水,腹膜上无癌性结节。肝色泽、形态正常。胆总管外径 1cm。胆囊未见。胰头体尾均可扪及结石,胰管外径约1cm,胰腺质地较硬、均匀,未及胰肿块。脾不大。

2. 游离胰头十二指肠,显露胰头、体、尾。

(1)做十二指肠后腹膜切口,游离十二指肠胰头。

(2)横断胃结肠韧带,敞开小网膜囊,显露胰头、体、尾。

3. 勺式切除胰头,取出主胰管结石。

(1)穿刺胰体部胰管,获清亮胰液,确定胰管。

(2)"四边法"切开胰管,距十二指肠内侧缘 1cm 切除胰管前壁及胰腺,完全敞开胰管。

(3)取石钳取出主胰管结石(腹胰管)。

(4)3 号胆道扩张器经主胰管插入未能进达十二指肠,碰触到胰头背部背胰管胰石,但取不出。主管医生拟放弃。

4. 笔者完成以下手术。

(1)见胰腺切缘不整齐,术后易出血。胰头背部结石感明显,系背胰管结石。

(2)取出背胰管结石。向左前方翻转胰头,使其背部朝前,于结石感明显处"四边法"予以切开,顺胰管走行切开背胰管(图 3-78),取出背胰管内鹿角样结石(图 3-79)。经冲洗,插入 3号胆道扩张器,与腹胰管相通(图 3-80),但未能进入十二指肠。以 4-0 Prolene 线连续缝闭背胰管切口,注水测试无胰漏。

(3)修整腹胰管切缘。①以 4-0 薇乔线间断缝合胰管、胰被膜,使二者合为一层(图 3-81),尚有 1cm² 大小的胰管缺损。②切取游离的镰状韧带片约 1.5cm²,以医用创面封闭胶 1 滴将其贴敷在胰管缺损处(图 3-82)。

(4)胆总管不增粗,无黄疸,无须探查、引流。

5. 提取桥襻空肠,施行胰肠鲁氏 Y 形吻合重建。桥襻空肠长 30cm,经结肠后与胰管吻合,经桥襻空肠放置犁形管,测试胰肠吻合口无漏、无出血。

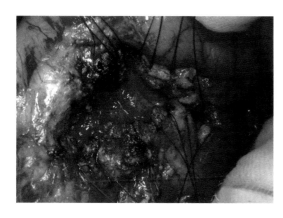

图 3-78　切开胰管

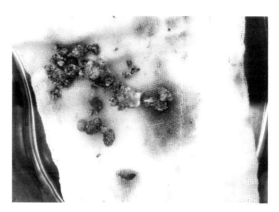

图 3-79　胰石

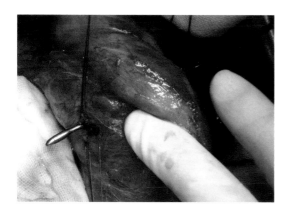

图 3-80　背-腹胰管结石

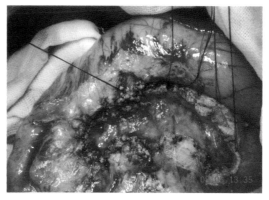

图 3-81　修整胰管

6. 逐层关腹。手术历时 2.5h,失血量约 20ml。术中病人生命体征平稳,安返回房。

【术后诊断】　慢性胰腺炎,并:胰管结石(Ⅲ型)。

【实施手术】　保留十二指肠勺式胰头切除,经胰背部胰管切开取石,胰肠鲁氏 Y 形吻合术。

【术　后】　无胰漏、出血、胰腺炎、胆道梗阻、胆道感染等并发症,恢复平顺。

【点　评】　慢性胰腺炎、胰管结石甚为常见。胰管结石分 3 型,本例系第Ⅲ型。胰管结石外科手术方式与其分型相关,Ⅲ型胰管结石

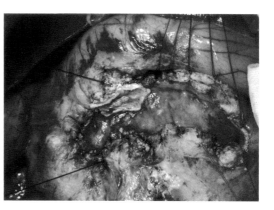

图 3-82　游离镰状韧带片修补胰管

外科手术方式有大口径胰肠鲁氏 Y 形吻合术、保留十二指肠勺式胰头切除,甚至胰头十二指肠切除术等。自 1990 年至今,笔者创用保留十二指肠勺式胰头切除术达 51 例,胰漏发生率为

零,效果尚好,而且安全。

1. 失误

(1)原手术方案不当。

(2)胰管胰腺切缘处理不当,易在术后出血。

(3)放弃背胰管结石不处理,将严重影响手术效果。

2. 纠误

(1)本术式对本病人而言是理想的。

(2)修整胰管、胰切缘,防止术后出血。

(3)经胰背面"四边法"切开背胰管,取出胰石。

3. 外科手术技术要点 背胰管结石外科手术处理十分困难,也十分危险,切开背胰管须注意以下几点。

(1)危险性:胆管、胰管共同开口于十二指肠,此处称为"三江汇合口",切开胰管易损伤胆管。同时,此处胰腺血运丰富,易出血,长时间以来,此处视为"禁区""老虎"。

(2)在结石感明显处"四边法"切开胰管:慢性胰腺炎,胰质地坚硬,易与胰石混淆。所谓结石感明显处为手指接触局部产生石头摩擦"沙沙"的声音,并且有时石头可在胰管内滑动。

(3)注意扪触十二指肠乳头,应远离或避开乳头处切开。

(4)如果能有止血钳或胆道扩张器插入背胰管引导、切开,最为安全。

(5)胰管结石取完后,应用丝线或 Prolene 线严实缝闭,以防胰漏。

(6)如果发现胆漏,应立即探查胆管,放置长臂 T 形管或胆肠内引流。

(7)术后配合使用生长抑素。

第五节　十二指肠乳头癌

十二指肠乳头癌是发生在十二指肠乳头的原发癌,临床上极难与壶腹癌、胆总管下段癌,以及侵及十二指肠乳头的胰腺癌区分。十二指肠乳头癌以中分化腺癌居多,约占 70%。十二指肠乳头癌分肿块型和溃疡型两种。

一、诊断

(一)症状

1. 出血　长时间、反复便血,以致贫血。

2. 黄疸　出现率达 71%～91%。

(二)体征

一般无特殊体征,一旦出现并发症,即可出现相应的体征。便血致面色苍白,胆道梗阻、感染致 AOSC,并发胰腺炎表现为胰区压痛。

(三)血象及血清生化检查

1. 胆道感染,WBC↑,N%↑。

2. 出血,Hb↓。

3. 胆道梗阻,TBIL↑,DBIL↑。

4. CA19-9↑,CA50↑,CA125↑。

(四)影像学检查

1. B超　胆胰肠汇合处低回声,无声影团块。

2. CT　十二指肠乳头肿块,向十二指肠腔凸出,增强扫描后强化。

3. ERCP　见十二指肠乳头呈菜花样或溃疡,并进行活组织检查。

(五)在十二指肠乳头癌的诊断上应注意以下几点

1. 波动性、无痛性黄疸、贫血应考虑十二指肠乳头癌。

2. 十二指肠乳头癌、壶腹癌、胆总管下段癌、胰头癌的鉴别主要靠病理切片。

3. 十二指肠纤维内镜、乳头活检报告为炎症或非典型增生,不能轻易地删除十二指肠乳头癌。

4. 溃疡型十二指肠乳头癌常致十二指肠降部梗阻,而肿块型十二指肠乳头癌不易致十二指肠淤滞。

二、治疗

胰头十二指肠切除术是治疗十二指肠乳头癌的有效基本术式,保留幽门的胰十二指肠切除常被医家采用。手术方式分开腹和腹腔镜胰头十二指肠切除两种。

典型病例

病例1:十二指肠乳头腺癌,施行 Whipple 术中,肝动脉变异

患者,男,51岁。

无痛性黄疸3个月。

2个月前在某院诊为"胰头癌",已失去根治术机会,经十二指肠纤维内镜放置支架,黄疸逐渐消退。近10d寒战、发热,拟更换支架管,但觉长此下去,很不方便,而来院求治。

T 36.4℃,P 72次/分,R 20次/分,BP 16.8/9.9kPa(126/74mmHg)。

皮肤、巩膜无黄染。心、肺无明显异常。腹平,浅静脉不曲张。腹壁软,肝、胆囊及脾未扪及,Murphy征(一)。剑突右下方无压痛,肝浊音界正常,叩击肝区示心窝部疼痛。无胃振水音,腹水征(一)。双腰背部无抬举痛,双下肢无水肿。

WBC 8.7×10⁹/L,N 0.84,PLT 179×10⁹/L,TBIL 9.6 μmol/L,DBIL 2.5 μmol/L,TP 61g/L,ALB 32.3g/L,PA 200.8mg/L,CHE 4908U/L,CA19-9 108.3U/ml。

十二指肠纤维内镜:十二指肠乳头菜花样,易出血。活检:乳头腺癌。

CT:肝轮廓清,表面光整,肝形态、比例无明显失调。肝内胆管不扩张,无胆石,无积气。胆囊不大,胆总管见支架管。胰头不大,见十二指肠降部内侧低密度区(图3-83)。增强扫描动脉期见胰头有动脉穿行(图3-84)。血管阿米巴征(一)。

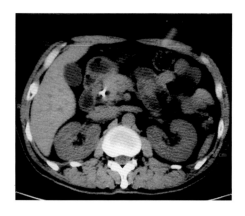

图 3-83　CT:十二指肠降部内侧低密度区

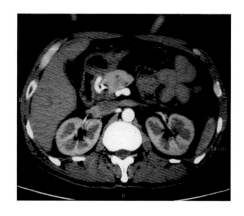

图 3-84　CT:胰头有动脉穿行

【入院诊断】　十二指肠乳头腺癌,胆道支架管放置后。

【拟施手术】　胰头十二指肠切除术。

【手术过程】　完善术前各项准备,择期,右上腹反 L 形切口。

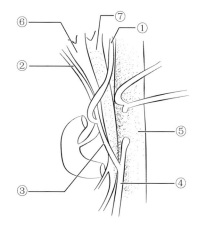

图 3-85　肝动脉变异

①肝左动脉;②肝右动脉;③肝固有动脉;④肠系膜上动脉;⑤腹主动脉;⑥肝总管;⑦肝门静脉

1. 开腹后,未见腹水,腹膜上无转移性癌结节。肝色泽棕红,表面光整。胆囊不大,胆总管外径约 1.2cm,可扪及支架管。十二指肠乳头约 1.5cm×1cm,质地硬。胰头约 4cm×3cm×2cm,胰头十二指肠降部侧质地坚硬,与十二指肠乳头相连,胰头活动性好。腹腔动脉干周及肠系膜上血管周无肿大、质硬、癌性淋巴结。

2. 脉络化腹腔动脉干后,发现肝固有动脉发自肠系膜上动脉,肝右动脉经胰头后伴行于胆总管右侧入肝内,而肝左动脉穿入胰实质内,伴行于胆总管左侧(图 3-85)。由于其隐匿,险些将肝左动脉误做胃十二指肠动脉结扎、切断。请笔者洗手上台。

3. 笔者完成以下手术。

(1)游离十二指肠、胰头,显现肠系膜上静脉、肝门静脉,大弯钳沟通胰头沟,通过"三关"。

(2)按序断空肠、胃及胰颈、胆总管移去胆囊,显露肝门静脉、肠系膜上静脉。

(3)脉络化肝门静脉及肝左、肝右动脉。

(4)剥离肝门静脉、肠系膜上静脉右后侧,显现肠系膜上动脉。

(5)循肝左动脉,逆行切开胰头,逐步显现、游离肝左动脉,达肠系膜上动脉起始处。

(6)切开肠系膜上动脉鞘,直到清楚显现肝右动脉起始处,然后紧贴肠系膜上动脉右侧钳夹、切断胰纤维板,整块移除胰头十二指肠。

此时,术野清楚显示脉络化后的下腔静脉、左肾静脉、腹主动脉(图 3-86)、肝门静脉、脾静脉、肠系膜上静脉(图 3-87)、脾动脉、肠系膜上动脉、肝固有动脉及肝左、肝右动脉(图 3-88)。

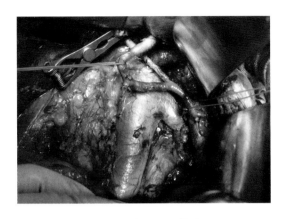

图 3-86　术野示腔静脉

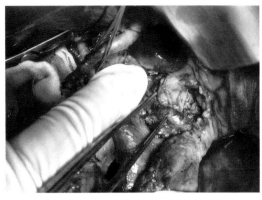

图 3-87　术野示门静脉

4. 原术者继续做胰肠、胆肠及胃空肠吻合,胆道 T 形管、胰导管引流管分别引出,清点敷料、器械无误,逐层关腹。手术历时 8h,失血量约 100ml。

【术后诊断】　十二指肠乳头腺癌,胆道支架管放置后,肝动脉系变异、肝动脉源于肠系膜上动脉、肝左动脉经胰头实质穿行。

【实施手术】　胰头十二指肠切除术。

【术　　后】　无胆漏、胰漏、胃肠吻合口漏、消化道出血等并发症,恢复平顺。

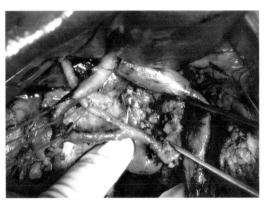

图 3-88　术野示腹腔动脉干

【点　评】

1. 失误　本例手术最大的失误是由于肝动脉系变异,肝左动脉走行于胰头实质内,行径隐匿,差点将其误当胃十二指肠动脉切断。

这是一例完全可以根治性切除的病例,某院却给他放置胆道支架,延误手术。

2. 纠误

(1)胰头十二指肠切除术中,肝动脉的变异多见,医生一定要重视这一点。

(2)术前 CT 提示一段动脉走行于肝实质里,但不知道是哪一支血管。

(3)术中做腹腔动脉干脉络化时,未见到肝总动脉,提示肝固有动脉可能不源于腹腔动脉干。

(4)通过确定肠系膜上动脉、肝左肝右动脉后,顺逆结合,顺藤摸瓜,切开胰腺,找到肝左动脉及肝右动脉起始,直视下确定肝固有动脉源于肠系膜上动脉。

3. 外科手术技术要点　本例主要是肝动脉的发现及游离,笔者有以下几点体会。

(1)先做腹腔动脉干、肝总动脉及肝固有动脉扪诊,发现肝总动脉缺如,肝右动脉行走于肝纤维板。

(2)先骨骼化腹腔动脉干,进一步确定肝总动脉缺如,提示肝动脉的变异。

(3)断十二指肠、胃、胰颈,显现门静脉、肠系膜上静脉,清楚扪及、显现肠系膜上动脉、肝右动脉,结合 CT 所示,确定走行于胰头实质内的是肝左动脉。

（4）顺藤摸瓜，以双极电凝切开胰实质，而且术者左手握住胰头，随时控制出血。小动脉支的断口，以 6/0 Prolene 线缝合、修补，切忌电凝或钳夹，以防损伤动脉血管内膜致血栓形成。

（5）切开肠系膜上动脉鞘，于其右侧钳夹、结扎、离断胰纤维板，从而完好显露，保护好肝动脉系。

病例 2：十二指肠乳头腺癌，十二指肠纤维内镜十二指肠乳头活检并胆汁性腹膜炎后

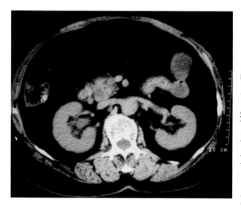

图 3-89　CT：十二指肠乳头肥大

患者，女，65 岁。

右上腹痛，皮肤、巩膜黄染 10d。

10d 前，觉右上腹阵发性疼痛，皮肤黄染，无寒战、发热，就近就诊于某医院，做 B 超、CT（图 3-89）、十二指肠纤维内镜检查，并同时予以输液、抗生素治疗 8d，腹痛反而加重。昨天，十二指肠镜检报告"十二指肠乳头低分化腺癌"，拒绝手术而要求转来我院。大便灰白色，小便酱油样。

T 36.8℃，P 109 次/分，R 20 次/分，BP 16.7/10.5kPa(125/79mmHg)。

皮肤、巩膜重度黄染，心律齐，双肺呼吸音清。腹稍膨隆，右上腹压痛、反跳痛，无肌紧张，肝、脾未扪及，Murphy 征(－)。右肝浊音界存在，叩击右肝区示上腹痛。腹水征(－)，胃振水音(－)。

WBC 23.79×10⁹/L，N 0.87，PLT 311×10⁹/L，TP 56.5g/L，ALB 21g/L，TBIL 106.5 μmol/L，DBIL 95.8 μmol/L，AST 55.8U/L，ALT 55.1U/L，BUN 11.2mmol/L。

【入院诊断】　十二指肠乳头腺癌并右上腹局限性腹膜炎。

【拟施手术】　剖腹探查，腹腔脓肿引流。

【手术过程】

1. 入院后，立即给予输液、抗生素治疗，复查 CT，发现上腹部多处液体积聚。考虑患者白蛋白低，一般情况不佳，立即在 B 超引导下左上腹、右上腹穿刺置管，引流出脓性胆汁分别为 1000ml，500ml，但黄疸未见消退，腹痛仍未见明显缓解。于入院后第 3 天请笔者会诊。

2. 笔者阅读 CT 片及血清生化资料。

体格检查：T 37.8℃，P 129 次/分，R 44 次/分，BP 15.3/9.3kPa(115/70mmHg)。

呻吟、气促，皮肤、巩膜阴黄。心律齐，无杂音。左肺背部呼吸音低，无啰音。腹胀满，全腹肌较紧张，压痛、反跳痛以右上腹为显。肝、胆囊、脾扪诊不清。右肝浊音界存在，叩击右肝区示右上腹剧烈疼痛。腹水征(－)。双腰背部肌肉较紧张。双下肢无水肿，腹穿引流管流出液为浑浊、墨绿色胆汁。

听了大家的意见后，笔者看法如下。

（1）从诊断上讲，这个病人是十二指肠乳头腺癌引起胆道梗阻。目前这个病人出现弥漫性胆汁性腹膜炎，腹膜腔多个脓肿，值得警惕的是病人呼吸太快，44 次/分，这是十分危险的征象。至于出现胆汁性腹膜炎的原因，应与十二指肠纤维内镜十二指肠乳头活检相关，最大的可

能是胆道穿孔,也不能排除十二指肠纤维内镜检查致十二指肠穿孔,但均不典型。呼吸快与膈下严重感染和胸膜腔感染相关。

（2）从治疗上讲,应立即剖腹探查。理由是：①弥漫性胆汁性腹膜炎,已形成腹腔多发脓肿,是急症手术的指征;②经过置管引流后,生命体征仍受到严重干扰,说明引流不彻底,已不起作用了;③腹腔置管引流后,黄疸不降,局部胆管扩张;④引起弥漫性胆汁性腹膜炎的原因不清,但肯定是继发性腹膜炎;⑤在我院病房里经过输液、抗生素治疗已 2d,已出现呼吸窘迫综合征,病情危重,不能再继续观察。

（3）手术方式：遵循救命第一,分期手术。首先关键是胆道减压、腹膜腔清创。如果是十二指肠穿孔,也只能胃隔断、胆道减压,3 个月后再手术。

3. 会诊后立即全麻,右上腹反 L 形切口入腹,探查：肝周大量墨绿色脓苔,胆汁着色以一级肝门、肝十二指肠韧带最深(图 3-90),左膈下脾周、肠曲间多个脓肿,未见肝内胆管穿孔。胆总管外径约 1.5cm,张力大,未见穿孔。胆囊约 10cm×5cm,未见穿孔。十二指肠无穿孔,十二指肠乳头可扪及肿块,约 1.5cm×1cm,质硬。

4. 主管医生清除右肝周、左膈下脾周脓肿,吸出脓液约 500ml,局部以 10% 浓度聚维酮碘液、生理盐水冲洗。

"四边法"切开胆管,胆汁墨绿色,胆管远段注水通畅不好,向肝胆管注水,亦未见胆漏。

牵开腹壁切口,见肠管粘连成盘状,表面尚可。拟放置 T 形管、腹腔引流管后关闭腹腔,但又感不放心,请笔者洗手上台。

5. 笔者完成以下手术。

（1）牵开腹壁切口下缘,以手伸入腹膜腔做腹壁与肠管、大网膜钝性分离,从空肠起始到回肠末段,以手指钝性分离肠管间浆膜纤维性粘连,清除肠曲间脓肿 5 个。然后托出全部小肠,腾出腹膜腔空间,以 10% 浓度聚维酮碘液、生理盐水 12 000ml 彻底冲洗,顺位还纳肠管入腹膜腔。

（2）取 14 号 T 形管经胆总管右侧壁戳孔,引出 T 形管直臂(图 3-91),缝闭胆管切口。测试无胆漏,水平位经右侧腹壁引出 T 形管直臂。

6. 左膈下温氏孔右侧及盆腔放置乳胶引流管,清点敷料、器械无误,逐层关腹。

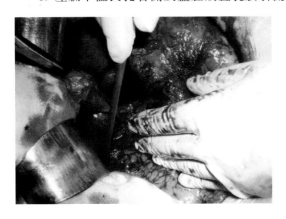

图 3-90　胆汁着色腹膜

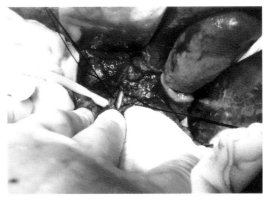

图 3-91　放置 T 管

手术历时 1.5h,失血量约 50ml。术毕时心率 79 次/分,SpO$_2$ 1.0,送 ICU。

【术后诊断】 十二指肠乳头腺癌,十二指肠纤维内镜十二指肠乳头活检后,并:弥漫性胆汁性腹膜,多发腹腔脓肿。

【实施手术】 腹腔脓肿、腹膜腔清创引流,胆总管 T 形管引流术。

【术　后】 无胆漏、残余腹腔脓肿、出血、肠梗阻等并发症,呼吸改善,黄疸迅速消退。术后第 14 天带 T 形管出院,嘱 3 个月后再施手术。

于术后 75d 来院施胰头十二指肠切除术。

【点　评】 这个病例从诊断到治疗的过程中出现一连串失误。

1. 失误

(1)首诊医院未能及时诊断出十二指肠乳头腺癌。

(2)转住我院后,值班医生未能及时判断为弥漫性胆汁性腹膜炎,未及时手术探查。

(3)原定手术方式错误、危险。

(4)开腹后,原拟不做肠曲间脓肿的清创。

2. 纠误

(1)首诊医院应及时诊断,尽早施行剖腹探查,完全有可能一期完成胰头十二指肠切除。

(2)转住我院后应及时、尽早剖腹探查。本次手术选择腹膜腔清创、胆道 T 形管引流是救命之举。

3. 外科手术技术要点

(1)对弥漫性胆汁性腹膜炎的腹膜腔清创应注意以下几条:①肠曲间的脓肿应注意抓"二头一沿","二头"是指屈氏韧带、空肠的起始和回盲瓣,"一沿"是指肠系膜根部理清肠管;②对于浆液纤维性粘连,以手指钝性分离,不可锐性切割;③腾空腹膜腔,彻底冲洗腹膜腔。

(2)胆总管切开、T 形管引流:①选择 12 号或 14 号 T 形管;②直臂从胆总管右侧壁戳孔水平位引出;③连续缝闭胆管切口。

病例 3:十二指肠乳头癌,误诊为十二指肠溃疡

患者,男,40 岁。

胃手术后无痛性黄疸 20d,无寒战、发热。大便白陶土色。

2 个月前,上腹胀、呕吐 1 日,诊为"十二指肠溃疡",在某医院做"胃次全、毕Ⅱ式重建术"。既往无呃逆、反酸、溃疡病史。

T 36.8℃,P 70 次/分,R 20 次/分,BP 13.3/9.3kPa(100/70mmHg)。

神清合作,皮肤、巩膜明显黄染。心、肺无明显异常。右上腹可见局限性隆起区,约 3cm×3cm,陈旧性经腹直肌切口瘢痕长 13cm,浅静脉不曲张。右上腹可扪及一包块,约 5cm×4cm,局部触痛,质地硬,不可活动。肝、脾未扪及。剑突右下方压痛,Murphy 征(+)。无胃振水音。肝浊音界不扩大,叩击右肝区示右上腹痛。腹水征(−)。双腰背部无抬举痛,脊柱、四肢无异常。

WBC 6.07×10^9/L,N 0.60,PLT 343×10^9/L,Hb 117g/L,TBIL176.4 μmol/L,DBIL 167.5 μmol/L,TP 55.2g/L,ALB 35.7g/L,ALT 143U/L,AST 271.5U/L,CA19-9 < 2.00kU/L,CA242 1.11kU/L。

CT(2012 年 5 月 23 日,湖南省人民医院):平扫:肝轮廓清,表面光整,肝叶(段)比例无异

常。肝内外胆管扩张,胆总管内径约 1.8cm,未见胆石。胆囊胀大,壁不厚。胃窦扩大,壁厚。十二指肠球部扩张,至降部狭窄、梗阻与胰头低密度影相连。胰头大,低密度改变,主胰管内径约 0.6cm。左上腹见金属环。

增强扫描(动脉期):胃窦部壁厚,其内积血。胰头密度不均增强。肝动脉系清楚。

增强扫描(静脉期):肝门静脉、肠系膜上动脉圆润。

【入院诊断】 溃疡型十二指肠乳头癌,胃次全术后;并:十二指肠狭窄、梗阻;残留胃窦出血。

【拟施手术】 胰头十二指肠切除术。

【手术过程】

1. 完善术前相关准备,择期,全麻,右上腹反 L 形切口入腹,探查发现:无腹水,腹膜无鱼肉样结节。淤胆肝,表面光整。胆囊肿大,胆总管外径约 1.8cm。十二指肠降部扪及肿块,与胰头相融合,约 5cm×4cm×4cm。十二指肠球部胀大,呈囊样变。残留胃窦约 3cm×3cm×2cm,张力大。胰体尾部稍大,质地中等。肝十二指肠韧带及腹腔动脉干周淋巴结肿大。原手术为胃次全、比尔罗特Ⅱ式重建,原胃空肠吻合为吻合器所施。胃十二指肠、肝十二指肠韧带、横结肠系膜均充血、水肿。

2. 做胆总管切开,胆道减压,胆囊缩小,胆汁墨绿色,无胆石、胆沙,移除胆囊。

3. 游离十二指肠、胰头,显露腔静脉、腹主动脉及肠系膜上静脉,结扎、切断钩突静脉(直径约 0.8cm),沟通胰头沟。

4. 结扎、切断胃十二指肠动脉。结扎、切断胆囊动脉,移除胆囊,横断肝总管,骨骼化肝门静脉、肝固有动脉。

5. 距胃空肠吻合口 3cm 横断空肠输入段,关闭远端及近段,游离空肠近段,经肠系膜上静脉后方移至右肝下间隙。

6. 横断胰颈,胰管内径约 0.7cm。

7. 剥离肝门静脉,显现肠系膜上静脉,于其右侧离断胰纤维板(图 3-92),整块移除胰头十二指肠(图 3-93)。术野清楚显示肝门静脉、肠系膜上静脉、肝固有动脉(图 3-94)。

8. 插外径 0.5cm 硅胶管入胰管,固定。

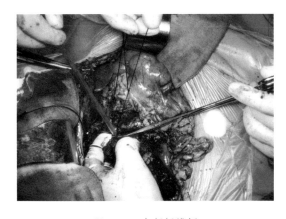

图 3-92　离断纤维板

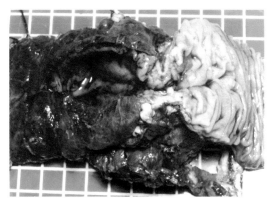

图 3-93　标本

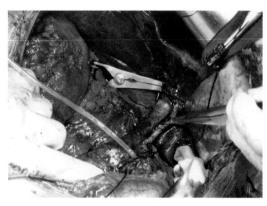

图 3-94　术野示门静脉、肠系膜上静脉

9. 提取桥襻空肠,先后做胆肠吻合及胰肠吻合。胆总管放置 12 号 T 形管,做空肠与桥襻空肠吻合。

10. 清点敷料、器械无误,逐层关腹。

手术历时 6h,失血量约 300ml,送返 ICU。

【术后诊断】　同入院诊断。

【实施手术】　胰头十二指肠切除术(Whipple 术)。

【术　后】　恢复平顺,无胆漏、胰漏、出血。

病理切片:十二指肠乳头腺癌(溃疡型)。

【点　评】

1. 失误

(1)诊治的失误:①原手术单位误诊为"十二指肠溃疡";②原手术单位误做"胃大部切除"。

(2)失误的原因:①没有详细询问病史;②没有鉴别慢性十二指肠溃疡与乳头腺癌。

2. 纠误

(1)做胰头十二指肠切除术。

(2)十二指肠球部溃疡与十二指肠乳头癌的鉴别(表 3-8)。

表 3-8　十二指肠球部溃疡与十二指肠乳头癌的鉴别

	十二指肠球部溃疡	十二指肠乳头癌
病史	长期规律性上腹痛,伴呃逆反酸	上腹胀,伴呕吐,短期
黄疸	一般无	进行性加深黄疸或胰胆综合征
钡剂	十二指肠球部变形、壁龛	十二指肠降部管狭窄
胃镜	十二指肠球部溃疡	十二指肠降部肿块、菜花样
CT	十二指肠球部显示不清	十二指肠降部向腔内突出的肿块
术中	十二指肠球部瘢痕、变形	十二指肠降部乳头肥大,质坚硬

3. 外科手术技术要点

(1)先做胆道减压,再分离粘连,明显减少出血。

(2)过"三关"。这个病例最难通过的是第二、第三关,即沟通胰头沟,其中关键技术在于显露肠系膜上静脉。这次术中注意到:①经"右路"发现肠系膜上静脉;②游离、结扎、切断胰钩突静脉;③切断胃十二指肠动脉;④离断胆总管,显露肝门静脉。

(3)消化道重建:①距原胃肠吻合口 3cm 离断空肠输入段;②距原胃肠吻合口 20cm 断原胃肠吻合空肠输出段;③做胆肠、胰肠、空肠-桥襻空肠吻合,放置胆道 T 形管、胰管导管。

第六节　十二指肠乳头旁憩室

十二指肠乳头旁憩室,指十二指肠降部内侧肠壁向外膨出形成的袋状凸出。其发生率占肠道憩室的 0.2%～20%,是一种常见的胆肠汇合部病变。

一、诊断

十二指肠乳头旁憩室多为单个,亦可多个,其直径可小至 1cm,亦可大至 6cm,因此其临床表现较为复杂。

(一)症状

1. 约 10%的病例出现症状,表现为胰胆综合征,即一方面表现为胰腺炎,另一方面出现胆管炎、胆总管结石。

2. 憩室的并发症:出血(可表现为突然猛烈出血,甚至休克);穿孔;恶变;十二指肠梗阻、十二指肠淤滞。

(二)体检

一般无特异体征,一旦出现胰胆综合征,或憩室并发症,则表现相应的体征。如胆管炎,表现黄疸、剑突右下方压痛;胰腺炎则表现为胰区的压痛、腰背部抬举痛;穿孔表现为腹膜炎体征。

(三)影像学检查

目前发现憩室,主要靠 CT,十二指肠纤维内镜及钡剂。

1. CT 十二指肠降部内侧胰腺内气影或液气平面。

2. 十二指肠纤维内镜 见憩室,并可确定憩室的开口、憩室内径及内壁的病变。

3. 钡剂 显示十二指肠降部内侧向外膨出的憩室,显现其大小、数量、位置。

(四)分型

分乳头旁憩室和憩室内乳头两型,以乳头旁憩室多见(图 3-95)。

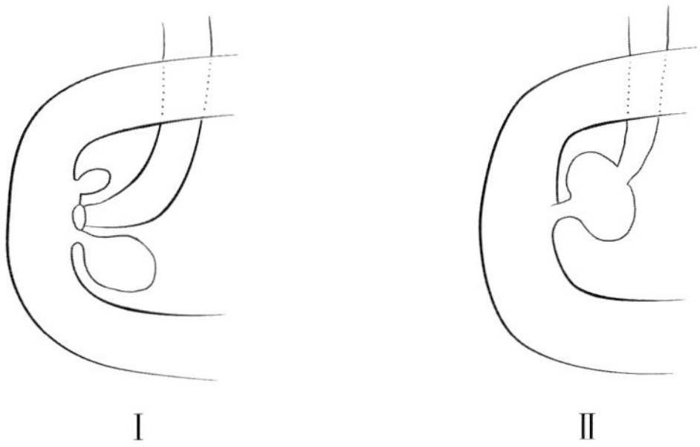

图 3-95 十二指肠乳头旁憩室分型
Ⅰ. 型乳头旁憩室型;Ⅱ. 型憩室内乳头型

二、治疗

十二指肠乳头旁憩室的治疗方法多,效果好的是憩室切除,但应慎重进行。

1. 憩室内翻缝合。

2. 消化道改道、十二指肠乳头旁憩室旷置。

3. 憩室切除。

4. 胰头十二指肠切除。

附:十二指肠乳头旁憩室切除术

湖南省人民医院,1990-2012 年施行十二指肠乳头旁憩室切除 140 例,效果良好。

1. 如何发现憩室

(1)游离胰头十二指肠,见十二指肠壁向胰腺内膨出。

(2)临时阻断十二指肠降部,经胃管注气,见憩室膨出。

（3）术中十二指肠纤维内镜。

2. 憩室切除

（1）紧贴憩室壁剥离憩室。

（2）切开胆总管，插入导尿管入十二指肠。

（3）切开憩室底部，借助导尿管引入 12 号长臂 T 形管，长臂置入十二指肠。

（4）于憩室口"四边法"切除憩室，外以邻近的网膜粘贴覆盖。

3. 术后　配合使用生长抑素。

典型病例

病例 1：十二指肠乳头旁憩室，施憩室切除、长臂 T 形管放置

患者，女，65 岁。

反复右上腹痛 4 年。

曾先后多次诊为"胰腺炎""胆道感染"。3 年前诊为"胆结石"在某医院做"胆囊切除术"。

T，P，R，BP 正常。

皮肤、巩膜无黄染。心、肺无明显异常。腹平，见右上腹经腹直肌切口瘢痕。腹壁软，肝、脾未扪及，剑突右下方压痛，叩击右肝区示心窝部疼痛，胰区深压痛，未及肿块。无胃振水音，腹水征（−）。双腰背部无抬举痛。

TBIL 14.3 μmol/L，DBIL 8.7 μmol/L，TP 70.3g/L，ALB 43g/L，AMY 55.1U/L，GLU 8.43mmol/L，C12 正常。

CT（2014 年 7 月 28 日，某医院）：示胆总管结石，十二指肠乳头旁巨大憩室（图 3-96）。

钡剂：示十二指肠降部憩室，直径约 3cm（图 3-97）。

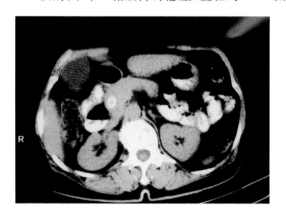

图 3-96　CT：十二指肠乳头旁憩室

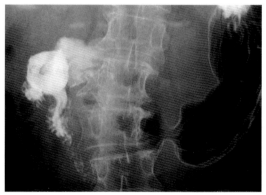

图 3-97　钡餐：十二指肠降部憩室

【入院诊断】　胆总管结石、十二指肠乳头旁憩室、慢性胰腺炎、糖尿病。

【拟施手术】　胆总管探查、T 形管引流、胃空肠吻合术。

【手术过程】

1. 体位、切口、探查。平仰卧位，右上腹反 L 形切口。入腹探查：无腹水、腹膜上无癌性结

节。肝色泽、形态正常。胆总管外径约 1.5cm,可扪及多个结石。十二指肠降部内侧见一憩室,约 3cm×2cm 大小。胰不大,质地较硬。

2. 胆总管探查。离断肝周粘连,显露胆总管,"四边法"予以切开,取出其内胆石,胆总管远端能通过 5 号胆道扩张器。

3. 憩室切除(图 3-98)

(1)切开十二指肠后腹膜,游离十二指肠、胰头。

(2)紧贴憩室壁游离、显露憩室,达憩室口处。

(3)经胆总管切口插入银质 3 号胆道扩张器,经十二指肠入憩室。

(4)切开憩室,借 3 号胆道扩张器头引一根 4 号丝线达胆总管。

(5)借助 4 号丝线引 12 号长臂 T 形管之长臂经胆总管、十二指肠达憩室(图 3-99)。

(6)经胆总管右侧壁戳孔牵出 12 号长臂 T 形管直臂,以 4/0 薇乔线缝闭胆管切口。

(7)剪除过长的 T 形管长臂后,送其入十二指肠。

(8)以 4 号丝线"荷包"缝合缩紧憩室口,切除憩室(图 3-100)。外经缩窄处以 4 号丝线加做贯穿缝扎,外以 5-0 Prolene 线将憩室口连续浆肌层包埋缝合。

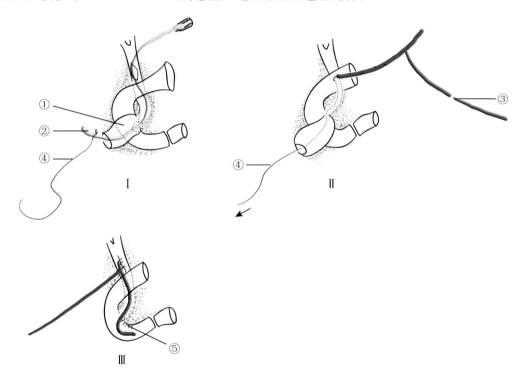

图 3-98　十二指肠乳头旁憩室切除

Ⅰ.胆道扩张器头插入十二指肠憩室;Ⅱ.经丝线引入长臂 T 形管;Ⅲ.切除憩室,放入长臂 T 形管

①憩室;②胆道扩张器;③长臂 T 形管;④4 号丝线;⑤切除憩室,放置长臂 T 形管

4. T 形管经右侧腹壁戳孔,水平位引出,反复注水测试无胆漏、十二指肠漏,无出血,而逐层关腹。

手术历时 2h,失血量约 20ml,安返回房。

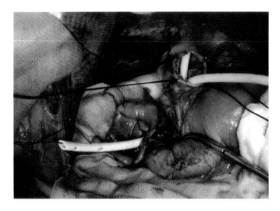

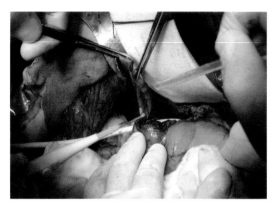

图 3-99　长臂 T 管　　　　　　　　　　　图 3-100　荷包缝合憩室口

【术后诊断】　十二指肠乳头旁憩室,并:胰胆综合征,胆总管结石、慢性胰腺炎、糖尿病。

【实施手术】　胆总管探查取石、十二指肠乳头旁憩室切除、长臂 T 形管引流术。

【术　　后】　无胆道漏、出血,无急性多酶性胰腺炎,恢复平顺。

【点　　评】　十二指肠乳头旁憩室甚为常见,憩室切除,效果最好,但应十分慎重。自 1990 年以来,笔者施行十二指肠乳头旁憩室切除 150 多例,未见明显并发症。

1. 失误

(1)入院诊断不清,没有把憩室与胆总管结石、胰腺炎的关系写清。

(2)原拟手术方式不当。

2. 纠误

(1)诊断应按“术后诊断”描述。

(2)本次手术方式对本例而言是理想的选择。

3. 外科手术技术要点

(1)剥离憩室一定要紧贴憩室壁,防止损伤胰腺。

(2)不能同时结扎、切断胰十二指肠前弓和后弓,以免影响局部十二指肠血供。

(3)先放置好长臂 T 形管,关闭胆管切口后,再切除十二指肠憩室。

(4)长臂 T 形管以 8 号、12 号为宜,过粗的 T 形管易引起胰液排出不畅而导致急性出血坏死性胰腺炎。例如,患者,女,56 岁。因十二指肠憩室在某院施憩室切除、放置 20 号 T 形管,结果并发急性出血坏死性胰腺炎,未能及时发现抢救,术后第 5 天死亡。

(5)术后应配合使用生长抑素等。

病例 2:十二指肠乳头旁巨大憩室切除、胆总管长臂 T 形管放置

患者,女,67 岁。

间发右上腹痛 20 年。

2012 年,诊为“胆囊结石”,于某医院做“电视腹腔镜胆囊切除”。

2013 年,诊为“胰腺炎”“糖尿病”“胃炎”。

发现“冠心病”“多囊肾”10 年。

T36.7℃,P 82 次/分,R 19 次/分,BP 17.3/10.7kPa(130/80mmHg)。

神清合作,皮肤、巩膜无黄染。心、肺无明显异常。腹平,肝、脾未扪及,肝区无叩击痛。无胃振水音,腹无移动性浊音。

WBC 5.85×10⁹/L,N 0.58,PLT 203×10⁹/L,BS 7.45mmol/L,AMY 65U/L,TBIL 25.1 μmol/L,DBIL 18 μmol/L,C 12正常。

钡剂:示十二指肠降部巨大憩室(图 3-101)。

CT:胆总管内径约 1cm,未见胆石。十二指肠降部内侧憩室。

【入院诊断】 十二指肠乳头旁憩室、慢性胰腺炎、糖尿病、冠心病,心功能Ⅱ级,多囊肾(右)。

【拟施手术】 胃空肠吻合术。

【手术过程】

1. 笔者认为从诊断上说,本病例原发病是十二指肠乳头旁憩室,并由此引起胆囊炎、胆囊结石、胰腺炎、糖尿病,即胰胆综合征。理想的手术是憩室切除。

2. 体位、切口、探查。平卧位,取右上腹反 L 形切口。探查无腹水,腹膜上无癌性结节。肝色泽、形态、比例无异常,质软,无结石、结节感。胆囊已切除,胆总管外径约 1.2cm,未及胆石。胰腺质地较硬,未及肿块。胃壁不厚,体积正常大小。十二指肠球部未见瘢痕变形,十二指肠降部与横部交界处可见憩室,直径约 5cm,十二指肠乳头不大、质软。

3. 游离憩室。

(1)做十二指肠后腹膜切开,游离十二指肠、胰头,显现憩室。

(2)紧贴十二指肠憩室壁,辨清胰腺、肠系膜上静脉,仔细剥离憩室(图 3-102),憩室口直径约 2.5cm。

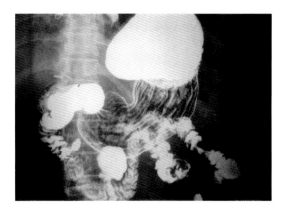

图 3-101 钡餐:十二指肠降部憩室

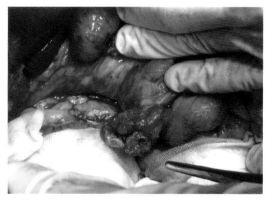

图 3-102 剥离憩室

4. 切除憩室。

(1)切开胆总管,其内无胆石、肿瘤,远端顺利通过 5 号胆道扩张器头。

(2)3 号胆道扩张器经胆总管插入十二指肠达憩室。

(3)于憩室底戳孔,3 号胆道扩张器头从内壁穿出,引 4 号丝线出肝总管。

(4)借助 4 号丝线将 12 号长臂 T 形管之长臂引入十二指肠。

(5)以直钳钳夹憩室口上约 0.5cm 憩室,切除憩室。用 4-0 Prolene 线连续缝合、关闭憩室残端,往返 2 次。

5. 检漏。长臂 T 形管直臂经胆总管右侧壁戳孔引出,以 4-0 薇乔线缝闭胆管切口,反复测试无胆漏、十二指肠漏及出血。

6. 逐层关腹。手术历时 1h 30min,失血量约 10ml,生命体征平稳,安返病房。

【术后诊断】 十二指肠乳头旁憩室,并:胰胆综合征、糖尿病、冠心病、心功能Ⅱ级、多囊肾(右)。

【实施手术】 十二指肠乳头旁憩室切除、胆总管长臂 T 形管引流术。

【术　后】 无肠瘘、胰漏、胆漏等并发症,恢复平顺。

【点　评】 本例手术不难,关键是十二指肠乳头旁憩室常表现为胰胆综合征,临床上只注意胰腺炎或胆囊炎、胆管炎,而忽视对引起胰腺炎或胆管炎原因的处理。

1. 失误

(1)20 多年来,只注意了"胆囊炎""胰腺炎",而忽略了十二指肠乳头旁憩室的存在。

(2)2 年前做电视腹腔镜胆囊切除,应该是治标。如果先做憩室的处理,保胆取石,应该是可行的。

(3)长期反复发作胰腺炎、糖尿病,多次住院。

(4)当地主管医生无十二指肠乳头旁憩室切除的经验,拟做胃空肠吻合。

2. 纠误

(1)反复发作胰腺炎、胆管炎或胆囊结石或多次胆管结石手术者,应想到十二指肠乳头旁憩室。

(2)诊断十二指肠乳头旁憩室,术前常用的方法很多,如钡剂、CT 及十二指肠纤维内镜、MRCP 等。诊断憩室一定要注意憩室的大小、部位、数量、种类,以及憩室口的大小、是否引流通畅。注意十二指肠乳头旁憩室的并发症,如出血、穿孔、恶变、十二指肠梗阻及胰胆综合征等。

(3)十二指肠乳头旁憩室不是都需手术治疗,只有当出现并发症后才考虑手术治疗。手术治疗的方式很多,如憩室内翻缝合、憩室缩小、消化道改道、憩室切除,甚至胰头十二指肠切除等,临床上以十二指肠乳头旁憩室切除效果最好,但由于其位置特殊,术后并发症较多,故应慎重进行。

本例施憩室切除是理想的选择。

3. 外科手术技术要点 本例手术技术的关键是憩室切除(图 3-103),具体操作时应注意

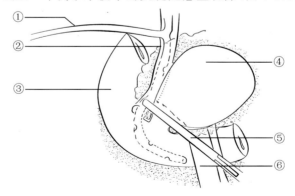

图 3-103　憩室切除

①长臂 T 形管;②胆总管;③十二指肠;④憩室;⑤止血钳;⑥肠系膜上静脉

以下几点。

（1）游离憩室达到憩室口，游离憩室应紧贴其壁进行，勿损伤胰腺。

（2）先做胆总管长臂 T 形管放置。

（3）钳夹憩室距其口约 0.5cm，于钳上切除。

（4）以 4-0 Prolene 线钳下连续缝合，第一层缝毕后移去止血钳，拉紧缝线，再返回缝合一次。

第四章 其 他

第一节 脾 破 裂

脾破裂占腹部损伤的 $40\%\sim50\%$，居腹部闭合伤的首位。依其破裂的原因分外伤性脾破裂、自发性脾破裂、新生儿脾破裂。

一、诊断

(一)病史
外伤性脾破裂有腹部外伤史，新生儿脾破裂有人工助产史。

(二)症状
1. 腹痛，左上腹延及全腹($70\%\sim80\%$)。

2. 失血性休克。

3. 外伤性脾破裂常有合并伤的症状，如合并颅脑外伤可昏迷、合并肋骨骨折可表现为呼吸困难等。

(三)体征
1. P↑，BP↓。

2. 面色苍白，急性失血面容。

3. 腹胀，腹膜炎征象，以左上腹为显，腹部移动性浊音存在。

(四)血象及血清生化检查
RBC↓，Hb↓。

(五)腹膜腔穿刺
获不凝固血液。

(六)CT
其准确率达 94%，表现为"前哨血凝块"、脾被膜下血肿、脾裂伤、脾内血肿、增强扫描血肿不强化。

(七)在脾破裂的诊断时，应将脾破裂分级
常用的是 AAST 分级(1994 年，美国，表 4-1)。

表 4-1 AAST 制定的脾损伤分级标准

分级	损伤	描述
I	血肿	包膜下非扩展性,<10%脾表面积
	裂伤	包膜撕裂,非出血性,脾实质深度<2cm
II	血肿	包膜下非扩展性,占脾表面积10%～50%
		脾实质内血肿,非扩张型,直径<5cm
	裂伤	包膜撕裂,活动性出血
		脾实质裂伤深度1～3cm,未累及主要血管及小梁血管
III	血肿	包膜下,75%脾表面积或扩展性,血肿破裂,活动性出血
		脾实质内血肿>5cm或扩展性
	裂伤	脾实质裂伤>3cm或脾小梁血管损伤
IV	血肿	脾实质血肿破裂或活动性出血
	裂伤	伤及脾段或脾门血管,脾无血供区>25%
V	血肿	完全脾破碎
	裂伤	脾门血管损伤,脾失去血供

二、治疗

(一)非手术治疗

适于 I 级、II 级脾损伤。

(二)手术治疗

1. 全脾切除,适于 III 级以上。
2. 保脾手术,如脾部分切除、修补、自体脾片移植。

典型病例

病例 1:一例血性腹膜炎的诊疗过程

患者,女,44 岁。

左侧腹痛、胀 10d。

10d 前搬桌子后突觉左上腹疼痛,随后逐觉全腹胀,就诊于某市医院,诊为"脾大",经抗炎、输液等治疗,症状无明显改善,返当地医院。B 超、CT 检查诊为"脾大,腹腔积液",觉诊治困难,于 6h 前转来我院。

T 37.8℃,P 84 次/分,R 24 次/分,BP 9.3/9.3kPa(70/70mmHg)。

神清合作,皮肤、巩膜无明显黄染。心、肺无明显异常。腹平,浅静脉不曲张。全腹壁紧张,左上腹痛、压痛,右肋缘下 2.5cm 可及脾下极,肝未扪及。右肝浊音界正常存在,腹移动性浊音存在。

WBC $12.7×10^9/L$,N 0.83,PLT $127×10^9/L$,Hb 70g/L,PT 29.7s,APTT 57.3s,

PTA 31.5%。

右下腹腔穿刺获不凝固血液。

CT:腹腔积液明显,膈下无游离气体。肝轮廓清,肝内胆管不扩张,密度均匀。胆囊不大,胆总管不扩张。脾胀大,呈蜂窝样改变,无明显破裂征象(图 4-1)。肠腔不扩张,无气液平面。

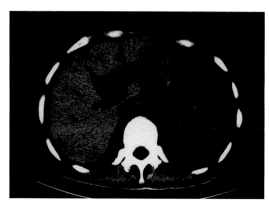

图 4-1 CT:脾呈蜂窝样变

【入院诊断】 腹内出血原因待查,失血性休克。

【拟施手术】 剖腹探查。

【手术过程】

1. 入院后立即输液、输注浓缩红细胞,以多巴胺升压,血压逐渐回升至 12/9.3kPa(90/70mmHg)。并先后请血液内科、妇产科、放射介入科会诊,意见不一,于入院 6h 后请笔者急会诊。

2. 笔者查询病史、体格检查,阅读血清生化资料及 CT 片。

病史中确无腹部外伤,但有搬饭桌致腹压增高的情况。既往体健,无"肝炎""肝硬化""血吸虫病"史。全腹稍胀满,腹肌紧张、压痛,但以左上腹为显。脾下极可及,脾浊音区扩大,脾区叩击痛明显。腹移动性浊音明显。腹腔穿刺再获不凝固血液。

笔者认为:患者血性腹膜炎、失血性休克是十分明确的,但是出血的原因是什么,值得考虑,笔者认为是"自发性脾破裂"所致。其根据在于:①搬桌子后,突然左上腹疼痛;②体检全腹紧张,压痛以左上腹为显,而且脾区叩击痛明显;③CT 示脾大,呈蜂窝样改变,属病理脾;④肝、肠、胰未见异常,妇产科无异常;⑤出血的部位可能在脾上极;⑥处理:立即手术,脾切除。

3. 立即送手术室,急症手术,全身麻醉,脾切除。

(1)左上腹经腹白线做 L 形切口入腹。

(2)吸出腹内积血 1800ml,血凝块聚集在左膈下脾上极周。脾大,下极平脐,表面凹凸不平,质地软,上极破裂,裂口长约 3cm,与术前 CT 一致。肝、肠、胰、子宫附件正常。

(3)游离胃大弯,敞开小网膜囊,结扎脾动脉,游离脾蒂,予以钳夹、切断。

(4)离断脾周韧带,移除脾。脾重 1.3kg,切面呈蜂窝样。

(5)以生理盐水、10%浓度聚维酮碘液 8000ml 冲洗腹膜腔,放置脾窝乳胶引流管一根,经左侧腹壁戳孔引出。清点器械、敷料无误,逐层关腹。

手术历时 2h,腹内积血 1800ml。

【术后诊断】 自发性脾破裂。

【实施手术】 脾切除。

【术 后】 术后血压稳定,无腹腔脓肿、发热、胰漏等并发症,恢复平顺。

【点 评】

1. 失误

(1)诊断:对本例来说,术前就其诊断及治疗手段意见不一,举棋不定,延搁治疗达 10d。

(2)治疗:术前虽然明确诊断为"自发性脾破裂",但由于其凝血功能障碍,关于是否立即手术,仍有两种截然不同的态度。

2. 纠误　决定立即手术。

3. 外科手术技术要点

(1)血块集聚多的地方,常是病灶的所在,先吸净不凝固血液,以确定出血病灶。

(2)先结扎、离断脾蒂,再剥离脾。

(3)脾蒂腹膜外化。

病例 2:脐部受撞击致脾破裂,延搁手术 5h

患者,男,17 岁。

脐部被楼梯扶手撞击,腹痛 11h。

伤后步行入院,觉右中下腹痛,不能平卧,右侧卧为适。伤后无胸痛、呼吸困难,未解血便。肛门已排气。

T 36.9℃,P 113 次/分,R 22 次/分,BP 16.4/9.3kPa(123/70mmHg)。

神清,谈笑自如。心律齐,无杂音。双肺呼吸音清。腹平,上腹肌软,肝、胆囊及脾未触及。右肝浊音界正常,右肝区无叩击痛。右中下腹壁稍紧张,压痛,未及肿块。腹部移动性浊音存在,肠鸣音存在。双腰背部无抬举痛。肛查直肠右侧壁触痛,无血。脊柱、四肢无异常。

WBC $5.34×10^9$/L,N 0.75,PLT $157×10^9$/L,Hb 101g/L。

CT 平扫:肝膈、右中下腹及盆腔液体积聚,以右中下腹为显,盆腔见密度较高出血影(图 4-2)。脾稍大,脾体部近脾门处见一直径约 1.5cm 血肿影。肝轮廓清(图 4-3)。冠状位见右中下腹及盆腔较多量液体积聚(图 4-4)。

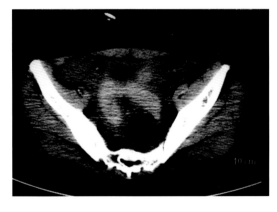

图 4-2　CT:盆腔内出血影

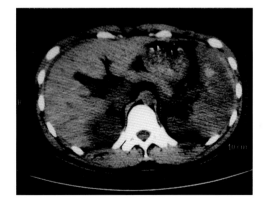

图 4-3　CT:脾内出血

右下腹穿刺获不凝固血液 2ml。

【入院诊断】　腹内出血原因待查,网膜出血、肠系膜出血、脾破裂。

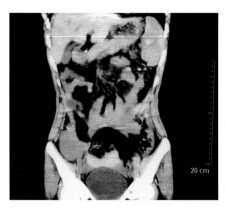

图 4-4　CT:盆腔积液

【拟施手术】　剖腹探查。

【手术过程】

1. 入住 ICU 后,经过输液、止血等处理后,患者觉腹痛有所缓解。是否需要急症手术,请笔者急会诊。按习惯查询病史、体格检查、阅读 CT 片,并做腹腔穿刺,获不凝固血液。组织相关医生会诊。

笔者看法如下。

诊断:血性腹膜炎。从目前的体征,结合 CT 片及受伤史,其出血来源可能在大网膜或肠系膜,但脾内血肿,应考虑脾破裂之可能。

处理:先做腹腔镜检查,看看出血的部位。然后立即剖腹探查,切口先做上腹白线切口,进腹探查后酌情改变切口。

2. 笔者查房后,急症送手术室。

(1)经脐戳孔插入电视腹腔镜,见腹内血液较多,难以确定出血部位,故立即取上腹白线切口入腹。

(2)吸出腹内积血 1400ml,未见网膜、肠系膜及腹壁出血,但见脾窝有活动性出血,扪触肝无破裂,而将切口改为 L 形。

(3)扪触脾门粗糙,较多血块,确定为脾破裂。立即游离胃大弯,切断脾胃韧带,脾被膜下剥离脾肾韧带,托出脾。

(4)辨清胰尾,钳夹脾蒂,予以切断,移去脾,双重缝扎脾蒂,腹膜外化脾蒂。

解剖脾:见脾门碎裂(图 4-5),脾内血肿,广泛挫伤(图 4-6)。

(5)放置脾窝引流管。

(6)挽出小肠,以 4000ml 生理盐水冲洗腹膜腔,逐一检查,未见其他内脏及腹壁损伤,还纳小肠入腹。

(7)逐层关腹。

手术历时 1.5h,送返 ICU。

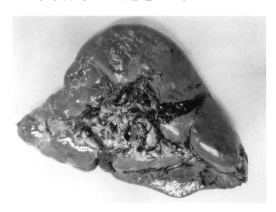

图 4-5　标本

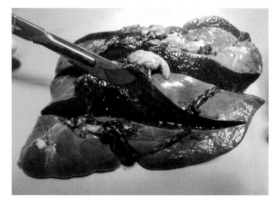

图 4-6　切开脾,示脾血肿

【术后诊断】　外伤性脾破裂、血性腹膜炎。

【实施手术】　脾切除。

【术　　后】　无高热,恢复平顺。

【点　　评】

1. 失误

(1)没有准确地做出术前诊断——脾破裂。

(2)没有及时剖腹探查,延搁了 5h。

2. 纠误　腹腔穿刺获不凝固血液,结合 P↑,Hb↓,立即剖腹探查、脾切除是最佳选择。

3. 外科手术技术要点

(1)游离胃大弯,离断胃脾韧带,被膜下剥离脾肾韧带。

(2)辨清胰尾,迅速钳夹、切断脾蒂,切除脾。

(3)此例诊断不准的原因:①病史中是脐周的撞伤,有掩盖性。②体征以右下腹为主,而表现满面笑容,有隐蔽性。③CT 片血液集中在右下腹、盆腔,而脾窝处很少积血,有蒙骗性。④没有冷静、周密地分析病史、CT 片。病人伤后自由行走,血液自然集中在盆腔。右侧卧为适,自然血液流向右侧腹,故脾周积血少。CT 片唯独脾显示血肿、挫裂伤,肝正常,应首先想到脾破裂。

病例 3:结石性慢性胆囊炎急性发作、急性梗阻性化脓性胆管炎,做胆囊切除致脾破裂、肝破裂

患者,女,55 岁。

突发右上腹痛、畏寒、发热、黄疸 3d。

曾在当地医院 B 超(2012 年 3 月 28 日)、CT(2012 年 3 月 27 日)检查,均报告"胆总管结石、胆囊结石、胆囊炎",经予对症治疗,效果不好,而转来我院。

T 38.3℃,P 126 次/分,R 30 次/分,BP 6.9/4.1kPa(52/31mmHg)。

皮肤、巩膜轻度黄染。心律齐,双肺呼吸音清。腹平,浅静脉不曲张。腹壁软,肝、脾及胆囊未及,剑突右下方压痛,Murphy 征(+)。右肝浊音界于锁骨中线上第 5 肋间,叩击右肝区示右上腹剧烈疼痛。腹无移动性浊音。双腰背部无抬举痛,双下肢无异常。

WBC 20.31×10⁹/L,N 0.91,PLT 51.3×10⁹/L,TBIL 60 μmol/L,DBIL 49 μmol/L,AST 112.4U/L,ALT 101U/L,TP 45.8g/L,ALB 30.7g/L。

CT:显示肝轮廓清,左肝肥大、右肝萎缩。肝内胆管大量积气,未见胆石,肝外胆管内径约 1.3cm,其内未见胆石。胆囊胀大,壁厚约 0.4cm,其内未见胆石(图 4-7)。

【入院诊断】　反流性胆管炎、AOSC、胆道休克。

【拟施手术】　胆道引流、胆囊切除术。

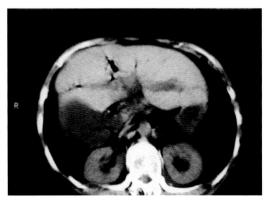

图 4-7　CT:胆囊胀大

【手术过程】

1. 入院后立即输液、抗生素（亚胺培南-西司他汀钠），并用多巴胺静脉滴入，不敏感，血压仍 6.7/4kPa（50/30mmHg），改用去甲肾上腺素静脉泵入，血压逐升至 10.7/6.8kPa（80/51mmHg）。急做鼻胆引流，胆汁为脓样，8h 引流胆汁 50ml。6h 后复查 WBC 25.6×10⁹/L，N 0.93，PLT 35×10⁹/L，TBIL 99.1μmol/L，DBIL 85.3μmol/L。下一步如何处理？主管医生请笔者急会诊。

2. 笔者体格检查发现，剑突右下方明显压痛，右肝区叩击示右上腹剧痛。笔者看法如下。

（1）诊断：结石性胆囊炎，并：胆囊坏死、积脓；右肝萎缩、左肝肥大、胆囊异位于右肾前；胆总管结石、AOSC；胆总管十二指肠瘘？

（2）目前的病情在加重，不是好转。理由在于：①血压仍靠去甲肾上腺素维持；②右上腹局限性腹膜炎体征明显；③WBC 总数在增高，血小板在下降，黄疸在加深；④鼻胆引流已不起作用，50ml/8h；⑤腹部体征不明显，与右肝萎缩、胆囊移位于右肾前相关。

（3）处理：应积极胆道引流、胆囊切除，不要拖延。如果切除胆囊困难，可做胆囊、胆管双造口。

3. 笔者查房后，急症，全身麻醉，右上腹反 L 形切口入腹。

（1）探查：右上腹积黄色浑浊液体约 300ml。右肝萎缩、左肝大。胆囊肿大、浆膜充血、水肿，局灶性苍白。胆总管前浆膜充血、水肿。胆囊壁静脉曲张。

（2）分离、切断胆囊周围粘连的大网膜，致肝脏面出血，予以缝扎、电凝止血，牵拉肝时又致左肝脏面破裂、出血，予以缝扎、压迫，并填以纱布垫。

（3）穿刺胆囊底，获脓样白胆汁 100ml。

（4）显露、寻找胆总管困难，经反复穿刺未获胆汁，企图切开胆囊管、胆总管失败，已历时 2h。

（5）笔者吩咐另一位主任医师上台协助，经过约 35min 反复穿刺终于获胆汁。"四边法"切开胆总管，其内为脓性胆汁，无胆石。拔除鼻胆管（图 4-8），胆总管远端能通过 11 号胆道扩张器，并发现胆总管括约肌功能不佳。

（6）笔者上台，阻断入肝血流 15min，顺逆结合切除胆囊，剖开胆囊，见胆囊黏膜坏死（图 4-9）。

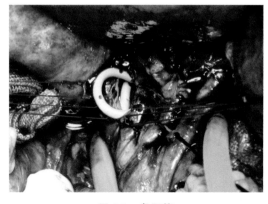

图 4-8　鼻胆管

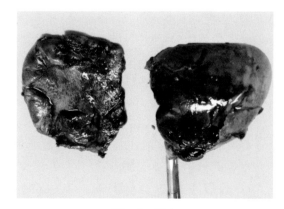

图 4-9　标本

此时扯出左肝脏面纱布垫，发现脾周积血约 300ml，予以清除，5min 后发现脾周又积血 300ml。显露脾，发现脾膈面多处破裂出血，无法修补而切除脾。

（7）原术者放置 14 号 T 形管入胆总管,测试无胆漏,清点器械、敷料无误,逐层关腹。

手术历时 4h,失血量约 1000ml,送返 ICU。

【术后诊断】　结石性慢性胆囊炎急性发作,并:胆囊坏死、胆囊积脓;胆囊异位(右肝萎缩所致)、胆总管结石、AOSC;并:Oddis 括约肌功能不全,反流性胆管炎;并:胆道休克;医源性脾破裂、医源性肝破裂。

【实施手术】　胆总管探查、T 形管引流、胆囊切除、脾切除、肝修补。

【术　　后】　无胆漏、出血,血压逐渐回升,恢复平顺。

【点　　评】

1. 失误

（1）入院诊断不全面、不准确,没有把胆囊结石、胆囊炎与胆总管结石、AOSC 有机地联合在一起。

（2）住入我院 ICU 后,主管医生错误地判断病情,认为病情好转,还将继续观察。

（3）这次术中致肝撕裂、脾破裂。

（4）主管医生误将胆囊管当胆总管切开,延搁手术时间,被迫不得不切除胆囊。

2. 纠误

（1）纵观本例诊疗的过程,逐步明确诊断。

①起病之初(2012 年 3 月 28 日),当地医院 B 超诊为"胆总管结石、胆囊结石、胆囊炎"。胆囊结石 B 超诊断的准确率高达 98%。

②起病之初(2012 年 3 月 27 日),当地医院 CT 诊为"胆总管、胆囊结石,肝内外胆管扩张,胆管积气"。

③来院后,B 超(省人民医院,2012 年 3 月 30 日)见"胆囊胀大、胆管扩张,未见胆石",与术中所见相符,说明符合胆囊结石排石的过程。

④来院后休克,右上腹腹膜炎体征不明显,但右肝区叩击痛十分明显,提示与右肝萎缩、胆囊异位于右肾前相关。结合 CT 片,胆囊病变十分严重。

⑤术中见胆囊积脓、胆囊黏膜坏死、胆总管积脓,与严重的中毒症状相符,支持原发灶在胆囊。

⑥术中见胆总管远端通畅,似 Oddis 括约肌无功能,反流性胆管炎存在,排石更有可能。

（2）胆囊切除、胆总管 T 形管引流是救命之举,修补肝、切除脾是被迫所为。

3. 外科手术技术要点

（1）显露切开胆总管,应注意以下几点:①先做胆囊减压,腾出肝下间隙空间;②于肝十二指肠韧带右前缘、胆囊管的左侧、肝固有动脉的右侧发现具有囊状感的胆总管;③穿刺获胆汁或未获血液,"四边法"切开胆总管。

（2）胆囊切除:本例胆囊炎症厉害,胆囊三角不清,凝血功能欠佳,如若技术不当,可能致大出血。对此,笔者注意了以下几点:①先切开胆总管;②结扎、切断胆囊管及胆囊动脉;③Pringle 止血带阻断入肝血流;④以电凝快速做浆膜下胆囊剥离。

病例 4:车祸致脾、十二指肠、空肠、降结肠破裂,二次术后弥漫性粪性腹膜炎

患者,女,20 岁。

车祸、脾切除、空肠修补术后,切口溢肠内容物、发热 5d,肛门排气 2 次,小便草黄色。

11d 前,车祸致胸腹部皮肤多处挫裂伤、脾破裂、肠破裂、右胸腔积液,做"脾切除、空肠修补"(距屈氏韧带 20cm,对系膜缘破裂)及"胸腔引流"。术后第 2 天"失血性休克",腹内出血,再次入腹,见脾动脉一分支出血,腹内积血 3000ml,予以结扎、止血,并做腹内清创。

5d 前发现高热(39.7℃),腹部切口裂开,溢胆汁、粪汁,溢出量约 1800ml,切口放置导管负压吸引,诊为"空肠漏"。进一步如何处理,意见不一,请笔者急会诊。

T 39.3℃,P 114 次/分,R 26 次/分(SpO$_2$ 0.99),BP 14.7/9.3kPa(110/70mmHg)。

神清合作,皮肤、巩膜黄染(阳黄)。头面部、胸腹部皮肤多处裂伤、痂壳。痰多,双肺呼吸音粗,可闻及啰音。胸廓挤压试验(一)。腹稍胀,右侧经腹直肌切口全层裂开,溢胆汁、粪水。肠管清楚可见,引流管 6 根,分别放于切口(2 根)、左侧脾窝(1 根)、盆腔(1 根)、右肝下间隙(1 根)、右胸腔(1 根),切口及左侧脾窝引流管口糜烂、腐蚀,引流液是粪水。双腰背部明显抬举痛。肝浊音界存在。脊柱、四肢无明显异常。

WBC 21.4×10^9/L,N 0.94,Hb 105g/L,TBIL 114 μmol/L,DBIL 90 μmol/L,AST 56U/L,ALT 47U/L,TP 51g/L,ALB 30g/L,BUN 3.4mmol/L。

CT(2012 年 5 月 15 日,伤后第 11 天,某医院):胸膜腔少量积液,腹膜腔多处液体积聚,以脾窝、右肝下间隙为显。肝、胆囊及胰未见明显异常。胆管不扩张,双肾无异常。

血培养:白念珠菌。

【入院诊断】 车祸致复合伤:头面部、左胸腹多处软组织裂伤,脾破裂、肠破裂。

【拟施手术】 继续观察。

【手术过程】

1. 笔者意见如下:

(1)诊断:目前的主要问题是:①肠漏、弥漫性粪性腹膜炎、二重感染败血病。根据漏出物的特点及伤口糜烂,肠漏的部位较高,多在近段空肠或十二指肠。②黄疸,多种原因造成,胆汁经腹膜腔吸引、药物、毛细胆管炎等。③肺挫伤后感染。④厌氧菌败血症。

(2)处理:立即手术,阻断空肠漏是治疗的关键,是救命之举。继续等待,将失去救治的机会,且术后仍然可能肠漏、厌氧菌败血症、肺部感染、肝功能不全而死亡。

2. 会诊后,完善相关术前准备,急症,全身麻醉,依原切口入腹。

(1)钝性分离肠间粘连,挽出小肠,吸出肠曲间、盆腔、脾窝及温氏孔右侧脓液、粪便约 1500ml,以 8000ml 生理盐水、10%浓度聚维酮碘液冲洗清洁腹膜腔。

(2)探查发现原空肠破裂处洞开,十二指肠球部上缘破裂,破口直径约 2.5cm,降结肠坏死、穿孔。①做空肠修补,先做全层、内翻缝合,外以 4-0 薇乔线浆肌层包埋;②做胃造口,放入 16 号长臂 T 形管,长臂经十二指肠达空肠修补处;③以 1 号丝线全层、间断缝合、修补十二指肠破口,外用游离脐静脉片粘贴覆盖,测试无漏;④温氏孔右侧放置乳胶管 1 根,经右侧腹壁戳孔引出腹膜腔;⑤清除降结肠内粪块,局部肠管以聚维酮碘液消毒,以 4/0 薇乔线做间断、全层、内翻缝合,局部结肠旁沟放置乳胶管,经左髂前上棘内侧腹壁戳孔引出。

(3)做横结肠外置、减张,拉拢切口,以凡士林纱布隔开,保护肠管。

手术历时 4.5h,失血量约 100ml。

(4)请耳鼻喉科医生做气管切开、插管,气管分泌物多。SpO$_2$ 0.99,送 ICU。

【术后诊断】 车祸致复合伤,脾切除、空肠修补术后,并:空肠漏,十二指肠球部破裂,降结肠坏死、穿孔,弥漫性粪性腹膜炎、二重感染败血症、肺挫伤并感染、梗阻性黄疸(毛细胆管炎)。

【实施手术】 十二指肠、空肠、降结肠修补,胆囊造口,胃造口,长臂 T 形管放置,腹膜腔清创,右肝下间隙、左结肠旁沟置管引流,横结肠外置,气管切开。

【术 后】 十二指肠漏,黄疸加深,发热,血培养发现白念珠菌。经各方努力,于术后第 10 天因"败血症、肝衰竭、十二指肠漏、出血"救治无效而死亡。

【点 评】

1. 失误

(1)首次术后脾动脉出血至休克。

(2)空肠破裂,经过二次修补仍然破口洞开。

(3)受伤后 24h 内 2 次剖腹探查,没有发现十二指肠、降结肠破裂。

(4)术后第 5 天出现肠漏、高热、弥漫性粪性腹膜炎,一直靠抗生素、靠切口负压吸引,延搁手术治疗,滥用抗生素。

(5)严重肺挫伤并感染、痰多、咳嗽,没有及时气管切开,致切口全部裂开。

(6)伤后第 11 天,患者严重肠漏、严重二重感染败血症,原主管医生认为还继续非手术治疗。

2. 纠误 及时处理十二指肠漏、空肠漏是关键,气管切开是基础,积极治疗二重感染败血症必须同时并举,刻不容缓。

(1)十二指肠漏、空肠漏是这次疾病的主旋律,后续的一些问题均由此而产生。

(2)十二指肠漏、空肠漏致弥漫性腹膜炎,不可能自然闭合,其病死率极高。

(3)二重感染败血症病死率极高。

(4)如果还不做气管切开,可随时致患者窒息死亡。

手术处理总的原则是:使弥漫性腹膜炎变局限性腹膜炎,使肠内漏变肠外漏,手术简便而快捷。

3. 外科手术技术要点

(1)本例剖腹探查应挽出肠管,从胃、十二指肠到小肠、结肠,从屈氏韧带到回盲瓣。

(2)空肠漏、十二指肠漏的处理:①胃造口放置长臂 T 形管,长臂达空肠破损修补处;②间断、全层、内翻缝合修补十二指肠、空肠,外面再粘贴脐静脉、大网膜等;③局部放置引流管。

(3)结肠漏:本例降结肠坏死、穿孔已 6d,腹膜炎十分严重,做横结肠外置、局部缝闭、放置引流管。

第二节 胆肠内引流术后并发症

1893 年,Cesar Roux 创造胃空肠吻合,此后广泛应用于肝、胆、胰各种疾病的治疗,而胆管-肠间用肠管建立的 Y 形通道,称为胆肠鲁氏 Y 形吻合术。

1983 年,湖南省人民医院吴金术教授等创造了"肝胆管盆式鲁氏 Y 形吻合术",至今已施行该手术 6000 多例,成功地救治了许多肝、胆、胰疾患病例。

但事物总是一分为二的,胆肠内引流毕竟不是生理胆道通道,因此存在一些并发症,必须引起同道们的高度重视。

胆肠内引流的方式很多,以胆肠鲁氏 Y 形吻合术最多。常用的胆肠内引流方式如下。

(1)肝外胆管-空肠鲁氏Y形吻合术:胆肠鲁氏Y形吻合术、皮下盲襻胆肠鲁氏Y形吻合术、肝胆管盆式鲁氏Y形吻合术、胆管空肠Braun吻合术。

(2)肝内胆管-空肠鲁氏Y形吻合术:Longmire术、裙边式胆肠鲁氏Y形吻合术、围肝门胆肠鲁氏Y形吻合术。

(3)胆囊-空肠内引流术:胆囊空肠鲁氏Y形吻合术、胆囊空肠Braun吻合术、改良胆囊空肠Braun吻合术、胆囊-胃吻合术。

(4)胆总管十二指肠吻合术。

(5)胆肠间置术:胆管-空肠-十二指肠间置术。

(6)PTCD。

(7)胆管内支架置入术:胆管十二指肠支架置入、鼻胆管引流。

(8)EST。

(9)胆胰肠双Y吻合术。

胆肠内引流的并发症较多,笔者遇到的有以下几种:反流性胆管炎、胆肠吻合口漏、胆肠吻合口出血、胆肠吻合口炎性狭窄、胆肠吻合口癌、空肠-桥襻空肠吻合口漏、抗反流装置失用、桥襻空肠坏死、桥襻空肠结石……

一、诊断

(一)病史
有胆肠内引流手术史。

(二)症状
胆肠内引流方式多,施行胆肠内引流术的原因复杂,致使临床症状多种多样。右上腹痛、寒战、发热是反流性胆管炎的特征。无痛性进行性加深黄疸,应注意吻合口癌的可能。右上腹痛、寒战、发热、黄疸、桥襻引流血液,具有周期性,应考虑胆肠吻合口出血之可能。腹痛、腹胀、肛门停止排气排便、切口漏胆,应注意空肠-桥襻吻合口漏的可能。

(三)体征
与胆肠内引流后出现的并发症相关。剑突右下方压痛,叩击右肝区示心窝部疼痛,应注意反流性胆管炎。黄疸,应注意吻合口癌或炎性狭窄。腹膜炎,应注意吻合口漏、空肠-桥襻空肠吻合口漏。腹壁切口漏胆汁或出血,应注意胆漏、胆肠吻合口出血。

(四)影像学检查
影像学的表现与并发症相关。

B超:发现右肝下间隙结石光团,应注意桥襻结石。

CT:吻合口狭窄、肝内胆管扩张;肝内胆管积气、结石;桥襻空肠扩张、坏死;腹膜腔积液。

(五)腹膜腔穿刺
获胆汁或血。

二、治疗

根据并发的原因及并发症采取相应的治疗手段。如胆肠吻合口重建;开腹胆肠吻合口止血;开腹空肠-桥襻空肠吻合口修补;桥襻空肠切除。

在胆肠内引流时,应再次强调:

（1）只要指征明确,手术方式得当,胆肠内引流是有用的。

（2）严格掌握胆肠内引流指征,外科医生的责任是千方百计保护生理胆道,而不是破坏生理胆道。

（3）胆肠内引流一定要黏膜对黏膜,可吸收线做吻合。

（4）Braun 吻合用于胆道,必须改良。

典型病例

病例 1:肝胆管结石,胆肠鲁氏 Y 形吻合术后桥襻巨大结石

患者,女,62 岁。

胆道术后畏寒、发热 13 年,复发伴腹痛 4d。

18 年前,就诊于某院,诊为"肝胆管结石"施胆道手术,手术方式不清。结石系胆色素性。5 年后常畏寒、发热,易"感冒",常住医院,经输液、抗生素能缓解,并发现"肝内胆管结石",服用中西药物排石,至近 4d 复发伴右上腹痛,当地医院治疗效果不佳,而转来我院。

T 38.4℃,P 68 次/分,R 20 次/分,BP 19.1/11.3kPa(143/85mmHg)。

皮肤、巩膜轻度黄染。心律齐,双肺呼吸音清。腹平,浅静脉不曲张,右上腹反 L 形切口瘢痕长 18cm。腹壁软,肝、胆囊未扪及,剑突右下方至胆囊区可扪及一包块,于右肋缘下 4cm,边界不清,质地坚硬,轻度触痛。无胃振水音。脾在左肋缘下 1cm 可及。腹水征(一)。双腰背部无抬举痛,脊柱、四肢正常。

WBC 13.4×10^9/L,N 0.71,PLT 171×10^9/L,TBIL 86.4 μmol/L,DBIL 64.3 μmol/L,AST 54U/L,ALT 43U/L,TP 69g/L,ALB 34.8g/L,PA 227mg/L,CHE 6849U/L,CA19-9 354kU/L。

CT:肝轮廓清,左肝内叶萎缩、右肝肥大。肝内胆管中度扩张,见多个结石,尤以左肝外叶、右肝前叶为显,无积气,"狗尾征"(一)。肝门及右肝下见一梯形高密度影,约 6cm×4cm×3cm 大小(图 4-10),其中央呈"层轮状"。肝外胆管不清。胆囊未见。脾稍大。报告:肝胆管结石。

MRCP:肝内胆管扩张,左肝外叶胆管充填大量胆石。胆总管明显扩张,其内充填圆形巨大结石,横径约 3.5cm,胆管呈贝壳样,其右侧可见肠黏膜皱襞(图 4-11)。报告:肝胆管结石。

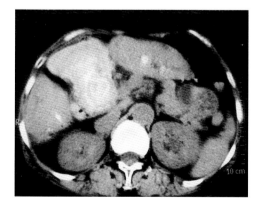

图 4-10 CT:右上腹高密度影

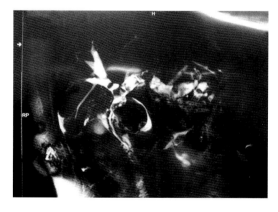

图 4-11 MRCP:胆管呈贝壳样

【入院诊断】 肝胆管结石,胆道术后(内引流?);S:S$_2$,S$_3$,S$_4$,S$_5$,S$_8$,S$_7$,S$_9$,CBD;St:CBD;A:/;C:肝肥大萎缩征(右肝肥大、左肝内叶萎缩);胆汁性肝硬化,AOSC,桥襻结石。

【拟施手术】 桥襻切开取石。

【手术过程】

1. 入院后,由于结石巨大,主管医生请笔者会诊。笔者认为多为肝胆管结石,胆肠内引流术后并发巨大桥襻结石。

2. 完善术前各项准备,择期,全身麻醉,右上腹反L形切口入腹。

3. 游离肝周膜状粘连带,离断左肝周韧带,显露桥襻空肠。

右肝肥大、左肝内叶萎缩,左肝外叶表面大量纤维瘢痕,明显结石感。

原为胆肠鲁氏Y形吻合术,桥襻空肠近段膨大,显示巨大结石,约6cm×6cm×4cm,(图4-12),其基部藏于胆总管内。桥襻空肠长约25cm,位于结肠前,跨越胃窦前方。空肠与桥襻空肠吻合口不膨大,同步缝合6cm。

4. 切开近段空肠,完整挽出胆石,胆石呈"品"字形,重190g(图4-13)。显示胆肠吻合口内壁光滑,内径约6cm。插导尿管入胆总管远段,达十二指肠(图4-14)。

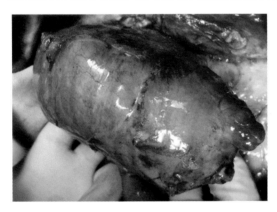

图4-12 桥襻胀大

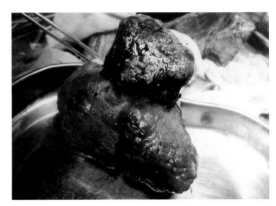

图4-13 胆石

5. 离断原胆肠吻合口,显现胆囊管口及其内胆石(图4-15),切开胆囊管口,取出其内胆石。桥襻空肠近段装入手套内,以保护术野。

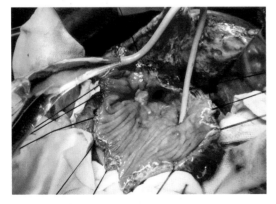

图4-14 导尿管插入胆管远段

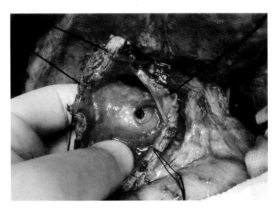

图4-15 离断原胆肠吻合口

6. 直视下清除右肝内各胆管及左肝管内胆石,显露左、右肝管口无狭窄(图 4-16)。左肝外叶胆管口狭窄,左肝外叶胆管大量结石。

7. Pringle 止血带阻断入肝血流 8min,钳夹、切除左肝外叶。经肝断面胆管与左肝管沟通,清洁左肝内叶及 S_1 肝胆管内结石,以 4/0 薇乔线缝闭左肝断面胆管口,测试无胆漏。

8. 直视下游离残留胆囊管,予以切除。

9. 放置 18 号 T 形管,直臂经胆总管右侧壁戳孔引出,4/0 薇乔线缝闭胆管切口,测试无胆漏(图 4-17)。

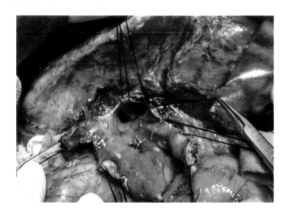

图 4-16 左右肝管口无狭窄

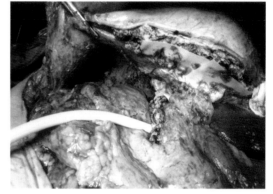

图 4-17 T 管放入胆管

10. 于空肠、桥襻空肠吻合口近端切除桥襻空肠。

11. 清点器械、敷料无误,逐层关腹。

【术后诊断】 残留肝胆管结石,胆肠鲁氏 Y 形吻合术后;S:S_2、S_3、S_4、S_5、S_6、S_7、S_8、S_9;G;St:LLBD;A:/;C:胆汁性肝硬化;肝肥大萎缩征(右肝肥大、左肝内叶萎缩)、桥襻巨大结石、残留胆囊管结石、AOSC。

【实施手术】 左肝外叶、残留胆囊管切除,废止桥襻空肠,胆总管 T 形管引流术。

【术 后】 无胆漏、膈下脓肿、出血、厌氧菌败血症,恢复平顺。

【点 评】 肝胆管结石,胆肠鲁氏 Y 形吻合术后,并桥襻空肠结石。1990 年至今,笔者已先后收治 19 例,最大的桥襻结石重 967g,本例 190g。

1. 失误

(1)对本例的诊断,通过手术逐步明确,术前诊断不确切。①术前考虑结石较局限于左半肝及右肝前叶;②术前认为是胆肠吻合口狭窄;③术前没有考虑残留胆囊管结石。

(2)外科手术处理失误:①本例无一级肝门狭窄,无胆总管末端狭窄,无胆肠内引流指征;②左肝外叶胆管狭窄,而胆肠吻合口做在狭窄以下的正常胆总管;③胆肠吻合口用桥襻空肠端与胆管吻合,是错误的;④残留胆囊管太长;⑤桥襻空肠跨胃窦,与桥襻结石的形成相关;⑥左肝外叶胆管口狭窄,左肝外叶多发结石,该切的没切。

2. 纠误 切除左肝外叶及残存过长的胆囊管,废除桥襻空肠,胆总管 T 形管引流,恢复生理胆道,是理想的选择。

3. 外科手术技术要点

(1)如果要做胆肠鲁氏 Y 形吻合术,桥襻空肠宜经结肠肝曲系膜戳孔,移行于右肝下间隙,与十二指肠同步、平行。

(2)左肝外叶切除,宜用 Prilnge 止血带阻断入肝血流,钳夹、快速切肝。

(3)胆肠吻合口离断,宜在吻合口线上进行。

(4)残存胆囊管切除,宜敞开胆总管,辨清肝总管壁,直视下切除。

病例2:肝胆管结石,胆管-皮下间置空肠吻合术后

患者,男,48岁。

反复右上腹痛、畏寒、发热20年,复发伴波动性黄疸7个月,加重3d。未解柏油样便及白陶土色便。

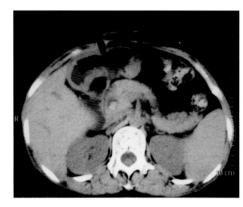

图4-18 CT:皮下盲襻

6年前(2005年),住某医院,诊为"胆石病"做"胆囊切除、胆总管探查、T形管引流"。

3年前,诊为"肝胆管结石"在某地区医院做"胆肠内引流术"。

T36.9℃,P 82次/分,R 20次/分,BP 14.7/9.6kPa(110/72mmHg)。

神清合作,皮肤、巩膜轻度黄染。心、肺正常。腹平,浅静脉不曲张,陈旧性右上腹直肌切口瘢痕。腹壁软,肝、脾未扪及,剑突右下方压痛。右肝浊音界正常,叩击右肝区示心窝部疼痛。无胃振水音,腹水征(一)。双腰背部无抬举痛,四肢正常。

WBC 13.5×10^9/L,N 0.84,PLT 223×10^9/L,TBIL 86.3 μmol/L,DBIL 63.8 μmol/L,TP 68g/L,ALB 37.4g/L,PA 238mg/L,CHE 7984U/L,CA19-9 354kU/L。

CT:胆总管、左肝内胆管结石。皮下盲襻(图4-18)。

【入院诊断】 胆总管结石、左肝内胆管结石、胆肠内引流术后。

【拟施手术】 清除肝内结石,肝胆管盆式鲁氏Y形吻合术。

【手术过程】

1. 完善术前准备,择期,全身麻醉,延长原切口呈S形,入腹。

2. 艰难入腹后,发现:

(1)原为胆管皮下间置空肠(图4-19),间置空肠长约20cm,充满胆石,其近端藏于切口皮下,远端与胆总管端-侧吻合。

(2)残留左肝外叶、左肝内叶明显结石感。

(3)胆总管外径约1.5cm,壁厚约0.3cm,积大量胆石。

3. 游离桥襻空肠,予以切除。

4."四边法"切开胆总管、肝总管,其内许多胆石块。见左肝管口呈真性狭窄,其以上大量胆石。清除胆总管、肝总管、左肝管内结石,胆总管远端能通过8号胆道扩张器。

5. 做左肝蒂的解剖,先后结扎、切断肝右动脉、门静脉左干及左肝管。离断左肝周韧带,钳夹、切除左半肝(图4-20)。

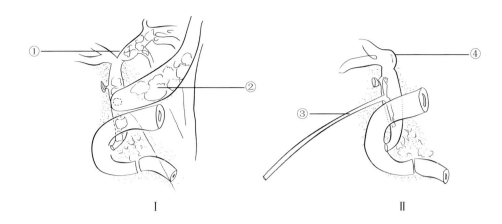

图 4-19 手术

Ⅰ. 第二次手术（2008 年）；Ⅱ. 本次手术（2011 年）

①左肝管口狭窄；②桥襻空肠、皮下盲襻；③T 形管；④左肝管残端

6. 胆总管内放置 16 号 T 形管，清点器械、敷料无误，逐层关腹。左膈下放置一根乳胶管引流。

手术历时 4.5h，失血量约 150ml，安返 ICU。

【术后诊断】 残留肝胆管结石，胆管-皮下间置空肠吻合术后；S：S$_2$、S$_3$、S$_4$、S$_1$、RHD、S$_9$、S$_8$、S$_5$，CBD，桥襻空肠；St：LHD；A：/；C：桥襻空肠结石；AOSC；胆汁性肝硬化。

【实施手术】 间置空肠废除，左半肝切除，胆总管 T 形管引流（图 4-19Ⅱ）。

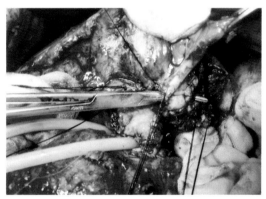

图 4-20 切除左半肝

【术 后】 无胆漏、左膈下脓肿、出血等并发症。第 11 天复查 CT，未见胆石残留，恢复平顺。

【点 评】 本例是一例少见的外科处理的病案。

1. 失误

（1）本院的入院诊断是错误的。

（2）本例由于肝胆管结石，已先后做 2 次肝胆道手术，特别是第一次手术施行的是胆道-皮下间置空肠术，而肝门的狭窄不予解除。其一违反了肝胆管结石外科治疗的原则，其二也完全违背了胆肠内引流的指征，致使该段肠管成了一个新的"结石仓库"、新的"感染灶"。

（3）所谓的左肝外叶切除，还残留不少的左肝外叶。

（4）腹内粘连广泛，粘连严重程度令人难以想象。

2. 纠误

（1）肝胆管结石的诊断应包括结石、狭窄、变异及并发症 4 个方面，经过手术，诊断逐步得以明确，如同术后诊断。

（2）肝胆管结石的外科手术治疗的原则仍然是"去除胆石、解除狭窄、矫治畸形、切除病肝、通畅引流"，因此，切除左半肝、废止桥襻、恢复生理胆道通道是本例理想的选择。

3. 外科手术技术要点

（1）沿桥襻空肠显露胆总管。

（2）离断胆肠吻合口，直视下显现左肝管口狭窄、胆总管远段通畅，切除桥襻空肠。

（3）显露、结扎左肝蒂，游离左肝，钳夹、切除左半肝。

病例3：胆囊空肠布朗吻合术后6年

患者，男，58岁。

间发右上腹痛8年，伴寒战、发热、黄疸4年。

6年前（2005年），诊为"胆囊结石、胆总管肿瘤"，回当地医院做"胃空肠、胆囊空肠布朗吻合术"（图4-21Ⅰ）。

6个月后，上腹痛、呕吐，诊为"胃溃疡"。于2011年9月在当地另一医院做"胃大部切除"（图4-21Ⅱ）。术后症状依旧，并反复寒战、发热、黄疸，诊为"肝内胆管结石"。先后就诊于多地多家医院，最后决定来我院。

T 39℃，P 106次/分，R 19次/分，BP 16/8.5kPa（120/64mmHg）。

神清合作，皮肤、巩膜中度黄染。心律齐，无杂音。双肺呼吸音清。腹平，陈旧性右肋缘下切口瘢痕，浅静脉不曲张。腹壁软，肝、脾未扪及，剑突右下方压痛，胆囊未扪及，Murphy征（＋）。右肝浊音界正常，叩击右肝区示心窝部疼痛。腹水征（－）。

WBC 15.89×10⁹/L，N 0.89，PLT 201×10⁹/L，TBIL 196.1 μmol/L，DBIL 172 μmol/L，AST 47U/L，ALT 51.6U/L，ALB 33.6g/L，PA 75mg/L，CHE 3346U/L，CA 19-9 39.9U/ml。

CT：肝轮廓清，表面光整。肝内胆管轻度扩张、积气，未见胆石。胆总管内径约1.2cm，大量胆石。胆囊不大、积气。

【入院诊断】 胃大部切除、胆囊空肠布朗吻合术后；并：反流性胆囊炎；胆总管结石、AOSC。

【拟施手术】 剖腹探查，胆囊切除，胆总管探查。

【手术过程】

1. 择期，全身麻醉，右肋缘切口入腹。见：少量腹水。肝色泽棕红，表面光整，显示左肝肥大、右肝萎缩，质地中等硬度，无结石感、结节感。胆总管外径约1.5cm，明显结石感。原为胃空肠吻合、胆囊空肠布朗吻合，胃空肠吻合口输出肠襻明显充血、水肿，肠壁增厚。肠系膜根部无肿大淋巴结。

2. "四边法"切开胆总管，取出其内胆石，胆总管远端通过5号胆道扩张器。

3. 顺逆结合切除胆囊。

4. 切除布朗桥襻长约40cm，做空肠-空肠端-端吻合。

5. 清点器械、敷料无误，逐层关腹。

【术后诊断】 胃次全切、比尔罗特Ⅱ式重建、胆管空肠布朗吻合术后；并：反流性胆囊炎；胆总管结石、AOSC。

【实施手术】 胆囊切除、胆总管探查取石、T 形管引流、胃空肠吻合输出肠襻切除、空肠端-端吻合(图 4-21Ⅲ)。

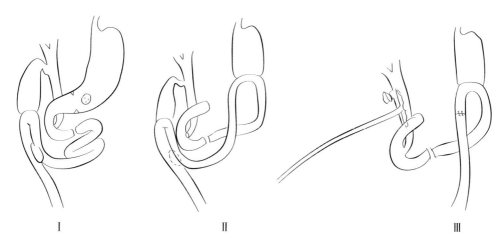

图 4-21 手术

Ⅰ. 第一次手术;Ⅱ. 第二次手术;Ⅲ. 第三次手术

【术 后】 黄疸迅速消退,无呕吐、胆漏、出血等并发症,原自觉症状消失。第 14 天带 T 形管出院。随访 6 个月,原症状消失。

【点 评】

1. 失误

(1)这个病例 6 年前第一次手术时,为什么做胃空肠吻合、胆肠布朗吻合?该不该做?无法予以评价。至于第二次手术做胃大部切除的指征,现在也无法评价。但胆囊空肠布朗吻合的方法是错误的,其实质是将一个肠子吻合在一个半通或不太通畅的胆囊内,不但引流胆道的作用不大,而且肠内容物不停流注入胆囊内,增加了胆囊或胆道感染的机会。实际上患者近几年反复夏科征,应该说明了这种手术方式是错误的。

(2)从这次术中所见,胆总管远端通畅、括约肌功能存在,没有内引流术的指征。

2. 纠误 废除胆肠内引流,做胆囊切除、胆总管 T 形管引流术是理想的选择。

3. 外科手术技术要点

(1)原布朗肠襻充血、水肿、肥厚,应予以切除。

(2)如果做布朗吻合,最好在胆囊、空肠吻合口的输入侧空肠加 7 号丝线捆扎,有利减少肠内容物入胆囊。

病例 4:胆肠鲁氏 Y 形吻合术后并十二指肠溃疡、大出血,误诊为胃底食管静脉破裂出血

患者,男,45 岁。

复发间歇右上腹痛 5 年,伴呕血、便血 3d。

20 年前(1992 年),诊为"肝胆管结石并狭窄"在某院施"胆肠鲁氏 Y 形吻合术"。

5 年前,复发右上腹痛,伴以寒战、发热,诊为"肝胆管结石",住当地医院予以输液、抗生素

等治疗,症状缓解。

由于发作日趋频繁,于 2011 年 9 月就诊,经 CT 检查,诊为"全肝结石"(图 4-22),入住某院施"左肝外叶切除、胆管探查,复做胆肠鲁氏 Y 形吻合术"。术后发热、切口处胆漏。再次 CT,发现"右肝脓肿"(图 4-23),经穿刺置管引流,效果不佳。于术后第 27 天做"肝脓肿切开引流"。术后一直腹痛,但不畏寒、发热,先后 2 次经桥襻空肠瘘管做纤维胆道镜取石,原右膈下脓腔引流管逐渐拔除,仅留桥襻空肠引流管至今。

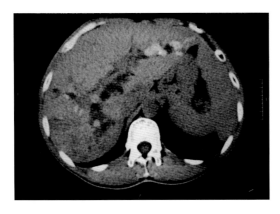
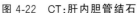

图 4-22　CT:肝内胆管结石

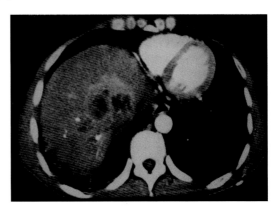

图 4-23　CT:右肝脓肿

至 3d 前突然呕血、柏油样粪便,诊为"肝胆管结石、胆汁性肝硬化、肝门静脉高压、食管胃底静脉破裂出血",予以止血药、经胃管做冰盐水洗胃,效果不好。经电话与前 2 次手术的手术医师会诊,诊为"食管静脉、胃底静脉破裂出血",做"三腔二囊管压迫止血",止血效果仍然不好,而转来我科。

T 36.5℃,P 88 次/分,R 23 次/分,BP 16.1kPa/10.7kPa(121mmHg/80mmHg)。

神清合作,贫血貌。皮肤、巩膜无黄染。心、肺无明显异常。腹平,浅静脉不曲张,陈旧性右肋缘下切口、右上腹反 L 形切口瘢痕各 1 条。腹壁软,肝、脾未扪及,右上腹十二指肠胰头区压痛。无胃振水音。右肝浊音界正常,叩击右肝区示右上腹痛。腹水征(−)。双腰背部无抬举痛,双下肢无水肿。

WBC 14.27×10⁹/L,N 0.89,Hb 73g/L,PLT 174×10⁹/L,TP 47.9g/L,ALB 25.3g/L,TBIL 32.4 μmol/L,DBIL 17.3 μmol/L,BUN 5.2mmol/L。

【入院诊断】　上消化道出血原因待查;并:贫血;残留肝胆管结石,胆肠鲁氏 Y 形吻合术后;S:S₆,S₇,S₉,S₄;St:RPBD;A:/;C:胆源性肝脓肿。

【拟施手术】　剖腹探查,缝扎十二指肠溃疡。

【手术过程】

1. 入院后立即予以输液、止血、抗生素等处理,并同时胃镜检查,未见食管胃底静脉破裂,发现十二指肠球部后壁溃疡、出血。而停止三腔二囊管,并配合使用奥美拉唑、生长抑素处理。

于入院后第 17 小时突然再次猛烈呕血、便血,致 P 156/min、BP 9.3/6.7kPa(70/50mmHg)。此时,先后请介入科、胃肠外科会诊,介入科认为"不适合介入治疗",胃肠外科认为"有手术指征,但病情太危险"。于是急症送手术室,企图"胃次全切止血"。

2. 入手术室,全身麻醉,经原右上腹反 L 形切口入腹。术中发现肝周、胃周广泛、致密粘连,无法游离胃,而做胃体、胃窦、幽门、十二指肠球部前壁切开,见十二指肠球部后壁溃疡中心一直径约 0.2cm 动脉喷血,立即以丝线予以缝扎,而止血。历时 4h,关腹,续留手术室观察。

3. 于手术当日 8:00,总住院医生告之该病人的手术情况。笔者感到情况不妙,立即去手术室,了解病史、阅读 CT 片后,嘱:拆线,再开腹。察看了术野。当时:HR 88 次/分、SpO₂ 0.99、BP 13.9/9.9kPa(104/74mmHg)。

胃结肠韧带没有切断,横结肠以下腹膜腔无粘连。

笔者认为:

(1)十二指肠溃疡出血的高危病人应首先介入治疗。

(2)十二指肠溃疡出血,应做胃次全切;切开幽门,又将其原位缝合,势必致日后的幽门梗阻;局部缝扎太危险,可能损伤胆管、肝门静脉,而且将继续出血。

(3)本例手术做胃次全切可以施行,必须施行,可以承受。

继续手术结扎、切断胃结肠韧带,胃后壁无粘连,清楚显现幽门环。紧贴胃小弯,离断肝胃韧带,但胃与腹前壁粘连如胼底,胃小弯肝胃韧带水肿增厚,手术进展不快。见此,笔者洗手上台。

4. 笔者上台完成以下手术。

(1)游离胃大弯、胃小弯,结扎、切断胃右动脉,显现幽门环前壁。

(2)距幽门环 5cm 切断胃浆肌层,剥离胃黏膜至幽门环,"荷包"式缝扎,予以切断。以 4 号丝线间断、缝闭胃残端,浆肌层包埋胃残端(图 4-24)。

(3)紧贴胃壁离断胃周粘连,显现胃大弯无血管区。

5. 胃肠外科医生以吻合器完成胃空肠吻合,以切割闭合器完成胃横断(图 4-25),吻合口及胃残端分别用 4-0 Prolene 线做浆肌层包埋缝合。

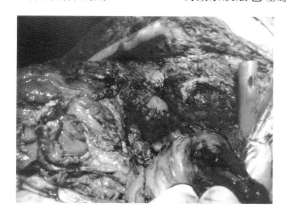

图 4-24 胃残端

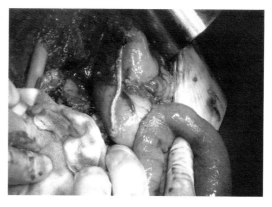

图 4-25 吻合器完成胃空肠吻合

6. 清点器械、敷料无误,减张关腹,送返 ICU。

手术前后历时 9h,输浓缩红细胞 4.5U。术毕时 P 92 次/分、BP 18/10.7kPa(135/80mmHg)。

【术后诊断】 残留肝胆管结石,胆肠鲁氏 Y 形吻合术后;S:S₆,S₇,S₉,S₄;St:RPBD;A:/;C:胆源性肝脓肿;十二指肠球部溃疡、出血;并:贫血。

【实施手术】 胃大部分切除(班氏法)、胃空肠吻合(比尔罗特Ⅱ式)。

【术 后】 无消化道出血、十二指肠残端漏、胃空肠吻合口漏等并发症。桥襻空肠引流管引流墨绿色胆汁 300ml/d,无出血。

【点　评】

1. 失误

(1)原医院错误地诊断为"肝硬化、食管胃底静脉曲张破裂出血",使用一些错误治疗,如冰盐水洗胃、三腔二囊管等。

(2)转入我院后出现一系列错误:①介入科医生认为不适合介入治疗,建议手术治疗。②胃肠外科医生会诊时:不提出转科治疗,只是随诊;当会诊的主治医生觉得手术治疗困难,而向上级医生汇报时,上级医生不看病人、不去手术室,坐在家里指挥。③肝胆科医生做胃肠道手术,错误太多。④做幽门、十二指肠切开,直接缝扎十二指肠溃疡内的出血点。

2. 纠误　诊断应是"胆肠鲁氏 Y 形吻合术并发十二指肠溃疡、出血,致出血性贫血、休克"。其诊断的理由如下。

(1)第 3 次手术的主要症状是心窝部疼痛,无畏寒、发热及黄疸,不支持胆道出血。CT 片没有提示食管及胃底静脉曲张,无脾大,故无胆汁性肝硬化、食管胃底静脉破裂出血的依据。

仔细分析病史、阅读 CT 片,不难得出十二指肠溃疡、出血的诊断。

(2)当病人情况很差时,应首选介入治疗,而不是手术。

(3)一旦手术,应做胃次全切,这才是挽救生命之举。

3. 外科手术技术要点

(1)此类病人做胃次全切,应先游离胃大弯,显现胃后壁,再游离胃小弯。

(2)此类病例应用班氏法处理胃残端。

(3)此类病例应先断胃窦,而后游离胃。

病例 5:肝胆管结石,"改良"胆肠内引流术后

患者,男,56 岁。

反复右上腹痛、畏寒、发热 20 年。

20 年前,在某院诊为"肝胆管结石"施"胆囊切除、胆总管探查取石术"。此后仍有右上腹痛,可以忍受,经常住院消炎治疗。

T 36℃,P 72 次/分,R 20 次/分,BP 16kPa/9.3kPa(120mmHg/70mmHg)。

皮肤、巩膜无黄染。心、肺无明显异常。腹平,陈旧性右肋缘下切口瘢痕 1 条。腹壁软,肝、脾、胆囊未触及,剑突右下方无压痛。无胃振水音,右肝浊音界正常,叩击右肝区示心窝部不适。腹水征(一)。双下肢正常。

WBC 5.84×10^9/L, N 0.66, PLT 140×10^9/L, TP 63.2g/L, ALB 41.9g/L, TBIL 7.0 μmol/L,DBIL 3.6 μmol/L,CHE 5565U/L,PA 267mg/L。

B 超:肝内胆管结石。

CT:肝内胆管多发结石、积气。脾大。

【入院诊断】　肝内胆管多发结石。

【拟施手术】　左半肝切除、T 形管引流术。

【手术过程】

1. 完善术前相关准备,择期,全身麻醉,"大奔驰"切口入腹。发现腹内广泛膜性粘连,离

断肝周粘连,肝色泽棕红,左肝外叶纤维萎缩、结石感明显。原可能为胆肠鲁氏 Y 形吻合术,但桥襻空肠与胃窦、十二指肠致密粘连,对于原手术方式看不明白,进一步处理困难,而请笔者协助。

2. 笔者查询病史、阅读术前 CT 片,察看术野。

CT 平扫:肝轮廓光整,左肝外叶、右肝后叶萎缩,S_4、S_5、S_8 肝肥大。左肝外叶胆管扩张,充满胆石。一级肝门处积气明显。脾稍大(图 4-26)。

增强扫描(动脉期):左肝外叶胆管扩张,充满胆石。一级肝门积气明显,右肝后叶密度不均(图 4-27)。

增强扫描(静脉期):肝门静脉左支清楚,扩张的右肝后叶胆管密度不均,左肝管"狗尾征"(一)见图 4-28。

冠状面示空肠襻与一级肝门气影相连,胆总管显示欠清(图 4-29)。

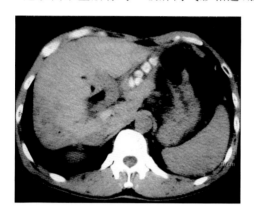

图 4-26　CT:左肝外叶胆管结石

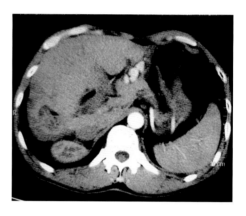

图 4-27　CT:右肝后叶密度不均

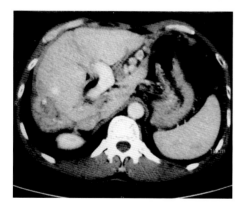

图 4-28　CT:左肝管狗尾征

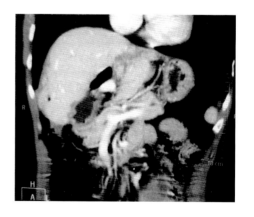

图 4-29　CT:一级肝门气影

术野与上述探查所见相符。

3. 笔者完成以下手术

(1)沿桥襻空肠分离、发现原为胆肠鲁氏 Y 形吻合术,外加桥襻空肠与十二指肠球部吻合

（见图 4-30 Ⅰ），吻合口直径约 0.5cm，原胆肠吻合口在肝总管上。拆开其前壁，内径约 2cm。左右肝管口无狭窄，内壁光整。左肝外叶胆管狭窄，内径约 0.8cm。胆总管远段闭塞。

（2）先后修补桥襻空肠、十二指肠瘘口。企图沟通温氏孔，失败。故而显露肝固有动脉，予以套带。

（3）离断左肝周粘连、韧带，托出左肝外叶。阻断肝固有动脉 12min，电凝切除左肝外叶部分 S_2、S_3 肝。敞开左肝断面左肝外叶胆管，清除其内胆石（图 4-31），并与左肝管沟通。以生理盐水、10％浓度聚维酮碘液清洁左肝管及残留左肝外叶胆管，以 4/0 薇乔线连续缝闭，测试无胆漏。清除右肝管 S_9、S_7 肝胆管内泥沙。

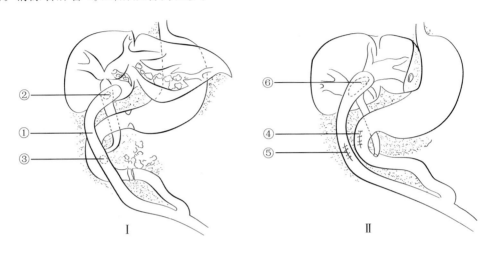

图 4-30　手术

Ⅰ.1990 年手术图；Ⅱ. 本次手术图

①桥襻空肠；②胆肠吻合口；③桥襻空肠十二指肠吻合口；④十二指肠瘘口修补；⑤桥襻空肠瘘口修补；⑥肝胆管盆

（4）"四边法"延长左肝管切口，做成肝胆管盆，做桥襻空肠与肝胆管盆连续、外翻缝合。

4. 清点器械、敷料无误，逐层关腹。放置膈下引流管。

手术历时 4h，失血量约 50ml，送 ICU。

【术后诊断】　肝胆管结石，胆肠鲁氏 Y 形吻合术加桥襻空肠、十二指肠球部吻合术后；S：S_2，S_3，S_5，S_8，S_9；St：LLBD；A：/；C：反流性胆管炎。

【实施手术】　左肝外叶部分切除，桥襻空肠、十二指肠瘘口修补，肝胆管盆式鲁氏 Y 形吻合术（图 4-30 Ⅱ）

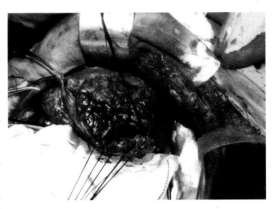

图 4-31　左肝外叶胆管

【术　后】　无膈下脓肿、出血，复查 B 超无残石，恢复平顺。

【点 评】

1. 失误

(1)诊断:原认为是胆囊切除、胆总管探查术后肝胆管多发结石、胆瘘存在。笔者根据术前CT片(静脉期)冠状面推断,可能为胆肠内引流,没有明确桥襻空肠、十二指肠吻合。

(2)治疗:原拟左半肝切除、胆总管T形管引流。原胆肠吻合口在左肝外叶胆管狭窄以下。

2. 纠误 部分切除S_2、S_3肝,做肝胆管盆鲁氏Y形吻合术是较为现实的选择。其理由如下。

(1)左肝肥大,不能切除。

(2)部分切除S_2、S_3肝能达到清除左肝胆石的目的。

(3)左肝管口无狭窄,左肝外叶胆管为相对狭窄。

(4)桥襻空肠与十二指肠吻合增加了反流性胆管炎的发病。

(5)胆总管远段已切断、关闭。

3. 外科手术技术要点

(1)一级肝门显露:①沿桥襻空肠游离达一级肝门原胆肠吻合口,切开吻合口前壁;②沿肝圆韧带途径切开左肝管。

(2)S_2、S_3肝部分切除:①临时阻断肝固有动脉,不可强行沟通温氏孔,以免损伤肝门静脉大出血;②S_2、S_3肝纤维瘢痕明显,宜用电刀切断。

病例6:胆肠鲁氏Y形吻合术后,桥襻空肠坏死

患者,女,47岁。

胆肠内引流术后腹壁漏水7个月,腹痛、呕吐、发热4d。

6个月前,诊为"肝胆管结石"在广东某医院做"左肝外叶切除、胆肠内引流术",术后右腹一引流管口间断漏出黄色液体5~10ml/d,未予介意。

4d前突然上腹部剧烈绞痛,伴以呕吐、发热、肛门停止排便排气,当地医院诊为"急性胆管炎",建议手术。患者乘汽车12h转至我院,转院途中近1d未解小便。

T39.3℃,P 122次/分,R 27次/分,BP 10.3/9.3kPa(100/70mmHg)。

痛苦面容,面颊暗红。巩膜轻度黄染,唇焦舌燥,颈软。心律齐,右肺呼吸音粗。腹部明显胀满,可见肠型,浅静脉不曲张,陈旧性"屋顶式"切口瘢痕长约35cm。右侧腹壁一瘘口,溢黄色浑浊液体(图4-32)。全腹肌紧张,压痛、反跳痛以左中下腹为显,肝、脾未扪及。肝浊音界扩大,叩击右肝区示右上腹痛。腹水征(+),肠鸣音消失。腰背部无抬举痛,双下肢无水肿。

WBC $16.51×10^9$/L,N 0.90,PLT $112×10^9$/L,Hb 113g/L,TBIL 28.9μmol/L,DBIL 16.3μmol/L,TP 56g/L,ALB 30.3g/L,BUN 15.7mmol/L,PA 132mg/L,CHE 3128U/L,K^+ 5.6mmol/L。

CT报告:肝内胆管多发结石,胆肠吻合处肠襻梗阻、结石。中下腹肠吻合处小肠壁增厚。

【入院诊断】 腹痛查因:急性肠扭转、肠坏死?肝胆管结石、胆汁性肝硬化、弥漫性腹膜炎、胆漏?

【拟施手术】 剖腹探查,肠切除吻合术。

【手术过程】

1. 入院后,给予输液、抗生素等处理,观察 11h,腹痛加重,尿量 100ml/11h,病情无好转。请笔者会诊。

2. 笔者询问病史、体格检查(见前)、复习血清生化检查及 CT 片:

CT(2013 年 1 月 27 日,湖南省人民医院):肝轮廓清,表面光整,右肝肥大、左肝外叶萎缩。右肝内胆管呈囊状扩张,最大直径约 4cm。左肝膈间积液(图 4-33)。右肝下至左下腹见一巨大肠管,其内径达 8cm,此肠壁密度与肠腔液相似(图 4-34)。左下腹肠腔逐变窄,其内见一直径 1cm 的胆石(图 4-35)。其余肠壁密度较高,肠壁增厚。

胃腔扩张,充满气、液。脾大 8 个肋单元。

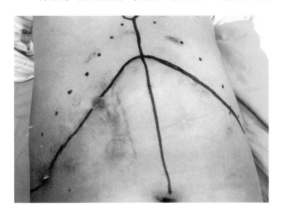

图 4-32　右腹壁胆漏

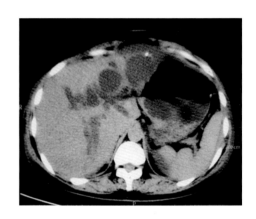

图 4-33　CT:左膈下脓肿

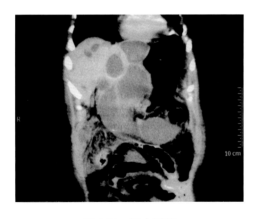

图 4-34　巨大肠管

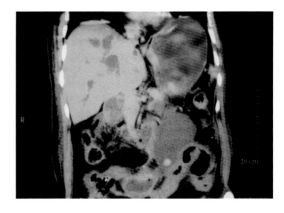

图 4-35　左下腹结石

肠曲间见液体积聚。组织相关医师讨论。听取大家的意见后,笔者指出:

(1)诊断:肝胆管结石、胆肠鲁氏 Y 形吻合术后;$S:S_2、S_3$;$St:/$;$A:/$;$C:$胆汁性肝硬化;桥襻空肠梗阻、绞窄、坏死;并:弥漫性腹膜炎;失水性酸中毒、肾前性肾功能不全、桥襻空肠结石;反应性胸膜炎、右肺感染;腹壁脓肿。

(2)处理:立即手术。立即纠酸,增加等渗液体。立即做血气分析。立即配同型浓缩红细胞 3U。

手术方式:桥襻空肠切除;胆道置管外引流,腹膜腔清创外引流;不排除胆肠内引流重建。

3. 急症,全身麻醉,延长原"屋顶"切口,入腹。探查:腹膜腔吸出液体、脓性胆汁 2500ml(图 4-36),全部桥襻空肠黑色、坏死、"溶解"(图 4-37)。桥襻空肠长约 50cm,其远端一活动性胆石,与 CT 所示大小相符。桥襻空肠被索状粘连带"卡死"。左肝膈间一脓腔,脓液量约200ml,左肝断面大量 7 号丝线结。胆肠吻合口胆管血供好,吻合口内径约 2.5cm。此探入左肝断面,胆管穿孔,左肝管内少许胆石,右肝内胆管未见胆石。横结肠上腹膜腔严重感染,大网膜坏死。

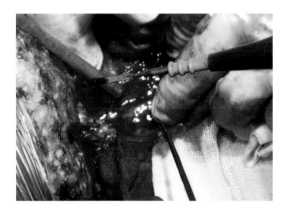

图 4-36　腹膜腔积液

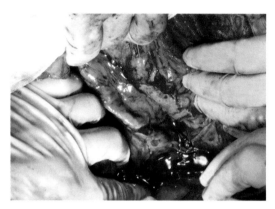

图 4-37　桥襻坏死

4. 钝性分离肝周粘连,脓性胆汁涌出,及时吸引,迅速离断胆肠吻合口,剥离坏死桥襻空肠。切断索状粘连带,予以移除(图 4-38)。脓性胆汁恶臭。腹膜炎症、桥襻及网膜坏死。见此情况及时与家属沟通,并请患者儿子进手术室察看。

5. 清除坏死的桥襻空肠及网膜后,挽出小肠,以 12 000ml 10% 浓度聚维酮碘液、生理盐水彻底冲洗清创腹膜腔。横结肠以下腹膜腔较干净,小肠血供良好。胆管壁血供良好,组织韧性强。重建胆肠鲁氏 Y 形吻合有基础。

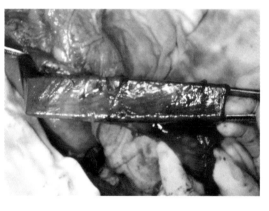

图 4-38　切除坏死桥襻空肠

6. 拆除左肝断面大量线结,做穿孔处胆管修补,修整原胆肠吻合口,清除失活桥襻残留组织,组成"肝胆管盆"。

7. 切除原桥襻空肠-空肠吻合口,提取桥襻空肠,完成肝胆管盆鲁氏 Y 形吻合(图 4-39)。经肝总管放置 16 号 T 形管(图 4-40)。

8. 清点器械、敷料无误,减张缝合,逐层关腹。放置左膈下引流管,胆道引流管水平位经右侧腹壁戳孔引出。

手术历时 3.5h,失血量约 500ml。术毕时 HR 103 次/分、BP 13.7/9.3kPa(103/70mmHg),原尿量 350ml,SpO_2 0.99。

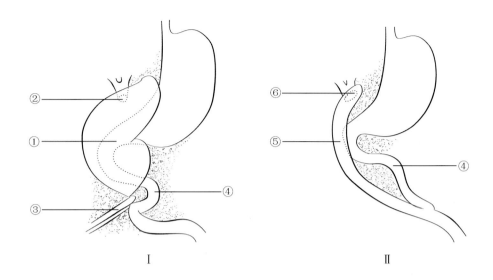

图 4-39　手术
Ⅰ.原手术图；Ⅱ.本次手术图
①桥襻空肠坏死；②原胆肠吻合口；③绞窄粘连索带；④空肠；⑤新桥襻空肠；⑥新胆肠吻合口

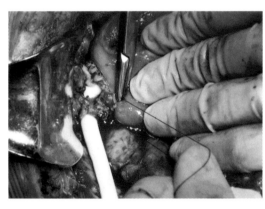

图 4-40　桥襻空肠 T 管

术中输注浓缩红细胞 3U,术毕时血气分析 pH 7.35,BE －2.3mmol/L。

【术后诊断】　同笔者术前诊断。

【实施手术】　桥襻空肠切除,重建肝胆管盆式鲁氏 Y 形吻合术,左肝外叶胆管修补,腹膜腔清创、引流。

【术　后】　抗生素(替硝唑),配合使用胸腺素、基因重组人生长激素、布地奈德雾化吸入等。

第 1 天体温 37℃。

第 2 天 36.7℃,肛门排气、排便,小便 2500ml/d。

第 4 天进食流质。

无肠漏、膈下脓肿、出血、二重感染等并发症,恢复平顺。

【点　评】

1.失误

(1)入院诊断不明,条理不清。

(2)来我院后,没有观察 T、P、R 及腹痛变化情况。

(3)如此严重的肠梗阻、肠坏死的病人,不给氧,失水酸中毒不予以纠正,胃管不插。

(4)CT 片明明提示肠梗阻、肠坏死,但影像专科医生看不出。

(5)手术过程中曾一度打算胆管外引流结束手术。

2. 纠误

(1)诊断:肝胆管结石、胆肠鲁氏 Y 形吻合术后、并:桥襻空肠梗阻、绞窄、坏死;并:弥漫性腹膜炎;失水酸中毒、肾前性肾功能不全;并:反应性胸膜炎;右肺感染。

其关键是桥襻空肠梗阻、绞窄、坏死。术前诊断的依据:

①有肝胆管结石、胆肠内引流手术史。

②突起腹痛、呕吐,肛门停止排便、排气 4d,体检轻度黄疸,腹膜炎体征明显,压痛最明显处为左中下腹且位置固定,加之 T↑,血象升高、WBC↑,N↑,提示肠梗阻绞窄。

③CT 片示:桥襻空肠极度扩张,肠壁缺血、坏死,而且梗阻的部位与体检时腹部压痛最明显处一致。

(2)立即手术。现行的手术方式是理想的选择。选择重做胆肠内引流是冒险的、反常规的作法,其理由如下。

①切除坏死桥襻后,拟做吻合的胆管血供好、韧性好,可以承受吻合。

②肝内无残石,胆管狭窄已解除。

③横结肠以下腹膜腔炎症、水肿轻,拟做桥襻空肠基本上是好的,做胆肠吻合后吻合口漏的可能性小。

④腹膜腔清创彻底。

3. 外科手术技术要点　这是一次冒险的、反常规的医疗行为,成功了,应该说不是偶然的。这次手术笔者注意了以下几点。

(1)桥襻空肠切除:①先减压吸出脓性胆汁;②断索状粘连带;③离断胆肠吻合口,迅速移去桥襻空肠。

(2)腹膜腔清创:①挽出小肠,腾空腹膜腔;②10%浓度聚维酮碘液、生理盐水彻底冲洗腹膜腔。

(3)新桥襻空肠切取:①切除原空肠-桥襻空肠吻合口;②延长、松弛桥襻空肠系膜,使胆肠吻合无张力。

第三节　胃肠间质瘤

胃肠间质瘤(gastrointestinal stromal tumors,GIST)是最常见的胃肠道间叶源性肿瘤,发生率(1~2)/10 万。本节涉及胃间质瘤、十二指肠间质瘤。

一、诊断

1. 临床症状、体征　腹痛、消化道出血及胃或十二指肠梗阻、黄疸,后期消瘦、贫血等,如果肿瘤巨大,可扪及左上腹或右上腹肿块。

2. 实验室检查　基因突变检测:1998 年,Hirota 等发现 GIST 特征性表达 KIT 蛋白(CD117),并存在 C-KIT 基因的功能获得性突变。2003 年,Heinrich 等发现部分缺失 C-KIT 基因突变的 GIST 中存在血小板源性生长因子受体 α(PDGFR-α)的突变。突变的 KIT/PDG-FR-α 可自动磷酸化,进而持续激活导致肿瘤的发生。李世兰证实 DOG1 在 GIST 中的表达较 KIT,PDGFR-α 更弥散、更特异。C-KIT 基因与 PDFGR-α 基因突变状态对确立 GIST 诊断有重要意义,同时与靶向药物治疗反应及疾病预后有关。以下情况需做基因突变检测。

（1）所有初次诊断的复发和转移性的 GIST，拟行分子靶向治疗。

（2）中高度复发风险 GIST 手术后，拟行伊马替尼（格列卫）辅助治疗。

（3）疑难病例（CD117，DOG1 均阴性）做 C-KIT/PDGFR-α 基因突变检查，如果检测发现上述基因突变，则 GIST 诊断成立。

（4）鉴别同时性和异时性多原发 GIST。

（5）鉴别 NFI 型 GIST 完全性或不完全性 Carney 三联征、家族性 GIST 及 α 儿童 GIST。

3. 活检

4. 影像学检查　方法较多，如钡剂、胃镜、B 超、超声胃镜、CT 等。

（1）钡剂：示黏膜皱襞平、紊乱，肠壁僵硬，蠕动消失，或胃、十二指肠壁龛影。

（2）内镜或超声内镜：直接观察黏膜表面病变，超声内镜有效地发现腔外型生长的肿瘤，肿瘤浸润的深度及周围淋巴结转移。

（3）CT：显示肿瘤与邻近器官的关系，以及腹膜后淋巴结转移情况等。

二、治疗

1. 手术治疗　手术切除是 GIST 的重要治疗手段。手术的方式与肿瘤大小、部位、邻近器官受累情况相关，如楔形切除、胃大部切除、十二指肠楔形切除、胰头十二指肠切除等。肿瘤 <2cm，切缘距肿瘤边缘 2cm 以上。

2. 靶向治疗　甲磺酸伊马替尼，作用靶点包括 KIT，PDGFR（α 和 β），BCR-ABL 等。苹果酸舒尼替尼，作用靶点包括 C-KIT 基因 9 外显子突变的 GIST，野生型 GIST 和存在 V654A 及 T6701 的继发突变 GIST 在内的多种 GIST 亚型。

三、预后

十二指肠间质瘤切除后，预后较好。

典型病例

病例 1：医源性近段胆管损伤，T 形管引流、胆管修补 2 个月后

患者，女，70 岁。

胆道术后，反复寒战、发热、黄疸 3 个月。

6 个月前，诊为"结石性胆囊炎"在某院"电视腹腔镜中转开腹胆囊切除"。术后第 5 天，腹痛，诊为"医源性胆道损伤，胆漏，非典型性胆汁性腹膜炎"。转入省人民医院，再次剖腹探查，做"腹膜腔清创、胆总管修补、T 形管引流"。近 3 个月反复寒战、发热、黄疸，在湖南省人民医院消化内科诊为"胆总管狭窄、AOSC"，做"胃镜检查、ERCP、胆管双支架支撑胆道"。近 10d，再发寒战、发热、黄疸而转入肝胆科。病程中，无呕吐，大便常为黑色。

糖尿病史 10 年，8 年前施"结肠癌根治术"，6 年前做过"阑尾切除术"。

T 36.6℃，P 86 次/分，R 20 次/分，BP 14.9/8kPa（112/60mmHg）。

神清合作，皮肤、巩膜轻度黄染。贫血貌，心、肺无明显异常。腹平，浅静脉不曲张，见右肋下切口、右中下腹经腹直肌切口及麦克伯尼切口瘢痕。腹壁软，剑突右下方压痛，肝、脾未及。

胃振水音（＋）。右肝浊音界正常，叩击右肝区示心窝部疼痛。双腰背部无抬举痛。

WBC 5.26×10^9/L，N 0.56，PLT 286×10^9/L，Hb 70g/L，TBIL 89.7 μmol/L，DBIL 81.7 μmol/L，TP 59g/L，ALB 28.7g/L，ALT 66.9U/L，AST 101U/L，PA 109mg/L，CHE 3339U/L，CA19-9 326U/ml，BS 13.5mmol/L。

B超：肝内胆管扩张，胆总管内引流管征象，肝总管壁增厚、毛糙，胃壁明显增厚。

MRCP：肝总管以上胆管明显扩张，未见胆石及积气（图 4-41）。

【入院诊断】 医源性胆道损伤Ⅰ型，胆管支架引流术后；并：AOSC；糖尿病 2 型、结肠癌根治术后、阑尾切除术后、贫血原因待查。

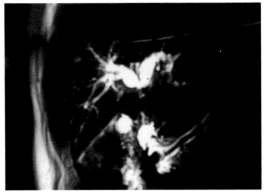

图 4-41 MRCP：肝内胆管扩张

【拟施手术】 剖腹探查、肝胆管盆式鲁氏 Y 形吻合术。

【手术过程】 做好术前检查，输注浓缩红细胞等，完善术前准备，择期手术。

1. 经原右肋缘下切口入腹。无腹水，腹内广泛粘连。第一肝门处扪及肿块约 3.5cm×4cm×3cm，质地坚硬，完全覆盖第一肝门、肝总管、胆总管，无活动性，肿块位于幽门环下、小弯侧十二指肠球部。该肿块向十二指肠腔内突出，与邻近粘连的组织界线不清（图 4-42）。胃壁稍肥厚，胃腔扩大，逐步明确为"十二指肠间质瘤"。

2. 游离胃大弯、胃小弯，显现幽门环后壁及大弯侧，以手指钝性分离十二指肠球部与第一肝门、肝总管粘连，十二指肠上缘及前壁破裂，显现十二指肠球部肿块向腔内凸出呈菜花样，选择十二指肠壁正常处予以横断。与此同时，发现胆总管流出墨绿色胆汁，并发现胆总管内 2 根支架管，远端已完全堵塞（图 4-43）。左右肝管通畅，内径各达 1cm 以上。

3. 以无损伤缝线间断、内翻缝合，关闭十二指肠残端，外做浆肌层包埋（图 4-44）。

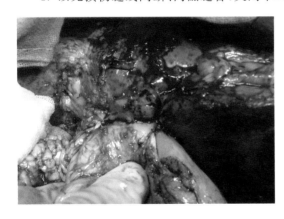

图 4-42 肿块向十二指肠肠腔凸出

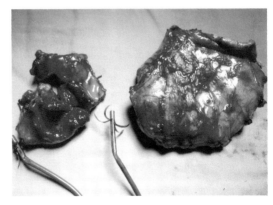

图 4-43 标本

4. 16 号 T 形管放入胆总管，4 号圆针丝线予以缝闭，测试无胆漏。取邻近大网膜粘贴、覆盖十二指肠残端及胆总管切口。

5. 切除胃窦及十二指肠球部,离断横结肠与腹壁粘连,距屈氏韧带 14cm 左右,与胃做比尔罗特Ⅱ式吻合(图 4-45),胃管插入输入段空肠(图 4-46)。

6. 清点敷料、器械无误,逐层关腹。右肝下间隙放置乳胶引流管,右侧腹壁戳孔,分别引出腹腔引流管、T 形管直臂。

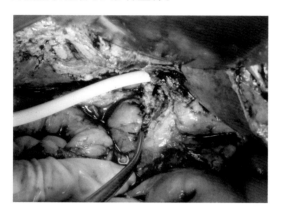

| 图 4-44　关闭十二指肠 | 图 4-45　胃次全切除 |

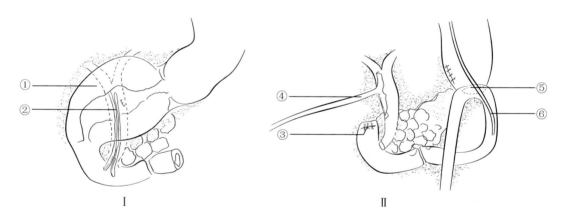

图 4-46　手术

Ⅰ. 本次术前;Ⅱ. 本次手术

①十二指肠肿块;②胆管内支架管;③十二指肠残端;④T 形管;⑤胃空肠吻合口;⑥胃管

【术后诊断】　医源性胆道损伤Ⅰ型,胆道内支架管后;并:胆管狭窄、AOSC;十二指肠球部间质瘤;并:出血;贫血、幽门不完全梗阻;浸润胆总管、肝总管、第一肝门;并:胆总管癌性狭窄;糖尿病 2 型;结肠癌根治术、阑尾切除术后。

【实施手术】　十二指肠(球部)、胃窦切除、比尔罗特Ⅱ式重建、胆总管 T 形管引流。

【术　后】　病理切片报告:十二指肠间质瘤。

术后黄疸迅速消退,无胆漏、十二指肠残端漏、腹内出血、粘连性肠梗阻、出血性胃炎、压疮、肺炎等并发症,恢复平顺。

【点　评】

1. 失误　这个病例的诊疗过程中出现了一系列的失误。

（1）6个月前，因结石性胆囊炎择期腹腔镜胆囊切除中转开腹胆囊切除，致医源性近段胆管损伤。

（2）非典型性胆汁性腹膜炎，延误5d。

（3）由于胆道损伤、腹膜炎，再次剖腹修补胆管、T形管引流，没有发现十二指肠病变。

（4）3个月前，胆总管狭窄、AOSC、ERCP做胆道双支架引流，仍然没有发现十二指肠球部的病变。

（5）3个月前胃镜检查未见异常，还是没有发现十二指肠间质瘤。

（6）这次术前主要考虑医源性胆道损伤、医用胶致胆管狭窄，但也想到恶性梗阻，因为胆总管缺损段太长。

（7）这次术中一度认为是胃癌。

2．纠误

（1）经过本次手术发现为"十二指肠间质瘤并出血，累及胆总管、AOSC、医源性近段胆管损伤、胆管支架管引流术后"。

（2）手术方法为胃次全及十二指肠球部切除、比尔罗特Ⅱ式重建、胆总管T形管引流。

3．外科手术技术要点

（1）切开十二指肠球部，直视下观察病变，明确诊断，切除十二指肠球部。

（2）十二指肠残端处理：①间断、内翻、缝合十二指肠残端二层；②外以大网膜粘贴覆盖；③胃管插至胃空肠吻合口输入空肠襻。

（3）防胆漏手段：①间断缝闭胆管切口；②大网膜粘贴覆盖胆管切口。

（4）术后值得注意的几点：①防止、观察十二指肠漏，一定要保障胃空肠输入空肠襻引流管的通畅。②防止胆漏及T形管脱出，对此应注意：T形管引流通畅；配合使用生长抑制剂。③认真监测、处理糖尿病。④注意腹内出血或胃肠吻合口出血。⑤注意粘连性肠梗阻。⑥防止压压疮、坠积性肺炎及二重感染。

病例2：巨大胃间质瘤，施间质瘤、脾切除

患者，男，67岁。

餐后上腹部饱胀2年，伴呕吐14d。

T37.3℃，P 84次/分，R 20次/分，BP 19.2/11.5kPa（144/86mmHg）。

无黄染。心律齐，无杂音。双肺呼吸音清。腹部平，浅静脉不曲张。腹壁软，肝、胆囊及脾未触及。左上腹肋缘下似可扪及肿块，边界不清，无触痛。无胃振水音，无移动性浊音。双腰背部无抬举痛，脊柱、四肢正常。

WBC 8.74×10⁹/L，N 0.71，Hb 117g/L，PLT 367×10⁹/L，TP 65.6g/L，ALB 44.4g/L，TBIL 15.2 μmol/L，DBIL 9.7 μmol/L，PA 196mg/L，CHE 6733U/L，AST 28U/L，ALT 25.4U/L，AMY 42U/L，GLU 5.46mmol/L。

CT（2014年10月28日，湖南省人民医院）：增强扫描（静脉期）：肝轮廓清，表面光整，肝形态、比例无失衡。肝内外胆管不扩张，无胆石。胃腔狭小，胃壁肿块约17cm×16cm×8cm，其内密度不均，肿块可见囊肿积液。胰体尾部边界清楚。脾不大，脾门与肿块相贴，无间隙。双肾正常（图4-47）。

胃镜:胃黏膜未见肿块、溃疡。

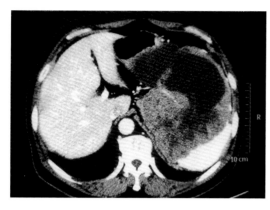

图 4-47 CT:胃肿瘤

【入院诊断】 腹膜后肿瘤。

【拟施手术】 腹膜后肿瘤切除术。

【手术过程】

1. 由于肿瘤巨大,主管医生请笔者会诊,笔者意见如下。

诊断:以胃巨大间质瘤(囊实性变)可能性大,但手术难度大,可能要做全胃-脾、胰体尾部切除。

2. 体位、切口、探查。平仰卧位,左上腹 L 形切口(图 4-48)。入腹,无腹水,大网膜、腹壁上未见癌性结节。肝色泽棕红,质地软,左肝外叶与肿块无粘连。胆囊正常。肝外胆管外径约 1cm。胰头不大,质地软。

左上腹肿块与 CT 所示大小一致,似来源于胃底后壁。结肠脾曲与肿块左下方粘连。脾色泽正常,脾门与肿块左后方致密粘连。肿块与胰体尾部界线欠清。初步印象肿块多为胃间质瘤,但与脾、胰体尾部粘连,难以分离。

3. 紧贴肿瘤剥离,术野渗血量达 1000ml。

(1)原拟显露、结扎脾动脉起始部,由于腹腔动脉干周局部充血水肿,分离易出血,而放弃。

(2)结扎、切断胃结肠韧带,发现胃底后壁充血水肿,与周围粘连,肿块可能源于胃壁。

(3)游离脾膈粘连,脾门与肿块癌性粘连,不能分离。脾肾韧带宽厚,以双极电凝、超声刀予以切断。

(4)于胰体上缘游离,手指伸入肿块后方潜行分离,结扎、切断脾动脉,脾显示缺血。

(5)游离结肠脾曲,伸入达肿块左后下方。

4. 笔者完成以下手术。

(1)快速切除肿瘤、脾:①扪诊、确定肿块源于胃底后壁,多为间质瘤,而且肿块已能左右推动,肿瘤的底部已能握在笔者手中;②游

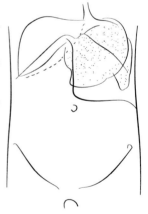

图 4-48 切口

离胃底,以手指紧贴肿块迅速分离,托出肿块;③紧贴肿瘤,以大弯钳迅速钳夹、离断纤维结缔组织,移去肿瘤及脾,重量 1.65kg(图 4-49);④肿瘤所"卧"之创面立即用"三合一液"浸泡、冲洗。

(2)做胃底后壁棱形切除、修补。①牵出胃底后壁,发现仅留一层胃黏膜,浆肌层缺损面约 6cm×5cm;②电刀切开胃底后壁,辨清贲门,距浆肌层缺损边缘 1.5cm 切除胃底;③以 4/0 Prolene 线做胃切缘连续、全层、内翻缝合,外用 5/0 薇乔线做间断浆肌层包埋(图 4-50);④距幽门环 10cm 做胃造口,造口管用 14 号 T 形管;⑤经胃造口管注入生理盐水,反复测试,胃液清亮无血,亦无胃漏。

5. 关腹。左膈下放置一根乳胶引流管,胰尾部无出血,结肠血供好、无漏,术野无出血,关腹。

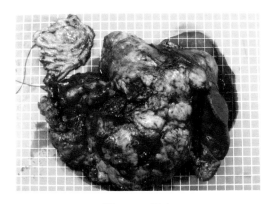

图 4-49 标本

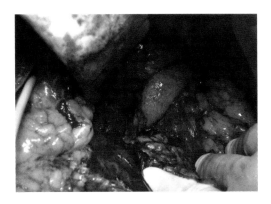

图 4-50 胃浆膜层包埋

手术历时 5h,失血量约 1400ml,输注浓缩红细胞 4U,安返 ICU。

病理切片报告:胃间质瘤。

【术后诊断】 胃间质瘤(囊实性变)。

【实施手术】 胃间质瘤、脾切除术,胃修补、胃造口术。

【术　　后】 无胃漏、胃瘫、胰漏、胰腺炎、结肠漏、膈下脓肿等并发症,恢复平顺。

【点　　评】 胃间质瘤逐渐引起人们的重视,临床症状缺少特异性。本例的症状是餐后上腹饱胀,近 6d 进食后呕吐,无出血。本例间质瘤巨大,重达 1.65kg,推移压迫邻近器官,并粘连,CT 显示肿瘤呈囊实性改变,手术切除是重要的手段。本例手术难度大,且十分困难,但手术成功,近期效果好。

1. 失误

(1)入腹前诊断没有明确确定胃间质瘤。

(2)术中紧贴瘤体剥离,失血量较多,操作上存在一些缺陷。

2. 纠误

(1)本例为胃间质瘤(囊实性变)。

(2)先控制肿瘤的入瘤血流,而后剥离肿瘤,一则出血少,二则安全。具体方法如下。

①游离胃大弯、胃底,切开胃,直视下距肿瘤边缘 2cm 断胃,离断间质瘤胃壁血供,离断胃短动脉。

②肿瘤的下方显露胰尾,切断脾动脉、静脉。

③游离结肠脾曲。

④然后紧贴肿瘤快速剥离,整块移去肿瘤、脾。

3. 外科手术技术要点

(1)切开胃腔,直视下切除受累胃壁。注意:①借胃管辨清贲门;②不要游离胃小弯,以保护残胃血供及拉氏神经,防术后胃排空障碍。

(2)胃修补:①先做好胃造口;②4-0 Prolene 线全层、连续、内翻缝合。

(3)术后应配合以下几方面治疗:①生长抑素;②伊马替尼、苹果酸舒尼替尼等治疗。

病例 3:胃间质瘤误诊为腹膜后肿瘤

患者,男,60 岁。

上腹胀满不适 2 个月,无呕血、无呕吐、无发热。

T、P、R、BP 正常,神清合作,皮肤、巩膜无黄染。心、肺无明显异常。腹平,浅静脉不曲张,未见胃肠型及胃蠕动波形。腹壁软,肝、胆囊及脾未扪及。左上腹较饱满,似可扪及一肿块,边界不清。无胃振水音,右肝区无叩击痛,无腹移动性浊音。双腰背部无抬举痛,四肢无异常。

WBC 11.5×10⁹/L,N 0.67,PLT 305×10⁹/L,Hb 136g/L,TBIL 9.7 μmol/L,DBIL 1.9 μmol/L,AMY 59.8U/L,GLU 5.5mmol/L,CA19-9 6.16kU/L。

胃镜(2015 年 1 月 11 日):胃窦后壁溃疡,反流性胆管炎(图 4-51)。

活检:胃窦黏膜重度慢性浅表性胃炎(图 4-52)。

设备型:01ympusGIF-Q150

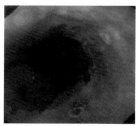
A 食管下段颗粒增生

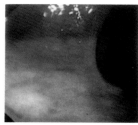
B 球部

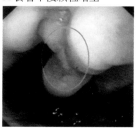
C 胃窦溃疡（AI期）

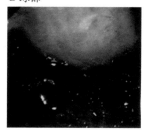
D 胃底体外压性隆起

描述

插镜情况：顺利

送达部位：十二指肠降部

食管：下段黏膜充血,有散在性颗粒增生灶,蠕动好

贲门：开闭好,E-G线欠清楚

胃底：黏膜充血,有散在性片状糜烂,前壁有一外压性性隆起,黏液湖中量

胃体：充血,呈红白相间,黏膜皱襞正常

胃角：弧形,光滑,黏膜未见异常

胃窦：后壁可见一处溃疡,大小约0.8cm×0.7cm,边界清,溃疡面覆黄白苔,
　　　溃疡周边黏膜充血水肿,胃窦蠕动正常。

幽门：圆形,黏膜充血,开闭可,未见胆汁反流

球部：形态正常,黏膜充血,呈红白相间

降部：黏膜正常,乳头形态正常,未见异常分泌物

HP：　　　　　　　　　　　　　　　　病理诊断：胃窦活检2块

诊断

1.胃窦后壁溃疡（活动期）胃底外压性隆起

2.反流性食管炎

3.十二指肠球炎

图 4-51　胃镜报告

科别：门诊　　　床号：　　　　住院号：

送检材料/部位：胃窦黏膜　　　　　　　送检单位：本院

临床诊断：

特征图像：

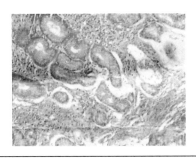

病理诊断：

胃窦黏膜：

黏膜重度慢性浅表性胃炎，小灶间质水肿，

建议治疗观察，复查。

图 4-52　病理报告

CT(2015 年 1 月 17 日)：报告为左上腹占位，性质待定。

笔者阅片：

平扫：左肝外叶与胃前壁间示一圆形低密度块影，其内密度均匀，约 6cm×7cm×6cm 大小。肝、脾未见异常(图 4-53)。

增强扫描(动脉期)：密度增强均匀，与胃壁相连，局部似仅见黏膜，而胃大弯侧胃壁厚，似见胃左动脉穿入肿块(图 4-54)。

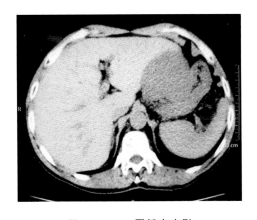

图 4-53　CT:胃低密度影

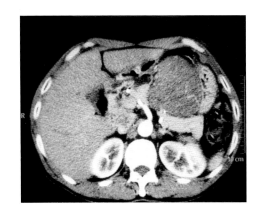

图 4-54　胃左动脉入肿块

增强扫描(静脉期)：密度降低，与肿块相连处仅见胃壁黏膜，而胃大弯侧胃壁增厚，静脉增粗。胰体与肿块相贴近。脾、肾未见异常(图 4-55)。

冠状面示肿瘤与胃小弯相连处仅见黏膜(图 4-56)。

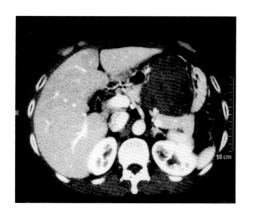

图 4-55　肿块与胰管紧贴

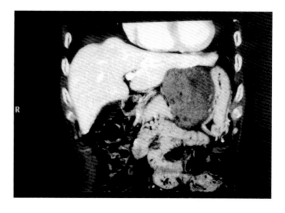

图 4-56　CT:肿瘤与胃小弯相连处仅黏膜相连

【入院诊断】　腹膜后肿瘤、胃间质瘤? 胃窦溃疡。

【拟施手术】　剖腹探查,腹膜后肿瘤切除。

【手术过程】

1. 由于肿瘤位于左上腹,邻近肝、胰、胃,主管医生请笔者会诊。笔者意见如下。

诊断:胃间质瘤,无邻近器官转移。

手术:间质瘤切除。

2. 体位、切口、探查。平仰卧位,左上腹 L 形切口入腹。无腹水,腹膜无癌性结节。肿块大小与 CT 所示一致,源于胃体部胃小弯。肝、脾、肾正常。

3. 主管医生做胃小弯游离后,请笔者洗手协助。笔者察看术野,估计拉氏神经有损伤,洗手上台。

4. 笔者完成以下手术。

(1)距肿瘤基部 3cm 切开胃壁,"四边法"切除肿瘤基部所在胃壁,整块移除肿瘤(图 4-57)。肿块与胃壁相连处胃黏膜光整,剖面呈鱼肉样。

(2)以 4-0 Prolene 线做胃壁切缘连续、内翻缝合后,再以 4-0 Prolene 线做连续浆肌层包埋,并胃造口,造口管为 12 号 T 形管(图 4-58)。反复测试胃内无出血、无胃漏。

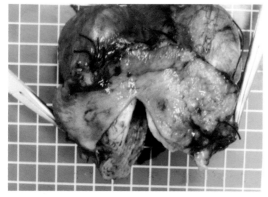

图 4-57　标本

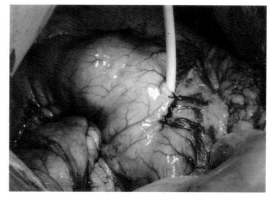

图 4-58　胃造口

5. 关腹。

手术历时 1h,失血量 10ml,生命体征正常,安返回房。

【术后诊断】　胃间质瘤。

【实施手术】　胃间质瘤根治性切除术。

【术　　后】　术后无出血、无胃漏、无胃排空障碍。

病理切片报告:胃间质瘤。

【点　评】

1. 失误

(1)术前误诊为"浅表性胃炎""腹膜后肿瘤""胃窦溃疡"。

(2)术前拟施剖腹探查、腹膜后肿瘤切除。

(3)术中处理上没有注意保护拉氏神经。

2. 纠误

(1)胃肠道间质瘤临床表现为腹痛、出血,然而本例无此症状,仅表现为上腹部胀满,多种检查未报告"胃间质瘤"。笔者术前考虑为胃间质瘤的依据:①肿瘤的位置在左上腹;②CT 片提示肿瘤与胃小弯紧贴,仅见黏膜与胃腔相隔,而胰、肝、脾、肾、结肠正常。

(2)胃间质瘤根治性切除是理想的选择。

3. 外科手术技术要点　距肿瘤根部 3cm 切除胃壁,断肿瘤的血供,再移除肿瘤。千万不要先剥离肿瘤。